◎白话彩插典藏版◎

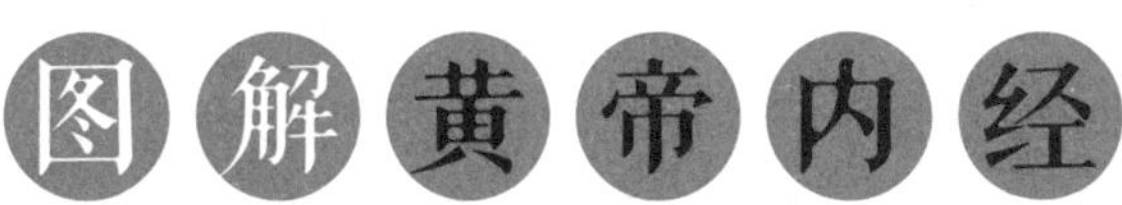

灵 枢

中医理论和针灸学发展核心

王羽嘉 ◎ 编著

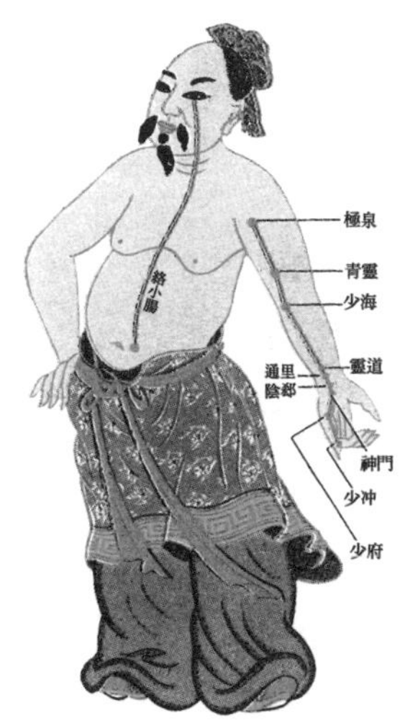

吉林科学技术出版社

序 言

中国传统养生的瑰宝

很多人都知道中医学又叫“岐黄之术”，不过有可能并不知道“岐黄”二字的来历，其实“岐黄”就是《黄帝内经》中的岐伯和黄帝，由此可见，《黄帝内经》在中医学中具有无可比拟的重要地位。《黄帝内经》成书于2000多年前的战国时期。这部托名中华民族先祖黄帝的医学著作，总结了我国古代的医疗经验和学术理论，吸收《周易》的阴阳五行思想，在古代天文学、地理学、历算学、生物学、人类学、心理学等基础上，对人体的解剖、生理、病理以及疾病的诊断、治疗与预防，做了比较全面的阐述，确立了中医学独特的理论体系，成为中医学发展的理论基础和源泉，被历代医家称为“医家之宗”，与《伏羲八卦》《神农本草经》并列为“上古三坟”。

近来有很多人推崇《黄帝内经》，不是因为其记载的治疗技术有多么先进，而是为了学习疾病预防知识和养生观念。为了更好地说明医疗与养生的关系，这里先跟大家分享一个小故事：

有一天，魏文王问名医扁鹊：你家兄弟三人，都精于医术，到底哪一位最好呢？

扁鹊答：长兄最佳，中兄次之，我最差。

文王再问：那为什么你最出名呢？

扁鹊答：长兄治病，于病情发作之前，一般人不知道他能事先祛除病因，所以他的名气无法传出去；中兄治病，于病情初起时，一般人以为他只能治轻微的小病，所以他的名气只及本乡里；而我是治病于病情严重之时，一般人看到我下针放血、用药敷药，都以为我医术高明，因此名气响遍全国。

这个故事呼应了《黄帝内经》中提出的“上医治未病，中医治欲病，下医治已病”的观点，即医术最高明的医生并不是擅长治病的人，而是能够预防疾病的人。在生活节奏加快、压力加大的现代社会，等疾病找上门再看病吃药的养生观念早已落伍，正所谓“病来如山倒，病去如抽丝”。在《黄帝内经》的理论体系中，治病吃药的过程其实就是人体正气与邪气交战的过程，就像战争免不了流血牺牲，在疾病痊愈的过程中人体也会受到损耗。因而最佳的养生方式应当是通过掌握养生知识，安排好生活节奏，顺应四季的变化等预防疾病的产生。

《黄帝内经》是一部统领中国古代医药学和养生学的集大成之作。它提出了养生学的两个要点，即保养和补养，认为“精气”是万物的根本，懂得保养并贮藏精气，就可以长寿；万事万物有阴阳和谐、五行生克制化之理，懂得调和阴阳五行就可以不得病；人与自然、季节气候的和谐与呼应，是四时养生的根本等内容。总之，从微观的人类日常饮食起居、劳逸寒暑，到宏观的四时气象等，《黄帝内经》详细阐述了人体脏象、经络、病因病机、病证、诊法、疗法，以及“天人相应”的养生之法。

《黄帝内经》分为《素问》和《灵枢》两卷，本书为《灵枢》卷，共81篇。《灵枢》的核心内容为针灸与脏腑经络学说，是我国现存最早的对针灸有较多论述的医学基础理论著作。它从饮食、起居、劳逸、寒温、七情、四时气候、昼夜明晦、日月星辰、地理环境、水土风雨等各个方面，确立了疾病的诊治之法，详细阐释了人体五脏六腑的功能、病变及相关中医疗法，讲授了中医的望闻问切等常识，帮助人们发现人体发生病变时的征兆，指导人们尽早发觉身体的疾患并及时医治。

本书采取了白话全译加图解对照的方式，向读者全面而立体地展示这部千年养生巨著。本书的特色在于用现代的图解手法，以图文对应的方式逐篇解读《黄帝内经》中的深奥理论，其中包括400多幅手绘插画、插图、图表和直观图解，深入浅出地诠释了人体、自然与养生的奥秘，便于读者轻松阅读。《黄帝内经·灵枢》的内容可谓博大精深，读者不但可以从中学到医学及养生的知识和观念，也可以了解到中国古代哲学中的天人相应和阴阳五行等思想，引发读者的阅读兴趣，点燃读者的思考热情是第一步。

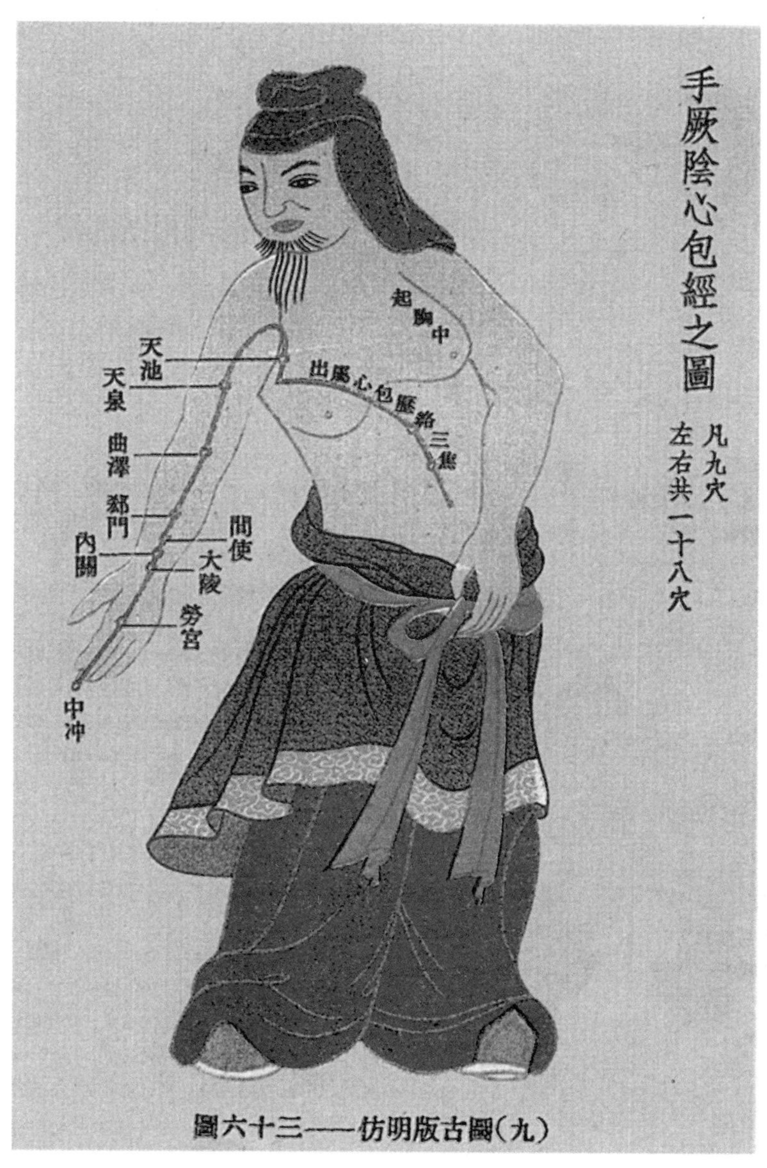

圖三十六——仿明版古圖（九）

本书内容导航

本节主标题
本节所要探讨的主题。

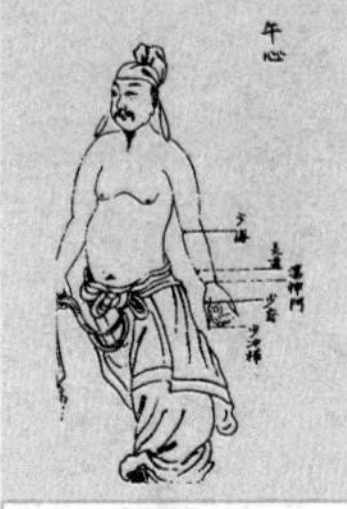

篇五

根结
经脉的根结部位

本篇说明了三阴三阳经脉的根结部位与其穴名，及其治疗的部位和治疗方法。

篇序号
本书每篇统一用篇号标示，提挈全文。

阴阳之道

岐伯说：天地相感应，天地也会冷热交替，那么阴阳之道，谁多谁少呢？阴道为偶数，阳道为奇数。在春夏时节患病，阴气少而阳气多，对阴阳不能调和的病，应如何采用补法和泻法？在秋冬季节患病，此时阳气少而阴气多，因为阳气衰微而阴气充盛，所以草木的茎叶枯萎凋落，水分渗透到根部，哪里该用补法，哪里该用泻法治疗呢？不同寻常的邪气侵入经络，会导致诸多疾病，如果不了解根结，当疾病来袭时，体内的关节枢纽就会失去作用，从而导致真气外泄，元气大伤，就无法再用针刺施治。九针的玄妙，关键在于通晓经脉的起始情况。所以了解了经脉起始，针刺的道理就可以一言以蔽之。反之，针刺的道理就晦涩难懂了。

经脉的起始

足太阳经，起于至阴穴，归于面部的命门。所谓“命门”，是指内眼角的睛明穴。足阳明经起于厉兑穴，归入额角的颡大。所谓“颡大”，是指耳、额角处的头维穴。

正文
通俗易懂的文字，让你轻松阅读。

足少阳经，起于窍阴穴，归于耳部的窗笼。“窗笼”就是听会穴。太阳经掌管开，阳明经掌管合，少阳经是开合的枢纽。如果“开”失常，肉的节度就会混乱而生出暴疾。因此，对于暴疾，要针刺足太阳膀胱经，或泻或补。所谓“渎”就是皮肉憔悴干枯的意思。“合”失常，血气无处停止，就会导致痿疾。因此，对于痿疾，要针刺取足阳明胃经，或补或泻。“枢”失常，会引发骨繇病而站立不稳。所以，治疗骨繇病，要针刺足少阳胆经，

44

图解标题

针对内文探讨的重点图解分析，帮助读者深入领悟。

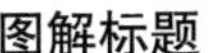

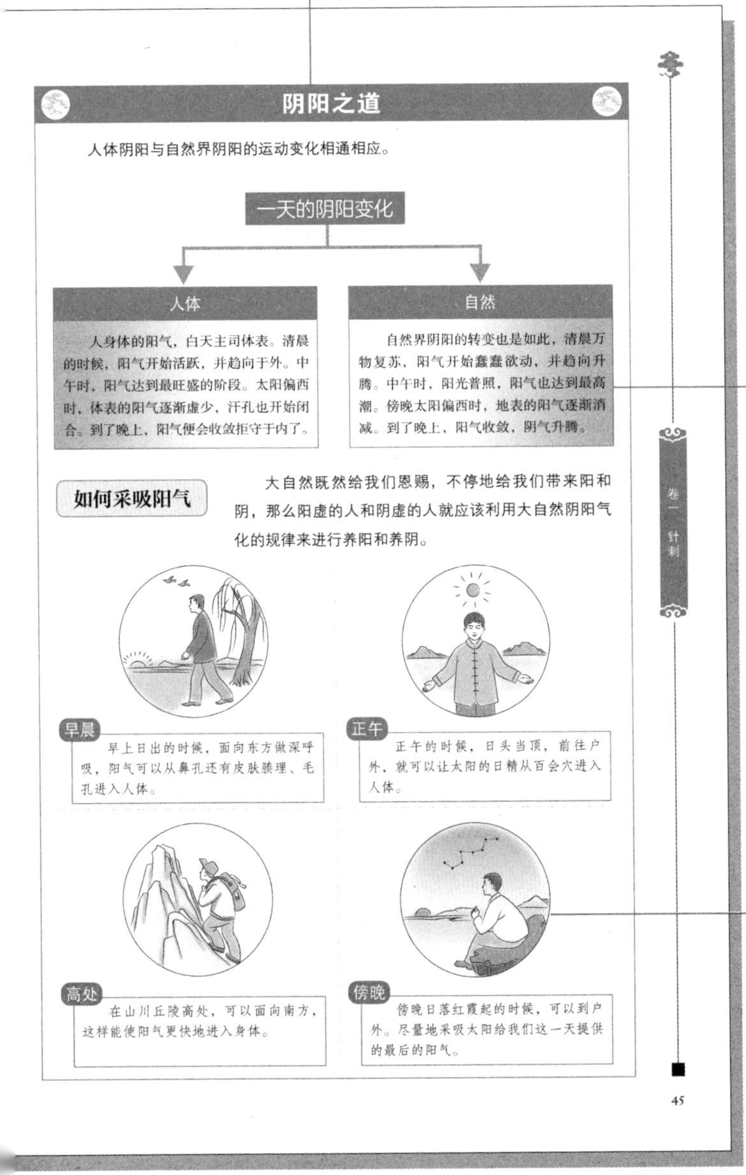

阴阳之道

人体阴阳与自然界阴阳的运动变化相通相应。

一天的阴阳变化

人体	自然
人身体的阳气，白天主司体表。清晨的时候，阳气开始活跃，并趋向于外。中午时，阳气达到最旺盛的阶段。太阳偏西时，体表的阳气逐渐虚少，汗孔也开始闭合。到了晚上，阳气便会收敛拒守于内了。	自然界阴阳的转变也是如此，清晨万物复苏，阳气开始蠢蠢欲动，并趋向升腾。中午时，阳光普照，阳气也达到最高潮。傍晚太阳偏西时，地表的阳气逐渐消减。到了晚上，阳气收敛，阴气升腾。

图表

将隐晦、生涩的叙述，以清楚的图表方式呈现。此方式是本书的精华所在。

如何采吸阳气

大自然既然给我们恩赐，不停地给我们带来阳和阴，那么阳虚的人和阴虚的人就应该利用大自然阴阳气化的规律来进行养阳和养阴。

早晨 早上日出的时候，面向东方做深呼吸，阳气可以从鼻孔还有皮肤腠理、毛孔进入人体。

正午 正午的时候，日头当顶，前往户外，就可以让太阳的日精从百会穴进入人体。

高处 在山川丘陵高处，可以面向南方，这样能使阳气更快地进入身体。

傍晚 傍晚日落红霞起的时候，可以到户外。尽量地采吸太阳给我们这一天提供的最后的阳气。

插图

较难懂的抽象概念运用具象图画表示，让读者可以尽量形象直观地理解原意。

卷一 针刺

45

本书内容导航

目 录

卷一 针刺

卷二 经脉

卷三 论治

卷四 脏象（一）

卷五　脏象（二）

卷六　摄生

卷七　色诊

卷八 运气

附录

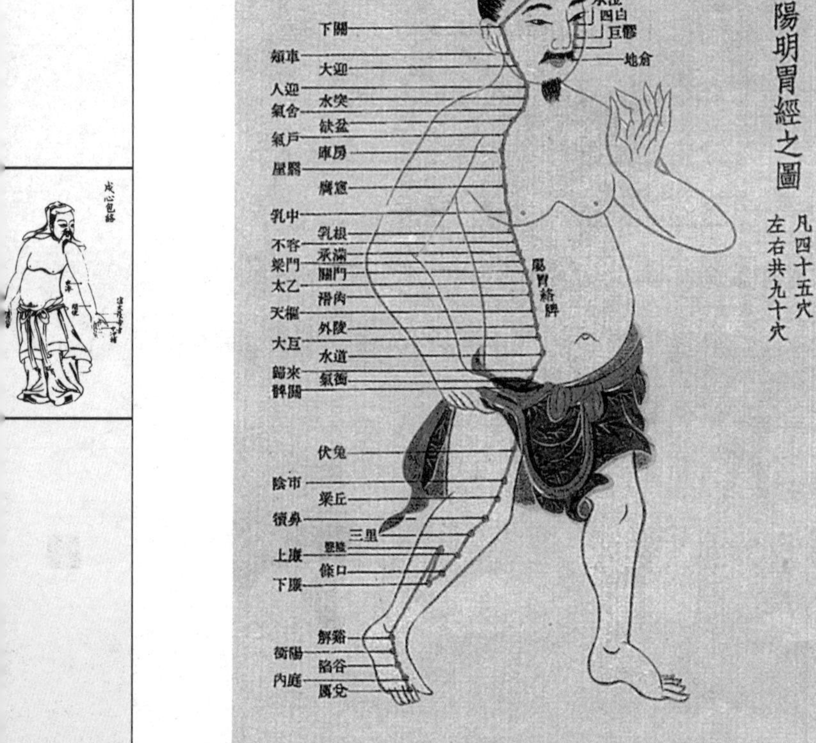

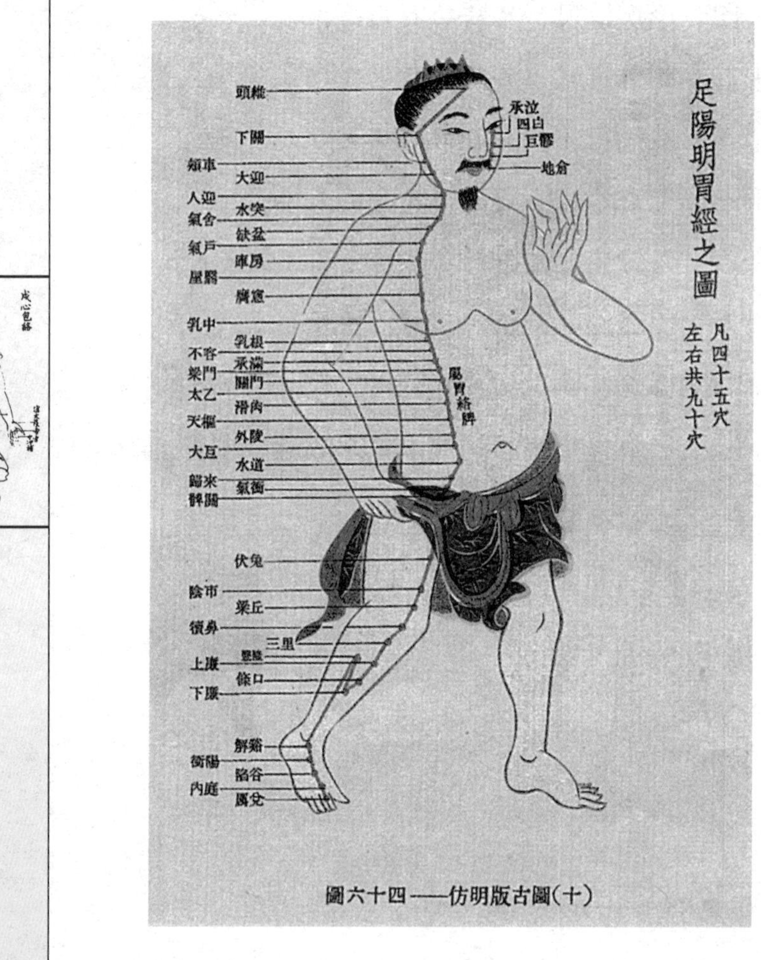
足陽明胃經之圖
凡四十五穴
左右共九十穴
頭維
下關
頰車
大迎
人迎
水突
氣舍
缺盆
氣戶
庫房
屋翳
膺窗
乳中
乳根
不容
承滿
梁門
關門
太乙
滑肉
天樞
外陵
大巨
水道
歸來
氣衝
髀關
伏兔
陰市
梁丘
犢鼻
三里
豐隆
上廉
條口
下廉
解谿
衝陽
陷谷
內庭
厲兌
承泣
四白
巨髎
地倉
屬胃絡脾

圖六十四——仿明版古圖(十)

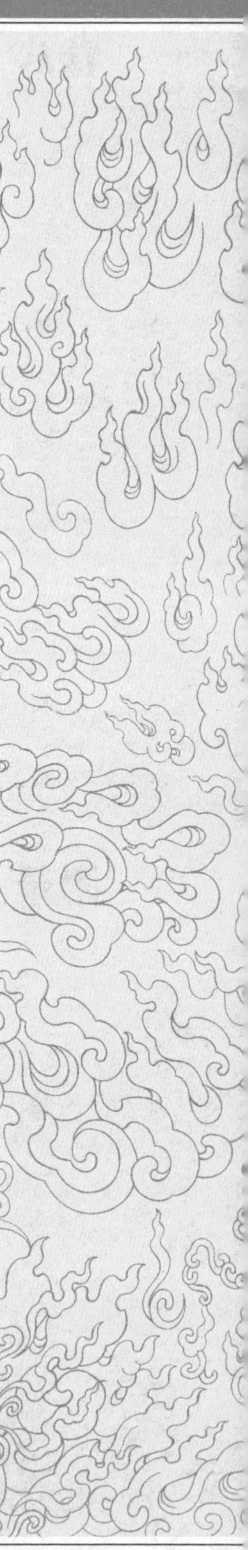

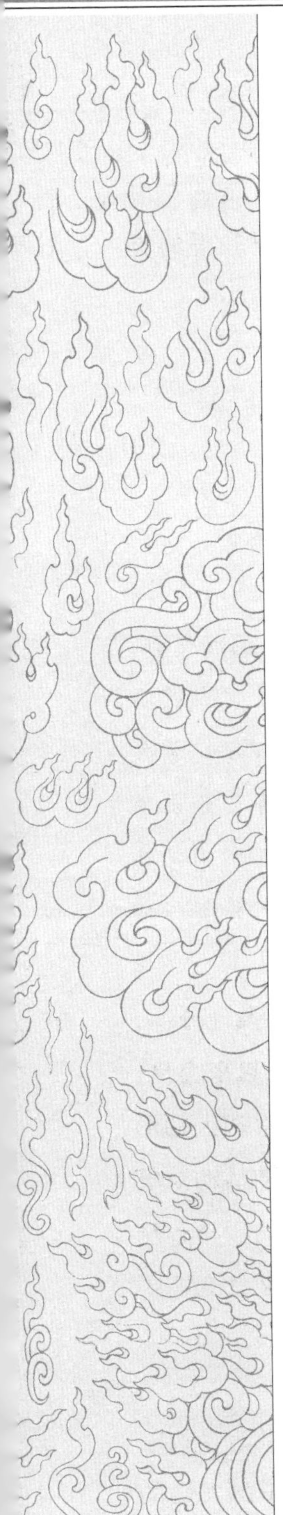

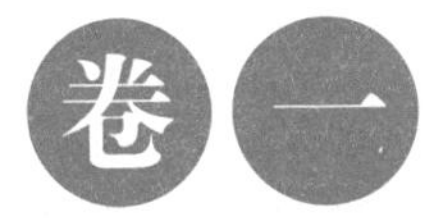

卷一

针刺

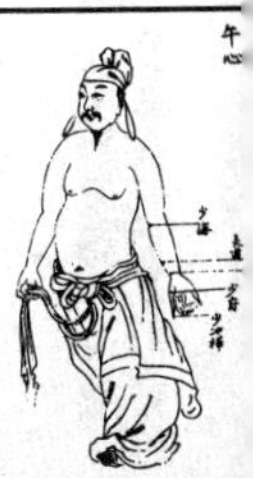

本卷介绍了九针的用法，论述了不同疾病、部位针刺时必须遵循的一般规律和法则，重点介绍了皮肤、经络、穴位和骨髓孔窍的不同刺法和根据疾病虚实的补泻之法等。

本章内容提要

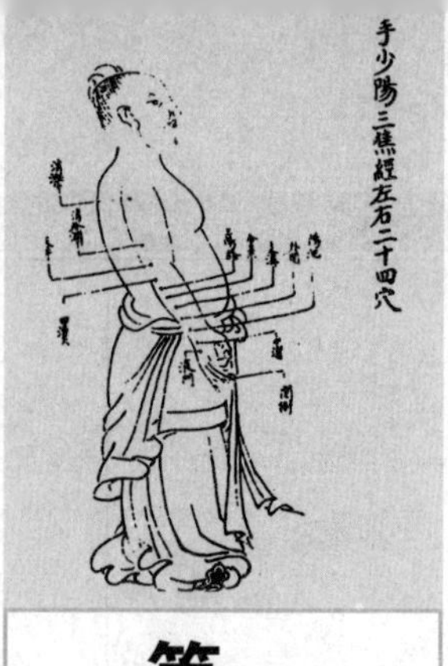

篇一

九针十二原

针刺的一般规律

本篇介绍了九针的形状及其用途，论述了针刺的疾、徐、迎、随、开、阖等手法和补泻的技巧，并解说了十二原穴及其主治脏腑的病状。

九针的缘起

黄帝问岐伯：我怜爱万民，视百姓为自己的子女，为养育他们，而向他们征收钱粮赋税。我怜悯他们日常生活不能自给，并不时为疾病所苦。我想使他们远离药物、砭石，只用细小的针，就可以疏通经脉，调理气血，使血气在经脉中往返会合，从而治疗他们的疾病。但是，要想使这种疗法流传于后世，就必须明确提出针刺的使用法则，从而使其永不埋没，长久相传。若要便于运用而又不会失传，就必须建立条理清晰的体系，分出不同的篇章，区别表里，以明确气血周而复始运行的循环规律，而所用针具的形状及相应的用途也要一一加以说明。综上所述，我认为应首先著一部《针经》。现在，我想听听您对这个问题的意见。

岐伯答道：让我从小针开始，依次述说九针的道理，使之条理分明，就像万物始于一而终于九的规律般清晰明了。小针的要点，说起来容易，但要达到精妙的地步却很困难。医术低劣的医生，只拘泥于观察病人的形体，仅从外表来辨别病情，而医术高明的医生能根据病人的精神活动及气血的盛衰加以治疗。很神奇呀！气血循行于经脉，出入有一定的门户，病邪也可以从这些门户侵入体内。如医生没有认清疾病的性质，又怎么能了解疾病产生的根源呢？

针刺时机的把握

针刺的奥妙，关键在于下针的快慢。医术低劣的医生仅会依据发病的

症状来死守与之相对应的穴位，而医术高明的医生能通过观察人体经络中气机的变化进行治疗。人体经气的循行，离不开穴位孔窍，这些孔窍反映的气血的盛衰虚实，极其精密微妙。当邪气充盛时，切不可用补法；当邪气衰减时，切不可用泻法。懂得气机变化的机要而施治，便不会有丝毫的差失；不懂得气机变化的道理，就像扣在弦上而不能及时准确射出的箭一样。所以只有掌握了气机的往返会合变化，才能把握针刺的时机，取得良好的医疗效果。医术低劣的医生对此昏昧无知，唯有医术高明的医生，才能体察其中的妙用。

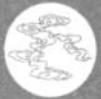

初识九针

九针是针灸的基础工具，所以全书以九针为第一篇。

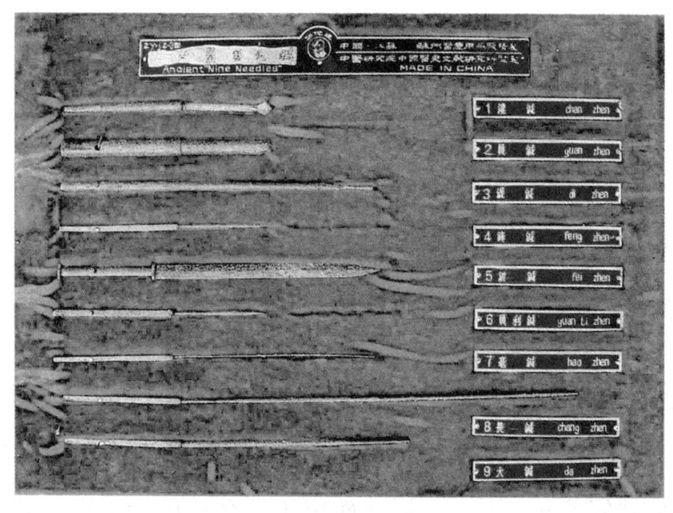

仿古摹制九针

中国中医研究院医史文献所监制

九针之所以叫“九针”，而不叫“八针”或“十针”，恐怕与古人对“九”这个数字情有独钟有很大关系。九是最大的数字，在古人的观念里，万物始于一而终于九，九象征着全面和完备。

针刺医术的优劣

诊断
- **优** 医术高明的医生善于观察病人的精神面貌及气血的盛衰
- **劣** 医术低劣的医生拘泥于病人的形体，只会从外表来辨别病情

治疗
- **优** 医术高明的医生治疗时懂得根据气机变化的机要来施治
- **劣** 医术低劣的医生治疗时只看病人的症状，死守与之相对应的穴位

补泻的选择

经气已去的，脉虚而小，是为逆；经气已来的，脉平而和，是为顺。明白逆顺之理，就可以大胆施行针法而不必犹豫不决。正气已虚，反用泻法，怎么能不更虚呢？邪气正盛，反用补法，怎么能不更实呢？正确掌握迎随的补泻方法，用心体察其中的奥妙，针刺的道理，也就尽在其中了。大凡在实施具体治疗时，属于虚证的，当用补法，使正气充实；属于实证的，当用泻法，以疏泄病邪。气血瘀滞日久的，当用破除法；邪气亢盛的，则用攻邪法。古经《大要》说，进针慢而出针快，以使正气充实的，为补法；进针快而出针慢，以使邪气外泄的，为泻法。气本无形，在于有无之间。针刺得气的后与先，可以体现出正气的虚或实、邪气的存或亡，应该给以相应的治疗。然而无论是用补法还是用泻法，都要使患者感到补之有所得，泻之有所失。

九针的方法

补或泻都可以通过针刺实现。

泻法：要很快持针刺入，待得气慢慢出后，摇大针孔，转而出针，使针刺在属于阳的体表部分打开一条出路，让邪气外泄。如果出针时按闭针孔，就会使邪气闭于内，血气不得疏散，邪气无法泻出。

补法：顺着经脉循行的方向施针，意念中若无其事。行针导气，按穴下针，就像蚊子叮在皮肤上一般似有若无。出针要像箭离开弓弦一样迅速，用右手取出针，左手急按针孔，经气会因此而留止，针孔已闭，中气仍然会充实，也不会有瘀血停留。若有瘀血应及时除去。

持针的方法，以坚牢有力为贵。进针时用右手拇、食、中三指夹持针具，对准穴位，端正直刺，针体不可偏左偏右。持针者要将精神集中到针端，并留意观察病人。同时仔细审察血脉的走向，并在进针时避开它，这样才不会发生危险。将要针刺的时候，要注意病人的双目和面部神色的变化，必须全神贯注，由此预知病情的良恶。血脉横布在穴位周围，看起来很清楚，用手按起来也坚实的地方，就是由于外邪聚集引起的有病部位，针刺时就应该避开它。

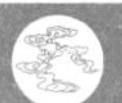

针灸的运用

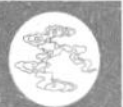

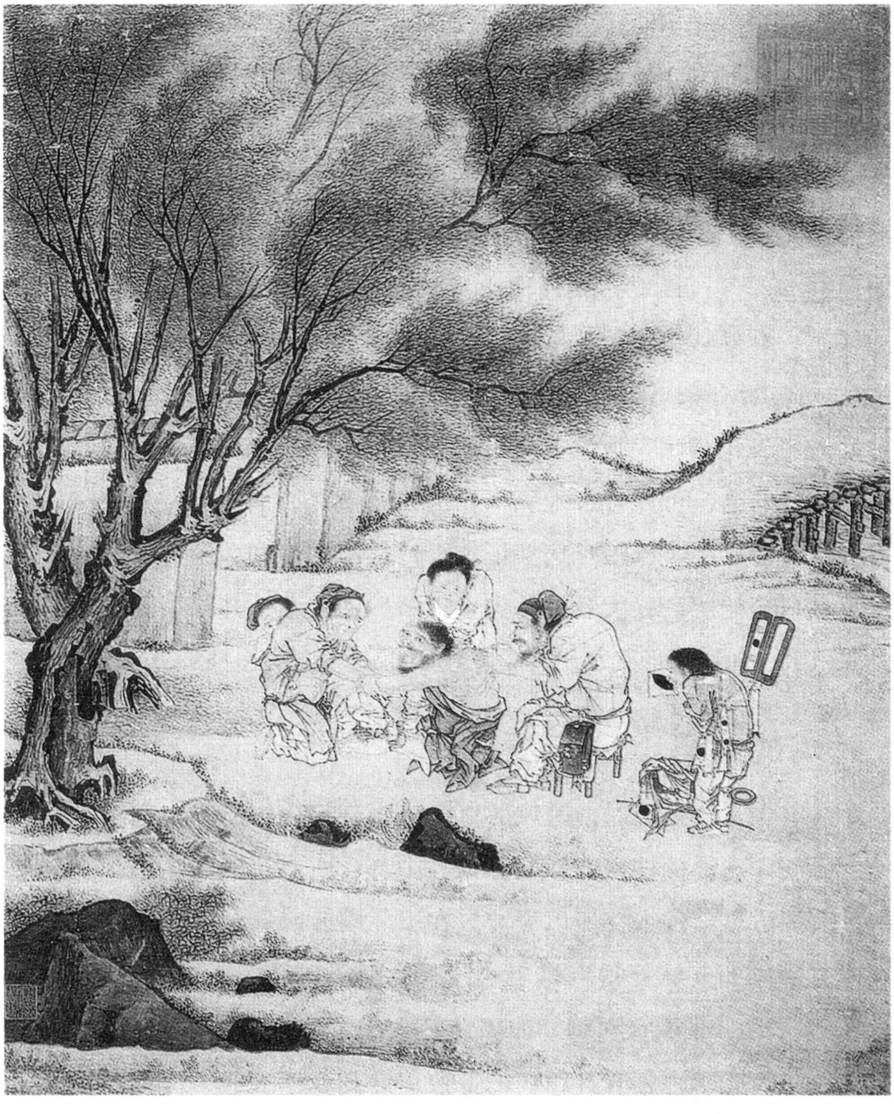

《村医疗疾图》

宋代　李唐　绢本设色

针灸是一门古老而神奇的科学，要想熟练运用就需要一定的训练。例如图中这位经验丰富的老村医，正在聚精会神地持针替人诊治，握针的手法也有一定的讲究，必须用右手拇、食、中三指夹持针具，对准穴位，端正直刺。

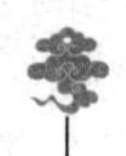

九针的区分

九针的名称各有不同，第一种叫“镵针”，长一寸六分；第二种叫“员针”，长一寸六分；第三种叫“鍉针”，长三寸半；第四种叫“锋针”，长一寸六分；第五种叫“铍针”，长四寸，宽二分半；第六种叫“员利针”，长一寸六分；第七种叫“毫针”，长三寸六分；第八种叫“长针”，长七寸；第九种叫“大针”，长四寸。镵针，头大而针尖锐利，适用于浅刺，可泻肌表邪热；员针，针形如卵，适于按摩肌肉之间，既不会损伤肌肉，又能疏泄肌肉间的邪气；鍉针，其锋像小米粒一样微圆而尖，适用于按摩经脉，流通气血，不得刺破皮肤，从而引正气祛邪气；锋针，三面有刃，可以用来治疗顽固的旧疾；铍针，针尖像剑锋一样锐利，可用于刺痈排脓；员利针，针尖像牛尾长毛，圆而锐利，针的中部稍粗，可治疗急性病；毫针，针形像蚊虻的嘴，可以轻缓地刺入皮肉，轻微提插而留针，充养正气，驱散邪气，出针养神，可治疗痛痹证；长针，针尖锐利，针身细长，可用来治疗日月久积的痹证；大针，针尖像折断后的竹茬，其锋稍圆，可用来泻导关节积水。九针的形状及用途，大致如此。

补泻的技巧

邪气侵入人体经脉时，贼风邪气常由头部侵入，所以说邪气在上；由于饮食不周而积滞的浊气，往往驻留在中部，所以说浊气在中；清冷寒邪之气，大都由足部侵入，所以说清气在下。因此，针刺上部筋骨陷中的各经腧穴，贼风邪气就能得以排出；针刺足阳明胃经，浊气就能得以排出。但病在浅表的，都不宜深刺，如果针刺太深，就会引邪入内而加重病情。所以说，皮肉筋脉，各有其所在的部位，针刺或深或浅，也各有其适宜的治疗方法。九针的形状不同，各有其施治的病证，应根据不同的病情而适当选用。不可实证用补法，也不可虚证用泻法，那样会损不足而益有余，反而加重病情。精气虚弱的病人，误泻五脏阴经的经气，可致阴虚而死；阳气不足的病人，误泻六腑阳经的经气，可致正气衰弱而精神错乱。误泻阴经，则会耗竭脏气，导致死亡；损伤阳经，则会使人发狂，这些都是误用补泻的害处。

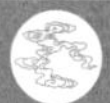

形态各异的九针

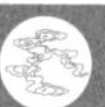

九针的用途用一个成语形容最为贴切，那就是“八仙过海，各显神通”。

九针形状用途表

名称	形状	用途
❶镵针	长一寸六分，头大而针尖锐利	泻肌表邪热
❷员针	长一寸六分，针形像卵	疏泄肌肉间的邪气
❸鍉针	长三寸半，其锋像小米粒一样微圆而尖	按摩经脉，流通气血
❹锋针	长一寸六分，三面有刃	治疗顽固的旧疾
❺铍针	长四寸，宽二分半，针尖像剑锋一样锐利	刺痈排脓
❻员利针	长一寸六分，针尖像牛尾长毛，针的中部稍粗	治疗急性病
❼毫针	长三寸六分，针形像蚊虻的嘴	治疗痛痹证
❽长针	长七寸，针尖锐利，针身细长	治疗日月久积的痹证
❾大针	长四寸，针尖像折断后的竹茬，其锋稍圆	泻导关节积水

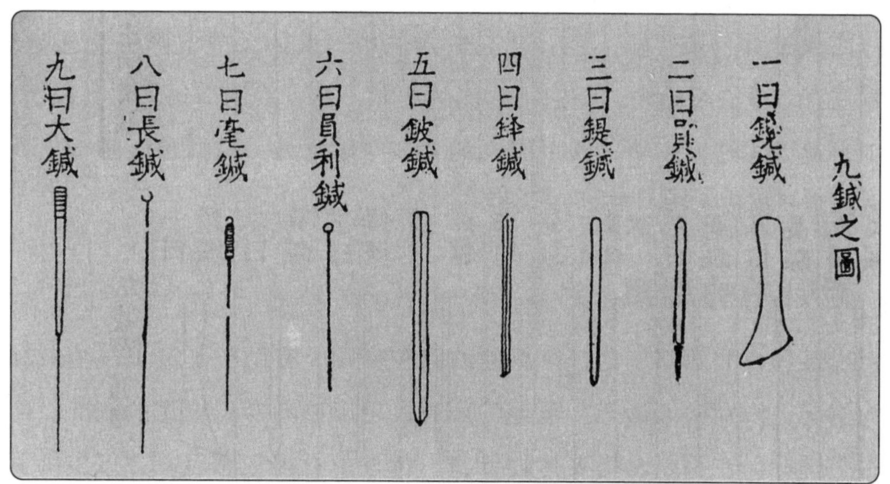

九针图

明代　杨继洲　素描

九针的长度和形状各不相同，其用途区别也很大，各有施治的病证，应根据不同的病情适当选用。例如，病在浅表的，都不宜深刺，如果针刺太深，就会引邪入内而加重病情，故而可以选择一寸六分长的锋针。

经气

如果刺后未能得其气，就说明气还未至，应该耐心等待，而不必拘泥于次数；如果进针之后，便有得气的感觉，就可以出针而不必再刺。九针各有其适用的病证，针形也有所不同，必须根据病情的不同加以选用。针刺的要领在于气至，气至即为有效，疗效显著的，就如同风吹云散，见到明亮的青天那样。针刺的主要道理，就是这样。

黄帝说：我想听您谈谈五脏六腑的经气所出的情况。岐伯回答说：五脏经脉，每脏各有井、荥、输、经、合五个腧穴，五五共有二十五个腧穴。六腑经脉，每腑各有井、荥、输、原、经、合六个腧穴，六六共三十六个腧穴。人体共有十二条经脉，每经又各有一络，加上任、督脉二络和脾之大络，共计十五络，由此便有二十七脉之气在全身循环往复。脉气发出的地方，如泉水的源头，叫“井”；脉气流过的地方，像刚涌出泉眼的细小水流，叫“荥”；脉气灌注的地方，如同汇聚的水流，其气逐渐盛大，叫“输”；脉气行走的地方，像迅速涌过的大股水流，气势强盛，叫“经”；脉气进入的地方，像百川归海，气势磅礴，叫“合”。这十二经脉和十五络脉，出入于井、荥、输、经、合五输穴之中。人体关节空隙的交接部位，共有三百六十五个腧穴，明白了它们的要领，就可以用一句话将其说清楚。否则，就无法把握头绪。这里所说的关节空隙之处，是指神气游行出入的地方，不是指皮、肉、筋、骨。

用针前的观察

观察病人的面部气色，留意他的眼神变化，有助于了解正气消散和复还的情况；辨别病人形态，听他的声音，可以诊断邪正虚实的病况。而后用右手进针，左手以两指夹持住针身，待针下有得气感后，方可出针。凡要用针时，必先诊察脉象，明白了脏气的虚实，才可以进行治疗。五脏之气在内已经虚绝，是阴虚，而用针补在外的阳经，则阳愈盛而阴愈虚，这叫“重竭”。脏气重竭的病人必死，但死时是安静的，这是医者违反了经气，误取腋部和胸部的腧穴，使脏气尽泄于外造成的。

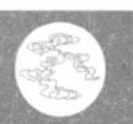

全身的腧穴

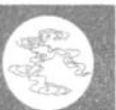

人体的主要经脉都有井、荥、输、经、合五输穴。

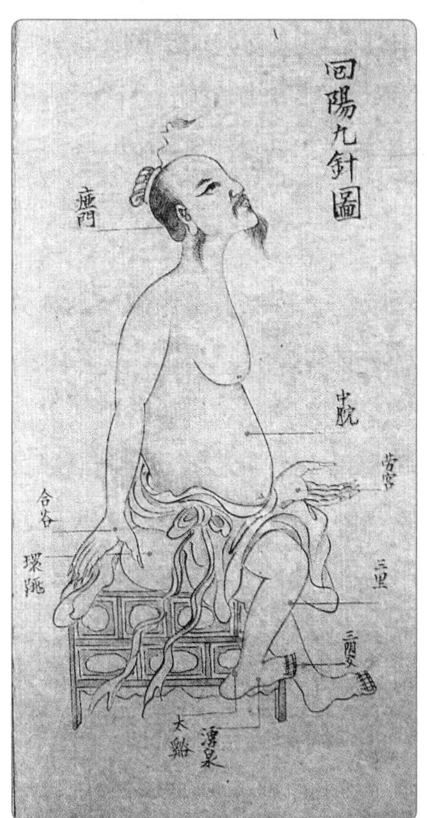

回阳九针图

清乾隆 中国中医研究院图书馆藏

人体关节空隙的交接部位，共有三百六十五个腧穴，图中标出的穴位只是一小部分而已。这里所说的关节空隙之处，是指神气游行出入的地方，而不是指皮、肉、筋、骨。

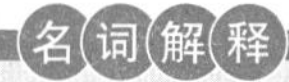

名词解释

重竭

“重竭”指五脏之气在内已经虚绝，是阴虚，而用针补在外的阳经，则阳愈盛而阴愈虚。

五大输穴表

井	脉气发出的地方，如泉水的源头
荥	脉气流过的地方，像刚涌出泉眼的细小水流
输	脉气灌注的地方，如同汇聚的水流，其气逐渐盛大
经	脉气行走的地方，像迅速涌过的大股水流，气势强盛
合	脉气进入的地方，像百川归海，气势磅礴

逆厥

五脏之气在外已经虚绝，是阳虚，而用针补在内的阴经，则阴愈盛而阳愈虚，这叫“逆厥”。逆厥也必然导致死亡，但病人临死表现得极为烦躁，这是误取四肢末端的穴位，违反了阳气已虚应补阳的原则，导致阳气渐趋虚竭而造成的。如果已刺中病邪要害，而不出针，就会使精气耗损；未刺中要害，而即行出针，又会使邪气滞留不散，从而引发痈疡。

十二原穴

五脏有六腑，六腑有十二原穴，十二原穴的经气出于四肢肘、膝关节以下的部位。四肢关节的原穴，能够主治五脏的疾病。所以，如果五脏有病，应取十二原穴来治疗。十二原穴，是五脏接受水谷食物的精气以渗注全身三百六十五节的地方，所以，如果五脏有病，就会反映到十二原穴，而十二原穴也各有所属的脏腑。明白了原穴的构成及特性，观察它们的反应，就可以明了五脏的病变情况。肺是阳部的阴脏，故为阳中之少阴，其原穴出于太渊，太渊左右共二穴；心为阳部的阳脏，所以是阳中之太阳，其原穴是大陵，大陵左右共二穴；肝是阴部的阳脏，为阴中少阳，其原穴是太冲，太冲左右共二穴；脾是阴部的阴脏，为阴中至阴，其原穴是太白，太白左右共二穴；肾是阴部的阴脏，为阴中太阴，其原穴是太溪，太溪左右共二穴；膏的原穴是鸠尾，鸠尾只有一穴；肓的原穴是气海，气海也只有一穴。以上十二原穴，是输注脏腑之气的地方，所以能治五脏六腑的病。腹胀当刺取足三阳经，腹泻当刺取足三阴经。

久病亦可治

五脏有病，就如同身上有刺、物体有污垢、绳索被打结、江河淤塞一样。刺扎的时日虽久，但仍可拔除；污染的时间虽久，但仍可涤尽；绳子打结虽久，但仍可解开；江河淤塞虽久，但仍可以疏浚。有人认为病久不能治愈，这是不正确的。善于用针的医生治疗疾病，就像拔刺、洗涤污垢、解开绳结、疏通淤塞一样。病的日子虽久，但仍然可以治愈，说久病不可治，那是因为没有掌握针刺的技术。

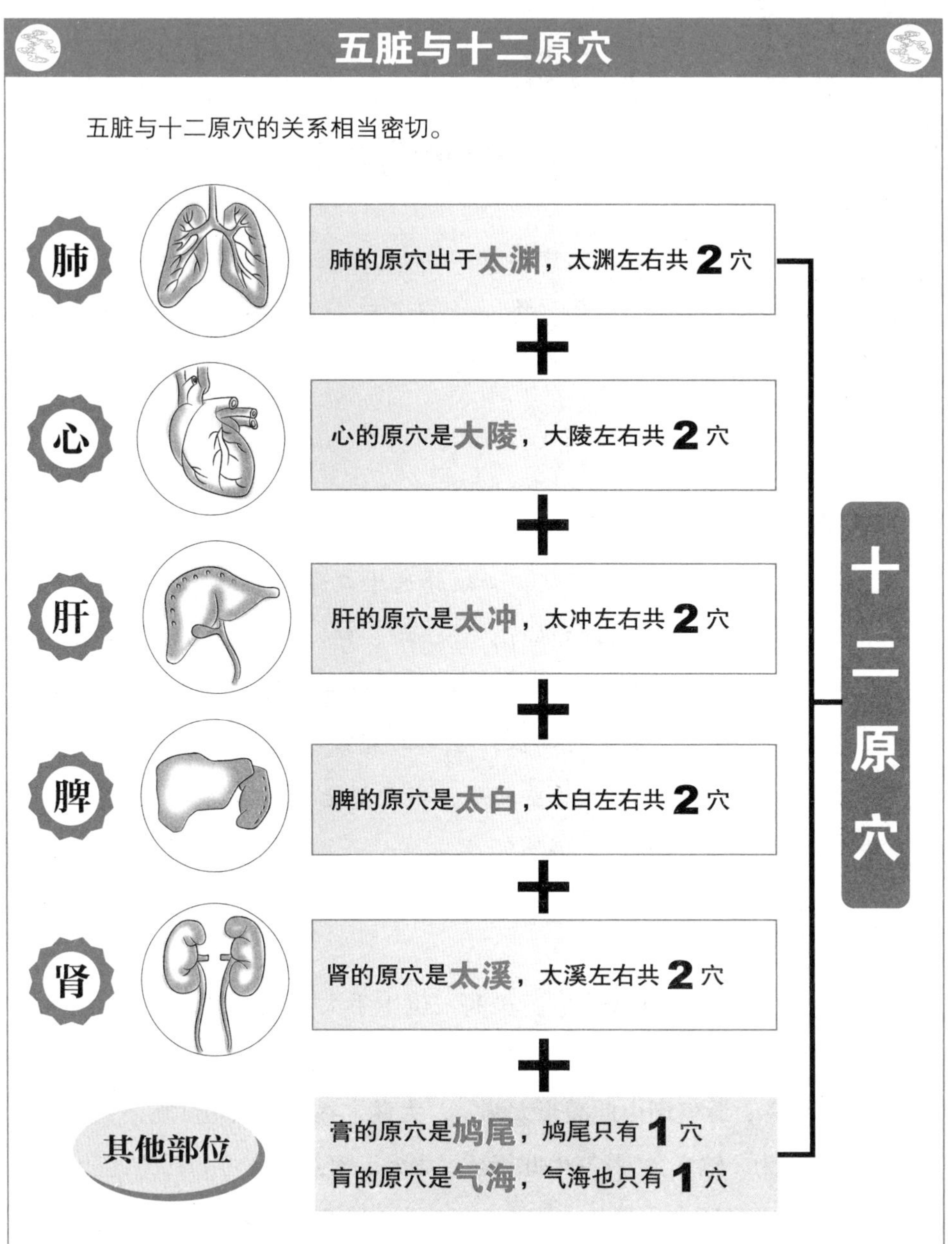

针刺治疗热病，宜用浅刺法，如同用手试探沸汤，一触即返。针刺治疗阴寒的病，宜用深刺留针法，像人不愿离开一样。在治疗阴分的过程中，若出现阳邪热象，应取足三里穴，准确刺入而不能懈怠，气至邪退就应出针；如果邪气不退，便应当再刺。若病在上而属于内脏的，当刺取阴陵泉穴；病在上而属于外脏的，则应当刺取阳陵泉穴。

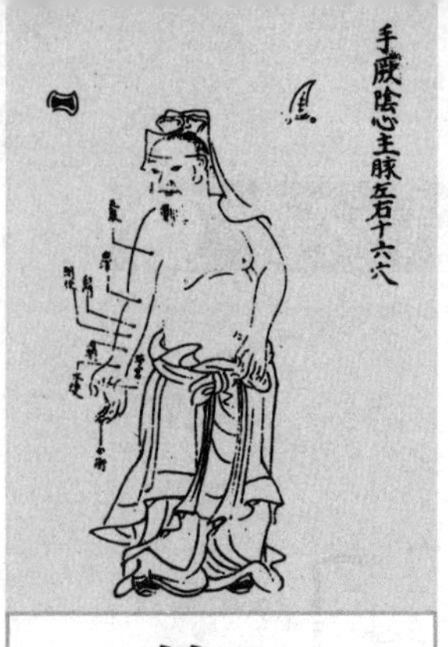

篇二

本输

人体的重要腧穴

本篇叙述了十二经脉的重要腧穴，包括井、荥、输、经、合的名称与部位，同时也论述了脏腑相合及六腑的功能。

五输穴与十二经脉

黄帝问岐伯：凡是运用针刺，必须精通十二经脉和络脉循行的起点和终点；十五络脉从正经别出的循行；井、荥、输、经、合五输穴所在的部位；六腑阳经与五脏阴经表里相合的关系，四时变化对经气出入的影响；五脏之气在体表内流注聚集的部位；经络的宽窄程度、浅深情况，以及上自头面下至肢末的联系。对于这些问题，我希望能听您解说。

岐伯说："让我按照次序来说吧！

手太阴肺经

肺脏所属的脉气始于少商穴，少商穴位于手大指端内侧，就是"井穴"，在五行属木；脉气由井穴出发，流入鱼际穴，鱼际穴在手掌大鱼际的中后方，被称为"荥穴"；脉气渐由此灌于太渊穴，太渊穴在手掌大鱼际后下一寸处的凹陷中，被称为"输穴"；脉气由此行至经渠穴，经渠穴在寸口后方的凹陷处，也就是搭脉时中指所在之处，被称为"经穴"；脉气由此入归尺泽穴，尺泽穴在肘横纹中央的动脉应手处，被称为"合穴"。以上即手太阴经所属的五输穴。

手少阴心经

心脏的脉气出于中冲穴，中冲穴在手中指尖端，被称为"井穴"，在五行属木；脉气由井穴出发，流入劳宫穴，劳宫穴在手掌中央中指本节的内间，被称为"荥穴"；脉气由此注入大陵穴，大陵穴位于手掌后腕与臂两骨之间的凹陷处，被称为"输穴"；脉气经行于间使穴，间使穴在手掌后三寸，两筋之间的凹

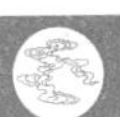

五输穴

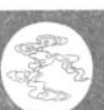

五大输穴的位置和作用各不相同。

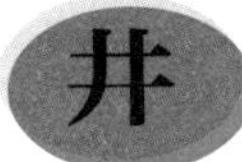

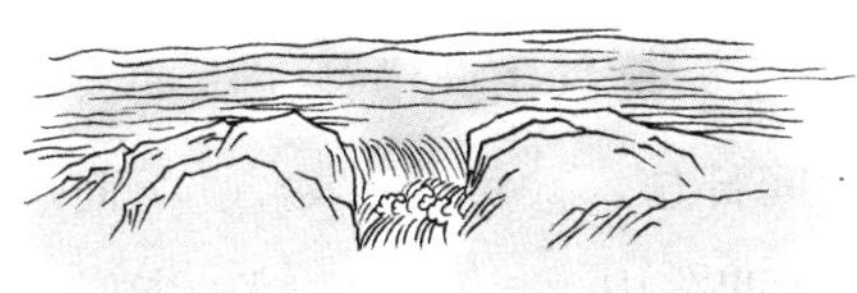

“井”如泉水的源头，例如手太阴肺经所属的少商穴。

荥

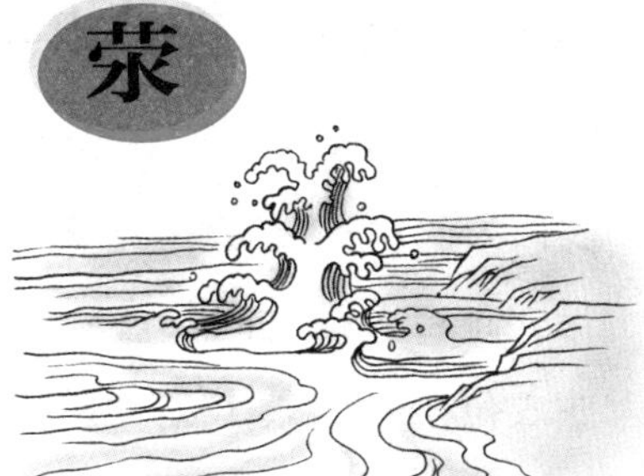

“荥”像刚涌出泉眼的细小水流，例如手太阴肺经所属的鱼际穴。

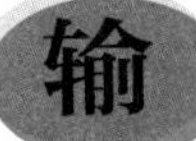

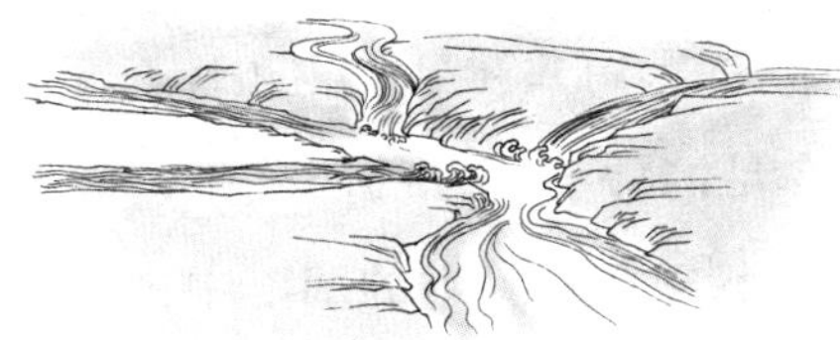

“输”如同汇聚的水流，其气逐渐盛大，例如手太阴肺经所属的太渊穴。

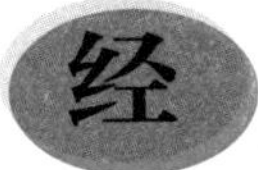

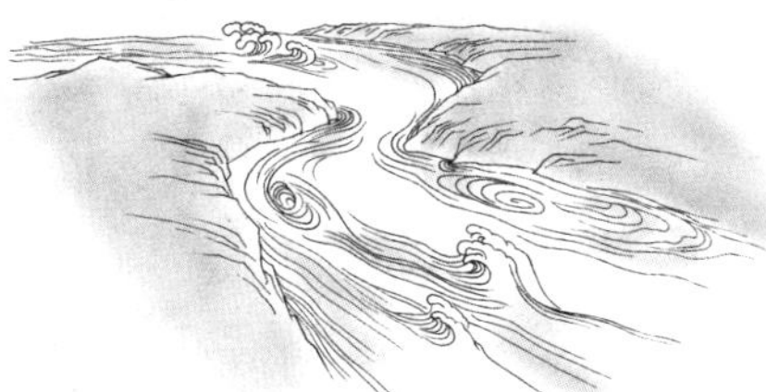

“经”像迅速涌过的大股水流，气势强盛，例如手太阴肺经所属的经渠穴。

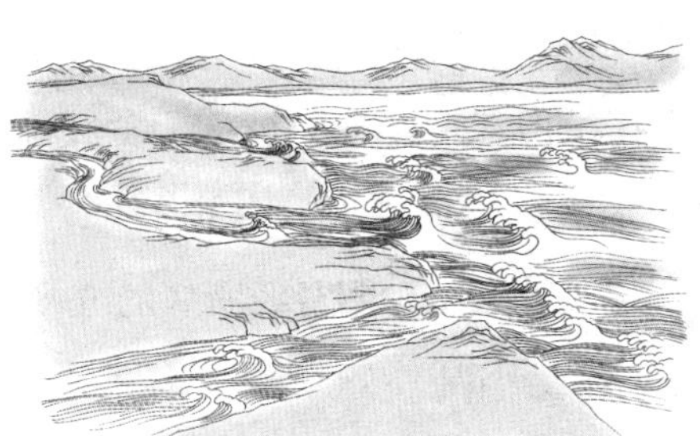

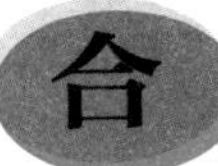

“合”像百川归海，气势磅礴，例如手太阴肺经所属的尺泽穴。

陷中，当本经有病时，间使穴会有脉气变化，无病时脉气就平静，因此被称为“经穴”；脉气由此汇入曲泽穴，曲泽穴在肘肱二头肌腱内侧，当肘窝横纹中央，屈肘时能得此穴，被称为“合穴”。以上就是手少阴心经所属的五输穴。

足厥阴肝经与足太阴脾经

肝脏的脉气始于大敦穴，大敦穴位于足大趾外侧，即大脚趾背侧的三毛中，被称为“井穴”，在五行属木；脉气由井穴出发，流入行间穴，行间穴位于足大趾、次趾之间，被称为“荥穴”；脉气由此灌注于太冲穴的位置，太冲穴位于行间穴上二寸凹陷的中间部位，被称为“输穴”。而后行于中封穴，中封穴位于足内踝前一寸半的凹陷中，针刺该穴时，逆则脉气阻塞，和则脉气通畅。让病患足尖逆向上抬起，就可见陷窝，再让病患恢复自如，则针刺可通到此穴，另外，微摇患者足即可见此穴，因而称之为“经穴”。脉气由此汇入曲泉穴，曲泉位于膝内的辅骨下，大筋上，屈膝取穴，此为“合穴”。以上就是足厥阴肝经所属的五输穴。

脾脏的脉气出于隐白穴，隐白穴位于足大趾内侧，被称为“井穴”，在五行属木；脉气从井穴出发后，流于大都穴，大都穴在足大趾本节后凹陷中，被称为“荥穴”；脉气沿此注于太白穴，太白穴在足内侧踮骨下，被称为“输穴”；脉气行于商丘穴，商丘穴在足内踝前下方的凹陷中，被称为“经穴”；脉气汇入阴陵泉穴，阴陵泉穴在膝内侧辅骨下的凹陷中，伸足可得，为“合穴”。以上就是足太阴脾经所属的五输穴。

足少阴肾经与足太阳膀胱经

肾脏的脉气发源于涌泉穴，涌泉穴在足心凹陷处，被称为“井穴”，在五行属木；脉气由井穴出发，流于然谷穴，然谷穴在足内踝前大骨下的凹陷中，被称为“荥穴”；脉气注于太溪穴，太溪穴在足内踝骨后，跟骨上的凹陷中，称为“输穴”；脉气行于复溜穴，复溜穴在足内踝上二寸，被称为“经穴”；脉气由此归于阴谷穴，阴谷穴在内侧辅骨后方，大筋之下，小筋之上，按之有动脉搏动，屈膝可取，被称为“合穴”。以上就是足少阴肾经所属的五输穴。

膀胱的脉气，开始于至阴穴，至阴穴在足小趾外侧，被称为“井穴”，在五行属金；脉气由井穴出发，流入通谷穴，通谷穴位于足小趾外侧，被称为“荥穴”；脉气由此注于束骨穴，束骨穴在足小趾外侧本节后赤白肉际

的凹陷中，被称为“输穴”；脉气流至京骨穴，京骨穴在足外侧大骨下赤白肉际的凹陷中，被称为“原穴”；脉气行于昆仑穴，昆仑穴在足外踝外，跟骨之上，被称为“经穴”；脉气由此入委中穴，委中穴在膝部腘横纹中央，屈膝可取，被称为“合穴”。以上就是足太阳膀胱经所属的五输穴和原穴。

足少阳胆经

胆腑的脉气始于窍阴穴，窍阴穴在第四足趾末端外侧，被称为“井穴”，在五行属金；脉气由井穴出发，流入侠溪穴，侠溪穴位于足小趾、次趾之间，本节前的凹陷中，被称为“荥穴”；脉气注入临泣穴，临泣穴位于侠溪穴上行一寸五分，足小趾、次趾本节后的凹陷中，被称为“输穴”；脉气由此通过丘墟穴，丘墟穴在足外踝微前下的凹陷处，被称为“原穴”；脉气由此行

十二经脉包括的五输穴表

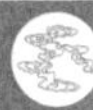

十二经脉中的每一条经脉都拥有自己的五大输穴。

经脉名称	井	荥	输	经	合
手太阴肺经	少商	鱼际	太渊	经渠	尺泽
手少阴心经	中冲	劳宫	大陵	间使	曲泽
足厥阴肝经	大敦	行间	太冲	中封	曲泉
足太阴脾经	隐白	大都	太白	商丘	阴陵泉
足少阴肾经	涌泉	然谷	太溪	复溜	阴谷
足太阳膀胱经	至阴	通谷	束骨	昆仑	委中
足少阳胆经	窍阴	侠溪	临泣	阳辅	阳陵泉
足阳明胃经	厉兑	内庭	陷谷	解溪	下陵
手少阳三焦经	关冲	液门	中渚	支沟	天井
手太阳小肠经	少泽	前谷	后溪	阳谷	小海
手阳明大肠经	商阳	二间	三间	阳溪	曲池
手厥阴心包经	中冲	劳宫	大陵	间使	曲泽

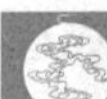

《凌门传授铜人指穴》五输穴图

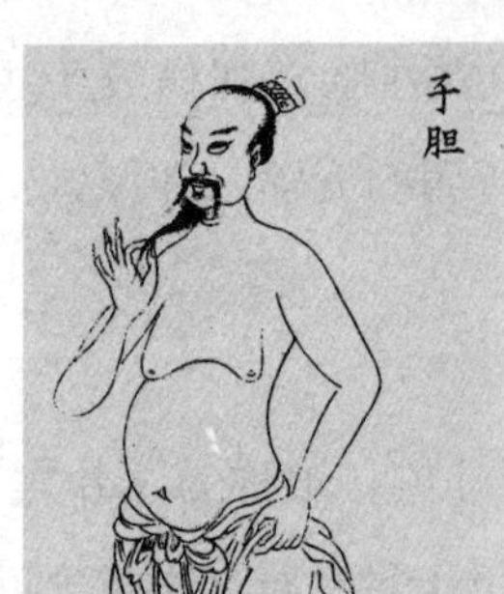

足少阳胆经

窍阴
侠溪
临泣
阳辅
阳陵泉

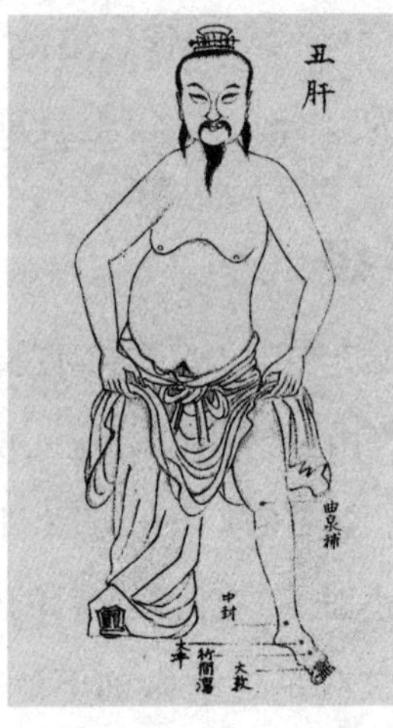

足厥阴肝经

大敦
行间
太冲
中封
曲泉

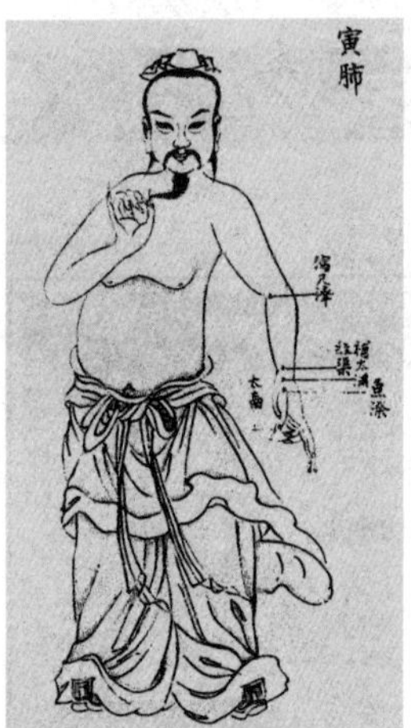

手太阴肺经

少商
鱼际
太渊
经渠
尺泽

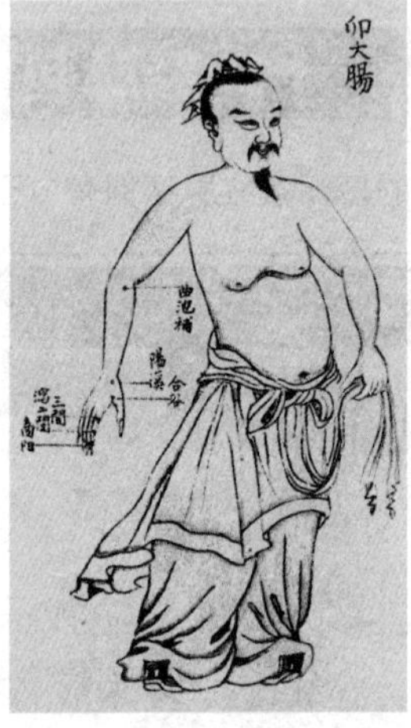

手阳明大肠经

商阳
二间
三间
阳溪
曲池

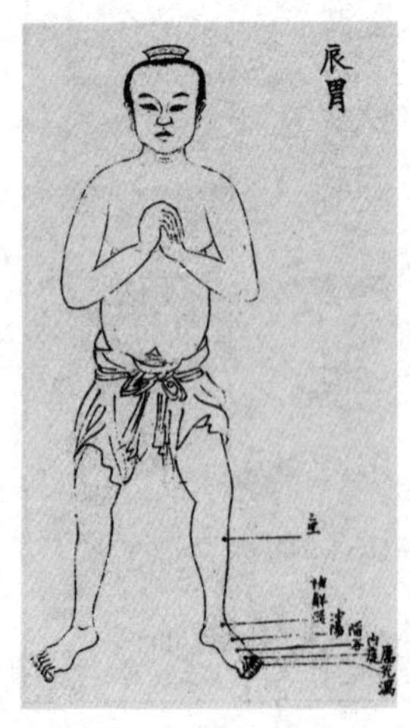

足阳明胃经

厉兑
内庭
陷谷
解溪
下陵

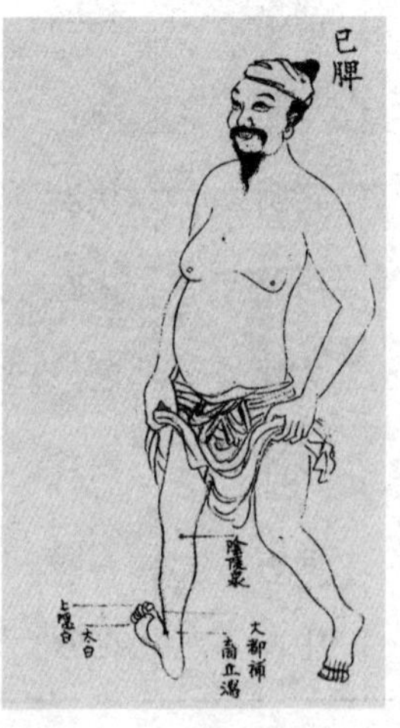

足太阴脾经

隐白
大都
太白
商丘
阴陵泉

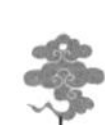

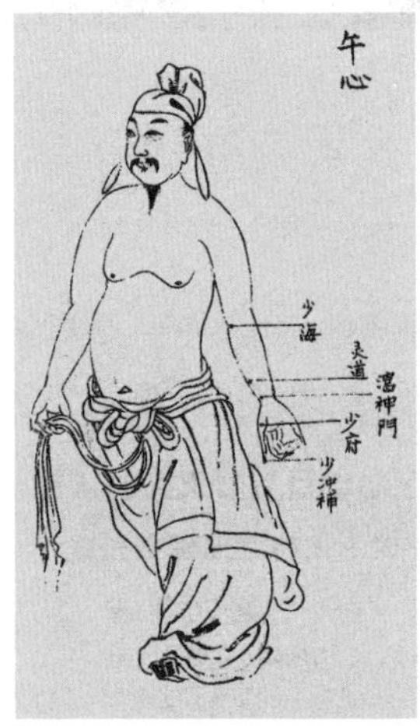

手少阴心经

中冲
劳宫
大陵
间使
曲泽

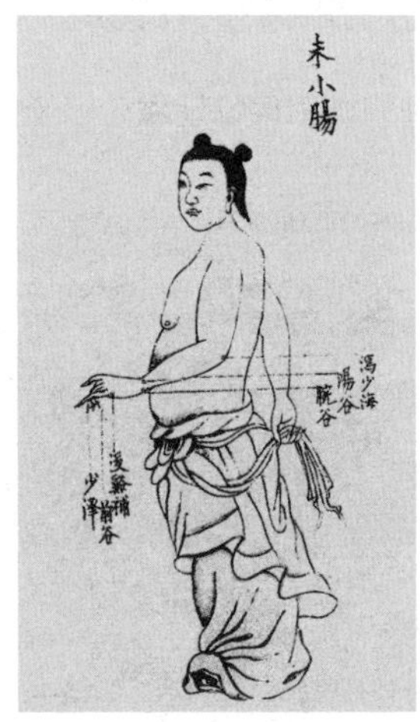

手太阳小肠经

少泽
前谷
后溪
阳谷
小海

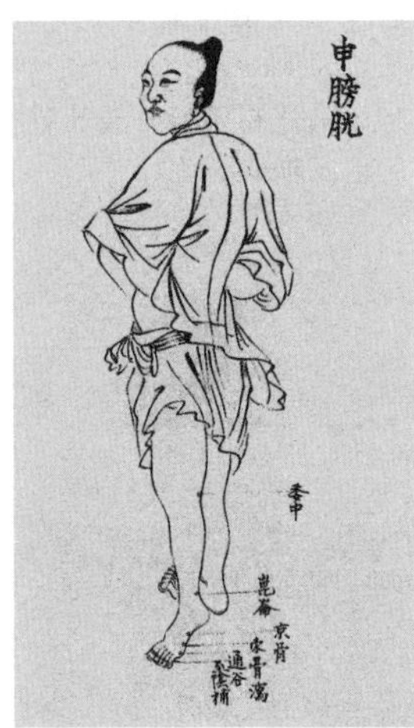

足太阳膀胱经

至阴
通谷
束骨
昆仑
委中

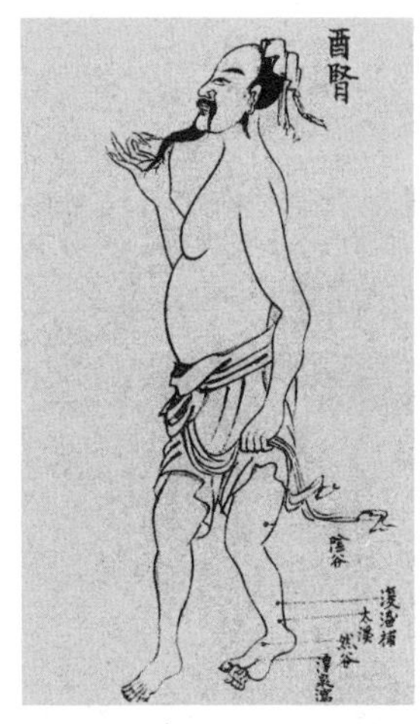

足少阴肾经

涌泉
然谷
太溪
复溜
阴谷

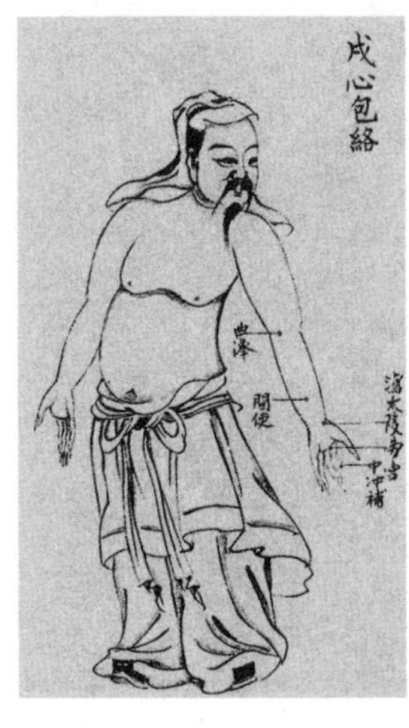

手厥阴心包经

中冲
劳宫
大陵
间使
曲泽

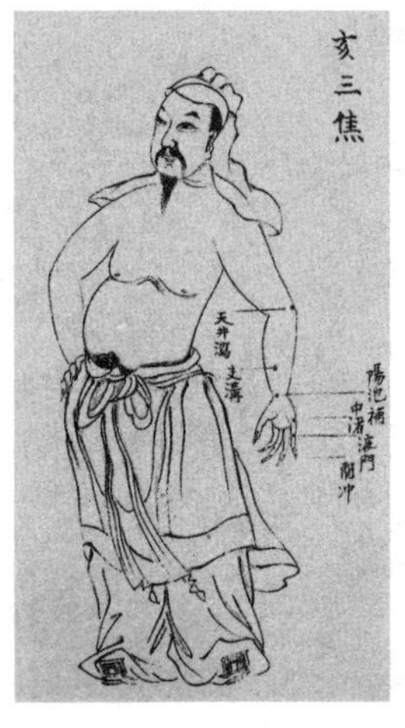

手少阳三焦经

关冲
液门
中渚
支沟
天井

遍布全身的经脉

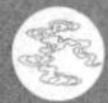

古代的各种明堂图很好地展示了全身经脉。

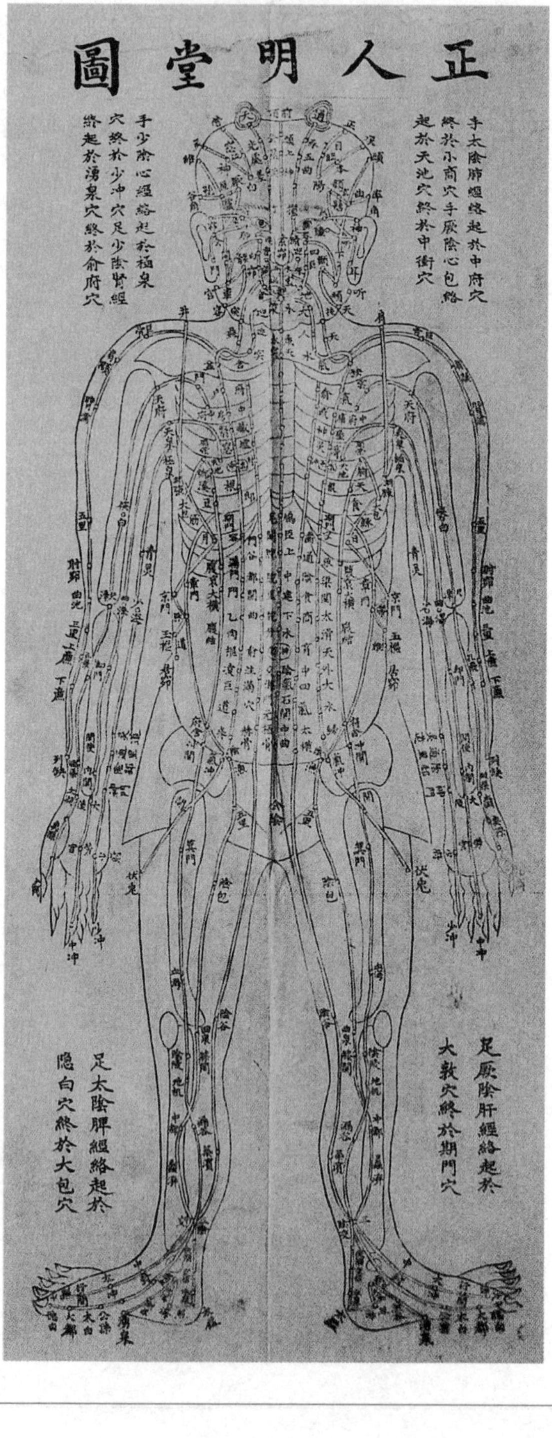

正人明堂圖
手太陰肺經絡起於中府穴終於小商穴手厥陰心包絡起於天池穴終於中衝穴
手少陰心經絡起於極泉穴終於少冲穴足少陰腎經絡起於湧泉穴終於俞府穴
足厥陰肝經絡起於大敦穴終於期門穴
足太陰脾經絡起於隱白穴終於大包穴

《医学纲目》附正人明堂图

中国中医研究院图书馆藏

这幅图高70厘米，人形高59厘米，来自于一部明刊本《医学纲目》。它对足少阳胆经和足阳明胃经等经脉的刻画非常精细准确，文字也非常清晰，让人可以一目了然地获得全身经脉运行的整体印象。

足厥陰肝經絡起於大敦穴終於期門穴

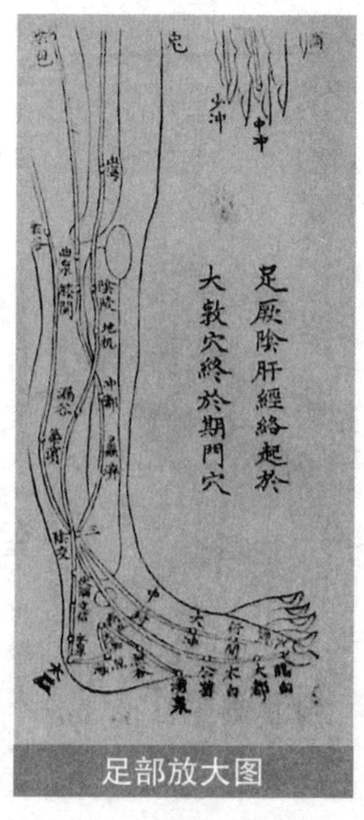

足部放大图

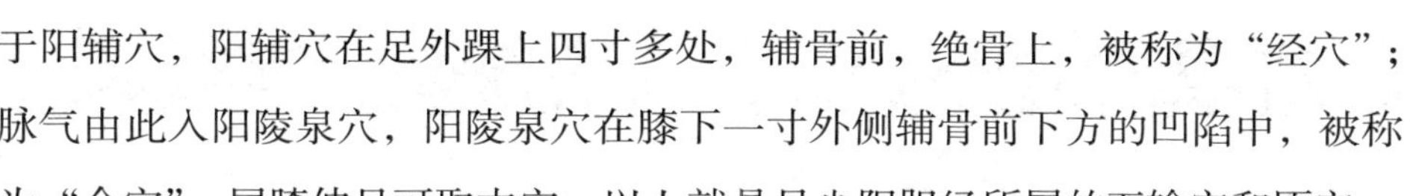

于阳辅穴，阳辅穴在足外踝上四寸多处，辅骨前，绝骨上，被称为“经穴”；脉气由此入阳陵泉穴，阳陵泉穴在膝下一寸外侧辅骨前下方的凹陷中，被称为“合穴”，屈膝伸足可取本穴。以上就是足少阳胆经所属的五输穴和原穴。

足阳明胃经

胃腑的脉气始于厉兑穴，厉兑穴在足第二趾的前端，称为“井穴”，在五行属金；脉气由井穴出发，流于内庭穴，内庭穴在足第二趾外侧和中趾之间，被称为“荥穴”；脉气由此注于陷谷穴，陷谷穴在足中趾和次趾间，内庭上二寸，被称为“输穴”；脉气通过冲阳穴，冲阳穴在脚面上五寸的凹陷中，被称为“原穴”，摇动足部即可取此穴；脉气行入解溪穴，解溪穴在冲阳穴上一寸半脚面上的凹陷中，被称为“经穴”；脉气由此归入下陵穴，即膝下三寸处，胫骨外缘足三里穴，被称为“合穴”；从足三里穴下行三寸，就是上巨虚穴，寄属大肠的脉气，由上巨虚穴再下行三寸，即下巨虚穴，寄属小肠的脉气，因为大小肠皆与胃相连，脉气相通，所以上巨虚穴与下巨虚穴都属于足阳明胃经的腧穴。这就是足阳明胃经所属的五输穴和原穴。

手少阳三焦经

上中下三焦腑，贯穿于胸腹腔上中下三部，上合于手少阳经，其脉气始于关冲穴，关冲穴在无名指前端，被称为“井穴”，在五行属金；脉气由此流于液门穴，液门穴在小指与无名指间，被称为“荥穴”；脉气由此注入中渚穴，中渚穴在无名指本节后两骨间的凹陷中，被称为“输穴”；脉气通过阳池穴，阳池穴在手腕的凹陷中，被称为“原穴”；脉气流经支沟穴，支沟穴在腕后三寸，两骨的凹陷中，被称为“经穴”；脉气由此归入天井穴，天井穴在肘外大骨凹陷中，屈肘可取此穴，被称为“合穴”。

三焦之气向下行，有委阳穴，此穴脉气下行于足太阳膀胱经之前，上行足少阳胆经之后，出于膝腘外侧两筋间凹陷处，这是足太阳经的大络，同时也是手少阳的经脉。三焦虽然属于少阳经，在下又有足少阳、太阳二经相并正脉，入于腹内与膀胱相连，制约着下焦。若其气充实，则小便不通；若其气虚浮，则小便失禁。当用补法治疗小便失禁，而用泻法排泄小便。以上就是手少阳三焦经所属的五输穴、原穴及下腧穴，三焦和肾、膀胱间的关系。

五脏六腑

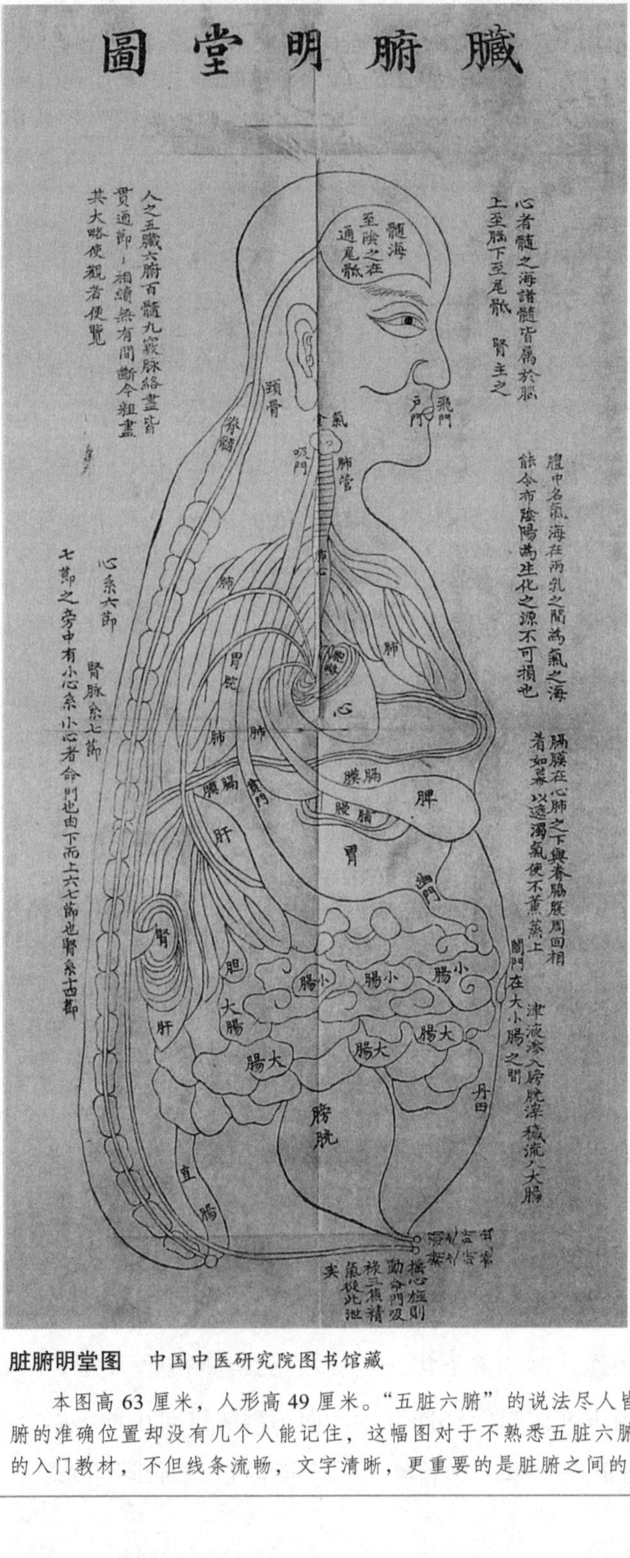

脏腑明堂图　中国中医研究院图书馆藏

本图高 63 厘米，人形高 49 厘米。“五脏六腑”的说法尽人皆知，但是这些脏腑的准确位置却没有几个人能记住，这幅图对于不熟悉五脏六腑的人来说是极好的入门教材，不但线条流畅，文字清晰，更重要的是脏腑之间的连接也一览无余。

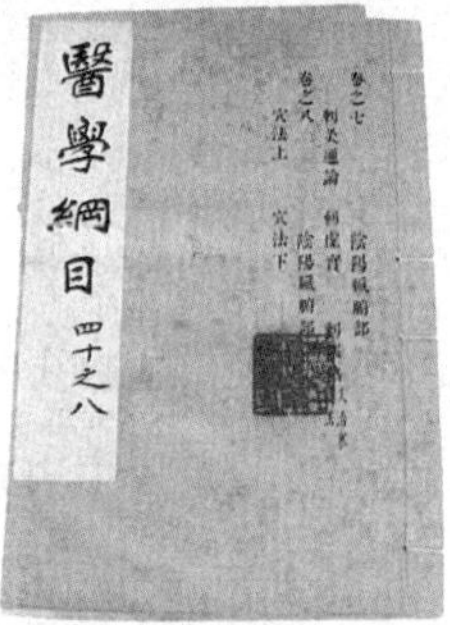

医学纲目

中国中医研究院图书馆藏

这部《医学纲目》第八卷残缺，附有一套明堂图。

手太阳小肠经

小肠居于腹部，其经气循行上合于手太阳经，其脉气始于少泽穴，少泽穴在手小指前端的外侧，被称为“井穴”，在五行属金；脉气由此出发，流于前谷穴，前谷穴在手外侧本节前的凹陷中，被称为“荥穴”；脉气由此注入后溪穴，后溪穴在手外侧本节后的凹陷中，被称为“输穴”；脉气由此经过腕骨穴，腕骨穴在手外侧腕骨前的凹陷中，被称为“原穴”；脉气至阳谷穴，阳谷穴在手掌外侧锐骨下方的凹陷中，被称为“经穴”；脉气由此归入小海穴，小海穴在肘内侧，距大骨外缘五分处的凹陷中，伸臂可取，被称为“合穴”。以上就是手太阳小肠经的五输穴和原穴。

手阳明大肠经

大肠居于下，其经气在上与手阳明经相合，其脉气始于商阳穴，商阳穴在手大拇指内侧，食指前端外侧，被称为“井穴”，在五行属金；脉气由此注于二间穴，二间穴在食指内侧本节前的凹陷中，被称为“荥穴”；脉气由此灌注于食指内侧本节后方凹陷中的三间穴，被称为“输穴”；脉气由此过合谷穴，合谷穴在手大拇指和食指间，被称为“原穴”；脉气由此行经阳溪穴，阳溪穴在手腕上侧横纹前的凹陷中，被称为“经穴”；脉气由此归入曲池穴，曲池穴在肘外辅骨，屈肘时的横纹头处，屈肘可取此穴，被称为“合穴”。以上就是手阳明大肠经所属的五输穴和原穴。

上述都是五脏六腑的腧穴，五脏各有井、荥、输、经、合五穴，共有五五二十五个腧穴；六腑各有井、荥、输、原、经、合六穴，共有六六三十六个腧穴，六腑的脉气都始于足三阳经，又上合于手三阳经。

穴位的分布

在左右缺盆的正中央，是任脉所行之处，叫作“天突穴”。位于任脉旁第一行列的动脉，是足阳明胃经流经之处，叫作“人迎穴”。人迎穴外的第二行经脉上的穴位，是手阳明大肠经流经之处，叫作“扶突穴”。扶突穴外的第三行经脉上的穴位，是手太阳小肠经流经之处，叫作“天窗穴”。天窗穴后的第四行经脉上的穴位，是足少阳胆经流经之处，叫作“天容穴”。天容穴后的第五行经脉上的穴位，是手少阳三焦经流经之处，叫作“天牖穴”。

天牖穴后的第六行经脉上的穴位，是足太阳膀胱经流经之处，叫作“天柱穴”。天柱穴后位于颈中央第七行经脉上的穴位，是督脉流经之处，叫作“风府穴”。另外在腋下动脉搏动处的穴位，是手太阴肺经流经之处，叫作“天府穴”。在腋下三寸处，是手厥阴心包经流经之处，叫作“天池穴”。

针刺上关穴，应张口取之而不能闭口；刺下关穴，应闭口取之而不能张口。针刺犊鼻穴，则应屈膝取之而不能伸开；针刺内关、外关两穴，应伸手取之而不能弯曲。

足阳明胃经是挟喉而行的动脉，位于喉结两旁动脉搏动处，与该脉气相通的腧穴分布在胸壁之中。手阳明大肠经的扶突穴，在足阳明经人迎穴之外，距离曲颊一寸。手太阳小肠经的天窗穴，就在曲颊处。足少阳胆经的天冲穴，在耳朵下曲颊的后面。手少阳三焦经的天牖穴，在耳后完骨的上部。足太阳膀胱经的天柱穴，在项后大筋两旁发际的凹陷中。手阳明大肠经的五里穴，位于手太阴尺泽穴上三寸，有动脉搏动的地方，此穴不可针刺，以防五腧的血气尽泄，当禁针。

脏腑之间的联系

肺和大肠相合，大肠是传导小肠已经消化过的食物的器官。心和小肠相合，小肠是盛放由胃部消化后的食物的器官。肝和胆相合，胆是清虚而未受秽浊的器官。脾和胃相合，胃是容纳并消化食物的器官。肾和膀胱相合，膀胱是贮留津液、小便的器官。少阴属于肾，向上与肺相连，所以肾的经气可运行于膀胱和肺两脏。三焦则像沟渠，有疏调水道的作用，在下和膀胱相连，但它不与其他器官相连，所以又被称为“孤独之腑”。以上讲的是六腑与五脏的配合关系。

针刺方法

春天针刺，应取络脉和各经的荥穴以及大筋与肌肉的间隙，病重的应深刺，病轻的应浅刺。夏天针刺，应取腧穴，并针刺肌肉、皮肤上的浅表层。秋天针刺，应取合穴，其余则参照春天的针刺法。冬天针刺，应取井穴和脏腑的腧穴或背俞穴，并应深刺留针。这是根据四时气候变化、气血运行盛衰、疾病发作部位等与五脏相应的关系来决定的。治疗转筋，应令病患站立而取穴针刺，这样可以很快治愈。治疗四肢偏废的痿厥，应让患者安卧，张开四肢，而后针刺，这样可以使他立即有轻快感。

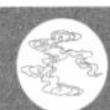

四季的针刺策略

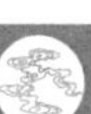

随着气候的变化，针刺策略也要有相应的变化。

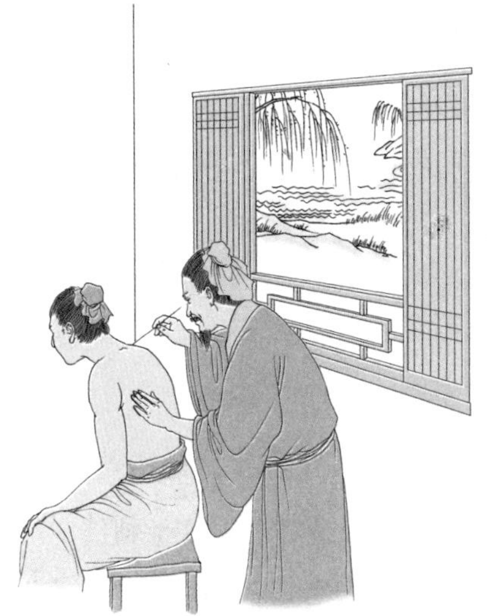

春天应选择络脉和各经的荥穴以及大筋与肌肉的间隙施行针刺，然后再根据病的轻重来决定是深刺还是浅刺。

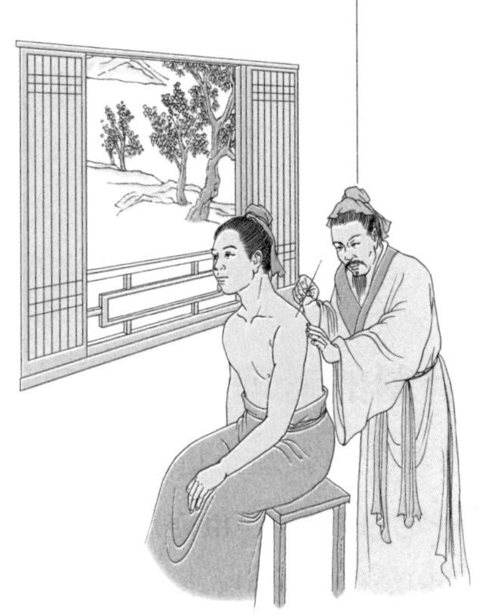

夏天针刺，应选择腧穴，并针刺肌肉、皮肤上的浅表层，不可深刺。

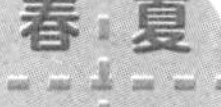

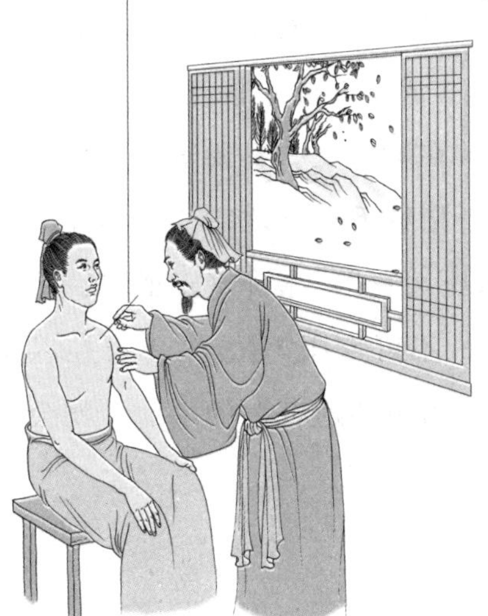

秋天则应该选择合穴来针刺，深浅的选择与春天相同，病重的应深刺，病轻的应浅刺。

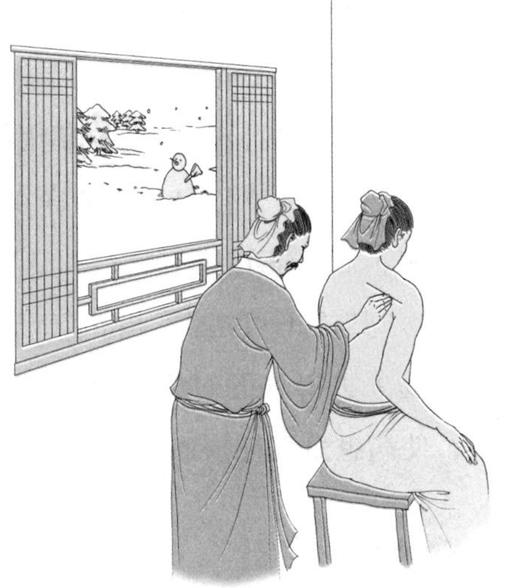

冬天应选择井穴和脏腑的腧穴或背俞穴，并应深刺留针，与夏天的方式截然相反。

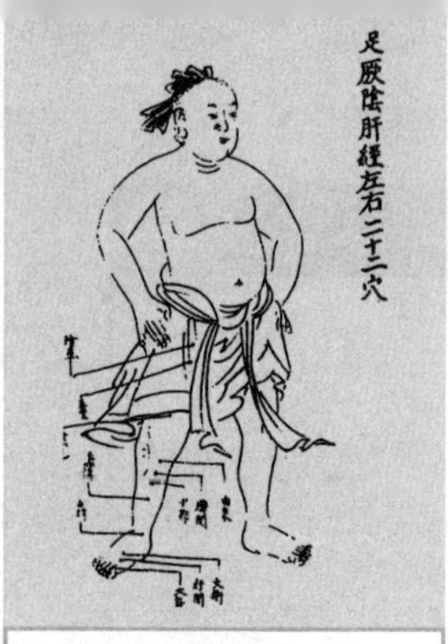

篇三

小针解

针刺的艺术

本篇说明了正邪之气的出入往来，血气的逆顺盛衰，以及针刺的迎随补泻、出针疾徐等方法。

针刺的道理

所谓“易陈”，是指针刺的道理说起来容易。“难入”，是指着落于人体就有一定的难度。“粗守形”，指医术低劣的医生只知道拘守刺法。“上守神”，指医术高明的医生能根据病人的血气虚实来考虑补或泻。“神客”，指正气与邪气交相侵犯。“神”，指人体的正气，“客”，指人体的邪气。“在门”，指邪气循着正气虚弱的门户出入。“未睹其疾”，指预先未弄清病在哪一经络。“恶知其原”，指怎么能轻易知道哪一经络有病和应取的穴位呢？“刺之微在数迟”，指针刺的微妙在于掌握进针手法的快慢。“粗守关”，指医术低劣的医生施针时仅仅拘守四肢关节的穴位，而不知血气盛衰和正邪对抗的情况。“上守机”，指医术高明的医生施针时能掌握气机的变化规律。“机之动不离其空”，指气机的变化都反映在腧穴之中，要根据这种变化来决定用针的快慢。“空中之机清净以微”，指针下得气之后，必须仔细体察气之往来，而不能错失补泻时机。“其来不可逢”，指邪气正盛时，不能运用补法。“其往不可追”，指正气已虚时，不可妄用泻法。“不可挂以发”，指很容易失去得气的时机。“扣之不发”，指不知道补泻的手法，就会错失良机，使病患血气耗损而不能祛除邪气。

对症下“针”

“知其往来”，指应掌握气机变化的时机以便及时用针。“粗之暗”，指医术低劣的医生，不能体察气机的变化。“妙哉！工独有之”，指医术高明的医生，能完全掌握施针的原理。“往者为逆”，指邪去正衰，脉象虚小，是逆证。

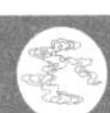

针刺的艺术

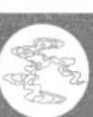

五运循环不息，其盛衰各不相同，损益也随之而变化。衰损为不及，盛益为太过，不盛不衰、不损不益则为平气。

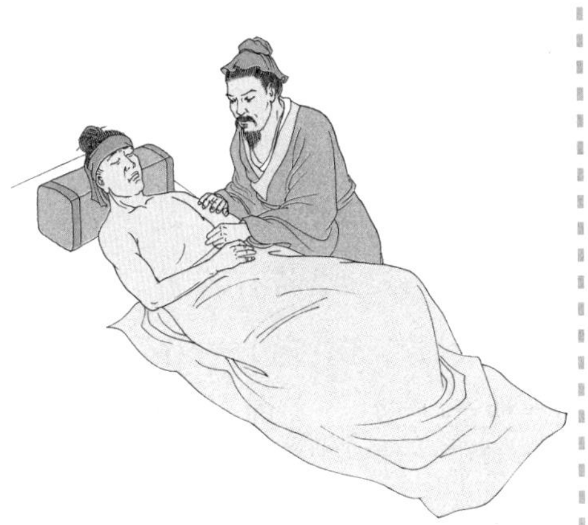

机之动不离其空

气机的变化都反映在腧穴之中，要根据这种变化来决定用针的快慢。

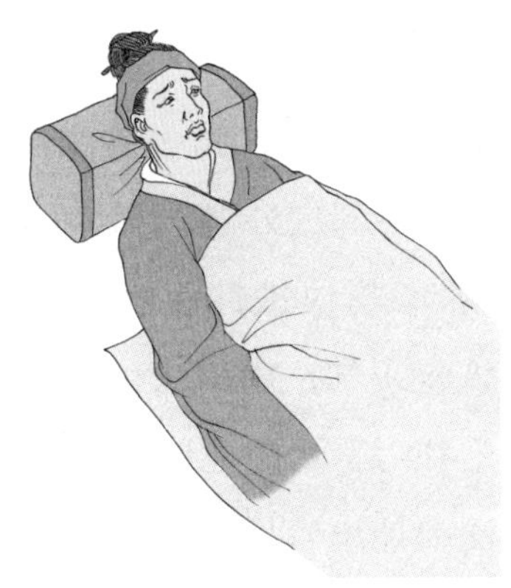

其来不可逢

邪气正盛时，不能运用补法。

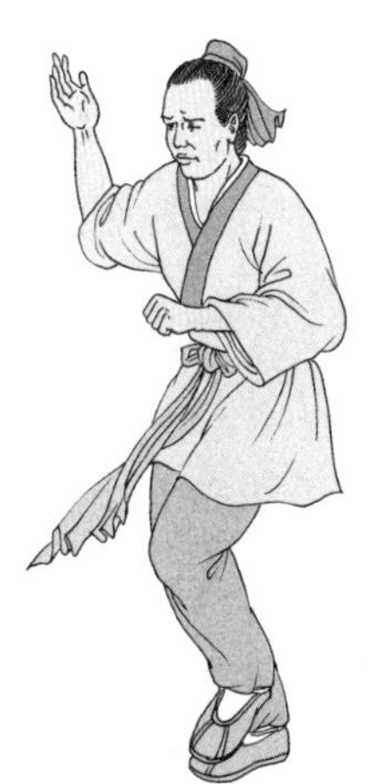

其往不可追

正气已虚时，不可妄用泻法。

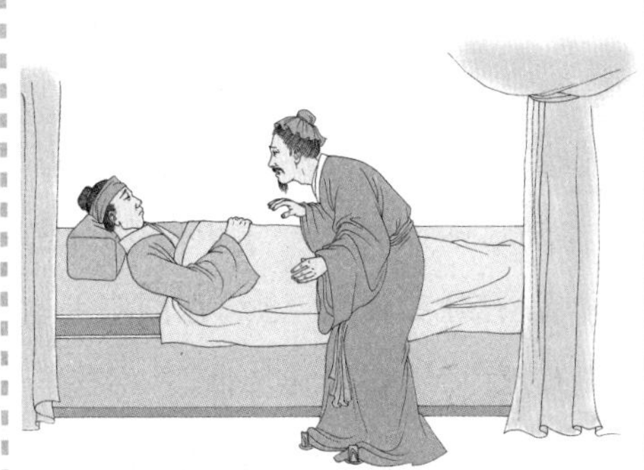

扣之不发

不知道补泻的手法，就会错失良机，使病人血气耗损而不能祛除邪气。

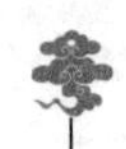

“来者为顺”，指正气来时，形气阴阳平衡，是顺证。“明知逆顺，正行无问”，指明了疾病的顺逆，就可以果断地选穴施针了。“迎而夺之”，指迎着经气循行的方向下针，是泻法。“追而济之”，指顺着经气循行的方向下针，是补法。所谓“虚则实之”，是指气口脉虚当用补法。“满则泄之”，是指气口脉盛当用泻法。

手法的选择

“宛陈则除之”，指去除络脉中的瘀血。“邪胜则虚之”，指邪气盛时，当用泻法，使邪气外泄。“徐而疾则实”，指慢进针而快出针，是补法。“疾而徐则虚”，指快进针而慢出针，是泻法。“言实与虚若有若无”，指用补法可以恢复正气，用泻法可以祛除邪气。“察后与先，若亡若存”，指气的虚实决定补泻手法的先后，并由此辨别气机的去留。“为虚为实若得若失”，指用补法要使患者感觉充实，像得到什么东西一样；用泻法则要使患者感觉空虚，像失去什么东西一般。

三气的侵入

“气之在脉”“邪气在上”，指外在的邪气多从头部入侵人体。“浊气在中”，指水谷入胃后，其精气向上流注于肺，浊气则滞留于肠胃，如果寒温不适，饮食不加调节，肠胃就会发病，浊气也就不能下行了，因而说“浊气在中”。“清气在下”，指清冷潮湿之气多从足部入侵人体。“针陷脉则邪气出”，指风热等邪气伤了人的上部，应取头部的腧穴进行治疗。“针中脉则浊气出”，指由肠胃的浊气引发的疾病，应取足阳明胃经的合穴足三里加以治疗。“针太深则邪气反沉”，指浅表之病，不宜深刺，若刺得太深，反而会使邪气随针入内。“皮肉筋脉各有所处”，指皮肉筋脉各有一定的部位，也各有主管的范围。

“取五脉者死”，指病在内脏而真气已亏的，如用大针尽泻五脏的腧穴，会致人死亡。“取三脉者恇”，指病人真气已虚而用大针尽泻手足三阳六腑的腧穴，会使其精神怯弱而难以恢复。“夺阴者死”，指屡屡施刺本属禁刺的五里穴，会使病人因阴气被夺尽而死。“夺阳者狂”，指大泻三阳之气，会使病人狂躁不安。“睹其色，察其目，知其散复，一其形，听其动静”，指医术高明的医生，可以通过观察病人眼睛的五色变化，及脉象的大小、缓急、滑涩，探寻到病因。“知其邪正”，指辨别病人所患的是虚邪还是正邪。

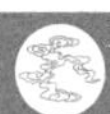

邪气、浊气与清气

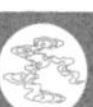

邪气、浊气与清气分别从不同部位进入人体。

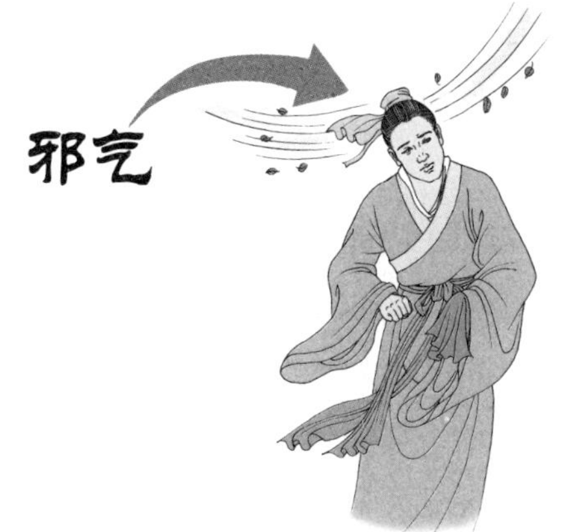

邪气在上

外在的邪气多从头部入侵人体。邪气侵入经脉后，风热之邪也多伤在头部。

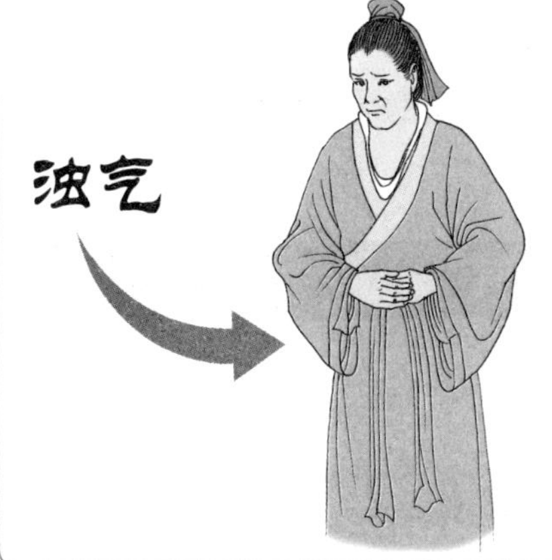

浊气在中

水谷入胃后，其精气向上流注于肺，浊气则滞留于肠胃，如果寒温不适，饮食不加调节，肠胃就会发病，浊气也就不能下行了。

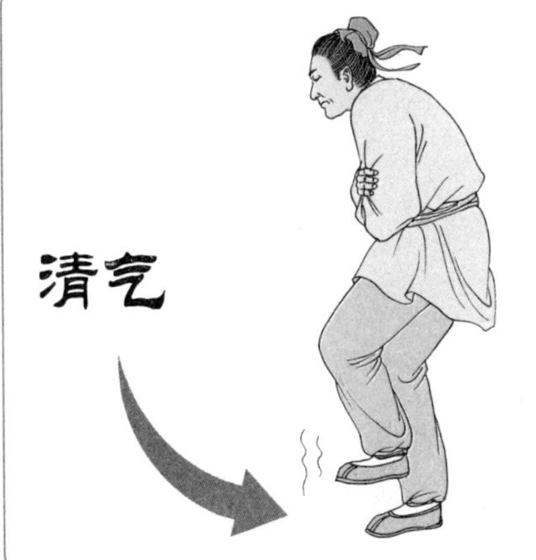

清气在下

清冷潮湿之气多从足部入侵人体。

阴气与阳气

“右主推之，左持而御之”，指针刺时左右手进出针的要领，即用右手推进针，用左手护持针身而进退针。“气至而去之者”，指运用补泻手法，待气机调和后，就可以去针。“调气在于终始一者”，指运针调气时，要始终专心致志。“节之交三百六十五会”，指周身三百六十五穴，都是由络脉气血渗灌到全身各个穴位的。

所谓“五脏之气已绝于内”，是指脉口所主内部的血气已经断绝，而反取患者外表的病处和阳经的合穴，并用留针法来补充阳气，使得阳气过盛而阴气更加衰竭。阴气衰竭，则人必死。气口的经脉无气，所以病人死时十分安静。所谓“五脏之气已绝于外”，是指脉口所主外部的气机已经断绝，反而取用四肢的腧穴，并用留针法来补充阴气，使得阴气过盛而阳气陷入，阳气陷入会导致厥逆，厥逆就会死亡。由于阴气有余，所以病人临死时有烦躁现象。之所以察目，是因为五脏精气充足，就会使眼睛和面部五色明朗，而五色明朗发出的声音就会洪亮。声音洪亮，听起来就会与平常不同。

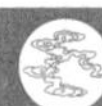

五脏之气

根据五脏之气的不同状况采取不同方式。

1 五脏之气，已绝于内

指脉口所主内部的血气已经断绝，气口脉象虚浮无根，按切也感觉不到。

治疗方式

取患者体表的病处和阳经的合穴，留针以补充阳气。

2 五脏之气，已绝于外

指脉口所主外部的气机已经断绝，气口脉象沉微，就好像没有了，是五脏阳气衰竭的现象。

治疗方式

取患者四肢末梢的腧穴，留针以补充阴气。

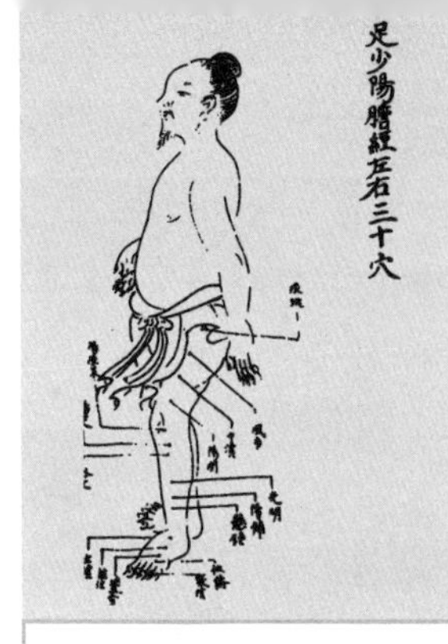

篇四

邪气脏腑病形

邪气对脏腑的侵袭

本篇论述邪气侵入人体的不同部位，列举了五脏病变的缓、急、大、小、滑、涩六脉及其症状和针刺治疗的方法，也叙述了六腑病变的症状以及治疗方法的应用。

邪气的侵袭

黄帝问岐伯：邪气是怎样侵犯人体的呢？岐伯答道：邪气大多侵犯人体的上部。黄帝说：部位的上下，有一定的常态吗？

岐伯说：上半身发病是受了风寒等外邪的侵袭；下半身发病是受了湿邪的攻击。所以说，邪气侵犯人体，没有一成不变的规律。邪气侵犯阴经，就会流传到六腑；邪气侵犯了阳经，就会流传到本经而发病。

黄帝说：经脉的阴阳，名称虽不同，但均属同类，上下相会通，经络相连贯，就好像圆环一样并无两端。而邪气伤人，有的侵犯阴经，有的袭入阳经，或上或下，或左或右，没有常规，这是什么原因呢？

岐伯说：手足的三阳经都会聚于头面。邪气伤人，往往在人正气虚弱的时候，或劳累用力之后，或饮食后出汗、腠理开通之时，以上种种情况都容易被邪气侵袭。邪气侵袭面部，就沿着阳明经传下；邪气侵袭项部，就沿着足太阳膀胱经传下；邪气侵犯颊部，就沿着足少阳胆经传下；邪气侵犯胸背及两胁，就会传入它们各自分属的阳明经。

邪气侵入阴经

黄帝说：邪气侵入阴经后又有什么状况呢？岐伯回答说：邪气通常由手臂和足胫开始侵入阴经。因为手臂和足胫内侧的皮肤较薄，肌肉柔嫩，所以当身体各个部位同时受风时，唯独阴经最容易受伤并发病。

黄帝又问道：邪气会伤害五脏吗？岐伯回答说：身体虽然受到风邪的

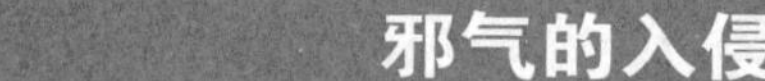

邪气的入侵

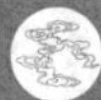

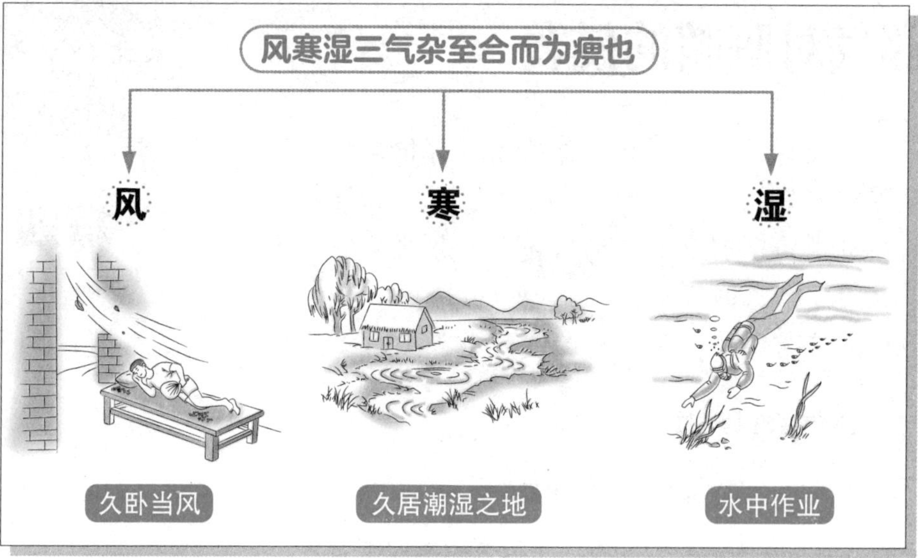

风寒湿三气杂至合而为痹也
风
寒
湿
久卧当风
久居潮湿之地
水中作业

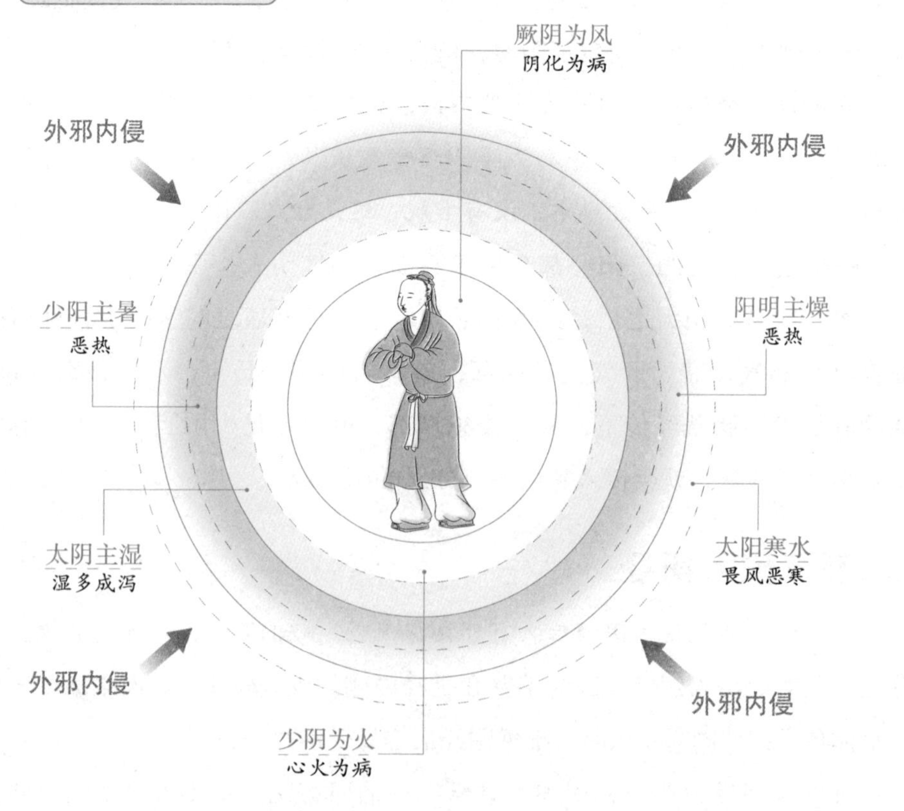

一气分为六气图
厥阴为风
阴化为病
外邪内侵
外邪内侵
少阳主暑
恶热
阳明主燥
恶热
太阴主湿
湿多成泻
太阳寒水
畏风恶寒
外邪内侵
外邪内侵
少阴为火
心火为病

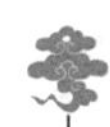

侵害，但是不一定会伤及五脏。如果邪气侵入阴经，而五脏之气一直就很充实，那么邪气即使进入也难以停留，还是会回到六腑。所以，如果邪气伤到阳经，就会流注到本经而引发疾病；邪气伤到阴经，就会流注到六腑而引发疾病。

邪气对五脏的伤害

黄帝问：邪气又是怎样伤害人体五脏的呢？

岐伯回答：愁忧恐惧等都会使身心受到伤害。身体受寒又吃寒冷的食物，就会使肺脏受伤。因为同时感受到两种寒冷之气，会使肺脏内外都受伤害，从而引发肺气上逆的疾病。如果从高处跌落，瘀血滞留在体内，同时又大发雷霆，气上冲而不下，郁结在胁下，就会伤害肝脏。如果受到击打跌倒之类的损伤，或酒醉后同房，再一出汗，就会当风受凉而导致脾脏受伤。如果提举重物用力过度，或房事过度，或出汗后又洗澡，就会伤害肾脏。

黄帝又问：五脏是怎样被风邪伤害的呢？

岐伯说：五脏先在内里受伤，再感受外在的风邪，只有当内外俱伤之时，才会侵入内脏。黄帝说：说得非常好！

黄帝问岐伯：人的头面和身体，与筋骨相连接，血气的运行同样如此。天气寒冷时，大地冰冻干裂，滴水成冰。如果天气突然变冷，手足会冻得麻木不听使唤，可是面部却不用通过覆盖衣物来御寒，这是什么原因呢？

岐伯回答：人体共有十二条经脉，三百六十五条络脉，其血气的运行，都会上注到头面，而后分别流入各个孔窍。其精阳之气上注到目，能使眼睛看到物体；其旁行之气上行到耳，能使耳朵听到声音；其宗气上通到鼻，能使鼻子嗅到气味；其谷气产生于胃，又上行到唇舌，就使唇舌有了味觉。各种气的津液，均上行蒸腾到面部，况且面部皮肤较厚，肌肉也更坚实，所以，即便天气非常寒冷，也不会使面部受寒。

病状

黄帝说：邪气侵入人体后，有怎样的病状呢？

岐伯说：虚邪伤人，患者会感到恶寒而战栗。四时正邪伤人，发病较

邪气与五脏

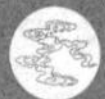

愁忧恐惧等负面情绪会使心脏受到伤害。

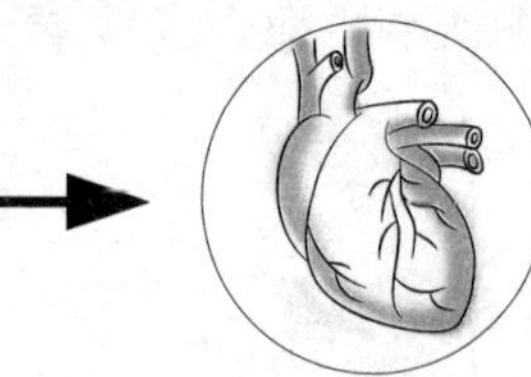

心脏受伤

身体受寒又吃寒冷的食物，就会使肺脏受伤。

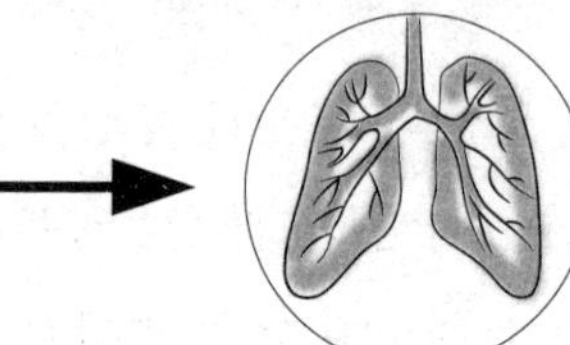

肺脏受伤

如果从高处跌落，瘀血滞留在体内，同时又大发雷霆，气上冲而不下，郁结在胁下，就会伤害肝脏。

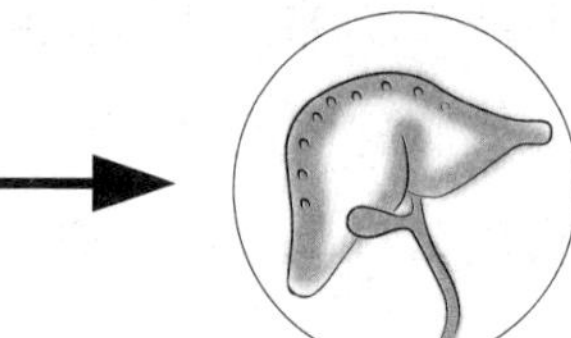

肝脏受伤

如果受到击打跌倒之类的损伤，或酒醉后同房，再一出汗，就会当风受凉而导致脾脏受伤。

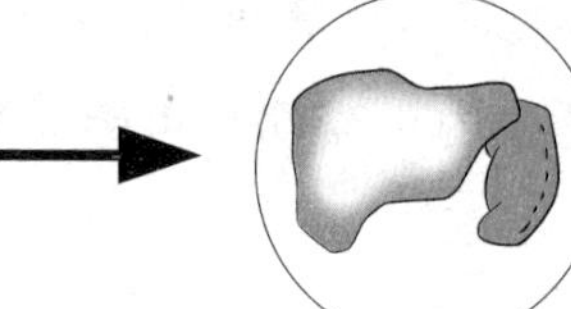

脾脏受伤

如果提举重物用力过度，或房事过度，或出汗后又洗澡，就会伤害肾脏。

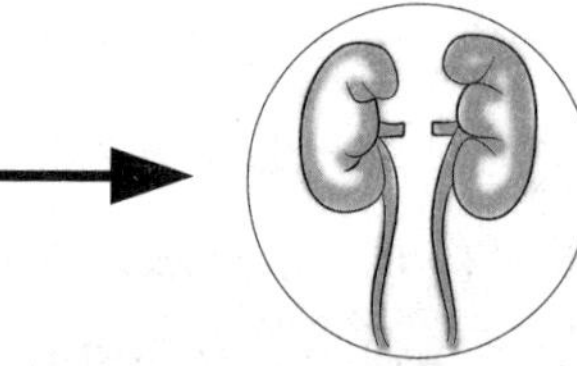

肾脏受伤

脸为什么不怕冷

面部之所以不易受寒

- 精阳之气上注到目
- 旁行之气上行到耳
- 宗气上通到鼻
- 谷气上行到唇舌
- 气的津液上行蒸腾到面部

轻，首先是气色略有变化，身上却没有感觉，像有病，又像无病，既像病已消散于体外，又像病还存在于体内，这种病情不好把握。黄帝说：说得很正确！

对病人的诊察

黄帝问岐伯：我听说，通过观察病人的气色，就知道病情的，叫作“明”；通过切按脉而知道病情的，叫作“神”；通过询问病情就能知道患病部位的，叫作“工”。那么，望色能知病情，切按脉能知病变，问病就能彻底了解病痛所在，其中蕴含着怎样的道理呢？

岐伯回答：人的气色、脉象、尺肤都与疾病有相应的联系。好似用鼓槌击鼓，声音相和而不相失一样。又如同根和叶的关系一样，树根死了，树叶也会随之枯萎。因为要从神色、脉象及肌肉骨骼的状态，全面考察病人的状态，而不能有所偏颇，所以，如果能做到其中的一项，可称之为掌握了一定医术的普通医生；能做到两项，可称之为医术较为高明的医生；能做到全部三项的，就是医术最高明的医生，简直可以称得上是神医了。

黄帝说：我愿听您全面地阐述其中的道理。

岐伯回答：气色出现青色的，是弦脉；出现红色的，是钩脉；出现黄色的，是代脉；出现白色的，是毛脉；出现黑色的，是石脉。如果发现气色和脉象不相符合，或者反而得到相克的脉，这就是死的征兆。倘若诊得相合的脉象，则是疾病消除的表现。

脉象与皮肤

黄帝问岐伯：五脏产生的疾病，有怎样的内变和表征呢？

岐伯回答：首先要确定五色和五脉的作用、相应的疾病变化，然后才能辨别五脏的疾病。

黄帝说：气色和脉象确定之后，怎样辨别不同的病情呢？

岐伯说：只要诊察出脉象的缓、急、大、小、滑、涩等情况，病变就能确定了。

黄帝说：怎样诊断这些变化呢？

岐伯说：脉搏急的，尺部的皮肤也一定紧密；脉搏缓的，尺部的皮肤

诊察方法

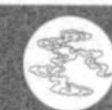

人的气色、脉象、尺肤都与疾病有相应的联系。好似用鼓槌击鼓，又如同根和叶的关系一样。因此要从气色、脉象及肌肉骨骼的状态，全面考察病人的状态，而不能有所偏颇。

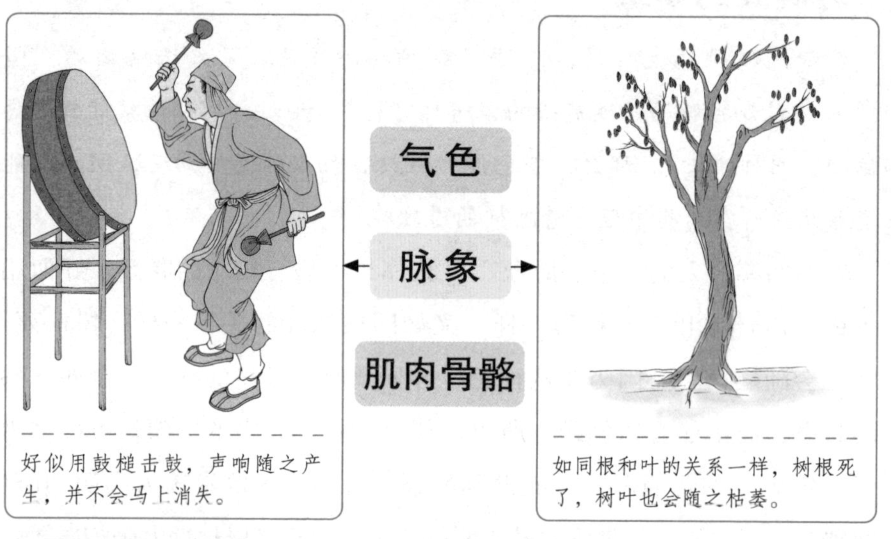

好似用鼓槌击鼓，声响随之产生，并不会马上消失。

如同根和叶的关系一样，树根死了，树叶也会随之枯萎。

脉象与皮肤的关系

急	脉搏急的，尺部的皮肤也一定紧密
缓	脉搏缓的，尺部的皮肤也一定松弛
滑	脉象滑的，尺部的皮肤也相应柔滑
涩	脉象涩的，尺部的皮肤也会粗糙、枯涩

有的病变表现明显，有的却不明显，擅长诊察尺肤的人，不必等待诊察寸口的脉象，就能轻松观察出来疾病。

也一定松弛；脉象滑的，尺部的皮肤也相应柔滑；脉象涩的，尺部的皮肤也会粗糙、枯涩。以上几种变化，有的表现明显，有的却不明显。所以擅长诊察尺肤的人，不必等待诊察寸口的脉象。擅长诊察脉象的人，也不必等待观察病患的气色，就能洞察病情。而能够将察色、诊脉、观尺肤三者结合起来诊断的，称为“医术上等的医生”，能治愈十分之九的病人；能运用两种诊察方法的，称为“医术中等的医生”，能治愈十分之七的病人；只会用一种诊察方法的，称为“医术下等的医生”，十个病人中只能治好六个。

五脏的病变

黄帝说：请问缓、急、小、大、滑、涩这几种脉象所主的病况是怎样的？

岐伯说：请让我先说明五脏的病变。心脉很急促的，会产生手足抽搐；稍微急促的，会有心痛的表现，并且这种疼痛会牵引到脊背，令病患不能进食。心脉很缓慢的，会表现得不安和狂躁；稍微缓慢的，会产生伏梁病，病部在心下方，其病痛也会上下走动，有时还会吐血。心脉大甚的，会感觉喉咙里有硬物梗阻；稍微大的，会产生心痹，而且心痛牵引着脊背，令病患时常流泪。心脉很小的，会出现呃逆；稍微小的，会产生消瘅病。心脉很滑的，容易口渴；稍微滑的，会产生心疝，牵引肚脐疼痛，令小腹隐隐作响。心脉非常涩的，会不能说话；稍微涩的，会出现吐血、衄血、四肢厥逆的症状，并伴随耳鸣和头部疾病。

肺脉

肺脉很急促的，是癫疾；稍微急促的，是肺寒热，表现为倦怠慵懒，咳嗽时会唾血，并牵引着腰背及胸部作痛，就像鼻中有赘肉阻塞，通气不畅一样。肺脉很缓慢的，会多汗；微缓的，将会半身不遂，头部以下汗出不止。肺脉很大的，足胫肿；稍大的，为肺痹，并牵引着胸背作痛，怕见亮光。肺脉很小的，会泄泻；微小的，会生消瘅病。肺脉很滑的，会咳喘；微滑的，口鼻及前后阴部会出血。肺脉很涩的，会呕血；微涩的，会出现鼠瘘病，由于病部在颈腋旁，将导致下肢无力，难以支撑身体，所以下肢常觉酸软麻木。

肝脉

肝脉很急促的，会口出狂言伤人；稍急促的，是肥气病，其病部在胁下，像覆盖着杯子一样。肝脉很缓慢的，时常呕吐；微缓的，是水瘕痹。

肝脉很大的，内部会出现痈肿，也会时时呕吐，出鼻血；稍大的，是肝痹，阴囊收缩，咳嗽时会牵引小腹作痛。肝脉很小的，会经常口渴，饮水较多；稍小的，即使吃得再多，也总感到饥饿，会出现消瘅病。肝脉很

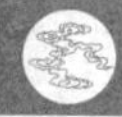

心脏与肺脏的病变

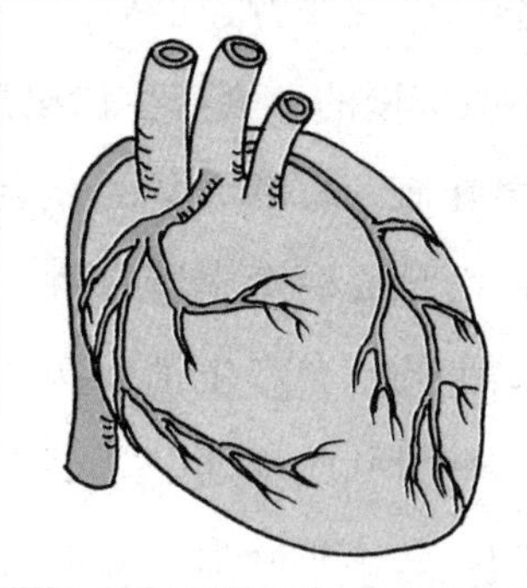
心脏的病变

心脉很急促的，会产生手足抽搐；稍微急促的，会有心痛的表现，并且这种疼痛会牵引到脊背，令病患不能进食。

心脉很缓慢的，会表现得不安和狂躁；稍微缓慢的，会产生伏梁病，病部在心下方，其病痛也会上下走动，有时还会吐血。

心脉甚大的，会感觉喉咙里有硬物梗阻；稍微大的，会产生心痹，而且心痛牵引着脊背，会令病患时常流泪。

心脉很小的，会出现呃逆；稍微小的，会产生消瘅病。

心脉很滑的，容易口渴；稍微滑的，会产生心疝，牵引肚脐疼痛，令小腹隐隐作响。

心脉非常涩的，会不能说话；稍微涩的，会出现吐血、衄血、四肢厥逆的症状，并伴随耳鸣和头部疾病。

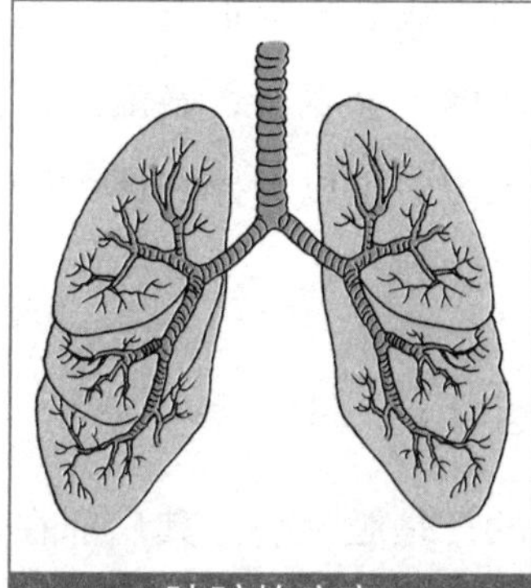
肺脏的病变

肺脉很急促的，是癫疾；稍微急促的，是肺寒热，表现为倦怠慵懒，咳嗽时会唾血，并牵引着腰背及胸部作痛，就像鼻中有赘肉阻塞，通气不畅一样。

肺脉很缓慢的，会多汗；微缓的，将会半身不遂，头部以下汗出不止。

肺脉很大的，足胫肿；稍大的，为肺痹，并牵引着胸背作痛，怕见亮光。

肺脉很小的，会泄泻；微小的，会生消瘅病。

肺脉很滑的，会咳喘；微滑的，口鼻及前后阴部会出血。

肺脉很涩的，会呕血；微涩的，会出现鼠瘘病，由于病部在颈腋旁，将导致下肢无力，难以支撑身体，所以下肢常觉酸软麻木。

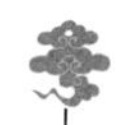

滑的，阴囊会肿大；稍滑的，会遗尿。肝脉很涩的，容易溢饮；稍涩的，会抽搐或挛急，患上筋痹。

脾脉

脾脉特别急促的，四肢抽搐；稍急促的，会出现膈中，进食后会将食物吐出，大便多有沫。脾脉很慢的，常常感觉四肢疲软无力，怕冷；稍缓的，会出现风痿，四肢不能挪动，但却心神清晰，像没有病一样。脾脉很大的，会忽然昏倒；稍大的，会出现痞气，常有脓血积存在腹中，而不存于肠胃。脾脉很小的，表现为忽冷忽热；微小的，是肉热消瘅病。脾脉很滑的，阴囊会肿大，小便不通；微滑的，肠中会得寄生虫病，腹内也会有热感。脾脉很涩的，会得肠颓病；微涩的，会肠内溃烂，大便带脓血。

肾脉

肾脉特别急促的，是骨癫病；稍急促的，表现为下肢沉重，奔豚发作，两足不能屈伸自如，大小便不畅。肾脉特别缓慢的，会感觉脊背疼痛，如同折损了一般；微缓的，是洞泄病，其症状是不能消化食物，或者下咽之后食物就由大便排出，或刚下咽就被吐出来。肾脉很大的，表现为阴痿；稍大的，是石水病，表现为从肚脐下至腹部有肿胀满腹感，或有重坠感，如果这种感觉上达胃脘的就是死证，不能治愈。肾脉特别小的，会出现洞泄；微小的，会得消瘅病。肾脉很滑的，会小便闭塞，阴囊肿大；微滑的，表现为坐下不能起，起则眼目昏花、视物不清的骨痿。肾脉很涩的，是大痈病；微涩的，是女子月经不调或痔疾等。

六种脉象变化

黄帝说：对于五脏病变的六种脉象变化，针刺时应该怎样解决呢？

岐伯回答：凡是脉象紧急的，大多是寒证；脉象缓慢的，大多是热证。脉象大的，气多而血少；脉象小的，血气都不足。脉象滑的，是阳气盛而稍微有热证；脉象涩的，气虚而多血，并有微寒证。

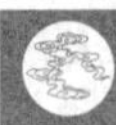

肝脏与脾脏的病变

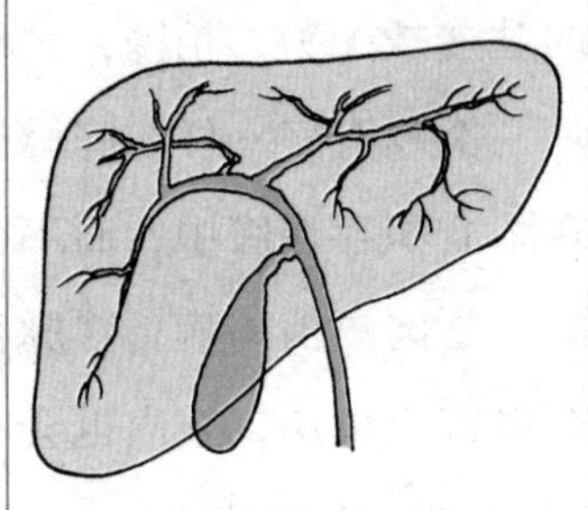
肝脏的病变

肝脉很急促的，会口出狂言伤人；稍急促的，是肥气病，其病部在胁下，像覆盖着杯子一样。

肝脉很缓慢的，时常呕吐；微缓的，是水瘕痹。

肝脉很大的，内部会出现痈肿，也会时时呕吐，出鼻血；稍大的，是肝痹，阴囊收缩，咳嗽时会牵引小腹作痛。

肝脉很小的，会经常口渴，饮水较多；稍小的，即使吃得再多，也总感到饥饿，会出现消瘅病。

肝脉很滑的，阴囊会肿大；稍滑的，会遗尿。

肝脉很涩的，容易溢饮；稍涩的，会抽搐或挛急，患上筋痹。

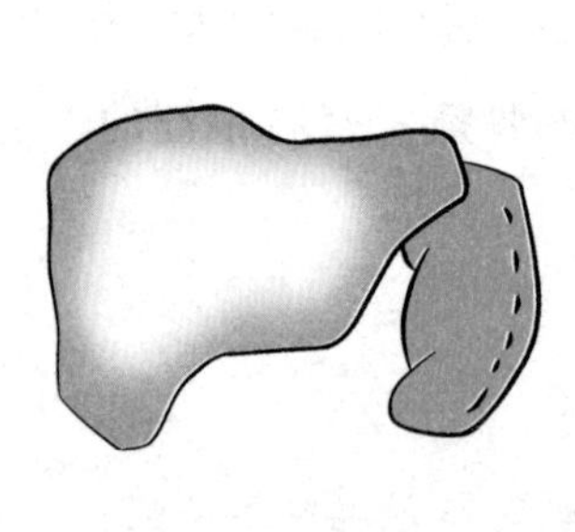
脾脏的病变

脾脉特别急促的，四肢抽搐；稍急促的，会出现膈中，进食后会将食物吐出，大便多有沫。

脾脉很慢的，常常感觉四肢疲软无力，怕冷；稍缓的，会出现风痿，四肢不能挪动，但却心神清晰，像没有病一样。

脾脉很大的，会忽然昏倒；稍大的，会出现痞气，常有脓血积存在腹中，而不存于肠胃。

脾脉很小的，表现为忽冷忽热；微小的，是肉热消瘅病。

脾脉很滑的，阴囊会肿大，小便不通；微滑的，肠中会得寄生虫病，腹内也会有热感。

脾脉很涩的，会得肠颓病；微涩的，会肠内溃烂，大便带脓血。

针刺的变化

因此，对于急脉的病变，要深刺，同时适当延长留针时间。对于缓脉的病变，要浅刺，同时快速出针，以便达到散内热的目的。对于大脉的病变，不能令病患出血，只要稍微泻气就可以了。对于滑脉的病变，要浅刺，并保证出针快，从而达到泻阳气及祛除热邪的目的。

对于涩脉的病变，施针前应先按摩肌肉，以导引脉气。施针时必须刺中经脉，沿着经脉运行的顺逆方向行针，同时要长时间按留针。出针后，要立即按住针孔，以防出血，从而达到调和经脉气血的效果。对于脉象小的病患而言，他们的阴阳形气都不足，应服用甘味药调节，而不宜用针刺治疗。

穴位的选取

黄帝说：我听说五脏六腑的脉气，都发端于井穴，流经荥穴、输穴，最后归于合穴。那么它是经由哪条通道注入合穴的，进入后又与哪些经脉有联系呢？我想听您谈谈其中的缘由。

岐伯回答：这就是手足阳经，通过别络进入，而后又与六腑相连接的过程。

黄帝说：荥穴、输穴与合穴，各自有什么作用呢？

岐伯回答：荥穴、输穴主治外部经脉疾病，合穴主治体内脏腑疾病。

黄帝说：如何治疗内腑的病变呢？

岐伯说：应该取用阳经的合穴。

黄帝说：合穴各自有不同的名称吗？

岐伯回答：足阳明胃经的在三里穴合入；手阳明大肠经的在巨虚上廉穴合入；手太阳小肠经的在巨虚下廉穴合入；手少阳三焦经的在委阳穴合入；足太阳膀胱经的在委中穴合入；足少阳胆经的在阳陵泉穴合入。

黄帝说：那么，在取用以上合穴时应注意哪些事项呢？

岐伯回答：取用三里穴时，要使足背保持低平；取用巨虚穴时，应抬脚；取用委阳穴时，要屈伸下肢；取用委中穴时，应屈膝；取用阳陵泉穴时，应正直站立，同时竖膝，使两膝保持齐平，就可以在委阳穴的外侧找到。取用外部经脉各穴，应牵拉伸展病患的四肢。

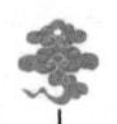

针刺的手法

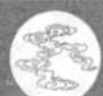

不同的脉象要选择不同的针刺方式。

病证		手法
寒证	急	要深刺，同时适当延长留针时间
热证	缓	浅刺，同时快速出针，以便达到散内热的目的
气多而血少	大	不能令病患出血，只要稍微泻气就可以了
血气都不足	小	服用甘味药调节，而不宜用针刺治疗
阳气盛而稍微有热证	滑	浅刺，并保证出针快，从而达到泻阳气及祛除热邪的目的
气虚而多血，并有微寒证	涩	先导引脉气，施针时必须刺中经脉，同时要长时间按留针

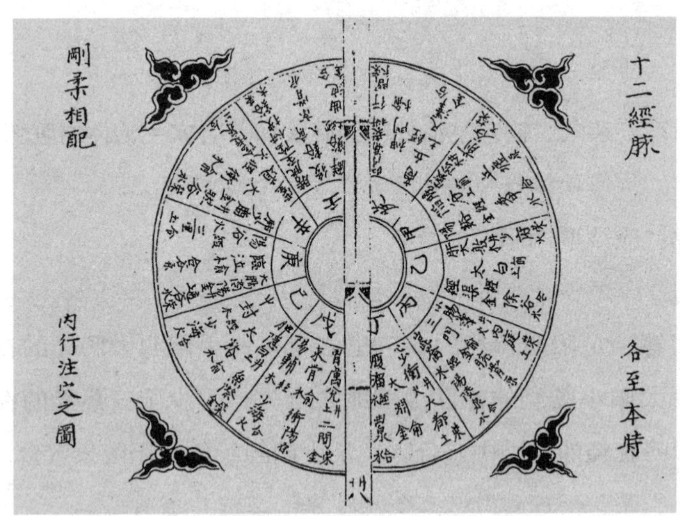

《子午流注针经》针法图 北京图书馆藏

针刺的手法主要在于实践，难以图说，所以古代关于刺法的图不多。本图来自于明抄本的《普济方》，之前也见于金代阎明广《子午流注针经》一书，台湾“故宫博物院”所藏成化九年（1473 年）新刊本《针灸四书》也保留有此图。现代书籍中的子午流注针法转盘大多从此图化裁而成。

六腑的病变

黄帝说：我想了解六腑病变的情况。

岐伯回答：面部发热的，是足阳明经病变；病患出现手鱼际部血脉瘀滞或有瘀斑的，是手阳明经病变；位于两足背的冲阳脉，带有坚挺或虚软下陷现象的，也是足阳明经病变，这是胃部疾病的征兆。

大肠病的症状表现为：大肠中有急切疼痛，并发出濯濯的响声，如果冬天再受到寒邪的侵袭，就会引起腹泻，而使脐部隐隐作痛，不能长久站立。由于大肠与胃部同候，因此，可取胃经的巨虚上廉穴来治疗大肠疾病。

胃病可使腹部有胀满感，同时，胃脘部的心窝处产生疼痛，且痛感向上传达而导致胸胁作痛，胸膈和咽部不通畅，使病患无法进食。治疗此种疾病，应取足三里穴。

小肠病的症状表现为：小腹作痛，并牵引腰脊和睾丸疼痛，大小便急切，又有耳前或热或冷，又或肩部有灼热感，手小拇指和无名指间发热，或脉络虚浮不起，可取巨虚下廉穴治疗。

三焦病的症状表现为：腹部胀气，小腹格外坚硬，小便不通而感到窘急，水渗透在皮下形成水肿，滞留在腹部成为水胀。足太阳外侧的大络，也能体现出三焦症状。由于大络位于太阳经与少阳经之间，因此，只要三焦有病，足太阳外侧的大络必定会呈现出赤红色，应取委阳穴治疗。

膀胱病的症状表现为：小腹部肿胀、疼痛，用手抚摸按压痛处，会产生尿意，却排不出，肩部发热。如果脉搏下陷，及足小趾外侧、足踝后和胫骨都存在热象，就应取委中穴施治。

胆病的症状表现为：常叹气，口苦，呕吐苦水，心跳加快，心慌不安，像害怕被别人抓到一样。喉中有梗阻感，咽不下去，也吐不出来，因而时时吐唾沫。对这种疾病，应从足少阳经脉的整条通道上选穴治疗。若络脉下陷，用灸法治疗；若有寒热症状，应取阳陵泉穴施治。

针刺的技巧

黄帝说：针刺有固定的规律吗？

岐伯说：针刺定要刺中气穴，而非只刺中肉节。因为刺中气穴，经

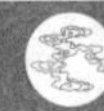

六腑的病变

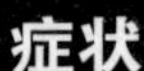

		症状	治疗穴位
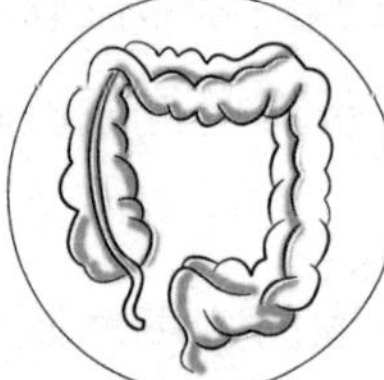	大肠	大肠中有急切疼痛，并发出濯濯的响声，如果冬天再受到寒邪的侵袭，就会引起腹泻，而使脐部隐隐作痛，不能长久站立。	取胃经的巨虚上廉穴来治疗
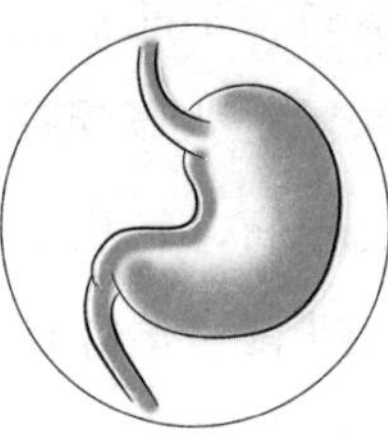	胃	胃病可使腹部有胀满感，同时，胃脘部的心窝处会产生疼痛，且痛感向上传达而导致胸胁作痛，胸膈和咽部不通畅，使病患无法进食。	应取足三里穴
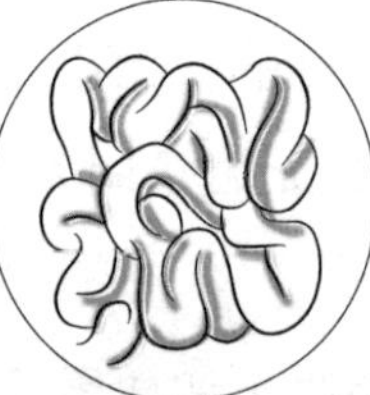	小肠	小腹作痛，并牵引腰脊和睾丸疼痛，大小便急切，又有耳前或冷或热，又或肩部有灼热感，手小拇指和无名指间发热，或脉络虚浮不起。	可取巨虚下廉穴治疗
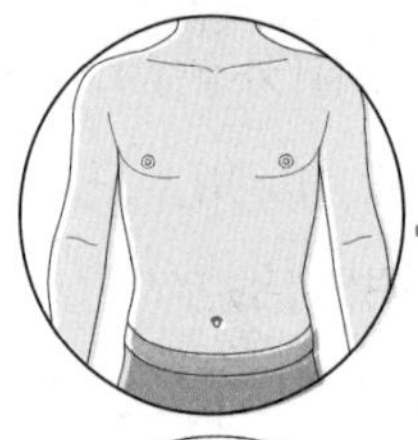	三焦	腹部胀气，小腹格外坚硬，小便不通而感窘急，水渗透在皮下形成水肿。	应取委阳穴治疗
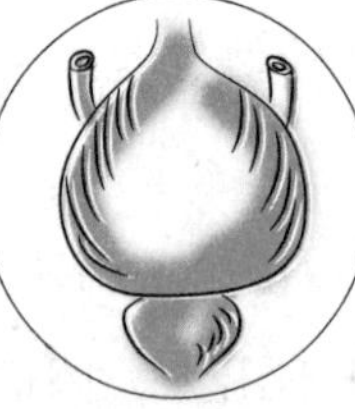	膀胱	小腹部肿胀、疼痛，用手抚摸按压痛处，会产生尿意，却排不出，肩部发热。	应取委中穴施治
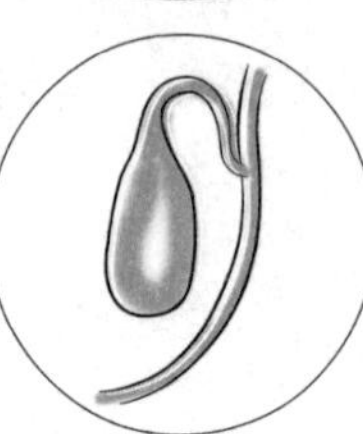	胆	常叹气，口苦，呕吐苦水，心跳加快，心慌不安。喉中有梗阻感，时时吐唾沫。	应取阳陵泉穴施治

针刺要刺中气穴，而非只刺中肉节。因为刺中气穴，经脉才会得以疏通，如果误刺在肉节上，只会使皮肤疼痛。

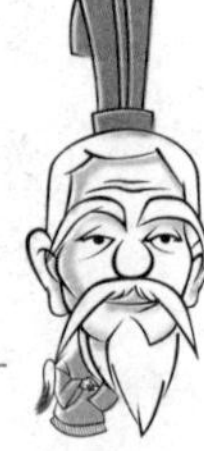

脉才会得以疏通，针就像在空巷中悠游一样。如果误刺在肉节上，会使皮肤疼痛。

补泻之道

该用补法反用泻法，或该用泻法反用补法，就会加重疾病。如果误刺在筋上，就会造成筋受伤而变得弛缓，不但不能排出邪气，反而会使它与真气相抗衡；非但不能改变人体气机混乱的病证，反而会使邪气内陷，滞留在体内。这都是用针不慎，违反针刺之道的后果。

补法与泻法

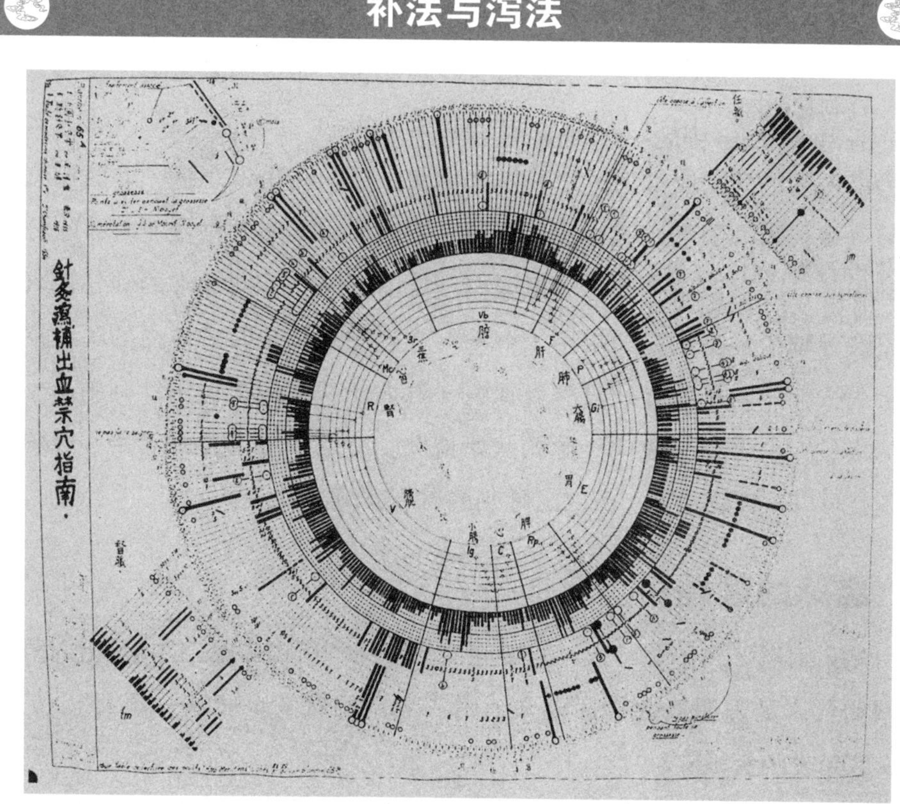

针灸补泻图

绘图纸　中国针灸博物馆藏

此图的左侧写着“针灸泻补出血禁穴指南”，图片的中心分布着五脏六腑，而在图的外侧则写着任脉与督脉。整图绘制得非常精细而严谨，同时也具有很高的专业性，估计只有专门从事针灸的中医医生才能看懂。不过，即使是对中医比较外行的人看了此图，估计也会不由自主地赞叹针灸的博大精深。

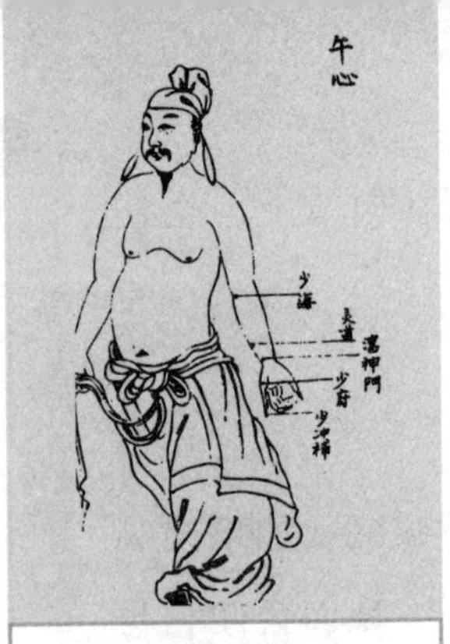

篇五

根结

经脉的根结部位

本篇说明了三阴三阳经脉的根结部位与其穴名，及其治疗的部位和治疗方法。

阴阳之道

岐伯说：天地相感应，天地也会冷热交替，那么阴阳之道，谁多谁少呢？阴道为偶数，阳道为奇数。在春夏时节患病，阴气少而阳气多，对阴阳不能调和的病，应如何采用补法和泻法？在秋冬季节患病，此时阳气少而阴气多，因为阳气衰微而阴气充盛，所以草木的茎叶枯萎凋落，水分渗透到根部，哪里该用补法，哪里该用泻法治疗呢？不同寻常的邪气侵入经络，会导致诸多疾病，如果不了解根结，当疾病来袭时，体内的关节枢纽就会失去作用，从而导致真气外泄，元气大伤，就无法再用针刺施治。九针的玄妙，关键在于通晓经脉的起始情况。所以了解了经脉起始，针刺的道理就可以一言以蔽之。反之，针刺的道理就晦涩难懂了。

经脉的起始

足太阳经，起于至阴穴，归于面部的命门。所谓“命门”，是指内眼角的睛明穴。足阳明经起于厉兑穴，归入额角的颡大。所谓“颡大”，是指耳、额角处的头维穴。

足少阳经，起于窍阴穴，归于耳部的窗笼。“窗笼”就是听会穴。太阳经掌管开，阳明经掌管合，少阳经是开合的枢纽。如果“开”失常，肉的节度就会混乱而生出暴疾。因此，对于暴疾，要针刺足太阳膀胱经，或泻或补。所谓“渎”就是皮肉憔悴干枯的意思。“合”失常，血气无处停止，就会导致痿疾。因此，对于痿疾，要针刺取足阳明胃经，或补或泻。“枢”失常，会引发骨繇病而站立不稳。所以，治疗骨繇病，要针刺足少阳胆经，

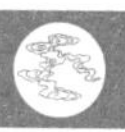

阴阳之道

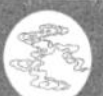

人体阴阳与自然界阴阳的运动变化相通相应。

一天的阴阳变化

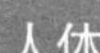

人体

人身体的阳气，白天主司体表。清晨的时候，阳气开始活跃，并趋向于外。中午时，阳气达到最旺盛的阶段。太阳偏西时，体表的阳气逐渐虚少，汗孔也开始闭合。到了晚上，阳气便会收敛拒守于内了。

自然

自然界阴阳的转变也是如此，清晨万物复苏，阳气开始蠢蠢欲动，并趋向升腾。中午时，阳光普照，阳气也达到最高潮。傍晚太阳偏西时，地表的阳气逐渐消减。到了晚上，阳气收敛，阴气升腾。

如何采吸阳气

大自然既然给我们恩赐，不停地给我们带来阳和阴，那么阳虚的人和阴虚的人就应该利用大自然阴阳气化的规律来进行养阳和养阴。

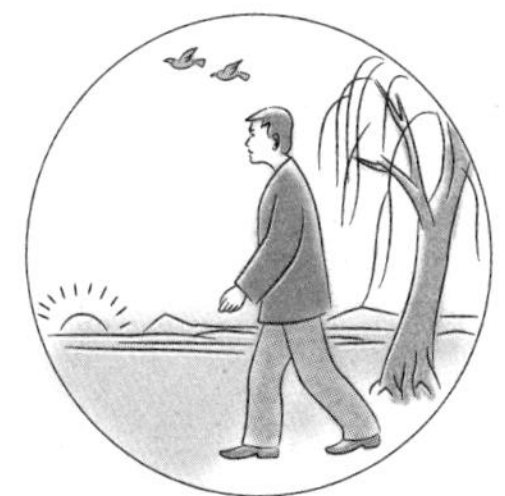

早晨

早上日出的时候，面向东方做深呼吸，阳气可以从鼻孔还有皮肤腠理、毛孔进入人体。

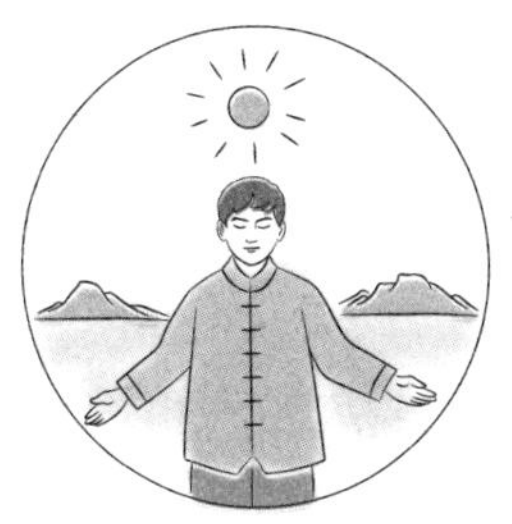

正午

正午的时候，日头当顶，前往户外，就可以让太阳的日精从百会穴进入人体。

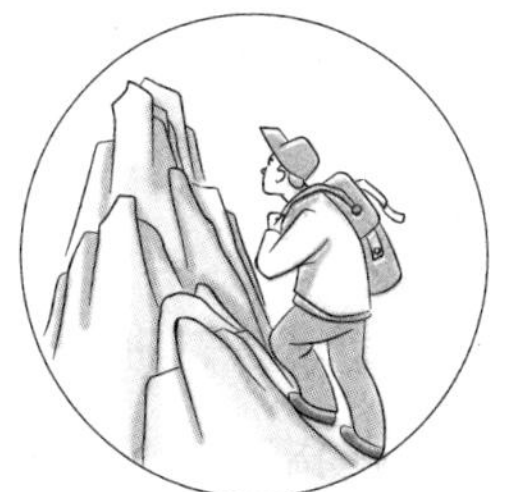

高处

在山川丘陵高处，可以面向南方，这样能使阳气更快地进入身体。

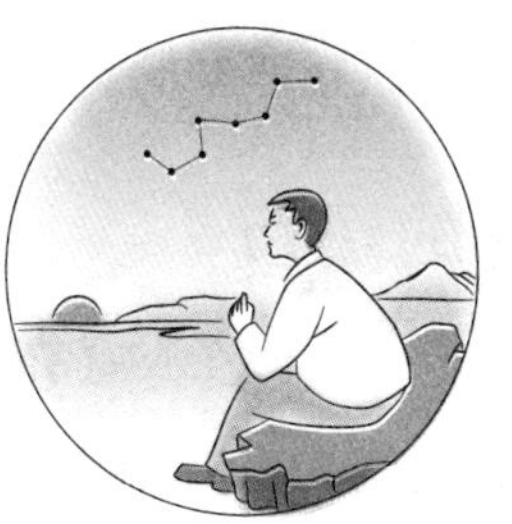

傍晚

傍晚日落红霞起的时候，可以到户外。尽量地采吸太阳给我们这一天提供的最后的阳气。

或补或泻。“骨繇”，是指骨节松缓不起作用。可见，只有探寻疾病的本源，才能正确施治。

足太阴脾经起于隐白穴，归于太仓穴。足少阴肾经起于涌泉穴，归于廉泉穴。足厥阴肝经起于大敦穴，归于玉英穴，并有脉络围绕在膻中穴。

太阴经掌管“开”；厥阴经掌管“合”；少阴经是枢纽。“开”失常，就会降低脾脏运化功能而不能传输谷气，造成膈气痞塞或洞泄不止。

足部经脉

因而，治疗膈塞洞泄，应针刺足太阴经穴，或补或泻。脾气不足引发“合”失常，“合”失常，导致肝气弛缓，时常哀伤。对这种病，应针刺足厥阴经穴，视具体情况，或补或泻。“枢”失常，会堵塞肾经脉气，治疗这种疾病，应取用足少阴肾经穴，根据病的情况，或补或泻。凡是经脉郁结不通的，都应采用以上方法施针。

足太阳经起于至阴穴，流注于京骨穴，而后注入昆仑穴，向上流入颈部的天柱穴，向下行至足部的飞扬穴。足少阳经起于窍阴穴，流经丘墟穴，注入阳辅穴，向上流入颈部的天容穴，向下灌注到光明穴。足阳明经源于厉兑穴，经冲阳穴，入下陵穴，向上注入颈部的人迎穴，向下流注到足部的丰隆穴。

手太阳经源于少泽穴，经阳谷穴，入小海穴，向上流至头部的天窗穴，向下灌注到臂部的支正穴。手少阳经源于关冲穴，流经阳池穴，注入支沟穴，向上进入头部的天牖穴，向下注入外关穴。手阳明经源于商阳穴，而后经合谷穴，注入阳溪穴，向上注入颈部的扶突穴，向下灌注于偏历穴。这就是所谓的十二条经脉，当用泻法刺以上穴位，以解决经络过盛的问题。

经脉的运行

人体内经脉的气，一昼夜运行五十周，以营运循环五脏的精气。凡是与此数不符的情况，都叫作“狂生”。“五十营”，是指五脏都能得到血气的营养浇灌，以求正常循环运作。通过这项数据，可以诊断寸口的脉象，计算脉搏跳动的次数，以便用来观察脏气的盛衰。如果脉搏无中止地跳动五十次，表明五脏都能接受精气的滋养，是健康的；四十次中有一次中

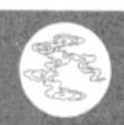 经脉的运行

经脉的运行顺畅程度能反映出人体器官的状况。

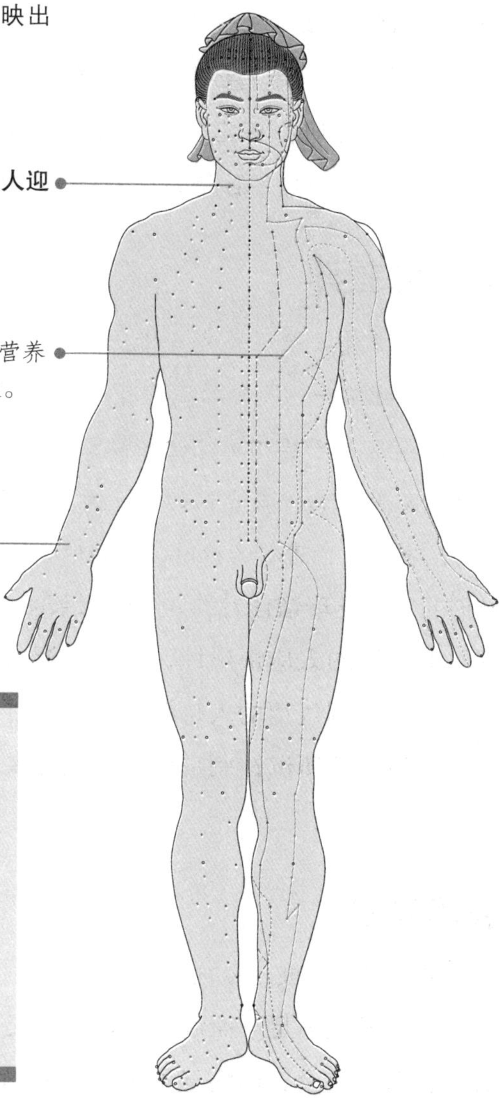

人迎

五脏所需的营养依靠经脉来输送。

寸口

名词解释

五十营

指五脏都能得到精气的营养浇灌，可以正常地循环运作。

狂生

人体内经脉的气，一昼夜运行五十周，以营运五脏的精气。凡是与此数不符的情况，都叫作“狂生”。

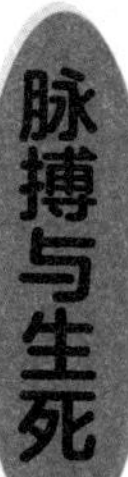

如果脉搏无中止地跳动五十次，表明五脏都能很好地接受精气的滋养，身体是健康的

如果脉搏五十次中有中止的现象，就说明五脏有气衰的问题，中止的频率越高，则气衰部位的数量越多，例如十次脉搏中有一次中止的，表明有四脏气衰

如果脉象变得忽快忽慢或有骤停的情况，这个人短期内将会死亡

止的，表明其中有一脏气衰；三十次中有一次中止的，表明有两脏气衰；二十次中有一次中止的，表明有三脏气衰；十次中有一次中止的，表明有四脏气衰；脉跳不满十次就中止的，表明五脏精气皆衰。关于预知一个人短期内死亡的论断，其主要内容收录在《终始篇》中。脉搏跳动五十次而不中止的，说明五脏在正常运作，可由此得知五脏的盛衰。而断定某人短期内会死亡，依据的是其脉象的忽快忽慢或骤停。

病人的差异

黄帝说：五体的顺逆差异有诸多情况，即其骨节大小、肌肉坚脆、皮肤薄厚、血液清浊不一，气脉的运行有滑有涩，经脉有长有短，精血有多有少，以及经络的数目也不尽相同，这些都已经了解了，但这些都是针对平民而言的。那么王公大人和终日食肉的人，大多身体柔脆，肌肉软弱，血气运行旺盛而滑利，在对他们进行治疗时，针刺的快慢、深浅有什么不同吗？

岐伯回答：吃珍馐佳肴的人与吃粗茶淡饭的人，在用针刺治疗时怎么会一样呢？对气滑的人应快出针，而对气涩的人应慢出针；用小针浅刺气滑的人，用大针深刺气涩的人，深刺的应留针，浅刺的要快出针。因为贵族的血气剽悍滑利，所以针刺平民应深刺且要留针，针刺贵族应浅刺且要慢进针。

补泻逆顺

黄帝说：形气的顺逆情况是怎样的呢？

岐伯说：形气不足，而病气有余的，是邪气旺盛，应当马上用泻法导去其邪；若形气有余，而病气不足的，应马上补充。假若形气和病气都缺乏的，就表明阴阳两气都不足，此时，不能用针刺这种病人，否则会使两气更加亏空，从而导致阴阳同时衰竭，气血耗尽，五脏空虚，筋骨失去精髓而枯槁，因此，老年人将要死亡，壮年人也难以恢复。如果形气和病气都有余，应赶快用泻法去邪，从而达到调节虚实的目的。因此，“对有余的用泻法，对不足的用补法”说的就是这个道理。故而，如果不懂得补泻逆顺的道理，在施针时，就会致使正邪两气相互抗争。若气实而误用补法，将导致阴阳气血过多而四溢，邪气会充斥肠胃，鼓胀肝肺，阴阳之气也会

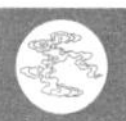
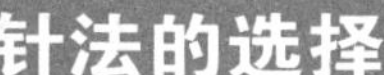
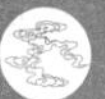

针法的选择

对贵族与平民施针的不同

平民

贵族

深刺且要留针

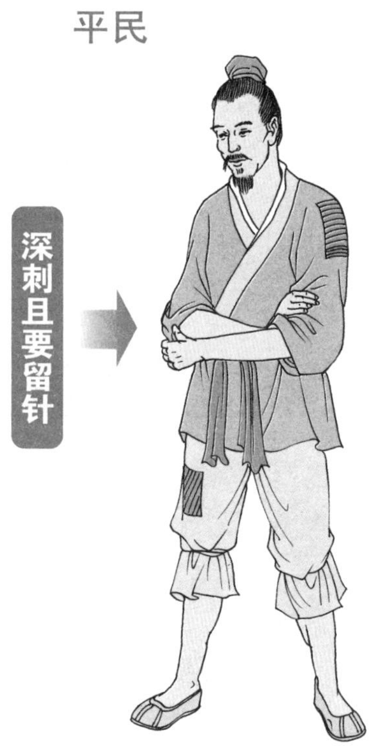

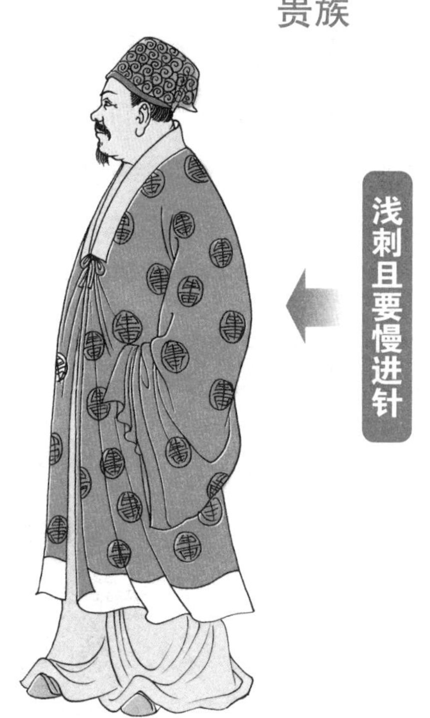

浅刺且要慢进针

平民吃粗茶淡饭，气涩，应用大针深刺且要留针。

贵族吃珍馐佳肴，血气剽悍滑利，应浅刺且要慢进针。

补泻逆顺

形气不足，而病气有余的，是邪气旺盛，应当马上用泻法导去其邪；若形气有余，而病气不足的，应马上补充。

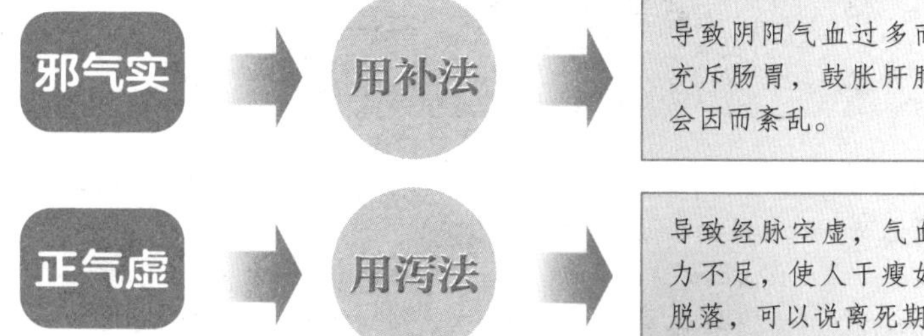

导致阴阳气血过多而四溢，邪气会充斥肠胃，鼓胀肝肺，阴阳之气也会因而紊乱。

导致经脉空虚，气血耗尽，肠胃动力不足，使人干瘦如柴，毛色枯黄脱落，可以说离死期不远了。

因而紊乱。若气虚反用泻法，将导致经脉空虚，气血耗尽，肠胃动力不足，使人干瘦如柴，毛色枯黄脱落，可以说离死期不远了。

可见，运用针法的要旨，在于懂得调和阴阳。阴阳调和，精气自然充足，会使形体与神气和合，精神内藏而不泄漏。

诊断是施针的基础

医术高明的医生能调和阴阳之气，使之平衡。平庸的医生常扰乱脉象，医术低劣的医生则有可能耗尽病人精气而致其死亡。因而，运用补泻手法施针不可不审慎，必须仔细审察五脏的变化，五脏的脉象反映的病情，以及经络虚实，皮肤纹理，才能够进行正确的治疗。

医术高明的医生

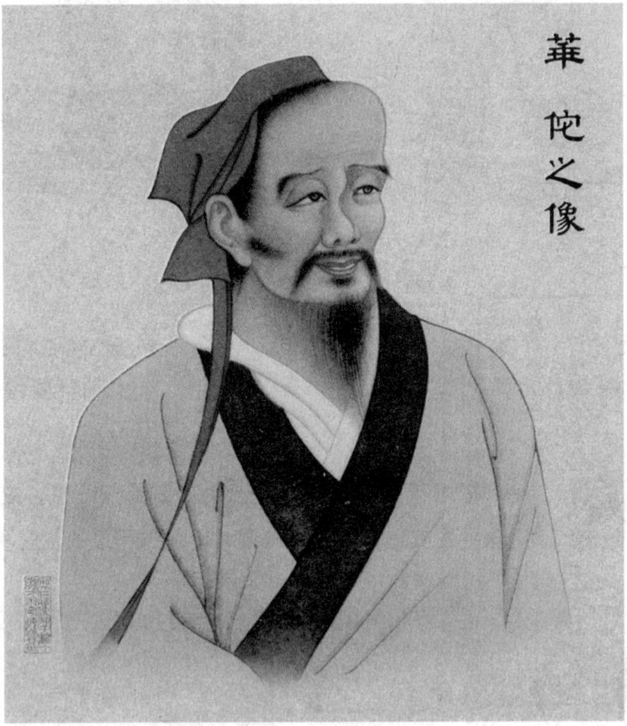

华佗像

纸本设色 中国针灸博物馆藏

说到中国古代高明的医师，应该没有人不知道东汉的名医华佗，不过恐怕还有人不知道华佗其实更是一位针灸大师，可惜他有关针灸的著作大多佚失，只有《医心方》所引的《华佗针灸经》保留了下来。

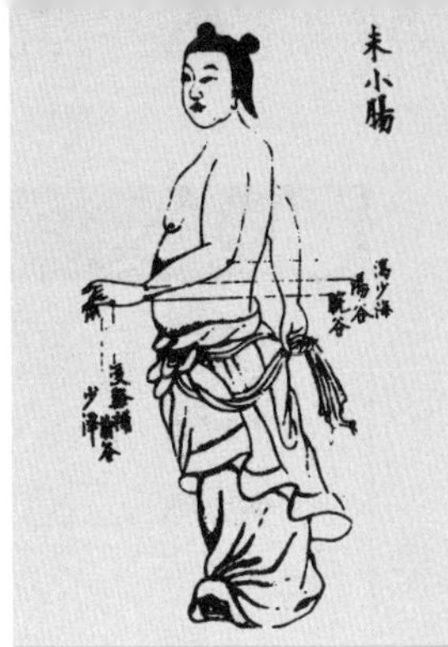

篇六

寿夭刚柔

寿命与体质

本篇证明人体素质与寿命的长短有密切的关联，用阴阳学说分析人体内外和脏腑组织的属性，提出三种针治法，并且详细说明其用法及疗效。

阴阳之分

黄帝问少师：我听说人体的生长，性格有刚有柔，体质有强有弱，身量有高有低，并有阴阳的区别，我想了解其中的道理。

少师答道：阴中蕴含着阳，阳中包藏着阴，只有清楚地辨别阴阳的不同属性，针刺时才有可以遵循的尺度。懂得疾病的起因，针刺才有合理的依据。同时还要考虑发病时季节的变化，因为，四时变化在内与人的五脏六腑相呼应，在外与筋骨皮肤相协调，所以，天地、人体都有阴阳之分。对于人体内部而言，五脏为阴，六腑为阳；在外部，筋骨为阴，皮肤为阳。在治疗过程中，病在阴中之阳的六腑，应当刺阳经的合穴；病在阴中之阴的五脏，应当刺阴经的荥穴和输穴；病在阳中之阴的筋骨，就应当刺阴经的经穴；病在阴中之阳的皮肤，仅刺表层的络脉就可以了。因此，病在阴经的称为“痹”，病在阳经的称为“风”，病在阴阳两经的，称为“风痹”。具有外在症状而不疼痛的疾病，只是阳经有病，应立即在阳经取穴治疗，切不可针刺阴经。没有外在症状而内部疼痛的，只是阴经有病，应立即在阴经取穴施针，切不可刺其阳经。如果内外同时发病，忽而表现为外在症状，忽而表现在内，并且心中烦躁的，叫作“阴胜于阳”，也就是非表非里，其性命就不能久存了。

因病施针

黄帝问伯高：听说形体和脏气在发病时有先有后，那么情况是怎样的呢？伯高回答说：风寒伤形体，忧恐忿愤伤脏气。气伤五脏，会使五脏发

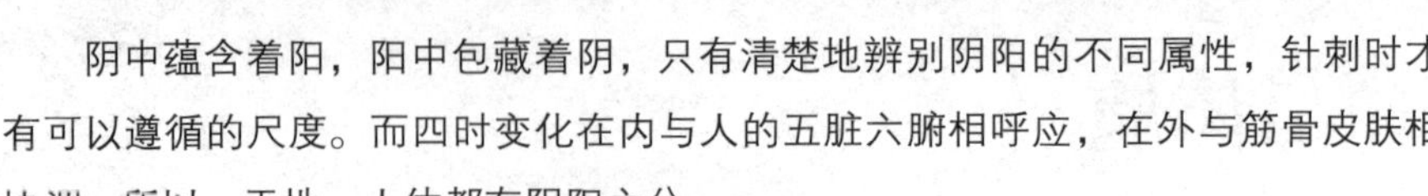

阴阳之分

阴中蕴含着阳，阳中包藏着阴，只有清楚地辨别阴阳的不同属性，针刺时才有可以遵循的尺度。而四时变化在内与人的五脏六腑相呼应，在外与筋骨皮肤相协调，所以，天地、人体都有阴阳之分。

阴
◆ 五脏为阴，病在五脏，应当刺阴经的荥穴和输穴
◆ 筋骨为阴，病在筋骨，应当刺阴经的经穴
阳
◆ 六腑为阳，病在六腑，应当刺阳经的合穴
◆ 皮肤为阳，病在皮肤，仅刺表层的络脉就可以了

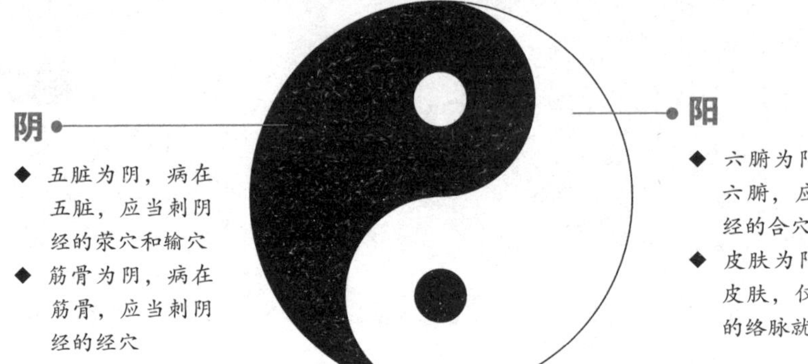

形体和脏气发病的原因

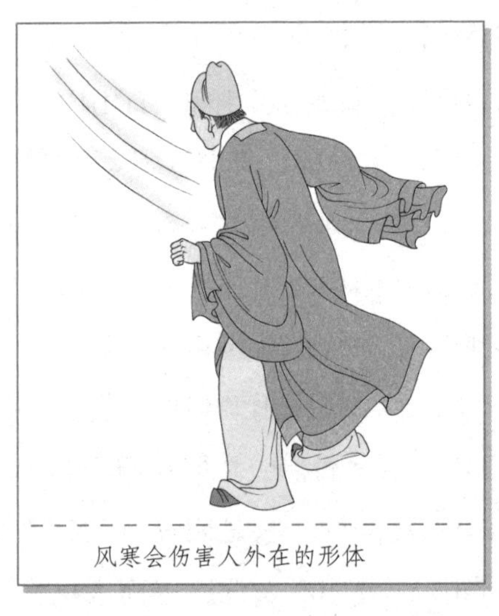

风寒会伤害人外在的形体

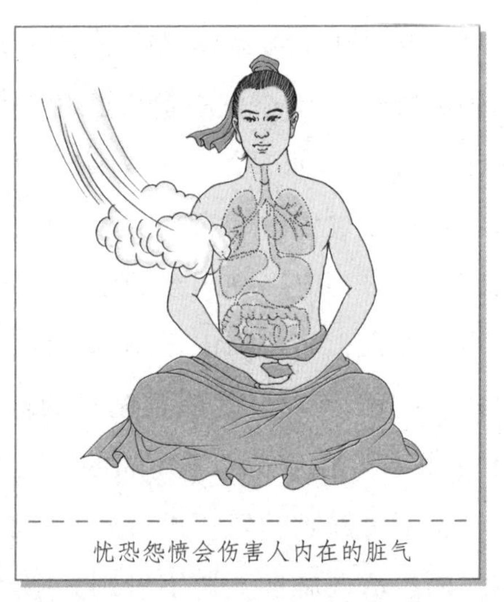

忧恐忿愤会伤害人内在的脏气

病。寒邪伤害了形体，就表现在形体上。风邪伤了筋脉，会表现在筋上。以上种种内外相应的关系，就是人的形体、脏气遭遇病变时的反映。

*黄帝说：那么该怎样施针呢？*伯高回答说：对病了九天的人来说，要针刺三次。病了一个月的，针刺十次。要根据得病时间的长短，来决定针刺的多少。如果邪气内塞而久滞不去的，就应该观察他的血络，用针尽去污血。

形体的区别

黄帝说：在针刺时，体内、体外疾病的难治和易治有什么区别呢？伯高回答：形体先病但尚未传入内脏的，针刺的时间可以减少一半；内脏先病而后形体才有病的，针刺的时间应当增加一倍。在难易方面，内病与外病就有这些相应的不同。

黄帝问伯高：人的骨骼大小有所差异，肌肉的坚脆有所不同，皮肤的薄厚也有所不同，形体也有缓有急，气有盛有衰，这与人的寿夭有怎样的关系呢？伯高回答说：形体和气血相称的会长寿，反之则会夭亡。形体和元气相称的人会长寿，不相称的就会夭亡。内在血气经络胜过形体的会长寿，反之会夭亡。黄帝说：什么叫“形体的缓急”？伯高回答说：形体充实而且皮肤柔滑的人能长寿，形体充实但皮肤又硬又紧的就会夭亡。形体充实而脉象有力的人，身体健康；形体充实而脉象无力弱小的人，表明气已衰弱，生命就存在危险。形体充实但颧骨下陷的人，骨骼一定偏小，骨骼小的人短寿。形体充实而结实，且肌肉纹理分明的人，他们的肉质会紧实，这种人就会长寿。形体充实却肥胖而且肉脆的人，会因为肉脆而短寿。这是上天决定的，因此，通过形气的不同，来判断人寿命的长短，首先要懂得立形定气的道理，然后才能治疗病人，以决定其生死。

寿夭的判断

黄帝问：我听说人的寿夭难以预料。伯高回答说：就面部来说，如果耳朵四周的骨骼下陷，高度不及耳前肌肉，这样的人活不到三十岁。如若得病，他的寿命就不会超过二十岁。

黄帝问：形气的相胜，怎样确定人寿呢？伯高回答说：形体消瘦，然而气超过了形体，必死无疑；没病的人，如果气胜于形体，就可以长寿；形体胜过了元气的人，也存在生命危险。

黄帝说：针刺有哪三种变化呢？伯高回答说：有刺营、刺卫、刺寒痹留于经络之中三种刺法变化。

黄帝问：怎样运用这三种刺法呢？伯高回答说：为了发散瘀血，刺营用出血法；为了疏泄卫气，要刺卫；刺寒痹是要让热气留存在体内。

形体的缓急

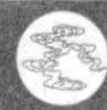

人的寿夭与骨骼的大小、肌肉的坚脆、皮肤的厚薄、形体的缓急、气的盛衰，都有很紧密的关系。

长寿之相

皮肤柔滑，脉象有力，骨骼较大，肌肉结实而纹理分明。

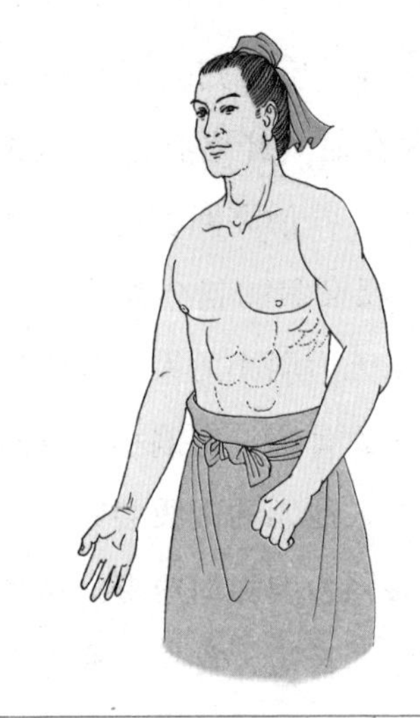

夭折之相

皮肤又硬又紧，脉象无力而弱小，骨骼偏小，肌肉松弛。

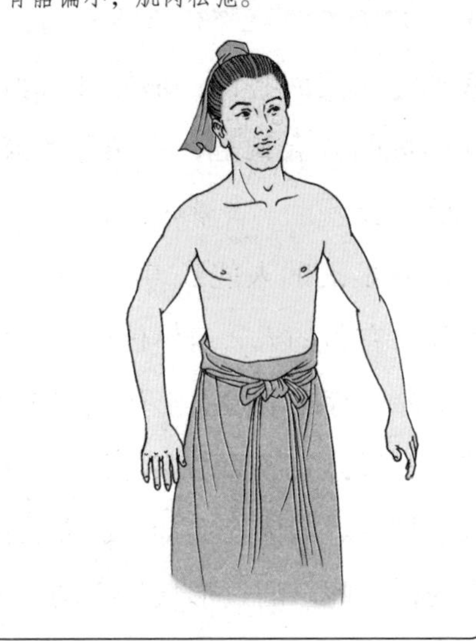

长寿之相	夭折之相
1 皮肤与肌肉相称的会长寿	1 皮肤与肌肉不相称，则会夭亡
2 形体与元气相称的会长寿	2 形体与元气不相称的就会夭亡
3 内在血气经络胜过形体的会长寿	3 内在血气经络弱过形体的会夭亡
4 形体充实而且皮肤柔滑，脉象有力，则身体健康，能长寿	4 形体充实但皮肤又硬又紧，脉象无力弱小，就会夭亡
5 形体充实而结实，且肌肉纹理分明的人，他们的肉质紧实，就会长寿	5 形体充实却肥胖而且肉脆的人，会因为肉脆而夭亡

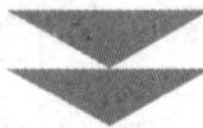

形体是天生的，因此，通过形气的不同，来判断人寿命的长短，首先要懂得立形定气的道理，然后才能治疗病人，以决定其生死。

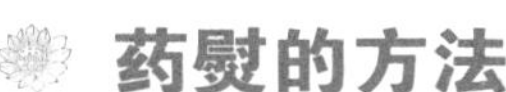

药熨的方法

黄帝说：营、卫、寒痹三病有什么特征呢？伯高回答：营病表现为寒热、气短、血上下乱行。卫病有气痛，时有时无，忽痛忽止，腹中胀满的症状，这是由风寒侵入肠胃造成的。寒痹，则表现为筋骨疼痛，或皮肤麻木无感，是邪气凝滞不行所致。

黄帝问：刺寒痹时，怎样运用纳热法？伯高回答说：给平民施针，刺完后须用烧热的针刺治；对于养尊处优的贵族，刺针后要用药熨。

黄帝问：药熨的方法如何？伯高说：用二十升醇酒，蜀椒、干姜、桂心各一斤，将这四种药捣碎后浸泡在酒中，再将一斤棉絮、四丈细白布浸泡在酒中，而后用泥封盖，以防泄气，再放在燃烧的干马粪上面煨烤，五天五夜之后，取出酒器中的白布及棉絮并晒干，再次浸入酒中，直到酒被用完。要保证每浸一次的时间是一天一夜，然后才能取出晒干。同时还要准备一种白布袋，它是用布做的双层夹袋，长六七尺，共六七个。完成以上工序之后，将药渣和丝棉放在布袋内。使用时，先在桑炭上烤热夹袋，再将其紧贴在给寒痹施针的穴位上，使热气到达病部，布袋冷了再烤，再熨，要连续做三十次。汗出后，用干布擦干身体，同样做三十次。热熨后在室内走动，不要吹风。每针刺一次必须热熨一次，方可治愈，这就是纳热法。

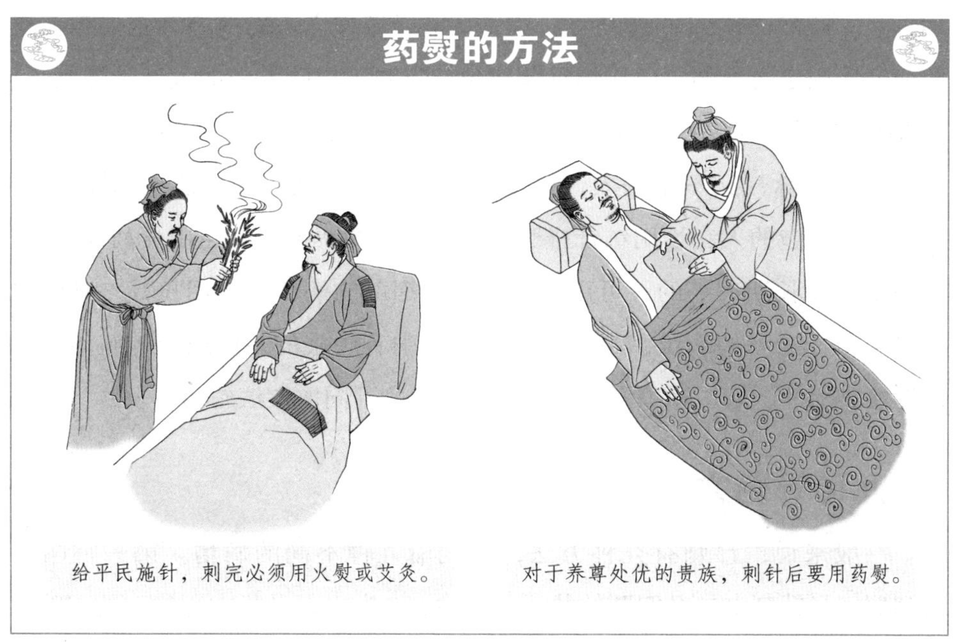

给平民施针，刺完必须用火熨或艾灸。

对于养尊处优的贵族，刺针后要用药熨。

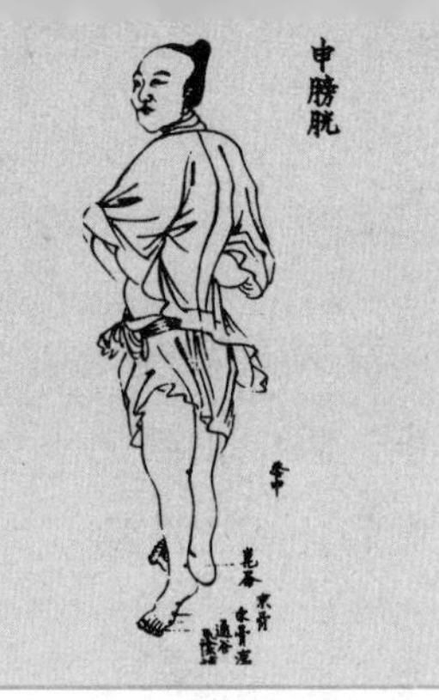

篇七

官针

九种重要的刺法

本篇详述九针九种不同的刺法及与其相适应的九类不同的病变，也介绍了适应邪气深浅程度的三刺法以及治疗五脏病证的五刺法。

针具的选择

针刺的关键，在于正确选用符合规格的针具。九针的功用各不相同，各自的长短大小，决定了它们不同的用法。如果用法不当，就不能祛除疾病。如果疾病在浅表，而针刺过深，就会刺伤肌肉，发生痈肿。对于深部的疾病，针刺过浅，非但不能治愈，反而会形成大的脓肿。对病情较轻且存在于浅表的疾病，却采用大针刺法，会外泻元气而加重病情；而用小针治疗重病，当然不能排出邪气，也就达不到治疗的目的。该用小针却用大针而泻去正气，该用大针却用小针而使邪气不能外排，这往往是不正确的用针法。既然已谈到了错误的针法，就来谈谈怎样正确地施针吧。病在皮肤而又无固定之处的，要用镵针刺病位，但对于皮肤苍白的人就不能刺了；病在肌肉间的，可用员针刺病位；病在经络，积病已久的，可用锋针施治；对于病在经脉气又不足的人，当用补法，以鍉针刺其井、荥、输等穴位；对患有大脓包的人，当用铍针排脓；急性发作的痹证，应当用员利针治疗；已患痹证而长期疼痛的，可用毫针；针刺深部的病位，当用长针；刺治水肿且关节不通利的病位，当用大针；五脏中有顽疾的，可用锋针施治；要用泻法刺治井、荥、输等穴位，并依照四时的不同取穴法施治。

九种针刺方法

一般来说，针刺有九种方法，以刺治九种不同的病情。第一种叫作“输刺”，是针刺十二经四肢的井、荥、输、合穴，以及足太阳经上的五脏六

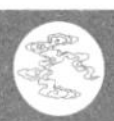

针刺的各种方法

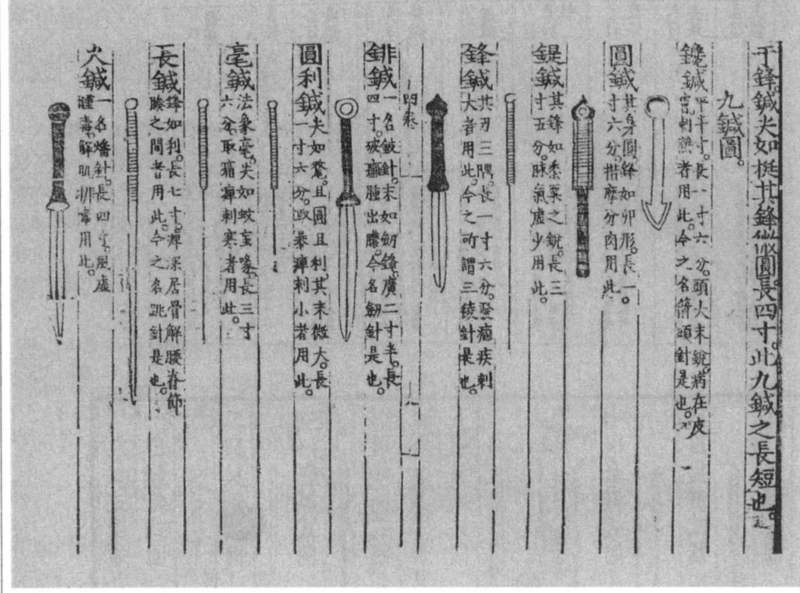

《针灸大成》九针图 明代 杨继洲

这幅图不仅逼真地描画了九针的形状大小，而且简要地介绍了各种针的用途。例如，病在皮肤而又无固定之处的，要用镵针刺病位，但对于皮肤苍白的人就不能刺了；病在肌肉间的，可用员针刺病位；病在经络、积病已久的，可用锋针施治；对于病在经脉气又不足的人，当用补法，以鍉针刺其井、荥、输等穴位。

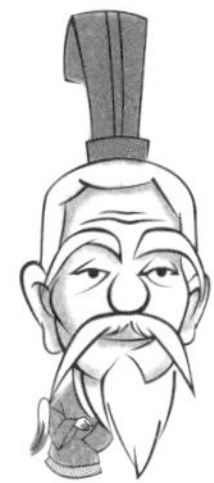

九种刺法表

输刺	针刺十二经四肢的井、荥、输、合穴，以及足太阳经上的五脏六腑的背俞穴
远道刺	对于上部疾病，要从下部取穴，对足三阳经的脏腑腧穴施针
经刺	针刺在深部经脉触到的不通之处
络刺	对皮下浅部的小络脉进行针刺
分刺	针刺相离的肌肉
大泻刺	用铍针刺破脓肿
毛刺	针刺皮肤表层的痹证
巨刺	刺右侧的穴来治疗左侧的病，刺左侧的穴来治疗右侧的病
焠刺	将针烧热治疗痹证

腑的背俞穴。第二种叫作“远道刺”，对于上部疾病，要从下部取穴，对足三阳经的腑腧穴施针。第三种叫作“经刺”，是针刺在深部经脉触到的不通之处。第四种叫作“络刺”，是对皮下浅部的小络脉进行针刺。第五种叫作“分刺”，是针刺相离的肌肉。第六种叫作“大泻刺”，就是用铍针刺破脓肿。第七种叫作“毛刺”，就是针刺皮肤表层的痹证。第八种叫作“巨刺”，就是刺右侧的穴来治疗左侧的病，刺左侧的穴来治疗右侧的病。第九种叫作“焠刺”，是将针烧热治疗痹证。

治疗十二经病变的十二种针法

针刺方法还有十二种，用来治疗十二经的不同病变。一叫“偶刺”，偶刺用来治疗心痹的疾病，先用手比量胸前或背部的痛处，再用一针刺前胸，一针刺后背，施针时，针尖要向两旁倾斜。二叫“报刺”，报刺用来治疗痛无定处、上下游走的疾病。三叫“恢刺”，恢刺用来治疗筋痹，其手法是直刺筋脉的旁边，向前向后提插运捻。其方法是垂直行针，先用左手寻找痛处，然后将针拔出，再重新进针。四叫“齐刺”，齐刺用以治疗寒邪侵入范围较小但部位较深的疾病，施针时，先对准病处正中直刺一针，而后在左右两旁各刺一针。这种刺法也被称为“三刺”，可以治疗痹气小而深的病。五叫“扬刺”，扬刺是治疗寒气侵入范围较广，但部位较浅的疾病，施针时，先在病处正中刺一针，再用浅刺法，在病变周围刺四针，这样就可以治疗由寒气大面积侵入带来的疾病。六叫“直针刺”，直针刺就是用手提拉皮肤，将针沿着皮肤刺入，以治疗寒气侵入较浅的病。七叫“输刺”，输刺用来治疗气盛而有热证的病，其手法是直入直出地插针，少取穴而深刺入。八叫“短刺”，短刺的方法是慢慢地进针，稍微摇动针体以使针体渐入骨的旁边，而后上下摩擦骨部，此法用来治疗骨痹。九叫“浮刺”，浮刺治疗肌肉拘急而寒的病，要在病点旁浮浅地斜插入针。十叫“阴刺”，阴刺用来治寒厥，其手法是左右入针，针刺寒厥的，应刺足内踝后面的太溪穴。十一叫“傍针刺”，傍针刺用来治疗久治不愈的痹证，先在病点直刺一针，而后在旁边也刺一针。十二叫“赞刺”，赞刺用来治疗痈肿，就是直入直出地插针，但进出针要迅速并浅刺出血。

经脉隐藏在深处而不显露于外的，针刺时，要轻轻进针而长时间留针，以达到引导穴位中的脉气正常运行的目的。

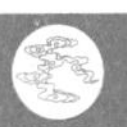

十二种针法

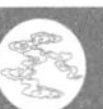

十二经的病变不同，施针的手法也不相同。

十二种针法表

名称	用途	方法
偶刺	治疗心痹的疾病	先用手比量胸前或背部的痛处，再用一针刺前胸，一针刺后背，施针时，针尖要向两旁倾斜
报刺	治疗痛无定处，上下游走的疾病	垂直行针，先用左手寻找痛处，然后将针拔出，再重新进针
恢刺	治疗筋痹	直刺筋脉的旁边，向前向后提插运捻
齐刺	治疗寒邪侵入范围较小但部位较深的疾病	施针时，先对准病处正中直刺一针，而后在左右两旁各刺一针
扬刺	治疗寒气侵入范围较广，但部位较浅的疾病	施针时，先在病处正中刺一针，再用浅刺法，在病变周围刺四针
直针刺	治疗寒气侵入较浅的病	用手提拉皮肤，将针沿着皮肤刺入
输刺	用来治疗气盛而有热证的病	直入直出地插针，少取穴而深刺入
短刺	治疗骨痹	慢慢地进针，稍微摇动针体以使针体渐入骨的旁边，而后上下摩擦骨部
浮刺	治疗肌肉拘急而寒的病	要在病点旁浮浅地斜插入针
阴刺	治寒厥	手法是左右入针
傍针刺	治疗久治不愈的痹证	先在病点直刺一针，而后在旁边也刺一针
赞刺	治疗痈肿	直入直出地插针，但进出针要迅速并浅刺出血

经脉隐藏在深处的时候，要轻轻进针而长时间留针，以引导穴位中的脉气正常运行。

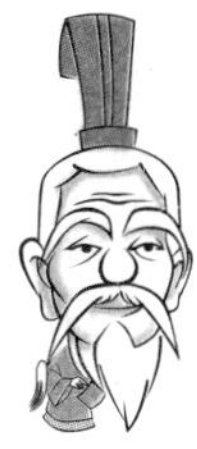

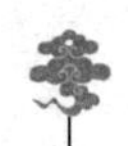

浅刺与深刺

经脉分散在浅表层的，为了只排出邪气而不使精气外泄，就不能直接针刺，而要先用指切隔绝脉管，才可以进针。所谓三刺就使谷气出的针法，是先浅刺皮肤，以泻阳邪；再稍深刺到肌肉而未到分肉间的部位，从而使阴邪泻出；最后再深刺分肉，谷气就会流通了。所以《刺法》说："开始应当浅刺，以驱逐浅表的邪气，使血气流通；再深刺，使阴邪泻出；最后刺极深处，以疏导谷气。"这就是三刺法。所以用针刺法的医师，如果不知道每年天气寒暑湿热等变化、气的盛衰及虚实状况，就不能成为良医。

治疗五脏病变的五种针法

还有五种针刺法，用来治疗与五脏有关的病变。第一种叫"半刺"，半刺是适用于肺脏的刺法，施针时，下针浅而迅速出针，以致不刺伤肌肉，只祛除皮肤间的邪气，就像拔除毫毛。第二种叫"豹文刺"，豹文刺是与心脏相应的刺法，应在病变部位的左右前后都下针，同时，为了消散经络间的瘀血，应刺至病变部位出血为止。第三种叫"关刺"，关刺用来治疗筋痹，是与肝脏相应的刺法，应直刺四肢关节附近，但刺时不能出血，又叫"渊刺"，也叫"岂刺"。第四种叫"合谷刺"，合谷刺用来治疗肌痹，是与脾脏相应的刺法，应将针深刺到分肉间，又在左右各斜刺一针，好似分立的鸡足。第五种叫"输刺"，输刺用来治疗骨痹，是与肾脏相应的刺法，应直接进针和出针，并将针深刺到骨部。

五脏对应针法表

名称	对应的五脏	方法	目的
半刺	肺脏	下针浅而迅速出针	祛除皮肤间的邪气
豹文刺	心脏	在病变部位的左右前后都下针	消散经络间的瘀血
关刺	肝脏	直刺四肢关节附近，但刺时不能出血	治疗筋痹
合谷刺	脾脏	将针深刺到分肉间，又在左右各斜刺一针	治疗肌痹
输刺	肾脏	直接进针和出针，并将针深刺到骨部	治疗骨痹

本神

“神”是人体的根本

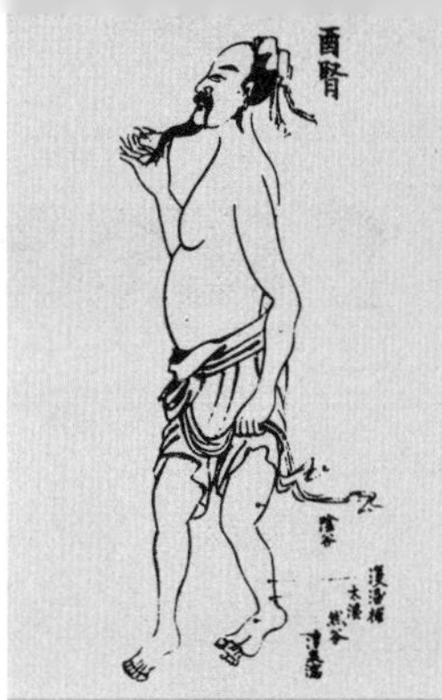

篇八

本篇主要分析神气意志与阴阳虚实所生的病状，指出“神”是针灸与中医诊断的基础，所以篇名叫“本神”，本篇内容对于普通人的调摄修炼也有重要意义。

“神”是根本

黄帝问岐伯：凡是针刺的原则，首先必须以神为根本。血、脉、营、气、精、神，都包藏在五脏中，是其正常运作的力量之源，如果嗜欲过度，这些精气就会游离出内脏，以致意识恍惚，精神错乱，魂魄飞扬，并丧失理智，这是什么原因造成的，是天生的灾难，还是人为的过失呢？什么叫作“德、气、生、精、神、魂、魄、心、意、志、思、智、虑”？愿闻其详。岐伯回答：上天赋予人德，大地赋予人气，天德下沉，地气升腾，从而使阴阳结合，万物生成变化。所以，生命的本源叫“精”；男女交感，叫作“神”；跟随神往来活动的，叫作“魂”；随同精同时出入的，叫作“魄”；支配它们活动的，叫作“心”；当心中有所回忆时，叫作“意”；意存留在心中，令人心生回忆的，叫作“志”；为实现志而求变的，叫作“思”；用思想来考虑未来的，叫作“虑”；因虑而认真思考，以求能正确地处理事务的，叫作“智”。所以，智者的养生之道，在于顺应四时变化，和合喜怒哀乐，以适应寒暑之变，而安于不同的时令及生活环境，调节阴阳刚柔。这样内外邪气就不会侵袭，人才会身体健康而不易衰老。

情绪的生理影响

心思过于缜密、审慎，就会伤神，神气受到了损伤，就会惊恐畏惧不止。悲伤过度，就会损害内脏，致使神气枯竭而丧失生命。喜乐过度，会使神气涣散而难以集中。愁忧过度，会使神气低迷惶惑而不能流通。勃然大怒，会使神气迷狂而不能自已。恐惧过度，会使神气动荡畏惧而不能收藏。

心惊恐或思虑过度，就会伤神，神伤就会经常感到恐惧，从而失去自

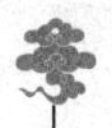

“神”是人体的根本

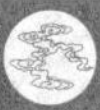

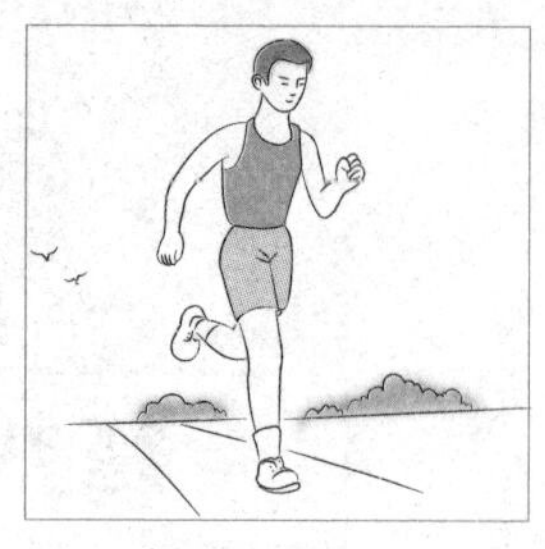

神亢则体健

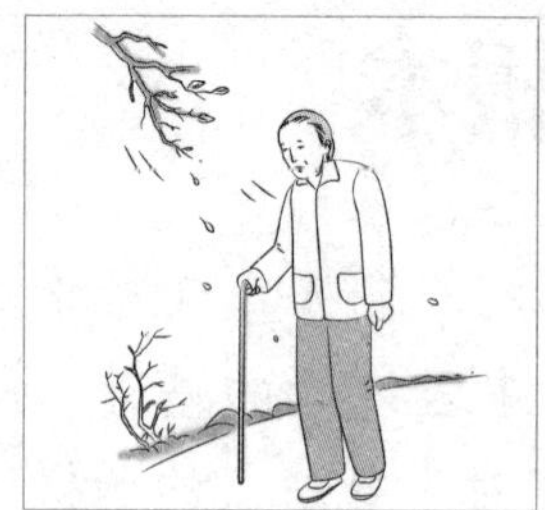

神衰则体弱

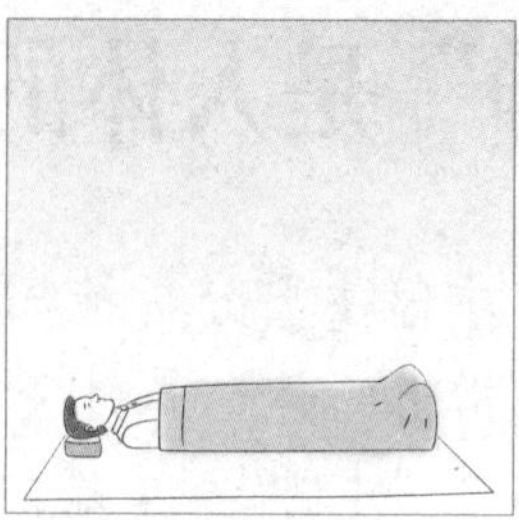

神去则身死

神

情志与自然环境

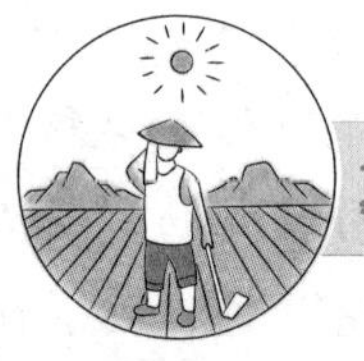

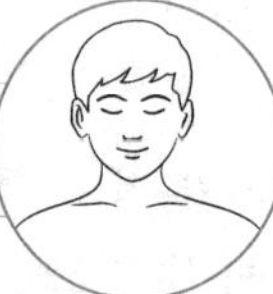

夏在志为喜

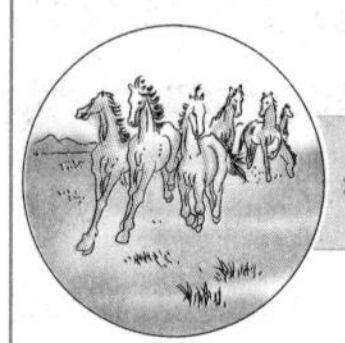

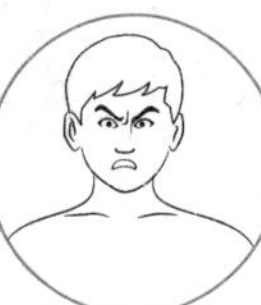

春在志为怒

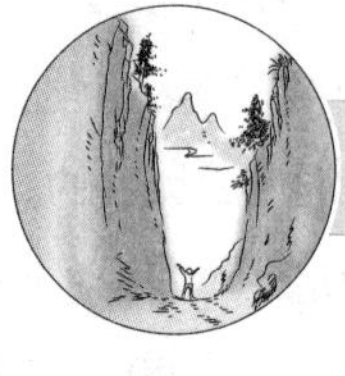

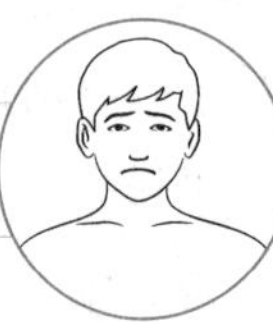

秋在志为忧

长夏在志为思

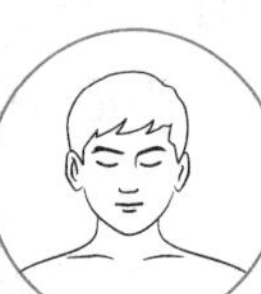

冬在志为恐

这些情志上的变化，我们都可以用调神的方法加以调节，因为调神能调节阴阳，调节内脏功能，进而起到调节情志的作用。

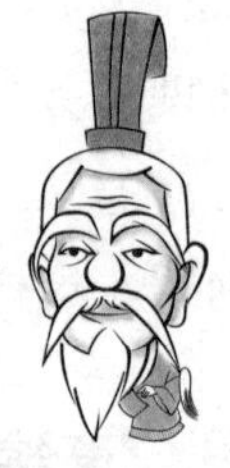

四季不同，情志和心理亦不相同。尤其是异常剧烈的气候变化，更易对人的情绪产生明显的影响。如阴雨连绵之时，人会感到忧郁、闷闷不乐；风和日丽或春光明媚之时，人就会感到心情舒畅，容易充满生机。又如内因性抑郁型精神病，以秋天多见；躁狂型则以春天多见。

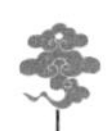

我调节能力。天长日久，肌肉就会遭到破坏，肌肉消瘦，毛发枯槁，从而导致人在冬季死亡。脾忧愁而难以化解就会伤害意识，意识被破坏，就会胸中闷乱，四肢不能举动，毛发枯槁，导致人在春季死亡。

情志会致病

肝悲哀过度，牵动内脏，就会伤魂，魂被伤，人就会狂躁不止，萎靡不振，阴囊收缩，筋脉痉挛，两胁无法活动，毛发枯槁，导致在秋季死亡。肺喜乐无度就会伤魄，魄遭到伤害，会使人狂妄自满，无法与人相处，皮肤极度粗糙干枯，毛发枯槁，就会在夏季死亡。肾大怒不止就会伤害志，志受伤，人就会健忘，从而使腰脊无法俯仰屈伸，而后毛发憔悴，在夏季死亡。恐惧而无法解除，就会伤精，精被伤，骨节就会酸痛、痿厥，并有遗精症状。因此，五脏是藏纳精气的，不能受到伤害，如果受伤就会导致阴虚，阴虚正气就会消失，人也就无法存活。因而给病人施针时，要注意观察病人的情况，以明了精、神、魂、魄的存亡得失，如果五脏精气已被损伤，那么就不能施针了。

气实与气虚

肝脏藏血，血藏纳魂，肝气虚弱，人就会产生恐惧；肝气盛壮，就容易发怒。脾藏营气，意被收纳在营气之中，脾气虚，四肢就无法运动，五脏也会安定；脾气太实，就会导致腹胀、大小便不利。心脏藏脉，脉收纳神，心气虚弱了，就易产生悲哀情绪；心气过实，人就会常常大笑不止。肺脏藏气，气收纳魄，肺气虚弱了，就会鼻塞；肺气太实，就会导致哮喘、胸部满实，只能仰面呼吸。肾脏藏精，精收纳志，肾气虚弱，手足会厥冷；肾气太实，就会腹胀。以上情形都会使五脏不能正常运行，所以必须审察五脏病情变化及虚实，再谨慎地加以调节。

五脏病情变化

五脏病状表

名称	气虚	气实
肝脏	会产生恐惧	容易发怒
脾脏	四肢无法运动	会导致腹胀、大小便不利
心脏	易产生悲哀情绪	会常常大笑不止
肺脏	会鼻塞，不利于呼吸	导致哮喘、胸部满实，只能仰面呼吸
肾脏	手足会厥冷	会腹胀

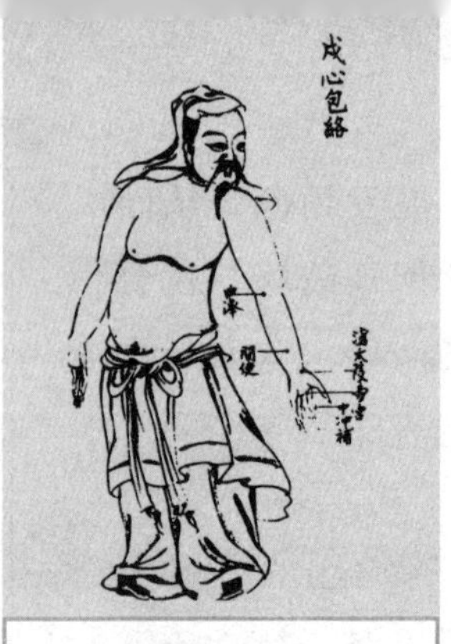

终始

两处脉象的诊察

篇九

本篇指出针刺治法要先明白脏腑经络阴阳变化的规律，然后根据脉象与症状，制定虚补实泻的治法去施治，还指明了循经近刺、远刺和针刺深浅的原则。

终始的含义

针刺治病的道理，完全体现在“终始”中。掌握“终始”的真正含义，再以五脏为纲纪，就可以确定阴经、阳经的具体部位及不同的针法。阴经主管五脏，阳经主管六腑。阳经吸纳四肢中运行的脉气，阴经吸纳五脏中运行的脉气。所以，采用补法针刺时要随着脉气的去向，而用泻法时要迎着脉气的来向。只有懂得了何时迎何时随，才能调和脉气。而调和脉气的关键，就是必须精通阴阳规律，五脏为阴，六腑为阳。若想将这些道理传授给后世，造福百姓，就必须歃血盟誓，用虔诚的态度对待它们。敬重这门学问，严格按照其中的法度行医的人，就会将其发扬光大；反之，轻视这门学问，不遵循相应法度而行医的人，必然导致其消亡。如果一意孤行，不守法度，那么必定危及患者的生命，造成严重的后果。我谨慎地顺应天地阴阳的道理，下面就来说说“终始”的真正含义。所谓终始，就是以十二经脉为纲纪，诊察脉口和人迎两处的脉象，从而考察阴阳的虚实及平衡与否，阴阳盛衰的规律就可以掌握了。

什么是平人

所谓“平人”，就是没有得病的正常人。没病的人，其脉口和人迎两处的脉象，与四时的阴阳变化相协调，脉气也上下相应，回环往复，六经的脉搏既无涩结，也无不足，内在的脏气和外在的躯体，在四时交替时，都能保持协调一致，形、肉、血、气也是相称的，这就叫作“平人”。正气缺乏的病人，其脉口和人迎都存在气量短小、气血不足的状况，内脏与身体等各部分也是不合乎标准的。这种情况，表明患者阴阳都不足，如果施针时偏重于阳，那么就会耗尽阴气；如果泻导阴气，就会使阳气外脱。在这种情况下，只能给患者服用甘味的药剂，而不能饮用刺激强烈的药剂。像这种病，也不能用艾灸治疗，如果疾病尚未消退，就采用泻法，那么就会损害五脏的精气。

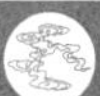

阴阳盛衰

健康的人与病人的脉象截然不同。

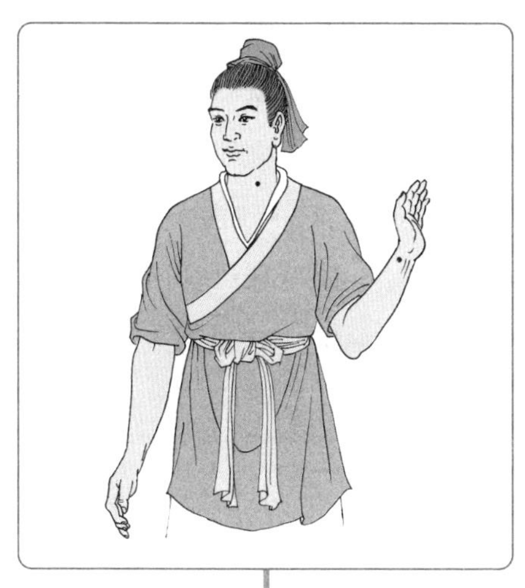

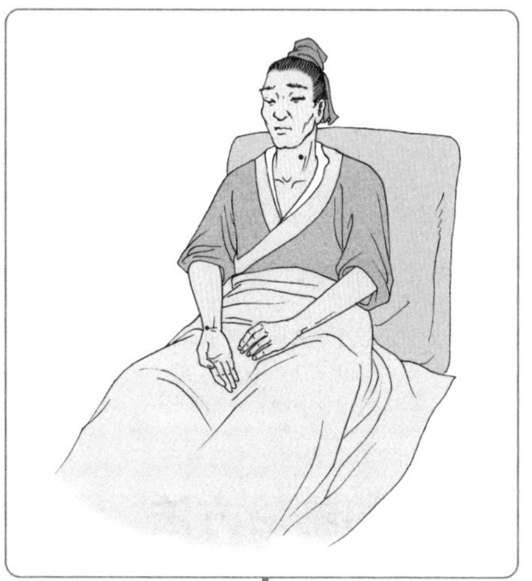

1 所谓“平人”，就是没有得病的正常人。

2 没病的人，其脉口和人迎两处的脉象，与四时的阴阳变化相协调，脉气也上下相应，六经的脉搏既无涩结，也无不足。

3 内在的脏气和外在的躯体保持协调一致，形、肉、血、气都是相称的。

1 正气缺乏的病人，其脉口和人迎都存在气量短小、气血不足的状况。

2 患者阴阳都不足，如果施针时偏重于阳，那么就会耗尽阴气；如果泻导阴气，就会使阳气外脱。

3 只能给患者服用甘味的药剂，也不能用艾灸治疗。

名词解释

脉口 指两手桡骨内侧桡动脉搏动处。

人迎 指喉结旁两侧颈总动脉搏动处。

终始 就是以十二经脉为纲纪，诊察寸口和人迎两处的脉象，从而考察阴阳的虚实及平衡与否。

有病变的脉象

人迎脉大于脉口脉一倍的，病在足少阳胆经，又同时出现躁动症状的，病在手少阳三焦经。人迎脉大于脉口脉两倍的，病在足太阳膀胱经，又同时有躁动症状的，病在手太阳小肠经。人迎脉大于脉口脉三倍的，病在足阳明胃经，又同时有躁动症状的，病在手阳明大肠经。人迎脉比脉口脉大四倍，并且脉象又大又快的，叫"溢阳"。溢阳是因为六阳偏盛，而将阴气排斥在外，所以又称"外格"。脉口脉大于人迎脉一倍的，病在足厥阴肝经，大一倍而又同时有躁动症状的，病在手厥阴心包经。脉口脉大于人迎脉两倍的，病在足少阴肾经，又同时有躁动症状的，病在手少阴心经。脉口脉大于人迎脉三倍的，病在足太阴脾经，又同时有躁动症状的，病在手太阴肺经。脉口脉大于人迎脉四倍，并且脉象又大又快的，叫作"溢阴"。溢阴是因为六阴极盛，而将阳气排斥在外，所以又称"内关"，内关导致阴阳隔绝、闭塞不通，因而是不治的死证。人迎脉与脉口脉两处的脉象都比平常大四倍以上的，叫作"关格"。如果出现关格，就说明人的死期将要来临。

相应的施治方法

以上病变的施治方法分别是：人迎脉大于脉口脉一倍的，病在足少阳胆经，治疗时，当泻足少阳胆经，而补足厥阴肝经。采用二泻一补法，每日针刺一次，对于需要估测阴阳之气的虚实变化的，还必须对肝胆两经上的穴位进行切脉，直到脉气调和为止。人迎脉大于脉口脉两倍的，病在足太阳膀胱经，治疗时，当泻足太阳膀胱经，补足少阴肾经。采用二泻一补法，每两日针刺一次，对于需要估测阴阳之气的虚实变化的，还应对肾与膀胱两经上的穴位进行切脉，直至脉气调和为止。人迎脉大于脉口脉三倍的，病在足阳明胃经，治疗时，当泻足阳明胃经，补足太阴脾经。采用二泻一补法，每日针刺二次，对于需要估测阴阳之气的虚实变化的，就取脾胃上部的穴位进行切脉，直到脉气调和了，才能停止针刺。脉口脉大于人迎脉一倍的，病在足厥阴肝经，治疗时，当泻足厥阴肝经，而补足少阳胆经，用二补一泻法，每日针刺一次。对于需要估测阴阳之气的虚实变化的，

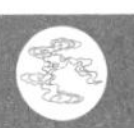
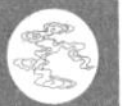

脉象病情表

脉象	发病部位
人迎脉大于脉口脉一倍的	病在足少阳胆经，又同时出现躁动症状的，病在手少阳三焦经
人迎脉大于脉口脉两倍的	病在足太阳膀胱经，又同时有躁动症状的，病在手太阳小肠经
人迎脉大于脉口脉三倍的	病在足阳明胃经，又同时有躁动症状的，病在手阳明大肠经
人迎脉比脉口脉大四倍，并且脉象又大又快的	这叫“溢阳”，溢阳是因为六阳偏盛，而将阴气排斥在外，所以又称“外格”
脉口脉大于人迎脉一倍的	病在足厥阴肝经，大一倍而又同时有躁动症状的，病在手厥阴心包经
脉口脉大于人迎脉两倍的	病在足少阴肾经，同时又有躁动症状的，病在手少阴心经
脉口脉大于人迎脉三倍的	病在足太阴脾经，同时又有躁动症状的，病在手太阴肺经
脉口脉大于人迎脉四倍，并且脉象又大又快的	这叫作“溢阴”。溢阴是因为六阴极盛，而将阳气排斥在外，所以又称“内关”，内关导致阴阳隔绝、闭塞不通，因而是不治的死证
人迎脉与脉口脉两处的脉象都比平常的大四倍以上的	这叫作“关格”。如果出现关格，就说明人的死期将要来临

应取肝胆两经的穴位进行切脉，以考察病患体内脉气的变化，直到脉气调和为止。

脉口脉大于人迎脉两倍的，是病在足少阴肾经，治疗时，当泻足少阴肾经，而补足太阳膀胱经。用二补一泻法，每两日针刺一次，对于需要估测阴阳之气的虚实变化的，应取肾与膀胱两经上的穴位进行切脉，考察病患体内脉气的变化，直到脉气调和为止。脉口脉大于人迎脉三倍的，是病在足太阴脾经，治疗时，当泻足太阴脾经，以补足阳明胃经。用二补一泻法，每日针刺两次，对于需要估测阴阳之气的虚实变化的，应取脾胃两经上的穴位进行切脉，直到脉气调和才能停止。

每日针刺两次，是因为阳阴主胃，谷气丰富，所以可以每日针刺两次。人迎脉和脉口脉的脉象都比平常大三倍以上的，叫作“阴阳俱溢”。对于这种病，如果不加疏导，就会闭塞血脉，造成气血不流通，流传并损伤五脏。在这种情况下，如果误用了灸法，就易引发其他疾病。

补正泻邪

针刺的目的，是达到阴阳调和。补阴泻阳，人的声音才能清朗，才能耳聪目明；反之，如果泻阴补阳，就会导致气血衰弱，无法流通。针下得气而有了疗效，是指用了泻法后，实证能由实转虚，这种虚的脉象虽然与原来的差别不大，但已变得不那么坚实了；假如这样治疗之后，脉象仍然坚实如初，这说明病人虽然已经感觉到身体轻松、轻快，但并未消除疾病。如果虚证误用了补法，就会由虚转实，这种实的脉象虽然与原来相同，却比先前更坚实有力；针刺之后，如果脉象仍像以前那样大，但已不坚实，患者虽然感觉身体舒畅，但仍未祛除疾病，所以应正确运用补泻的手法，以便补充正气，泻导邪气，虽不能立即除去病痛，但必然会减轻病势。要做到这些，就必须先了解十二经脉所主的病证，而后才能有步骤地施针，才能领会《终始》篇的深刻含义。所以，切记不能混淆阴阳病证，也不能混淆虚实病证，这样才能正确地取穴施治。

阴阳调和

针刺调和阴阳

阴和阳每一方都不能脱离另一方而单独存在，都以另一方为存在条件。针刺的目的，是达到阴阳调和。补阴泻阳，人的声音才能清朗，才能耳聪目明；反之，如果泻阴补阳，就会导致气血衰弱，无法流通。

没有阴
无所谓阳

阴
下为阴，寒为阴

阴依存于阳，
阳依存于阴

阳
上为阳，热为阳

没有阳
无所谓阴

气与血的阴阳互用

气血之间不仅仅是互根的，亦是相互为用的。

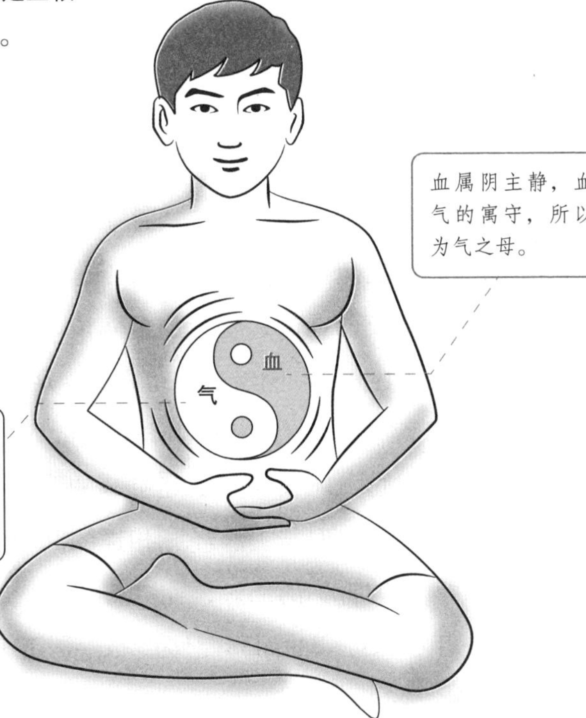

血属阴主静，血是气的寓守，所以血为气之母。

气属阳主动，气能生血、行血、摄血，同时血又能载气、养气，所以说气为血之帅。

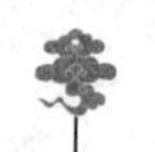

三种刺法

针刺疾病，应当用三种不同的刺法，以便引导针下获得谷气流通的感觉。同时，由于邪气侵入经脉后会与正气相混合，使阴阳之气交换位置，颠倒经脉血气的正常流通顺序，使脉象的沉浮出现异常，与四时不协调，邪气就会滞留体内而任意流散，从而引发疾病，必须用针刺治疗。因此，初刺使阳邪排出，再刺使阴邪排出，三刺使谷气流通而能得气，得气后就可以结束了。所谓谷气至，是指用了泻法之后，邪气被排出，有了衰退的现象；用了补法之后，正气得到补充，有了充实的现象，这就是谷气已到。

经过施针治疗之后，邪气已被消除，阴阳血气虽然尚未完全调和，但已察觉会慢慢痊愈。所以说："正确使用泻法，可以消退邪气；正确使用补法，可以充实正气。虽然病痛不会随着出针立即痊愈，但必定会减轻病势。"

对于阴经过盛，而阳经虚弱的病，应该先补充阳经的正气，再泻导阴经的邪气，以调和阴经有余而阳经不足的状况。如果阴经虚弱，而阳经过盛，应该先补充阴经的正气，再泻去阳经的邪气，以调和阳经不足而阴经有余的状况。

经脉的虚实

足阳明经、足厥阴经、足少阴经三脉，都在足大趾与第二趾之间跳动，施针时，应审慎地观察此三经的虚实情况。虚证误用泻法，叫"重虚"，虚上加虚，病情肯定会加重。对于这类病，针刺时，应该先切脉，对于脉搏迅速而坚实的，应马上运用泻法治疗；而对于脉搏缓慢而虚弱的，当用补法治疗。万一误用了相反的针法，就会加重病情。三脉跳动的部位是这样的：足阳明经在足跗之上，足厥阴经在足跗之中，足少阴经在足跗之下。

背腧是背部的阳经穴位，所以对于阳经有病的人，应刺其背部的腧穴；而膺腧是胸部的阴经穴位，所以对于阴经有病的，应刺其胸部的腧穴；凡是肩膀部出现虚证的，应当取与上肢经脉相连的胸背的腧穴进行针刺。治疗重舌患者，当用铍针刺舌下的筋脉，使其排出恶血。手只能伸直而不能弯曲的，是骨病；手指只能弯曲而不能伸直的，是筋病。病在骨的当治骨，病在筋的当治筋。

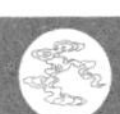

三种刺法的运用

施针的目的是为了清除邪气，调和阴阳。

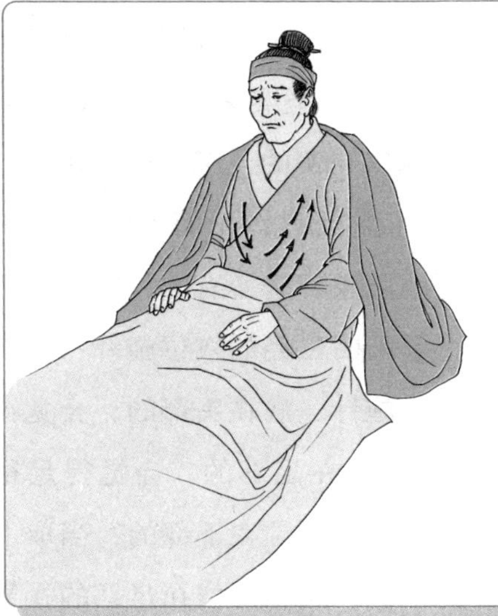

疾病产生的原理

1. 邪气侵入经脉后会与正气相混合，使阴阳之气交换位置，颠倒经脉血气的正常流通顺序。

2. 脉象的沉浮出现异常，与四时不协调，邪气就会滞留体内而任意窜动，从而引发疾病。

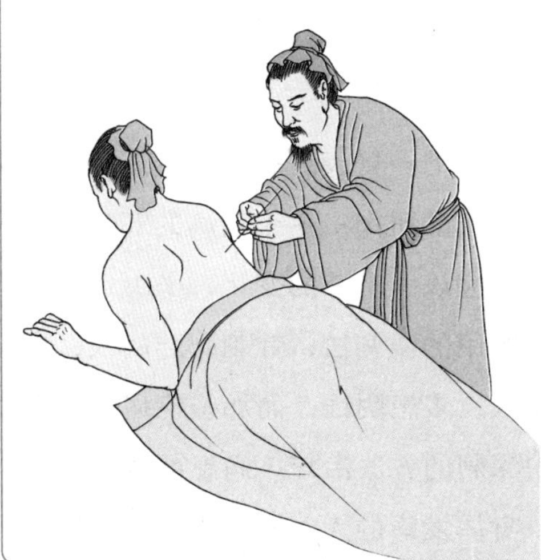

针刺三法

1. 初刺皮部使阳邪排出。

2. 再刺肌肉使阴邪排出。

3. 三刺分肉使谷气流通而能得气，“谷气至”就可以结束。

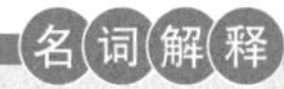

名词解释

谷气至

“谷气至”是指用了泻法之后，邪气有了衰退的现象；用了补法之后，正气有了充实的现象。虽然病痛不会随针立即痊愈，但必定会减轻病势，高明的医生能够感应到这一点，知道病证会被治好。

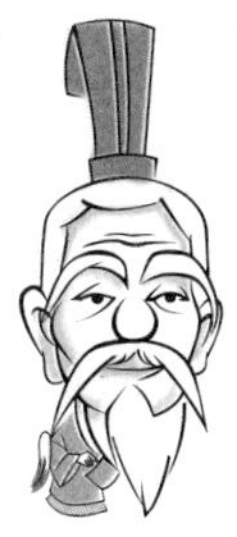

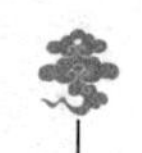

针刺的注意事项

用针刺的方法补泻时，必须注意：对于脉象坚实有力的，要用深刺的方法，为了尽量泻去邪气，出针后不要立即按住针孔；对于脉象虚弱无力的，要用浅刺的方法，出针时，应迅速按住针孔，以达到养护所取经脉，并防止邪气入侵的目的。邪气来侵时，针下会有坚实紧凑而迅疾的感觉；而谷气来时，针下会有舒缓柔和的感觉。脉气充实的，应当用深刺法，向外排出邪气；脉气虚弱的，应当用浅刺法，仅将邪气泻出而不使精气外泄，以养护经脉。用针刺各种痛证，因为痛证的脉象都坚实有力，所以大多用深刺法。针刺腰以上的病，可取手太阴、手阳明二经的穴位施针；针刺腰以下的病，可取足太阴、足阳明二经的穴位施针。病在头部的，会觉得头很沉重；病在手部的，会觉得手臂很沉重；病在足部的，会觉得足很沉重。病患部位在上部的，当取下部的穴位；病患部位在下部的，当取上部的穴位。病患部位在头部的，当取足部的穴位；病患部位在足部的，当取膝腘窝部的穴位。因此，在取穴针刺时，应先找出最先发病的部位，而后才能施针。

深浅的选择

春天致病的邪气，多先伤害人的毫毛；夏天致病的邪气，多先伤害人的皮肤；秋天致病的邪气，多先伤害人的肌肉；冬天致病的邪气，多先伤害人的筋骨。治疗与时令相关的病，应该因季节的变化，来决定针刺深浅的不同。针刺瘦弱的人，应按春夏所用的浅刺法；针刺肥胖的人，应按秋冬所用的深刺法。有疼痛症状的病人，多患阴证，而那些疼痛但又按压不到的疾病，也属于阴证，都应当用深刺的方法治疗。病患部位在上部的是阳证，病患部位在下部的是阴证。身体发痒的人，病在皮肤，是阳证，应采用浅刺法。

病先产生于阳经的，应当先治疗阳经，然后再治疗阴经；病先产生于阴经的，应当先治疗阴经，然后再治疗阳经。针刺热厥，在进针后应当留针，以便使热脉转寒；针刺寒厥，进针后应当留针，以便使寒脉转热。

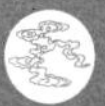

针刺的注意事项

施针的部位以及深浅选择都需要经验的积累。

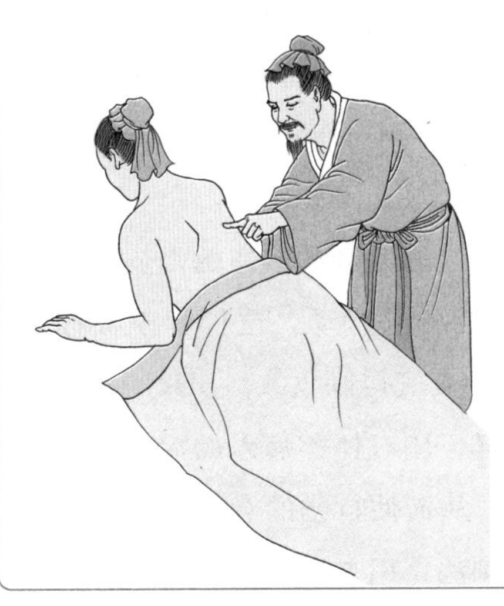

针刺注意事项一：脉象

1. 对于脉象坚实有力的，要用深刺的方法，为了尽量泻去邪气，出针后不要立即按住针孔。

2. 对于脉象虚弱无力的，要用浅刺的方法，出针时，应迅速按住针孔，以养护所取经脉，防止邪气入侵。

针刺注意事项二：季节

治疗与时令相关的病，应该因季节的变化，来决定针刺深浅的不同。

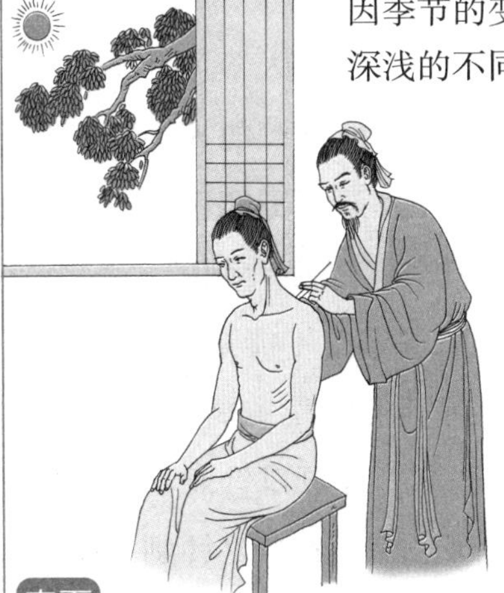

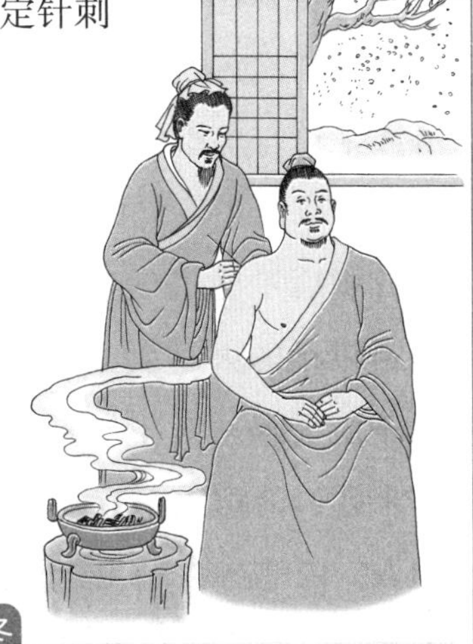

春夏

春天致病的邪气，多先伤害人的毫毛；夏天致病的邪气，多先伤害人的皮肤。所以春夏季节施针应当刺浅一些。治疗瘦弱肉薄的病人也应当浅刺。

秋冬

秋天致病的邪气，多先伤害人的肌肉；冬天致病的邪气，多先伤害人的筋骨。所以秋冬季节施针应当刺深一些。治疗肥胖肉厚的病人也应当深刺。

诊察是施针的前提

刺治热厥，应当“二阴一阳”；刺治寒厥，应当“二阳一阴”。所谓二阴，是指针刺两次阴经部位；所谓一阳，是指针刺一次阳经部位。久病之人，已经被病邪侵入很深了，针刺这类疾病，必须深刺并长时间留针，每隔一日还要再针刺一次。由于经脉之气是左右贯通的，因而必须先确定病邪偏盛情况，再用针刺法调和，以便清除其中的瘀血。针刺的道理就是这样了。

运用针刺的方法，必须诊察患者元气的盛衰和形体的强弱情况。如果形体肌肉并不消瘦，只是元气衰少而脉象又躁动，这种脉象被称为“躁厥”，必须用缪刺法治疗，以确保虚散的真气得以收敛，积聚的邪气得以疏散。施针者要像在幽静的处所深居一样，用心体察病人的症状，要保持冷静的心态，闭门谢客，杜绝外界干扰，从而使自己的意志力全部集中在施针上。或用浅刺留针法，或用轻微浮刺法，用来转移病人的注意力，直到针下得气为止。针刺之后，务必使阳气向内收敛，阴气往外疏散；坚持守住正气而不让其外散，审慎地抵制邪气而不让其入侵，这就是得气的迹象。

针刺的禁忌

凡是针刺，必须牢记以下禁忌：行完房事不久的人不可针刺，针刺后不久的人不可行房事；不可给正醉酒的人针刺，已针刺的人不能紧接着就醉酒；不可以给正发怒的人针刺，针刺后不能发怒；不能给刚劳作完的人针刺，针刺后不能过度劳累；吃饱后不能针刺，已经针刺的人不能饱食；不可以给饥饿的人针刺，已经针刺的人不能挨饿；不能给口渴的人针刺，针刺后不能受渴；对于异常惊恐的人，应等其情绪稳定之后，才可施针；坐车前来就诊的病人，应卧床休息一段时间后，才可以针刺；从远处步行而来的人，应等待大约走十里路所需的时间之后，才可以针刺。以上十种针刺的禁忌，是由脉气紊乱、正气外散、营卫运行失常、经脉气血不能运行于全身造成的。如果医生此时草率施针，就会导致阳经的病侵入内脏，阴经的病传导至阳经，使邪气重新滋生。

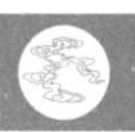

针刺的禁忌

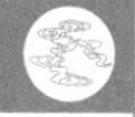

针刺禁忌表

施针有许多禁忌，不遵守的话会对病人有害。

1	行完房事不久的人不可针刺，针刺后不久的人不可行房事
2	不可给正醉酒的人针刺，已针刺的人不能紧接着就醉酒
3	不能给刚劳作完的人针刺，针刺后不能过度劳累
4	吃饱后不能针刺，已经针刺的人不能饱食
5	不可以给饥饿的人针刺，已经针刺的人不能挨饿
6	不能给口渴的人针刺，针刺后不能受渴
7	不可以给正发怒的人针刺，针刺后不能发怒
8	对于异常惊恐的人，应等其情绪稳定之后，才可施针
9	坐车前来就诊的病人，应卧床休息一段时间后，才可以针刺
10	从远处步行而来的人，应等待一段时间之后，才可以针刺

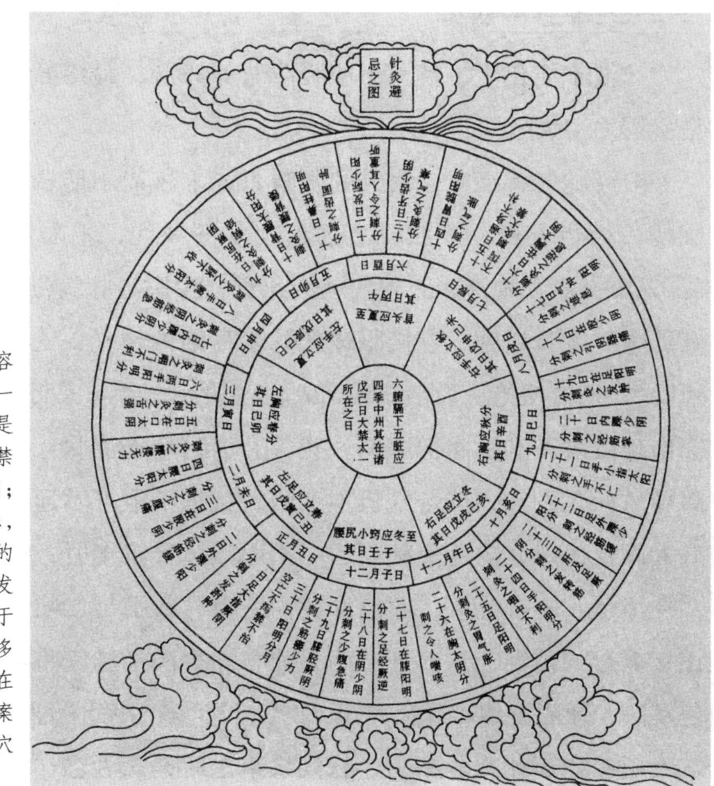

针灸避忌之图

摹绘图

针灸的禁忌内容主要包括三方面：一是禁刺的腧穴；二是针灸后的饮食行为禁忌等，如上表所列；三是时、日、月忌，本图就是一幅详尽的日忌图。在科学不发达的古代社会，关于针灸日忌的内容虽多见于古代医书，但在历代针灸处方、医案中，却鲜有依此选穴施针的。

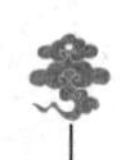

违反禁忌的后果

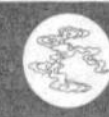

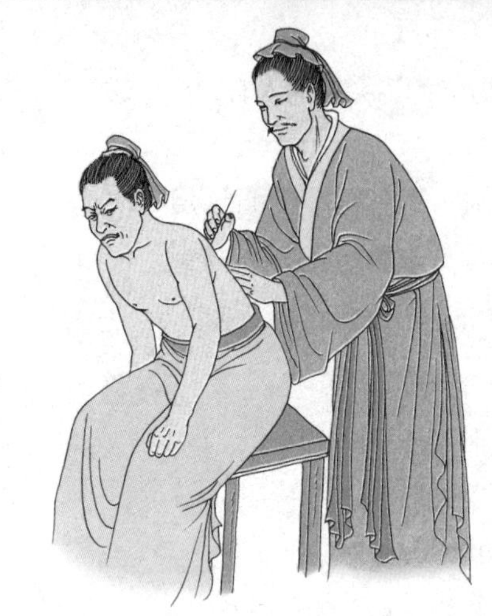

医术低劣的医生如果违反禁忌，会造成严重的后果。医生如果对针刺禁忌不加审察就直接施针，会摧残病人的身体，严重损害病人的正气和体力，使津液不能化生，甚至不能吸收营养成分，最严重的会导致真气消亡。

违反禁忌的严重后果

医术低劣的医生，如果对这些禁忌不加审察就直接施针，会摧残病人的身体，这种情况叫作“伐身”。会严重损害病人的正气和体力，消耗脑髓，使津液不能化生，甚至不能吸收营养成分，最终导致其真气消亡，这就是所谓的“失气”。

太阳经脉气将绝时，病人的眼睛只能上视而不能转动，角弓反张，手足抽搐，面色苍白，皮肤没有血色，虚汗如注，不断流出，被称为“绝汗”，只要一出现绝汗，人很快就会死亡。少阳经脉气将绝时，病人会出现耳聋、全身骨节松弛、连接眼球的脉络尽绝的情况，这种现象被称为“目系绝”，如果目系绝一天半，那么人也就快死亡了。太阴经脉气将绝时，病人会出现呼吸不利、腹部胀闷、嗳气、多呕吐等症状。呕吐时由于气机上窜而导致面色发赤，倘若气机不上窜，就证明上下不通，上下不能交通会使病人面色发黑，皮毛焦枯而亡。阳明经脉气将绝时，病人会口眼抽搐歪斜，易惊恐，胡言乱语，面色发黄，还会导致手足二阳明经出现充盛而不能正常循行的情况，从而导致病人死亡。少阴经脉气将绝时，病人会出现面色发黑、牙龈萎缩、牙齿露出部分过长且多污垢、气脉闭塞、腹部胀满、上下不通等症而死亡。厥阴经脉气将绝之时，病人会伴随胸中闷热、咽喉干燥、尿频、心烦意乱，甚至出现卷舌、睾丸上缩等症而死亡。

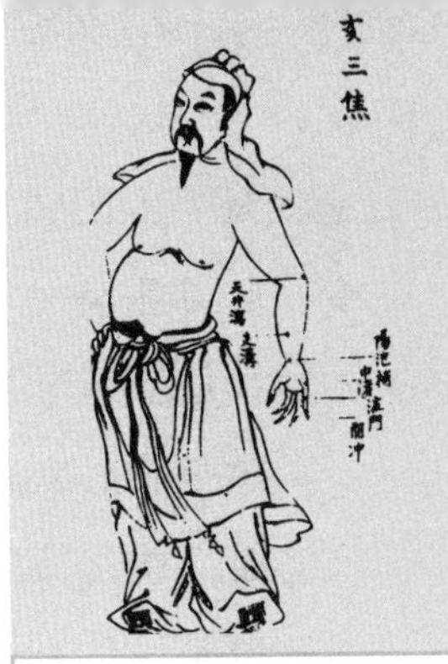

经脉

主要经脉的介绍

篇十

本篇详尽说明了十二经脉的起止点、循行部位、发病的证候、治疗的方法，叙述了五阴经气绝的特征与防范治疗，脉络颜色的变化及诊断其疾病的方法。

经脉的重要性

雷公问黄帝:《禁服》篇上说，要掌握针刺治病的方法，必须先了解经脉，推测它在体内的运行路线，从而揣测它的长短，并懂得它在内和五脏的联系，在外与六腑相贯通的原理。我想请您阐述其中的道理。

黄帝说：人在母体中发育，先生成元精，再由元精生成脑髓，然后才逐渐形成人体。其间以骨骼为支撑，以经脉做输送全身营养的管道，以筋为钢架，以肌肉做隔绝外界的防护墙，从而使皮肤变得坚实，毛发变长。人又将食物吸收到胃中，脉道也因此被打通了，血气才得以正常运行。雷公说：我想听您讲讲经脉从开始至最终的循行情况。

黄帝说：“经脉的重要性在于可以通过观察经脉判断人的生死，使医生正确地处理百病，帮助病患调养身体的虚实。因此，为医者不可不通晓经脉本身蕴含的道理。

手太阴肺经

肺的经脉，为手太阴经。它起于中焦中脘部，下连大肠，向上贯通横膈膜，入属于本经所属的脏腑肺脏，再从气管、喉咙横出自腋窝部，沿着上臂内侧，到达手少阴经与手厥阴心包经的前面后，向下行，至肘部内侧，再沿着前臂的内侧，经过掌后高骨的下缘，注入寸口，而后再前行至手大指掌肌肉隆起处的鱼际部，并沿其边缘，从拇指尖端流出。它的另一条支脉，从手腕后分出，沿着食指内侧边缘到达顶部，与手阳明大肠经相接。

这就是手太阴肺经的路线。如果手太阴肺经受外邪侵犯，就会发生以下病变：肺部胀满、剧烈咳嗽、缺盆内疼痛，更严重的会两手抱胸，视物模糊不清，这就是臂厥。

这是肺脏发生的疾病，有咳嗽、呼吸紧张、向上窜气、气短口渴、心慌意乱、胸部又闷又胀、上臂内侧前缘疼痛、手掌心发热的症状。如果手太阴肺经脉气有余时，就会出现肩背痛、出汗中风、小便频繁而量少的症

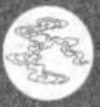

手太阴肺经

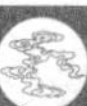

此经脉主要分布于上肢内侧前缘。

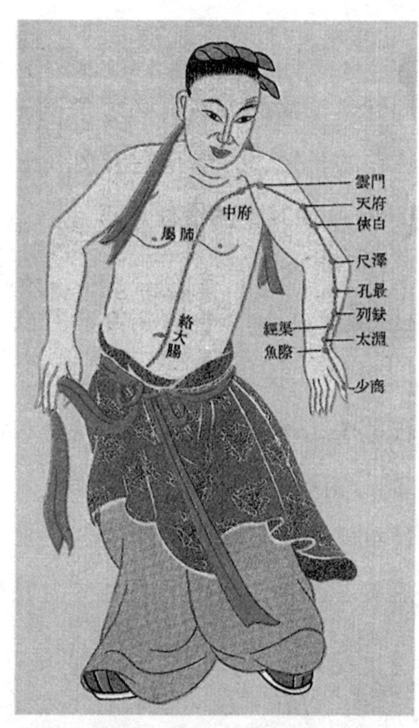

手太阴肺经循行路线

它起于中焦中脘部，下连大肠，向上贯通横膈膜，入属于本经所属的脏腑肺脏，再从气管、喉咙横出自腋窝部，沿着上臂内侧，到达手少阴经与手厥阴心包经的前面后，向下行，至肘部内侧，再沿着前臂的内侧，经过掌后高骨的下缘，注入寸口，而后再前行至手大指掌肌肉隆起处的鱼际部，并沿其边缘，从拇指尖端流出。

肺经与病变

外邪病症

肺部胀满、剧烈咳嗽、缺盆内疼痛，更严重的会两手抱胸，视物模糊不清，这就是臂厥。

该经主治的病变

咳嗽、呼吸紧张、向上窜气、气短口渴、心慌意乱、胸部又闷又胀、上臂内侧前缘疼痛、手掌心发热等。

手太阴肺经歌谣

一手太阴是肺经，臂内拇侧上下循，
中府乳上数三肋，云门锁骨窝里寻，
二穴相差隔一肋，距腹中行六寸平，
天府腋下三寸取，侠白肘上五寸擒，
尺泽肘中横纹处，孔最腕上七寸凭，
列缺交叉食指尽，经渠寸口动脉行，
太渊掌后纹头是，鱼际节后散脉索，
少商穴在大指内，去指甲角韭叶明。

以上病症，属于经气亢盛的，当用泻法；反之，属于经气不足的，应用补法。属热证的，用疾刺法；反之，属寒证的，用留针法。对于脉虚下陷的病症，用灸法更为合适。

状；本经气虚时，则会表现出肩背遇寒而痛、呼吸不均衡、气短、小便变色等症状。

以上病症，属于经气亢盛的，当用泻法；反之，属于经气不足的，应用补法。属热证的，用疾刺法；反之，属寒证的，用留针法。对于脉虚下陷的，用灸法更为合适。对于那些既不属于经气亢盛，又不属于经气不足，而仅仅是经气失调的，当从本经取治。若是手太阴经气虚引起的疾病，诊脉时可发现寸口脉要比人迎脉小；本经气盛所致的病，寸口脉比人迎脉大三倍。

手阳明大肠经

大肠的经脉，为手阳明经。这一经脉起于食指偏于大指的尖端，沿食指上缘，经过拇指、食指间的合谷穴，进入腕上拇指后两筋凹陷处的阳溪穴，而后向上行走，沿着前臂上缘行至肘外侧，再沿上臂外侧前缘，向上至肩，出于肩胛骨与锁骨交接处的前缘，向上流出，在大椎穴会合，而后向下注入缺盆，与肺脏下的横膈膜相连，最终归属于本经所属的大肠。它的另一条支脉，从缺盆流过，经过颊部后，分成两脉进入下齿龈，再绕至上唇，在人中交会，而后，其左脉向右行，右脉向左行，分别上挟于鼻孔的两侧，最后与足阳明胃经相连。

手阳明大肠经的脉气异常，就会导致颈部肿大、牙痛等。津液不足的疾病，正是手阳明大肠经上的腧穴所主治的，其症状是眼睛发黄、鼻塞或流鼻血、口干、咽喉肿痛，更有甚者，会出现闭气、肩前及上臂疼痛、食指疼痛而不能活动等。手阳明大肠经脉气有余时，在本经循行部位会出现发热、肿痛的症状；不足时，就会引起身体怕冷、战栗。治疗以上病症时，对属于经气亢盛的，用泻法；属于经气不足的，用补法。属寒证的用留针法，属热证的用疾刺法。而对于脉虚下陷不起的疾病，应当用灸法治疗。对于那些既不属于经气亢盛，也不属于经气不足，而只是经气失调的，就从本经取治。由手阳明大肠经引起的各种病症，如果本经经气亢盛，人迎脉会比寸口脉大三倍；本经经气虚弱，人迎脉就比寸口脉小。

足阳明胃经

胃的经脉，为足阳明经。这条经脉起于鼻孔两旁，向上行，在鼻的凹

陷处相交。再分别向旁注入足太阳经，下沿鼻外侧，进入上齿龈，复环绕口唇，下交于承浆穴，然后退出，沿腮的下方运行，在大迎穴流出，再沿颊车穴，行至耳前，经过客主人穴，沿着发际上行至额颅部。另有一条支脉，由大迎穴的前方，向下至人迎穴，再沿喉咙进入缺盆，向下贯穿横膈

手阳明大肠经

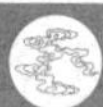

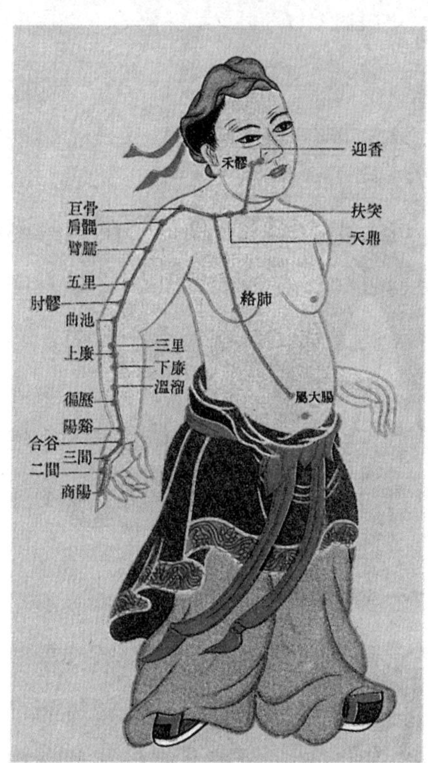

手阳明大肠经循行路线

此经脉主要分布于上肢外侧前缘，起于食指偏于大指的尖端，沿食指上缘，经过拇指、食指间的合谷穴，进入腕上拇指后两筋凹陷处的阳溪穴，而后向上行走，沿着前臂上缘行至肘外侧，再沿上臂外侧前缘，向上至肩，出于肩胛骨与锁骨交接处的前缘，向上流出，在大椎穴会合，而后向下注入缺盆，与肺脏下的横膈膜相连，最终归属于本经所属的大肠。

大肠经与病变

外邪病症

1. 手阳明大肠经的脉气异常，就会导致颈部肿大、牙痛等。

2. 手阳明大肠经脉气有余时，在本经循行部位会出现发热、肿痛的症状；不足时，就会引起身体怕冷、战栗。

该经主治的病变

津液不足的疾病，正是手阳明大肠经上的腧穴主治的，其症状是眼睛发黄、鼻塞或流鼻血、口干、咽喉肿痛，更有甚者，会出现闭气、肩前及上臂疼痛、食指疼痛而不能活动等。

手阳明大肠经歌谣

二手阳明属大肠，臂前外侧须审量，
商阳食指内侧取，二间握拳节前方，
三间握拳节后取，合谷虎口歧骨当，
阳溪腕上两筋肉，偏历腕上三寸量，
温溜腕后上五寸，池前四寸下廉乡，
池下三寸上廉穴，三里池下二寸长，
曲池屈肘纹头是，肘髎大骨外廉旁，
肘上三寸寻五里，臂臑髃下胭端详，
肩髃肩峰举臂取，巨骨肩尖骨陷藏，
天鼎扶下一寸取，扶突鼎上结喉旁，
禾髎水沟旁半寸，鼻旁五分是迎香。

治疗以上病症时，对属于经气亢盛的，用泻法；属于经气不足的，用补法。属寒证的用留针法，属热证的用疾刺法。

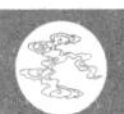

足阳明胃经

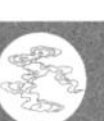

此经脉主要分布于胸腹和下肢外侧前缘。

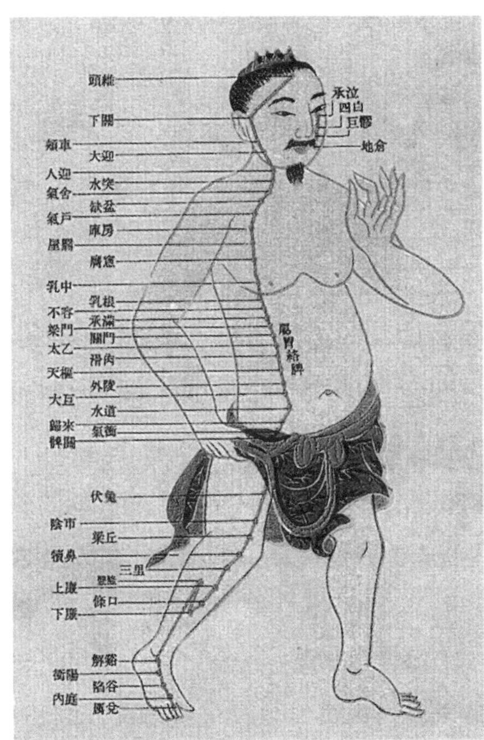

足阳明胃经循行路线

这条经脉起于鼻孔两旁，向上行，在鼻的凹陷处相交，再分别向旁注入足太阳经，下沿鼻外侧，进入上齿龈，复环绕口唇，下交于承浆穴，然后退出，沿腮的下方运行，在大迎穴流出，再沿颊车穴，行至耳前，经过客主人穴，沿着发际上行至额颅部。

足阳明胃经歌谣

三足阳明是胃经，起于头面向下行，
承泣眼眶边缘下，四白目下一寸匀，
巨髎鼻旁直瞳子，地仓吻旁四分零，
大迎颌前寸三陷，颊车耳下曲颊临，
下关耳前扪动脉，头维四五傍神庭，
人迎结喉旁寸五，水突迎下大筋凭，
直下气舍平天突，缺盆锁骨陷凹寻，
气户锁下一肋上，相去中行四寸评，
库房屋翳膺窗接，都隔一肋乳中停，
乳根乳下一肋处，胸部诸穴君顺明，
不容巨阙旁二寸，其下承满与梁门，
关门太乙滑肉门，天枢脐旁二寸平，
外陵大巨水道穴，归来气冲曲骨临，
诸穴相隔皆一寸，俱距中行二寸程，
髀关膝上交分取，伏兔膝上起肉形，
阴市膝上方三寸，梁丘膝上二寸呈，
膑外下陷是犊鼻，膝下三寸三里迎，
膝下六寸上巨虚，膝下八寸条口行，
再下一寸下巨虚，踝上八寸丰隆盈，
解溪跗上系鞋处，冲阳跗上五寸明，
陷骨庭后二寸取，次趾外侧是内庭，
厉兑次趾外甲角，四十五穴顺记清。

胃经与病变

外邪病症

出现全身战栗发冷，好像被凉水冲洗一样，频频呻吟，不停地打呵欠、伸腰，额头皮肤黑暗阴沉，且发病时怕见人和火光，听到木器发出的声音就心惊肉跳，喜欢自我封闭，常独居室内。

该经主治的病变

汗自出、发狂、流鼻涕或鼻血、口唇生疮、咽喉疼痛、颈肿、水肿腹脾大、膝盖肿痛等。

治疗以上病症，属热证的，用疾刺法；属寒证的，宜用留针法。对于经气过盛的，用泻法；经气不足的，用补法。脉虚而下陷的，用灸法。

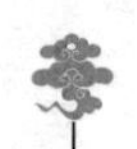

膜，与本经所属的胃腑相连，最后与本经脾脏相接。其直行的经脉，从缺盆开始，沿乳房内侧下行，再继续向下行至脐的两侧，最后汇入阴毛两侧的气冲部。另一条支脉，从胃的下口处开始，沿腹内侧下行，下行至气冲部，与前面所讲的直行经脉相合，再向下沿大腿外侧的前缘到达髀关穴处，行至伏兔穴，下入膝盖，循胫骨前外侧直至足背部，到足中趾内侧。另一支脉，起于背部冲阳穴，从足厥阴经的外侧斜出，入足大趾，从大脚趾的尖端直出，最终与足太阴脾经相衔接；还有一条支脉，从膝下三寸处分出后，下行至足中趾外侧。

足阳明胃经的脉气异常，会引起以下病症，出现全身战栗发冷，好像被凉水冲洗一样，频频呻吟，不停地打呵欠、伸腰，额头皮肤黑暗阴沉，且发病时怕见人和火光，听到木器发出的声音就心惊肉跳，喜欢自我封闭，常独居室内。更有甚者，会出现登高而唱、裸身而跑、腹胀肠鸣的症状，这就是骭厥。足阳明胃经上的腧穴，主治由血所引发的疾病，如温病、汗自出、发狂、流鼻涕或鼻血、口唇生疮、咽喉疼痛、颈肿、水肿腹脾大、膝盖肿痛等，足阳明胃经沿着胸部、气街、大腿前缘、伏兔、足胫外侧、足背等处都依次发生疼痛，直至足中趾不能屈伸等。

足阳明胃经的经气过盛所致的实证，则胸腹发热；气盛于胃，则消化快，易饥，小便黄，气虚不足，表现为胸腹部怕冷，导致胃受寒胀满。治疗以上病症，属热证的，用疾刺法；属寒证的，宜用留针法。对于经气过盛的，用泻法；经气不足的，用补法。脉虚而下陷的，用灸法。至于既不属于经气过盛，也不属于经气不足，而只是经气失调的，应据本经而治。由足阳明经引起的病症中，若人迎脉比寸口脉小，表明其经气不足；如人迎脉比寸口脉大三倍，则是经气亢盛。

足太阴脾经

脾的经脉，为足太阴经。此经脉起于足大趾末，沿足大趾内侧白肉处，过足大趾根节后的核骨，向上至内踝的前缘，再至小腿内侧，沿胫骨后缘，交会于足厥阴肝经，此后再上行过膝部、大腿，直达腹内，归属到脾脏，再与胃腑相连，而后上穿横膈膜，在咽喉两侧挟行，最后与舌根相连，散布在舌下；其支脉，在胃腑分出，上膈膜，入于心，与手少阴心经相接。

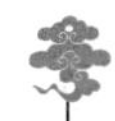

这就是足太阴脾经的脉络。

足太阴脾经的经气异常，会出现以下症状，舌根僵直，一进食便呕吐，腹内发胀，胃脘疼痛，常有嗳气等。在排出大便或放屁后，就会感到脘腹轻快舒服，就像没病一样。此外，全身上下均感沉重是脾经所主的脾脏病

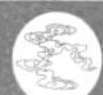

足太阴脾经

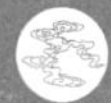

此经脉主要分布于胸腹和下肢内侧前缘。

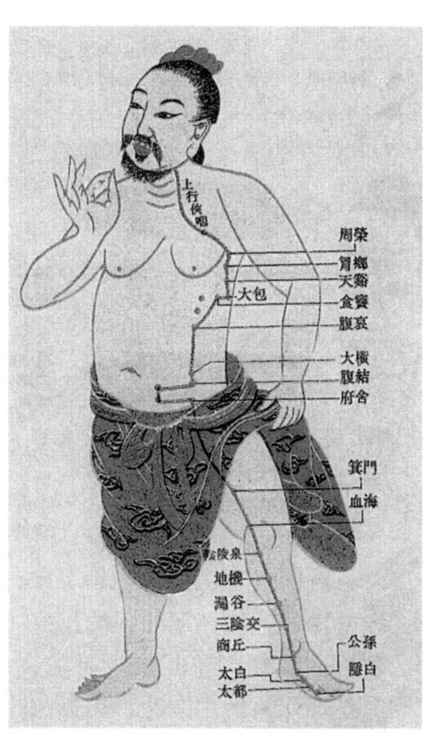

足太阴脾经循行路线

此经脉起于足大趾末，沿足大趾内侧白肉处，过足大趾根节后的核骨，向上至内踝的前缘，再至小腿内侧，沿胫骨后缘，交会于足厥阴肝经，此后再上行过膝部、大腿，直达腹内，归属到脾脏，再与胃腑相连，而后上穿横膈膜，在咽喉两侧挟行，最后与舌根相连，散布在舌下。

足太阴脾经歌谣

四是脾经足太阴，下肢内侧向上循，
隐白大趾内甲角，大都节前陷中寻，
太白核骨白肉际，节后一寸公孙明，
商丘踝前陷中线，踝上三寸散阴交，
踝商六寸漏谷是，膝下五寸地机朝，
膝内辅下阴陵泉，血海膝髌上内廉，
箕门鱼腹大筋内，冲门耻骨上边缘，
冲上七分求府舍，再上三寸腹结连，
结上寸三大横穴，适当脐旁四寸骈，
腹哀建里旁四寸，中庭旁六食窦全，
天溪胸乡周荣上，每隔一肋陷中洇，
大包腋下方六寸，上直渊腋三寸悬。

脾经与病变

外邪病症

会出现以下症状：舌根僵直，一进食便呕吐，腹内发胀，胃脘疼痛，常有嗳气等。在排出大便或放屁后，就会感到脘腹轻快舒服，就像没病一样。

该经主治的病变

饮食不下，心烦气躁，胸部作痛，舌根痛，身体沉重不能转动，大小便不通，或大便稀溏下利，全身泛黄，失眠，坐立不安，勉强站立时，股膝内侧的经脉肿胀而怕冷，足大趾不能动作。

治疗以上病症，属热证的用疾刺法，属寒证的用留针法；属经气盛的用泻法，经气不足的用补法；对于阳气内衰，脉道虚陷不起的病症，当用灸法。

手少阴心经

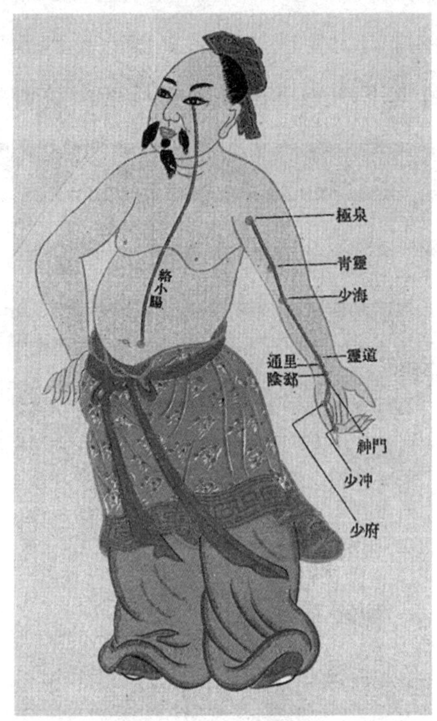

手少阴心经循行路线

此经脉主要分布于上肢内侧后缘。起源于心脏，由心中涌出，向下过横膈膜，连络于小肠脏腑。另一条支脉，从心系的脉络向上，沿咽喉两旁挟行，上行至目系，与眼睛内连络于脑的脉络相连；还有一直行经脉，由心中涌出，上行至肺，从腋下行出，循臂内侧的后缘，到手太阴经和手厥阴经的后面，行至肘内，再沿着前臂内侧的后缘，到掌后小指内侧的高骨端，进入手掌内侧后缘，再沿小拇指内侧到达小指的前端，与手太阳小肠经相接。

心经与病变

外邪病症

会出现头痛、喉咙干燥、口渴难忍的症状。

该经主治的病变

主治由脉所引发的疾病，如目黄，上下臂的内侧后缘处疼痛、寒冷，掌心发热、灼痛等。

对于以上病症，凡是属寒证的用留针法，属热证的用疾刺法；属经气不足的用补法，属经气亢盛的用泻法；用灸法治疗脉虚而下陷的病症。

手少阴心经歌谣

五是心经手少阴，极泉腋窝动脉牵，
青灵肘上三寸觅，少海肘后五分连，
灵道长后一寸半，通里腕后一寸间，
阴郄去腕五分是，神门锐骨端内缘，
少府小指本节后，少冲小指内侧边。

变，如饮食不下、心烦气躁、胸部作痛、舌根痛、身体沉重不能转动，大小便不通，或大便稀溏下利，全身泛黄、失眠、坐立不安，勉强站立时，股膝内侧的经脉肿胀而怕冷，足大趾不能运动。治疗以上病症，属热证的用疾刺法，属寒证的用留针法；属经气盛的用泻法，经气不足的用补法；对于阳气内衰、脉道虚陷不起的病症，当用灸法。而对于既不属于经气过盛，也不属于经气不足，只是经气失调的，应从本经取治。在足太阴经所致的病症中，如果本经经气虚弱，寸口脉就比人迎脉小；如本经经气过盛，

则寸口脉比人迎脉大三倍。

手少阴心经

手少阴心经的脉络，起源于心脏，由心中涌出，向下过横膈膜，连络于小肠脏腑。另一条支脉，从心系的脉络向上，沿咽喉两旁挟行，上行至目系，与眼睛内连络于脑的脉络相连；还有一直行经脉，由心中涌出，上行至肺，从腋下行出，循臂内侧的后缘，到手太阴经和手厥阴经的后面，行至肘内，再沿着前臂内侧的后缘，到掌后小指内侧的高骨端，进入手掌内侧后缘，再沿小拇指内侧到达小指的前端，与手太阳小肠经相接。这就是手太阴心经的脉络。

手少阴心经被外邪侵入，会出现头痛、喉咙干燥、口渴难忍的症状，这就是臂厥。手少阴心经上的腧穴，主治由心脏引发的病变。如目黄，上下臂的内侧后缘处疼痛、寒冷，胁肋作痛，掌心发热、灼痛等。治疗以上病症，属寒证的用留针法，属热证的用疾刺法；属经气不足的用补法，属经气亢盛的用泻法；对于脉虚而下陷的疾病，当用灸法。而治疗既不属于经气过盛，也不属于经气不足，只是经气失调的，应从本经取治。以上各种病症中，如经气虚弱，寸口脉就比人迎脉小；如经气亢盛，则寸口脉比人迎脉大两倍。

手太阳小肠经

小肠的经脉，为手太阳经。此经脉起于手小拇指的末端，沿手外侧的后缘运行，向上至腕部，而后出于腕后小拇指侧的高骨，再沿前臂骨的下缘，从肘后内侧两筋的中间流出，再沿上臂外侧后缘，从肩后骨缝中流出，又从肩胛后绕出，在肩上部位交会并进入缺盆，深入体内与心脏相联络，而后沿食管下行，穿过横膈膜，到达胃部，最后下行连络于小肠；另一条支脉，由缺盆沿头颈向上，抵达面颊，流至眼外角，再回到耳内；还有一条支脉，由面颊别入眼眶下方到达鼻部，再至内眼角，斜行并络于颧骨，与足太阳膀胱经连结。

此处外邪侵入，就会导致下颌部肿、头颈不能转动、咽喉痛、肩痛像裂开一样、臂痛好似折断等症状。手太阳小肠经上的腧穴，主治由水

手太阳小肠经

此经脉主要分布于上肢外侧后缘。

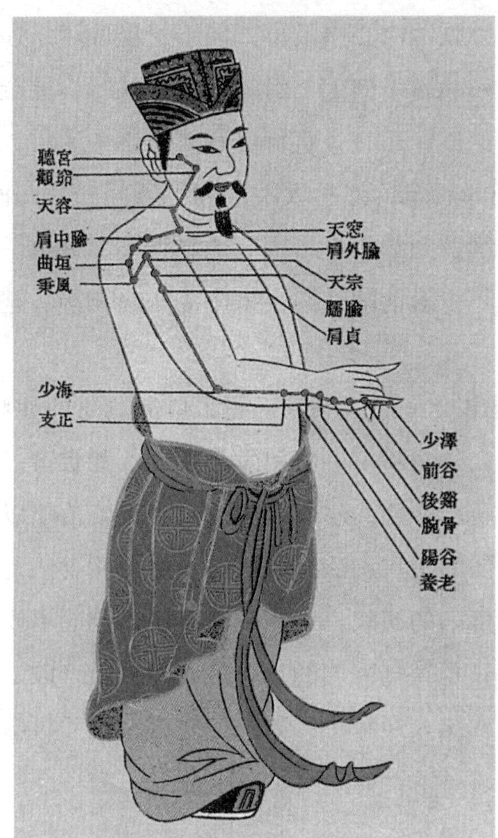

手太阳小肠经循行路线

此经脉起于手小拇指的末端，沿手外侧的后缘运行，向上至腕部，而后出于腕后小拇指侧的高骨，再沿前臂骨的下缘，从肘后内侧两筋的中间流出，再沿上臂外侧后缘，从肩后骨缝中流出，又从肩胛后绕出，在肩上部位交会并进入缺盆，深入体内与心脏相连络，而后沿食管下行，穿过横膈膜，到达胃部，最后下行连络于小肠。

手太阳小肠经歌谣

六小肠经手太阳，臂外后缘尺内详，
少泽小指外甲角，前谷泽后节前扬，
后溪握拳节后取，腕骨腕前骨陷当，
阳谷锐骨下陷取，养老转手髁空藏，
支正腕后上丘寸，小海肘内纹头襄，
肩贞胛下两筋解，臑俞臑后骨下方，
天宗大骨下陷取，秉风胛上骨边量，
曲垣胛上曲胛陷，陶道傍三外俞章，
大椎旁二中俞穴，天窗扶后大筋厢，
天容耳下曲颊后，颧髎面颊下廉乡，
听宫二穴归何处，耳小瓣前陷中央。

小肠经与病变

外邪病症

此处外邪侵入，就会导致下颌部肿、头颈不能转动、咽喉痛、肩痛像裂开一样、臂痛好似折断等症状。

该经主治的病变

主治由水液所引发的疾病，如目黄，耳聋，面颊肿胀，颈、肩、肘臂后端疼痛。

对于以上病症的治疗，属寒证的用留针法，属热证的用疾刺法；属经气过盛的用泻法，属经气缺乏的用补法；脉虚并下陷的用灸法。

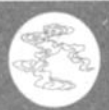

足太阳膀胱经

此经脉主要分布于腰背部及下肢外侧后缘。

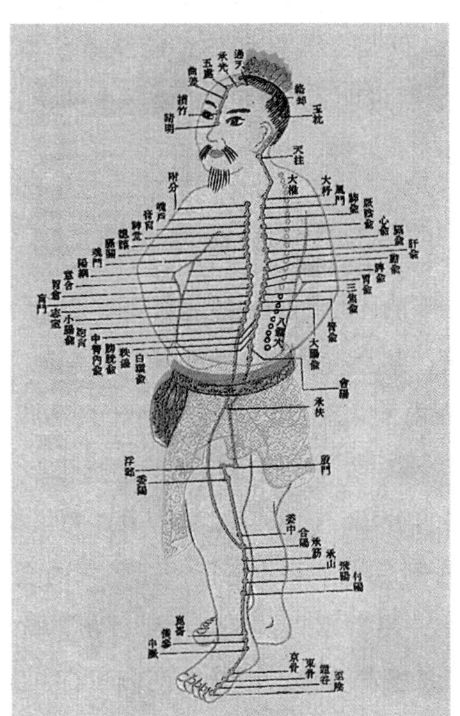

足太阳膀胱经循行路线

起于眼的内角，向上经过额部，交会于头顶；它的一条支脉，由头顶至耳上角；其直行经脉，由头顶深入脑髓，而后复出，向下行至颈项后面，至沿肩胛内侧，在脊柱两旁挟行，直达腰部，再沿脊柱旁深入腹内，与肾脏相连络，最后合并于本经所属的膀胱腑。

足太阳膀胱经歌谣

七足太阳膀胱经，目内眦角是睛明，
眉头陷中攒竹取，眉冲直上傍神庭，
曲差庭旁一寸半，五处直后上星平，
承光通天络却穴，后行俱是寸半程，
玉枕脑产旁寸三，入发三寸枕骨凭，
天柱项后大筋外，再下脊旁寸半循，
第一大杼二风门，三椎肺俞四厥阴，
心五督六膈俞七，九肝十胆仔细寻，
十一脾俞十二胃，十三三焦十四肾，
气海十五大肠六，七八关元小肠分，
十九膀胱廿中膂，廿一椎旁白环生，
上次中下四髎穴，荐骨两旁骨陷盈，
尾骨之旁会阴穴，第二侧线再细详，
以下夹脊开三寸，二三附分魄户当，
四椎膏肓神堂五，六譩譆七膈关藏，
第九魂门阳纲十，十一意舍二胃仓，
十三肓门四志室，十九胞肓廿秩边，
承扶臀下横纹取，殷门扶下六寸当，
委阳腘窝沿外侧，浮郄委阳一寸上，
委中膝腘纹中处，纹下二寸寻合阳，
承筋合下腓肠中，承山腨下分肉藏，
飞扬外踝上七寸，跗阳踝上三寸量，
昆仑外踝骨后陷，仆参跟下骨陷方，
踝下五分申脉是，墟后申前金门乡，
大骨外侧寻京骨，小趾本节束骨良，
通谷节前陷中好，至阴小趾不角巧，
六十七穴分三段，头后中外穴第找。

膀胱经与病变

外邪病症

足太阳膀胱经的经气异常的，会出现以下症状：气上冲，头痛，眼球疼痛得好像要脱出，颈项好像被牵拔似的僵硬疼痛，脊柱和腰部疼痛，就像折断了一样，髋关节无法屈曲，膝腘部麻木，如同被捆扎一般，小腿肚疼痛欲裂。

该经主治的病变

由于筋的异常所引发的疾病，如痉疾、痔疮、癫病、狂病、颈项疼痛，鼻流清涕或出血，目黄、流泪，项、背、腰、尾骶、脚都疼痛，足小趾僵直无法活动。

治疗以上病症，用疾刺法治疗热证，用留针法治疗寒证；应用泻法治疗经气亢盛，用补法治疗经气不足；用灸法治疗脉虚而下陷的疾病。

液所引发的疾病，如目黄、耳聋、面颊肿胀，颈、肩、肘臂后端疼痛。对于以上病症的治疗，属寒证的用留针法，属热证的用疾刺法；属经气过盛的用泻法，属经气缺乏的用补法；脉虚并下陷的用灸法。至于既不属于经气过盛，也不属于经气缺乏，仅是经气失调的，应从本经取治。此经受邪的病症中，如有经气亢盛，就说明人迎脉比寸口脉大两倍；如经气虚弱，就表明人迎脉比寸口脉小。

足太阳膀胱经

膀胱的经脉，为足太阳经，起于眼的内角，向上经过额部，交会于头顶；它的一条支脉，由头顶至耳上角；其直行经脉，由头顶深入脑髓，而后复出，向下行至颈项后面，沿肩胛内侧，在脊柱两旁挟行，直达腰部，再沿脊柱旁深入腹内，与肾脏相连络，最后合并于本经所属的膀胱腑。

另有一条支脉，从左右肩胛骨各自分出，向下穿过肩胛骨，再沿脊柱两侧，下行至髀枢部，而后沿大腿外侧后缘，继续下行，在膝弯内会合，然后通过小腿肚，从外踝骨后方流出，沿着京骨，流至小趾外侧的尖端，最后与足少阴肾经相接。还有一支，从腰部分出，沿脊柱两侧下行，穿过臀部，直入膝部的腘窝中。这是足太阳膀胱经的循行路线。

足太阳膀胱经的经气异常的，会出现以下症状，气上冲，头痛，眼球疼痛得好像要脱出，颈项好像被牵拔似的僵硬疼痛，脊柱和腰部疼痛，就像折断了一样，髋关节无法屈曲，膝腘部麻木，如同被捆扎一般，小腿肚疼痛欲裂，这是患了踝厥。足太阳膀胱经上的腧穴，主治由于筋的异常所引发的疾病，如疟疾、痔疮、癫病、狂病、囟与颈项疼痛，鼻流清涕或出血，目黄、流泪，项、背、腰、尾骶、腘、腨、脚都疼痛，足小趾僵直无法活动。治疗以上病症，用疾刺法治疗热证，用留针法治疗寒证；应用泻法治疗经气亢盛，用补法治疗经气不足；用灸法治疗脉虚而下陷的疾病。对于既不属于经气亢盛，也不属于经气缺乏，而是经气失调的，要从本经取治。若人迎脉比寸口脉大两倍，就是本经经气亢盛；若人迎脉比寸口脉小，则经气虚弱。

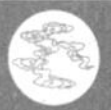

足少阴肾经

此经脉主要分布于胸腹和下肢内侧后缘。

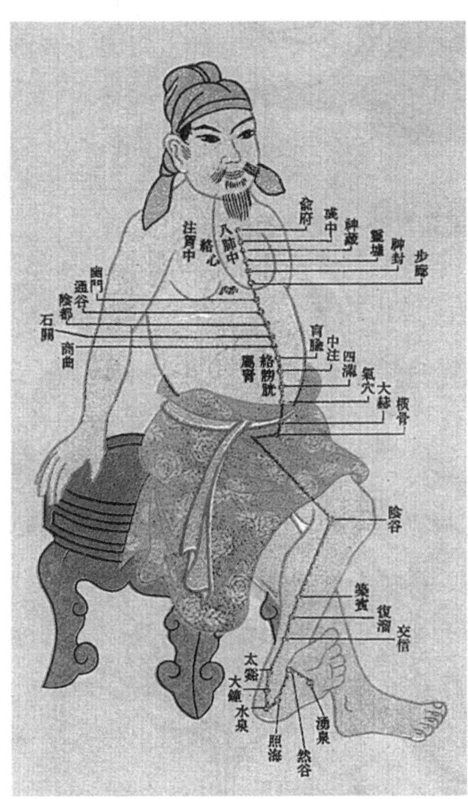

足少阴肾经循行路线

发源于足小趾下，斜行至足心部，从内踝前大骨的然谷穴流出，沿足内踝骨的后方下行，注入足跟，再上行至小腿肚内侧，从腘窝内侧流出，上行至股部内侧后缘，贯穿脊柱，归属于肾脏，与膀胱腑相连络。另一条直行的经脉，由肾脏向上行，穿过肝和横膈膜，到达肺脏内，再沿喉咙上行，最终归于舌根部。

肾经与病变

外邪病症

虽然饥饿却不想进食，容颜憔悴，面色黝黑而无光泽，喘息有呵声，咳唾带血，视物模糊，腹鸣如鼓，心绪不定，就好像被饥饿所困扰一样，坐下去就想站起，气虚不足，因而会时常心生恐惧，病发时，患者极度紧张畏惧，就好像有人来逮捕他似的。

该经主治的病变

舌干、口热、咽喉肿，气息上窜，喉咙干燥疼痛，心痛、心烦、下利、黄疸，脊股内侧后疼痛，脚软寒冷，身体疲倦、嗜睡，足心发热疼痛等。

治疗以上病症，寒证的用留针法，热证的用疾刺法；属经气缺乏的用补法，属经气过盛的用泻法；宜用灸法治疗脉虚而下陷的疾病。

足太阴肾经歌谣

八足少阴肾经属，内侧后缘足走腹，
足心凹陷是涌泉，大骨之下取然谷，
太溪内踝后陷中，照海踝下四分逐，
水泉跟下内侧边，大钟溪泉踵筋间，
复溜踝上二寸取，交信溜前五分骈，
踝上五寸寻筑宾，阴骨溪内两筋安，
上从中行开半寸，横骨平取曲骨沿，
大赫气穴并四满，中注肓俞亦相牵，
商曲又凭下脘取，后关阳都通谷言，
幽门适当巨阙侧，诸穴相距一寸连，
再从中行开二寸，六穴均在肋间隙，
步廊却近中庭中，神风灵墟神藏兼，
或中俞府平璇玑，相隔一肋仔细研。

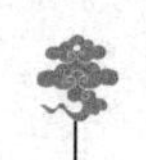

足少阴肾经

肾的经脉，为足少阴经，发源于足小趾下，斜行至足心部，从内踝前大骨的然谷穴流出，沿足内踝骨的后方下行，注入足跟，再上行至小腿肚内侧，从腘窝内侧流出，上行至股部内侧后缘，贯穿脊柱，归属于肾脏，与膀胱腑相连络。另一条直行的经脉，由肾脏向上行，穿过肝和横膈膜，到达肺脏内，再沿喉咙上行，最终归于舌根部；其支脉，从肺脏出发，与心脏相连络，而后注入胸内，与手厥阴经相连接。

足少阴肾经异常，就会出现虽然饥饿却不想进食，容颜憔悴，面色黝黑而无光泽，喘息有呵声，咳唾带血，视物模糊，腹鸣如鼓，心绪不定，就好像被饥饿所困扰一样，坐下去就想站起，气虚不足，因而会时常心生恐惧，病发时，患者极度紧张畏惧，就好像有人来逮捕他似的，这被称为“骨厥病”。

足少阴肾经上的腧穴，主治肾脏异常所引生的疾病，如舌干、口热、咽喉肿，气息上窜，喉咙干燥疼痛，心痛、心烦、下利、黄疸，脊股内侧后疼痛，脚软寒冷，身体疲倦、嗜睡，足心发热疼痛等。治疗以上病症，寒证的用留针法，热证的用疾刺法；属经气缺乏的用补法，属经气过盛的用泻法；宜用灸法治疗脉虚而下陷的疾病。对于那些既不属于经气过盛，也不属于经气缺乏，只是经气失调的，要从本经取治。用灸法治疗时，要让患者多吃生肉和营养丰富的食物，还要令病患披散着头发，拄着粗大的拐杖，足穿重履散步。如寸口脉比人迎脉小，就是经气虚弱；若寸口脉比人迎脉大两倍，就是本经经气亢盛。

手厥阴心包经

心包经脉，是手厥阴的经络。它起源于胸中，从心包络出发，向下穿过膈膜，而后依次经过并连络胸腹的上中下三部分；另有一条支脉，从胸中出发，横出于胁下，当腋中下三寸处上行到腋窝，再沿着上臂内侧下行，从手太阴经与手少阴经的中间进入肘中，然后沿前臂两筋之间进入掌中，经中指到尖端。它的另一条支脉，从掌内沿无名指直达尖端，与手少阳经相连接。

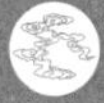

手厥阴心包经

此经脉主要分布于上肢内侧中线。

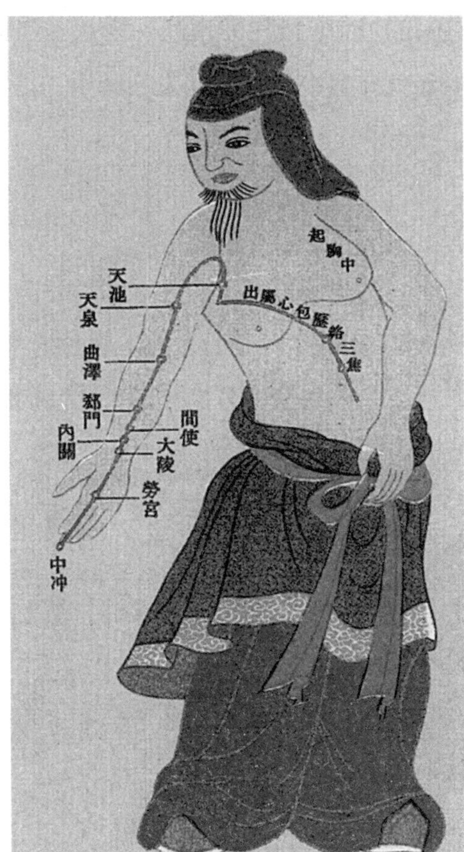

手厥阴心包经循行路线

它起源于胸中，从心包络出发，向下穿过膈膜，而后依次经过并连络胸腹的上中下三部分；另有一条支脉，从胸中出发，横出于胁下，当腋中下三寸处上行到腋窝，再沿着上臂内侧下行，从手太阴经与手少阴经的中间进入肘中，然后沿前臂两筋之间进入掌中，经中指到尖端。

手厥阴心包经歌谣

九心包经手厥阴，臂内中线诸穴匀，
天池乳后旁一寸，天泉腋下二寸循，
曲泽肘内横纹上，郄门去腕五寸寻，
间使腕后方三寸，内关掌后二寸停，
掌后横纹大陵在，两骨之间陷中扪，
劳宫屈指掌心取，中指末端中冲生。

心包经与病变

外邪病症

腋部肿，胸胁胀满，心动过速，面赤，眼黄等。

该经主治的病变

1. 手厥阴心包经上的腧穴，主治由脉所引发的疾病，如心痛、心烦、掌心发热等。
2. 对于既不属于经气亢盛，也不属于经气不足，而是经气失调的，要从本经取治。

对于以上病症，凡是属寒证的用留针法，属热证的用疾刺法；属经气不足的用补法，属经气亢盛的用泻法；用灸法治疗脉虚而下陷的病症。

手厥阴心包经上的腧穴，主治由脉所引发的疾病，如心痛、心烦、掌心发热等。对于以上病症，凡是属寒证的用留针法，属热证的用疾刺法；属经气不足的用补法，属经气亢盛的用泻法；用灸法治疗脉虚而下陷的病症。对于既不属于经气亢盛，也不属于经气不足，而是经气失调的，要从本经取治。寸口脉比人迎脉大一倍的，是本经经气亢盛；寸口脉比人迎脉小，是本经经气虚弱。

手少阳三焦经

三焦的经脉，为手少阳经，它从无名指的指端出发，沿无名指的外侧上行，经过手背，行至手腕，并从前臂外侧两骨的中间流出，向上穿过肘部，沿着上臂外侧到达肩部，交出足少阳胆经后，入缺盆，分布在两乳之间的膻中穴，与心包络相连，再向下穿过横膈膜，依次归属于上、中、下三焦；其支脉，从膻中上行，出于缺盆，绕过颈项，连接到耳后，直出于耳上角，再环曲下行，绕颊部到眼眶下。

它的另一条支脉，由耳后进入耳中，再出耳前，经客主人穴前，与上条支脉会合于面颊，再通过眼外角，与足少阳胆经相接。

手少阳三焦经异常，就会出现耳聋、失聪、喉咙肿痛、喉痹。手少阳三焦经上的腧穴，主治由气所引发的疾病，如眼外角痛、颊痛、汗自出，耳后、肩、上臂、肘的外缘等处疼痛，无名指不能活动等。

这些病症，属寒证的用留针法，属热证的用疾刺法；属经气不足的用补法，属于经气亢盛的用泻法；对于脉虚而下陷的病症，宜用灸法。对于既不属于经气亢盛，也不属于经气不足，而只是经气失调的疾病，应从本经取治。由本经所致的各种病症中，如经气虚弱，则人迎脉比寸口脉小；如经气亢盛，则人迎脉比寸口脉大一倍。

足少阳胆经

胆的经脉，为足少阳经，起于眼外角，上行至头角，再向下至耳后，沿着颈部，流到手少阳三焦经的前面，再行至肩上，而后交叉到手少阳三焦经后，进入缺盆；其支脉，由耳后进入耳内，再流出，行至耳前，最终到达眼外角的后方；它的另一条支脉，由眼外角分出，向下行至大迎穴处，与手

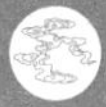

手少阳三焦经

此经脉主要分布于上肢外侧中线。

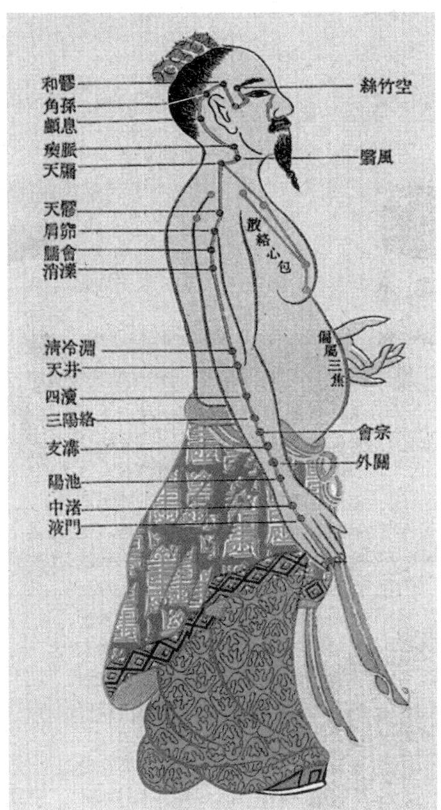

手少阳三焦经循行路线

它从无名指的指端出发，沿无名指的外侧上行，经过手背，行至手腕，并从前臂外侧两骨的中间流出，向上穿过肘部，沿着上臂外侧到达肩部，交出足少阳胆经后，入缺盆，分布在两乳之间的膻中穴，与心包络相连，再向下穿过横膈膜，依次归属于上、中、下三焦；其支脉，从膻中上行，出于缺盆，绕过颈项，连接到耳后，直出于耳上角，再环曲下行，绕颊部到眼眶下。

手少阳三焦经歌谣

十手少阳属三焦，臂外中线头侧绕，
关冲无名指甲外，液门节前指缝邀，
中渚液门上一寸，阳池腕表横纹遭，
腕后二寸取外关，支沟腕后三寸安，
会宗沟外横纹遭，三阳络在四寸间，
肘前三寸称四渎，肘后一寸天井酌，
肘后二寸清冷渊，渊臑之间取消泺，
臑会肩端下三寸，肩髃后一肩髎寻，
天髎肩井后一寸，天牖容后完下扪，
耳垂后陷翳风讨，契脉耳后青络找，
颅息亦在青络上，角孙耳上发际标，
耳门耳前缺陷处，和髎耳前锐发交，
欲和丝竹空何在，眼眶外缘上眉稍。

三焦经与病变

外邪病症

手少阳三焦经异常，会出现耳聋、失聪、喉咙肿痛、喉痹。

该经主治的病变

主治由气所引发的疾病，如眼外角痛、颊痛、汗自出，耳后、肩、上臂、肘的外缘等处疼痛，无名指不能活动等。

这些病症，属寒证的用留针法，属热证的用疾刺法；属经气不足的用补法，属经气亢盛的用泻法；对于脉虚而陷下的病症，宜用灸法。

足少阳胆经

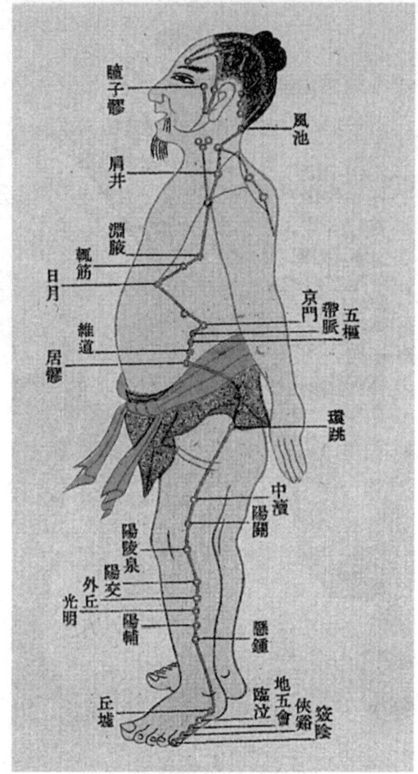

此经脉主要分布于下肢外侧中线、侧胸腹及侧头面。

足少阳胆经循行路线

起于眼外角，上行至头角，再向下至耳后，沿着颈部，流到手少阳三焦经的前面，再行至肩上，而后交叉到手少阳三焦经后，进入缺盆；其支脉，由耳后进入耳内，再流出，行至耳前，最终到达眼外角的后方。

足少阳胆经歌谣

十一胆经足少阳，从头走足行身旁，
外眦五分瞳子髎，听会耳前珠陷详，
上关上行一寸是，内斜曲角颔厌当，
悬颅悬厘近头维，相距半寸君勿忘，
曲鬓耳前发际标，入发寸半率谷交，
天冲率后斜五分，浮白冲下一寸绕，
窍阴穴在枕骨上，完骨耳后发际好，
本神神庭三寸旁，阳白眉上一寸量，
入发五分头临泣，庭维之间取之良，
目窗正营及承灵，相距寸半脑空绍，
风池耳后发际陷，颅底筋外有陷凹，
肩井缺盆上寸半，渊腋腋下三寸从，
辄筋腋前横一寸，日月乳下三肋逢，
京门十二肋骨端，带脉髂上腰间现，
五枢髂上上棘前，略下五分维道见，
居髎维后斜三寸，环跳髀枢陷中间，
风市垂手中指等，中渎膝上丘寸陈，
阳关陵上膝髌外，腓骨头前阳陵泉，
阳交外踝上七寸，外丘踝上七寸云，
二穴相平堪比较，交前丘后距五分，
光明踝五阳辅四，踝上三寸悬钟寻，
踝前陷中丘墟闻，临泣四趾本节扪，
临下五分地五会，本节之前侠溪匀，
四趾外端足窍阴，四十四穴仔细吟。

胆经与病变

外邪病症

若有外邪侵入，就会出现时常叹息、口中苦、胸肋疼痛、身体僵直，甚至面色发灰黯淡、肌肤没有光泽，足外侧发热等症状，这被称为“阳厥”。

该经主治的病变

主治由骨所引发的病症，如额角、眼外角、下颌疼痛，缺盆中又肿又痛，腋下肿胀，出汗、寒战、疟疾，胸、胁、髀、膝等部位的外侧，直到胫骨、绝骨、外踝前以及诸关节都痛，足第四趾无法伸展。

对于以上病症的治疗，属于寒证的用留针法，属热证的用疾刺法；属于经气不足的用补法，属于经气亢盛应用泻法；用灸法治疗脉虚而下陷的疾病。

少阳三焦经相合，行至眼眶下部，再从颊车下行至颈，与前一支脉在缺盆相会合，而后下行到胸中，穿过横膈膜，再与本经互为表里的肝脏相连络，同时，与胆腑相连接，此后再沿胁部之中，经过气街，绕过阴毛，横入大腿环跳部；它的直行经脉，由缺盆往下，向腋部行走，再沿胸部经过季肋，与前一条支脉在大腿的环跳部会合，再从大腿外侧，下至膝外，下入外辅骨之前，然后一直向下注入外踝上骨的凹陷处，又在外踝前涌出，而后沿着足背，入足小趾与第四趾中间；另一支脉，由足背别行而出，进入足之大趾与次趾的骨缝，到足大趾外侧的前端，再回环，穿过足大趾爪甲后的毫毛部分，与足厥阴经相接。

此处若有外邪侵入，就会出现时常叹息、口中苦、胸肋疼痛、身体僵直，甚至面色发灰黯淡、肌肤没有光泽、足外侧发热等症状，这被称为"阳厥"。

足少阳胆经上的腧穴，主治由骨所引发的病症，如额角、眼外角、下颌疼痛，缺盆中又肿又痛，腋下肿胀，颈腋部淋巴结结核，出汗、寒战、疟疾，胸、胁、髀、膝等部位的外侧，直到胫骨、绝骨、外踝前以及诸关节都痛，足第四趾无法伸展。对于以上病症的治疗，属于寒证的用留针法，属热证的用疾刺法；属于经气不足的用补法，属于经气亢盛的用泻法；用灸法治疗脉虚而下陷的疾病。对于那些既不属于经气亢盛，也不属于经气不足，而只是经气失调的，可从本经取治。如果人迎脉反比寸口脉小，是本经经气虚弱；若人迎脉比寸口脉大一倍，就是本经经气亢盛。

足厥阴肝经

肝的经脉，为足厥阴经，它起源于足大趾趾甲后方毫毛的边缘，上沿足背，到达内踝前一寸，至踝骨上八寸，交会于足太阴脾经之后，上行至膝盖弯曲处的内侧，又沿大腿的内侧，进入阴毛中，而后再环绕阴器上行至小腹，在胃的两旁挟行，连属于本经所属的肝脏，而后再与本经相表里的胆腑相连络，向上穿过横膈膜，散布于胁肋部，再沿喉咙后侧，进入鼻后孔；再上行，与眼球连络于脑的脉络处，再与督脉在头顶的百会穴相合；另一条支脉，由肝脏别出，过横膈膜，再向上行，注入肺脏，与手太阴肺经相接；还有一支脉，从眼球连络于脑的脉络处别出，向下，至面颊部内侧，在口唇内侧回环。

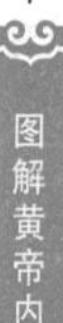

足厥阴肝经

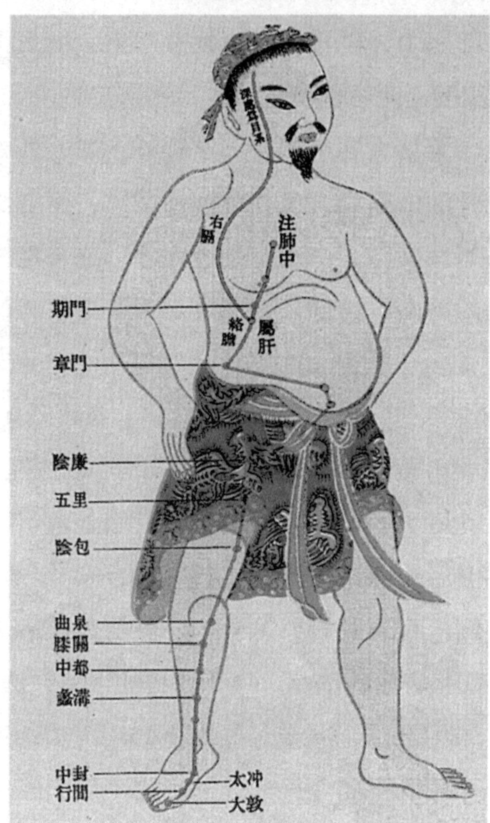

此经脉主要分布于下肢内侧中线和侧胸腹。

足厥阴肝经循行路线

起源于足大趾趾甲后方毫毛的边缘，上沿足背，到达内踝前一寸，至踝骨上八寸，交会于足太阴脾经之后，上行至膝盖弯曲处的内侧，又沿大腿的内侧，进入阴毛中，而后再环绕阴器上行至小腹，在胃的两旁挟行，连属于本经所属的肝脏，而后再与本经相表里的胆腑相连络，向上穿过横膈膜，散布于胁肋部，再沿喉咙后侧，进入鼻后孔；再上行，与眼球连络于脑的脉络处，再与督脉在头顶的百会穴相合。

足厥阴肝经歌谣

十二肝经足厥阴，前内侧线穴细分，
大敦拇趾三分处，行间大次趾缝寻，
太冲本节后寸半，踝前一寸中封停，
踝上五寸蠡沟是，中都踝上七寸循，
膝关犊鼻下二寸，曲泉曲膝尽横纹，
阴包膝上方四寸，五里股里内动脉，
阴廉恰在鼠蹊下，急脉阴旁二五真，
十一肋端章门是，乳下二肋寻期门。

肝经与病变

外邪病症

如果足厥阴肝经的经气异常，就会出现身体僵硬、腹痛，男子会阴囊肿大，妇女则小腹肿胀、面色灰暗、容颜憔悴、咽喉发干。

该经主治的病变

足厥阴肝经上的输穴，主治由肝脏所引发的疾病，如胸闷气满、呕吐气逆、腹泻、遗尿或小便不通等。

上述病症进行治疗时，对属于寒证的用留针法，属热证的用疾刺法；属于经气不足的用补法，属于经气亢盛的用泻法。

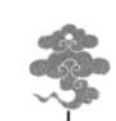

如果足厥阴肝经的经气异常，就会出现身体僵硬、腹痛，男子会阴囊肿大，妇女则小腹肿胀、面色灰暗、容颜憔悴、咽喉发干。足厥阴肝经上的输穴，主治由肝脏所引发的疾病，如胸闷气满、呕吐气逆、腹泻，小肠坠入阴囊并时上时下，遗尿或小便不通等。上述病症进行治疗时，对属于寒证的用留针法，属热证的用疾刺法；属于经气不足的用补法，属于经气亢盛的用泻法；那些既不属于经气亢盛，也不属于经气不足，而是经气失调的，可从本经取治。寸口脉比人迎脉小，是本经经气虚弱；寸口脉比人迎脉大一倍，是本经经气亢盛。

脉气衰竭

如果手太阴肺经的经气断绝，就会使人皮毛焦枯。这是因为手太阴肺经是主行气，以滋养皮毛的，所以，如果其经气不顺畅，就会使人皮毛干枯，这就是津液耗损的表现。津液耗损会伤害肌肤的表层，从而使指甲干枯，如果毛发脱落，就表明气已经断绝了。这种病，每到丙日就会变得笃重，而每逢丁日就会致人死亡。这是肺在五行中属金，丙丁属火，火能胜金的缘故。

如果手少阴心经的脉气衰竭，它的脉道运行就不通畅。脉道运行不通畅，血液就不会在全身上下循环；血不循环，就会导致头发干枯、面部黑瘦没有光泽，这就证明血脉已经先死了。这种病，逢壬日会笃重，每逢癸日就会致人死亡。这是心在五行中属火，壬癸属水，水能胜火的缘故。

如果足太阴脾经的脉气衰竭，经脉就不能滋养润泽肌肉。唇舌是肌肉的根本，经脉不能滋养肌肉，就会使肌肉松弛，从而导致舌体萎缩、人中部肿胀；而人中部肿胀，会导致口唇外翻，口唇外翻就是肌肉先死的表现。这种病，逢甲日会变得危重，逢乙日会致人死亡。这是脾在五行中属土，而甲乙属木，木能胜土的缘故。

如果足少阴肾经的脉气衰竭，就会出现骨骼枯槁的病象。因为足少阴肾经是属于冬的气脉，循行于人体内部而濡润骨髓。如果骨髓得不到濡养，就会使肌肉与骨相分离，从而使肌肉松软短缩而不能依附于骨骼；骨骼和肌肉不相依附，肌肉就会变得松软；肌肉松软萎缩，就会使牙齿变长并积满污垢，头发失去光泽；头发黯淡无光，则说明骨骼已经先行衰败。这种病，逢

戊日生病笃重，到了第二天己日便会使人死亡。这是肾在五行中属水，戊己属土，而土能胜水的缘故。

如果足厥阴肝经的脉气衰竭，就会使筋脉挛急。这是因为足厥阴经是属于肝脏的经脉，肝主筋，肝与筋相配合。经筋聚合在阴器，并向上与舌根相联系。如果足厥阴肝经的经气衰竭，就会使筋拘急；筋拘急就会牵引卵、阴囊上缩。所以，口唇发青，舌头上卷，卵及阴囊收缩，就是筋先衰竭致死的征兆。这种病，逢庚日生病就危重，逢辛日便会致人死亡。这是肝在五行中属木，庚辛属金，而金能胜木的缘故。

危险症状

如果五脏的阴经脉气都衰竭了，就会转变眼球内连于脑的络脉的功能，从而使目睛上翻、双目晕眩，这是神志先死亡的表现；神志既然败绝，那么人最多会在一天半内死亡。若六腑阳经的脉气都衰竭了，就会使阴阳分离；而阴阳分离，则皮肤腠理松弛，精气外泄，就必然出现大如串珠、凝而不流的绝汗。倘若早上出现这种症状，则当夜必死；在夜间出现，则次日早上必死。

十二经脉，都是隐伏在体内而通行于骨肉之间的，由于其在身体内潜行，所以往往深不可视。只有足太阴脾经在经过外踝之上的部位，无所隐蔽。凡是浮于浅表而经常可以看到的，都是络脉。在手足六经的络脉中，以阳明、少阳二经较大，分别起于手的五指之间，向上合于肘中。饮酒的人，卫气行于皮肤，先充溢于络脉，使络脉满盛。在卫气平均之后，营气才会满盛，从而使经脉充盛。如果经脉突然充盛，就表明有邪气留在经脉之中，邪气聚而不动，就可以化热；如果络脉不显坚实，就说明邪气已深陷在经脉中，并且经气已虚空，这种情况非同一般。于是就可知道是哪条经脉受邪而发生异常了。

经脉和络脉

雷公问：怎样才能知道经脉和络脉的差异呢？黄帝说：因为经脉在通常情况下是看不到的，它有了虚实变化的情况，可以从气口脉诊察得知，所以，凡是能看到的，都是络脉。雷公说：为什么会有这种区别呢？

黄帝说：所有的络脉，都不经过大的骨节之间，因此在行走到大骨节部位时，络脉只能在经脉不到的间隙出入。从皮表出来之后，越过大关节，

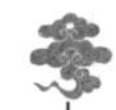

然后与皮肤的浮络相会合。所以为各络脉进行针灸时，必须刺中它的血脉聚结处。如果血聚很多，即使血没有聚结，也应该疾刺，从而泻去邪气，放出瘀血。如果把瘀血留在体内，就会导致麻木之症。

凡是察看络脉病变，如络脉色青，就是寒邪产生的疼痛；如络脉色赤，就是热证。胃里有寒，则手鱼际部的络脉多呈现青色；胃里有热，那么鱼际部的络脉就会出现赤色。

如鱼际部络脉出现黑色，则表明病人患有久治不愈的痹证。如果同时呈现赤、黑、青三色，则是寒热错杂的病证。针刺治疗寒热病时，应多刺血络，且隔日一刺，直至泻尽瘀血，同时，还要审察病症的虚实。如络脉色青而脉象短小，是气虚证，其气甚少的，若用泻法治疗，就会使病人心中烦乱，不能自持而跌倒，以致不能言语。对这种病人，应赶快将他扶起坐下，再施以急救。

别出络脉之一

手太阴肺经的别出络脉，其起点为列缺穴。它起于手腕上的分肉之间，与手太阴经经脉并行，直入手掌内侧，散布于手的鱼际处。如此络脉发生实证病变，腕上的高骨和手掌就会出现发热的症状；如果发生虚证，就会打呵欠，小便失禁或尿频。对于以上病症的治疗，可取腕后一寸半的列缺穴进行针刺。本络由此另出，与手阳明大肠经的经脉相联系。

手少阴心经的别出络脉，其起点为通里穴。它起于腕上一寸处，别出而向上行，沿本经进入心中，然后再向上连络于舌根，并连属于目系。如果通里穴发生实证病变，胸膈就会支撑不舒；是虚证的，就不能言语。对于这种病症的治疗，应取腕后一寸的通里穴。这条脉络是手少阴连络于手太阳小肠经的主要通道。

手厥阴心包经的别出络脉，其起点为内关穴。它起于腕上二寸处，由两筋中间别出，并沿本经经脉向上运行，系于心包络，与心系相连络。如内关穴发生病变，属实证的，会出现心痛的症状；属虚证的，会有心烦意乱的现象。治疗这些疾病，应取腕上二寸处两筋间的内关穴。

手太阳小肠经的别出络脉，其起点为支正穴。它起于腕上五寸处，入注于手少阴心经；其一条别出络脉，向上过肘部，连络于肩髃穴处。倘若支正穴发生病变，是实证的，会出现骨节弛缓的症状，且肘部麻痹不能转

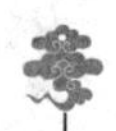

别出络脉

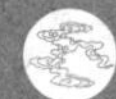

主要经脉还有一些别出络脉，也可以治疗相关疾病。

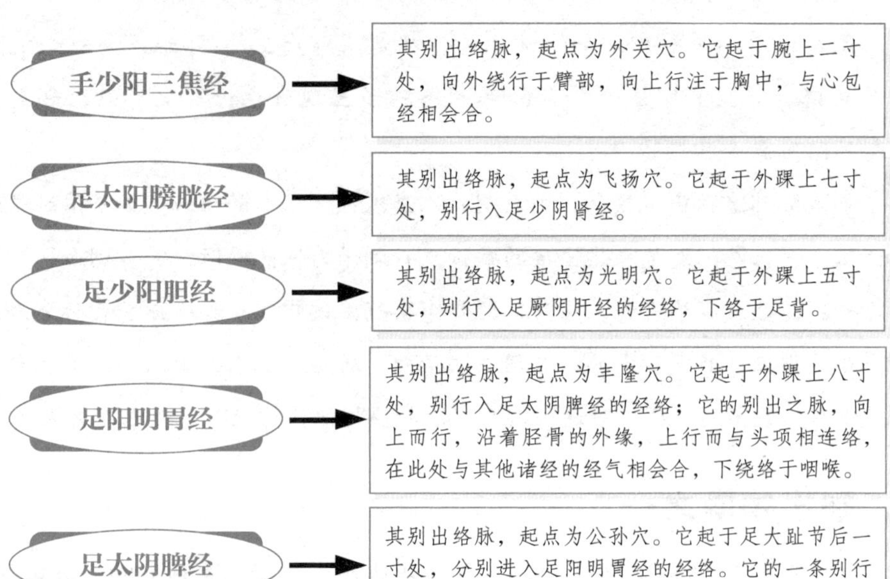

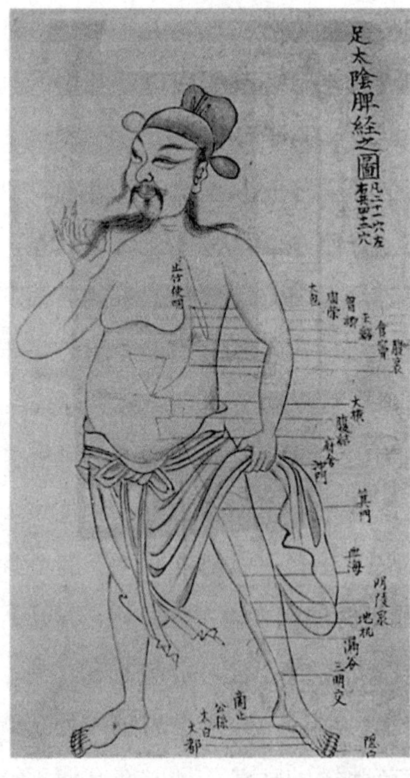

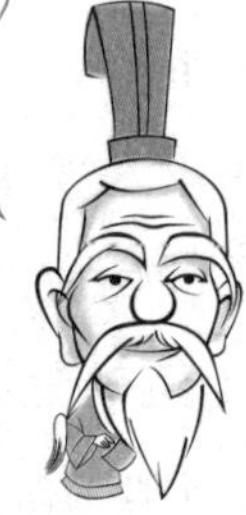

凌门传授铜人指穴

清乾隆　佚名　中国中医研究院图书馆藏

此图是手绘十四经穴图中的一张，十四经穴图实际上是一种以表现经穴为主，兼及经络内容的综合图。十四经穴图如果按传承关系分，主要可分为《十四经发挥》系统、《针灸聚英》系统和《类经图翼》系统。

侧；是虚证的，会生出赘疣，小的就像手指间的痂疥一样。对这些疾病，应取本经的支正穴。

手阳明大肠经的别出络脉，其起点为偏历穴。它起于腕上三寸处，别行注入手太阴经。

其别出络脉，沿臂上肩髃，再上行至曲颊，而后斜行至牙根部；还有一别出脉络，向上行入耳中，与主要络脉相会合。如果发生病变，是实证的，会出现龋齿、耳聋的病变；是虚证的，就会牙齿发冷，膈间闭塞不通。

别出络脉之二

手少阳三焦经的别出络脉，其起点为外关穴。它起于腕上二寸处，向外绕行于臂部，向上行注于胸中，与心包经相会合。如果本经络发生病变，是实证的，会出现肘关节拘挛的症状；是虚证的，肘关节会有弛缓不收的情况。治疗以上疾病，应取治本经别出的外关穴进行治疗。

足太阳膀胱经的别出络脉，其起点为飞扬穴。它起于外踝上七寸处，别行入足少阴肾经。如果飞扬穴发生病变，是实证的，就会出现头背部疼痛、鼻塞不通的症状；是虚证的，会鼻流清涕或鼻出血。治疗以上疾病，应取治本经别出的飞扬穴。

足少阳胆经的别出络脉，其起点为光明穴。它起于外踝上五寸处，别行入足厥阴肝经的经络，下络于足背。如光明穴发生病变，是实证的，会出现厥逆的症状；是虚证的，就会下肢痿软无力，不能行走，坐而不能站立。治疗以上疾病，应取治本经别出的光明穴。

足阳明胃经的别出络脉，其起点为丰隆穴。它起于外踝上八寸处，别行入足太阴脾经的经络；它的别出之脉，向上而行，沿着胫骨的外缘，上行而与头项相连络，在此处与其他诸经的经气相会合，下绕络于咽喉。如本经络发生病变，其病气就会上逆，进而导致喉中肿胀闭塞、突然失音。在各种病情中，属于实证的，会神志失常，癫狂发作；属于虚证的，会导致两足弛缓不收、小腿肌肉枯萎。治疗以上疾病，应取治本经别出的丰隆穴。

足太阴脾经的别出络脉，其起点为公孙穴。它起于足大趾节后一寸处，别行入足阳明胃经的经络。它的一条别行脉，上行后入腹络于肠胃。如本经络发生病变，就会出现厥气上逆，从而导致霍乱。是实证的，腹中痛如刀割

一般；是虚证的，就会腹胀如鼓。治疗以上疾病，应取治本经别出的公孙穴。

别出络脉之三

足少阴肾经的别出络脉，其起点为大钟穴。它起于内踝之后，围绕足跟，流至足外踝侧，再别行进入足太阳膀胱经。其别出络脉，与本经向上的经脉相合并，行于心包络下，然后向外贯穿于腰脊之间。如本经络发生病变，会出现气逆烦闷的症状。是实证的，大小便不通；是虚证的，则会腰痛。治疗以上疾病，应取治本经的络穴大钟穴。

足厥阴肝经的别出络脉，其起点为蠡沟穴。它起于内踝上五寸处，分别进入足少阳胆经的络脉；它的一条别行络脉，经过胫部，向上行至睾丸处，在阴茎处聚集。如果蠡沟穴发生病变，则经气上逆，从而导致睾丸肿大，突发疝痛。是实证的，则阴茎易于勃起；是虚证的，阴部奇痒。治疗以上疾病，应取治本经别出的蠡沟穴。

任脉和督脉的别出络脉

任脉的别出络脉，其起点为尾翳穴。它起于鸠尾骨尖下，沿此穴下行，散于腹部。如本经络发生病变，是实证的，会感到腹部皮肤疼痛；是虚证的，会感到腹部皮肤作痒。治疗以上疾病，应取治本经别出的尾翳穴。

督脉的别出络脉，其起点为长强穴。沿此穴挟脊上行到颈部，散布在头顶之上，又向下行于肩胛两旁，别行进入足太阳膀胱经的经络，并深入贯穿脊膂。此经络发病时，是实证的，会出现脊柱强直而不能俯仰的症状；是虚证的，头部沉重。如果摇动患者头顶部，就会判断出挟脊之脉是否有病，应取治本经的长强穴进行治疗。

足太阴脾经别出的最大脉络，是大包穴。它起于渊腋穴下三寸处，散布于胸胁部。本经络发病时，是实证的，全身疼痛；是虚证的，全身关节松缓无力。这条络脉包藏所有经络的血，如有瘀血，应取治本经别出的大包穴。

以上十五络脉，属实证的，则血会壅塞于脉中而明显可见；属虚证的，则脉络下陷而不易见。如果不易观察到脉络，就应该在络脉的上下诸穴中寻找。因为每个人的经脉不同，所以络脉也有差异。

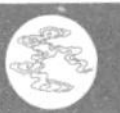

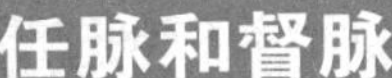

任脉和督脉

任脉和督脉与十二经统称为“十四经”。

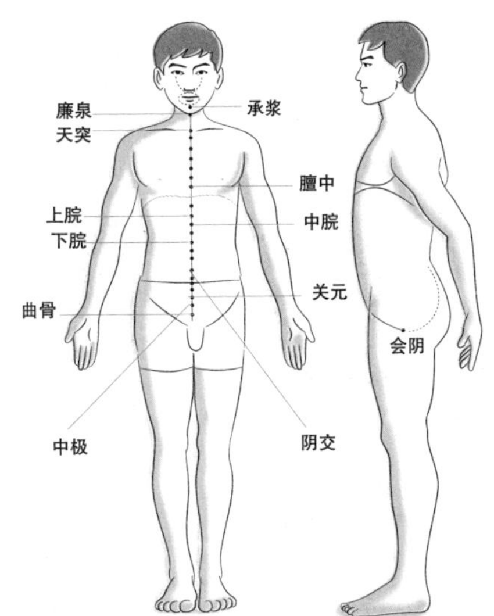

任脉

循　行：起于小腹内，下出会阴部，向上行于阴毛部，沿着腹内，向上经过关元等穴，到达咽喉部，再上行环绕口唇，经过面部，进入目眶下。

主要病候：疝气、带下、腹中结块等症。

交会腧穴：会阴、曲骨、中极、关元、阴交、下脘、中脘、上脘、天突、廉泉、承浆。

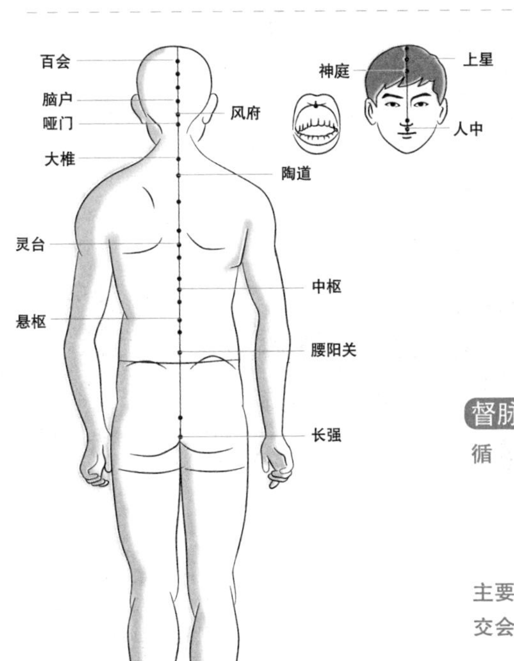

> 奇经八脉中的任脉和督脉，与十二经全称为“十四经”。十四经均具有一定的循行路线、病候和所属腧穴。

督脉

循　行：起于小腹内，下出于会阴部，向后行于脊柱的内部，上达项后风府，进入脑内，上行巅顶，沿前额下行至鼻柱。

主要病候：脊柱强痛、角弓反张等症。

交会腧穴：长强、陶道、大椎、哑门、风府、脑户、百会、水沟、神庭。

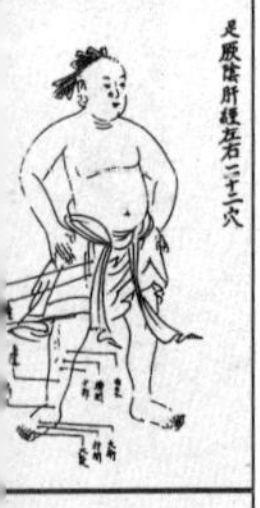

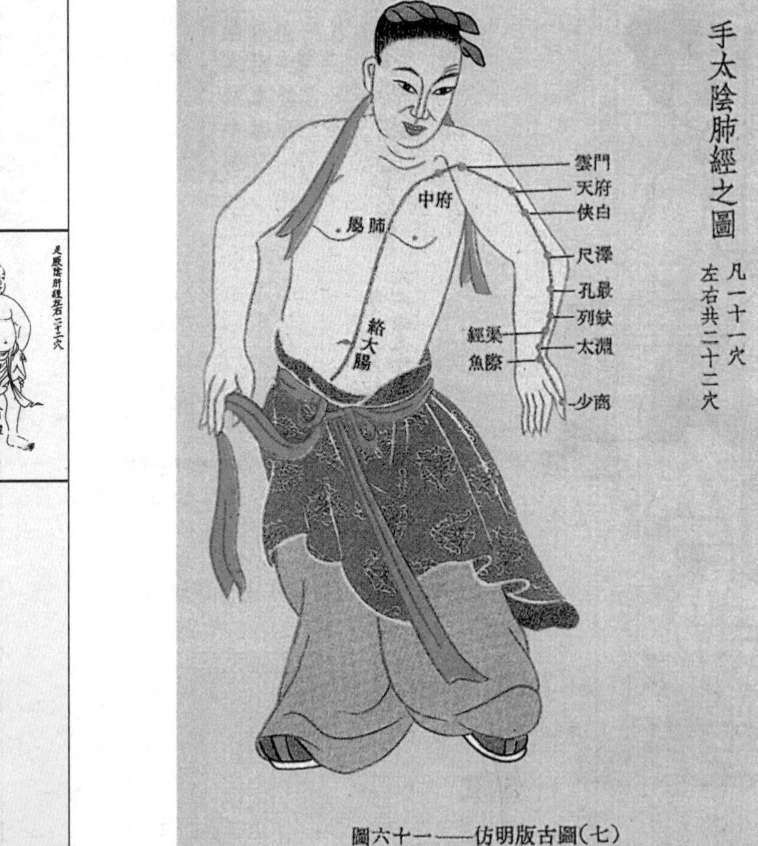

圖六十一——仿明版古圖(七)

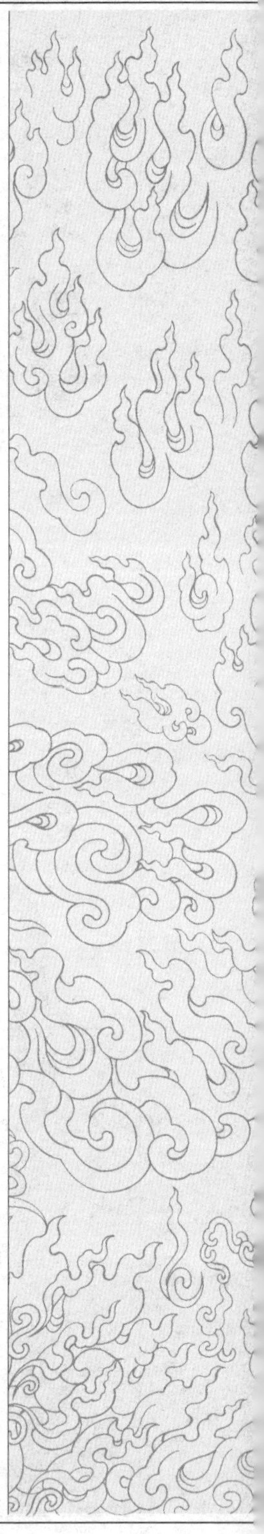

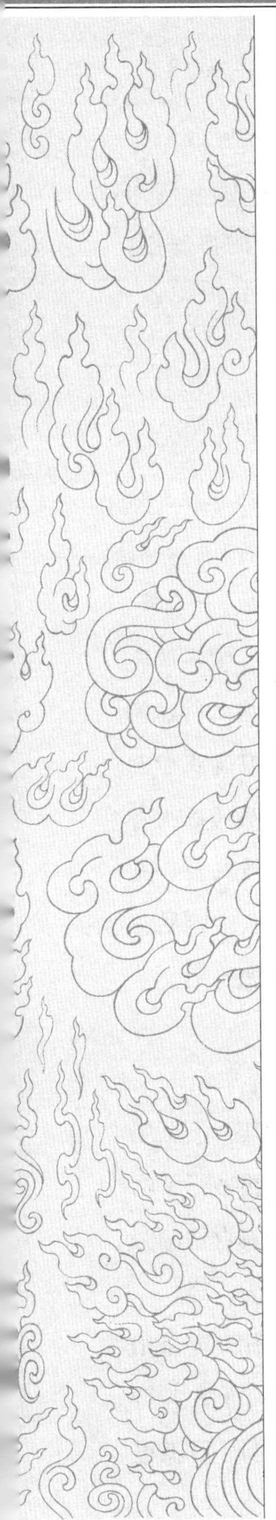

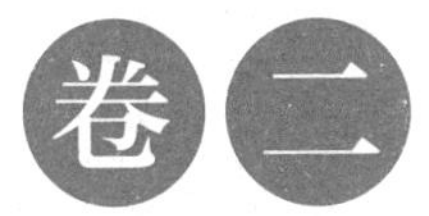

经脉

本卷介绍了人体的主要经脉，论述了人体经络的概念，并以阴阳理论把经脉划分为手足三阴三阳，宏观上阐述了四时阴阳与脉之虚实的关系，微观上论述了气血运行与脉象的关系，以及脉象与疾病、经脉针刺的要领等内容，同时论述了诊脉的各种方法。

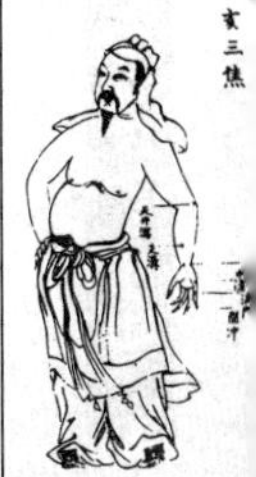

本卷内容提要

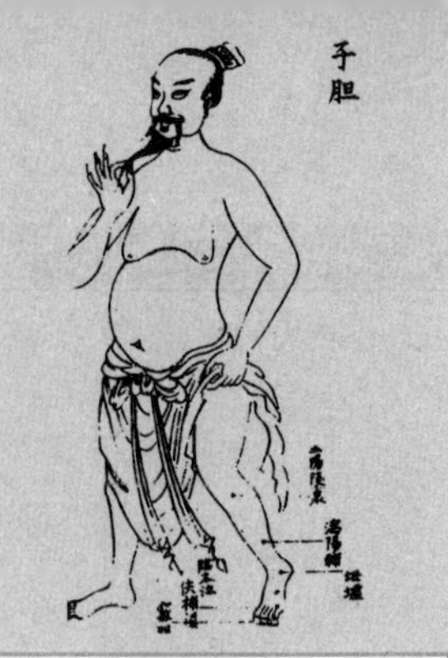

篇十一

经别

十二支脉的循行

本篇说明了人体的五脏六腑、十二经脉的阴阳属性，指出十二经脉在医学、临床应用上的重要性，具体说明了十二经脉正行、别行的出入离合情况。

五脏六腑与天道

黄帝问岐伯：我听说人之所以配合天道，是因为人体内有属阴的五脏，分别对应着五音、五色、五时、五味、五位；外有属阳的六腑，分别对应着六律，六律分六阴六阳，合于人体十二经，以对应时令的十二月、十二时辰、十二节、十二经水、十二时和十二经脉。这就是五脏六腑与天道相合的情况。十二经脉是人之所以生存，疾病之所以成形，人的疾病之所以能够治疗，疾病之所以能痊愈的重要原因。因此，初学医者必须从十二经脉学起，这也是学习者止于至善的地方。医术低劣的医生觉得经脉易学懂，往往忽视它；医术高明的医生却认为经脉难懂，而更加重视对它的学习。请问，经脉在人体内的分流及会合是怎样的？岐伯恭敬地行礼后说：您的发问很高明！这是医术低劣的医生容易忽略的地方，也是医术高明的医生潜心研究的问题，让我详尽地说给您听吧。

足太阳膀胱经的别行经脉

足太阳膀胱经的正经，还存在别行经脉，别行进入膝腘窝中；其一条至尾骨尽头下五寸处，再向上另行进入肛门，连属于本经所属的膀胱腑，再散行于两旁的肾脏，后沿脊柱内侧上行，至心脏分散而行；其直行的部分，沿着脊柱两旁的肌肉上行至项部，又连属于足太阳膀胱经本经经脉，从而使内外合为一经。

足少阴肾经别行的正经，到达膝腘窝中，别行一脉，与足太阳膀胱经相会合，又上行，到达肾脏，当十四椎处连属于带脉；其直行的从肾脏上行而系于舌根部；又向外沿颈部运行，与足太阳膀胱经相合，这是阴阳表里相配合，或者是诸多阴经的别经，然而也可以称为“正经”。

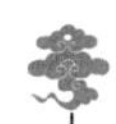

足少阳胆经的别行经脉

足少阳胆经别行的正经，绕大腿后进入阴毛，与足厥阴肝经相会合；其别出一脉入季肋之间，再沿着胸腔的内侧，在肝脏处分散而行，向上贯穿于心部，再向上挟行于咽喉的两侧，出于腮部面颊，到达下巴，又

五脏六腑与天道

四时循环图

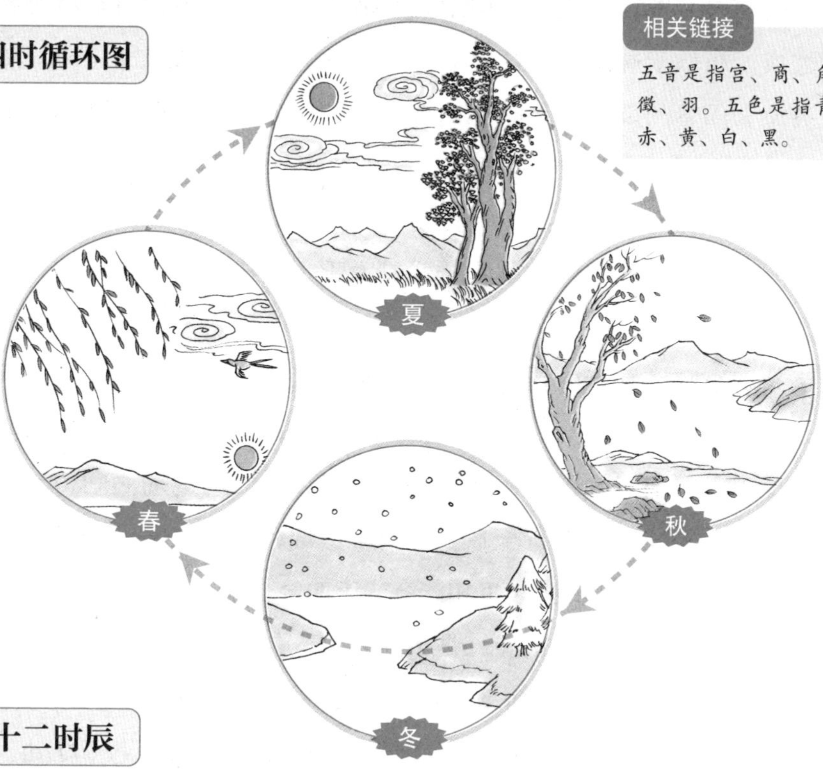

夏

秋

冬

春

相关链接

五音是指宫、商、角、徵、羽。五色是指青、赤、黄、白、黑。

十二时辰

人体十二经对应时令的十二月、十二时辰、十二节、十二经水、十二时和十二经脉。这就是五脏六腑与天道相合的情况。

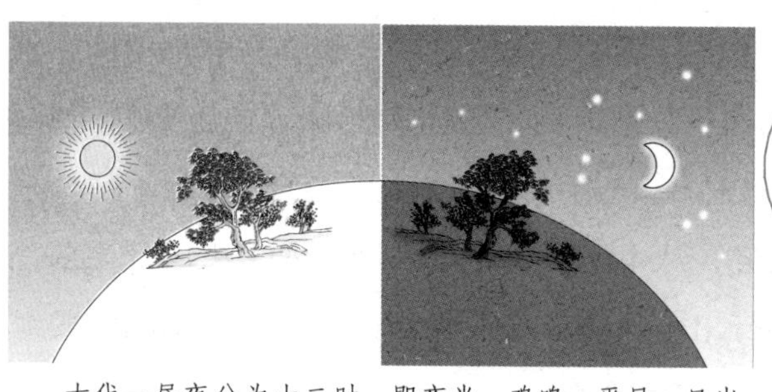

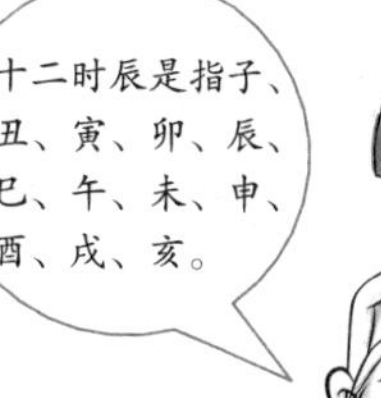

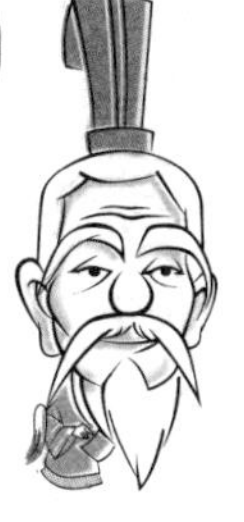

古代一昼夜分为十二时，即夜半、鸡鸣、平旦、日出、食时、隅中、日中、日昳、晡时、日入、黄昏、人定。

在面部分散开来，与眼球内连于脑的脉络相连，最后与足少阳胆经的本经在眼外角处会合。

其他经脉的别行经脉

足厥阴肝经别行的正经，由足背别行而出，向上至阴毛处，与足少阳胆经正经相合，与其另行的正经一齐循行，这就是阴阳表里相配合的第二会合。

足阳明胃经别行的正经，向上行至髀部，进入腹中，与本经所属的胃腑相连络，布散于脾脏，上通于心，再沿咽喉而行，从口部流出，然后上行至鼻梁和面骨的部位，与眼球内连于脑的脉络相连，再与足阳明本经相会合。

足太阴脾经别行的正经，上行至髀部，与足阳明胃经及其别行的正经相会合并一同上行，在咽喉部集结，贯入舌中，这是阴阳表里相配合的第三会合。

手太阳小肠经别行的正经，就像大地，属阴，自下而上循行，从肩后骨缝处别行于腋下，注入心脏，下行与本经所属的脏腑小肠腑相联系。

手少阴心经别行的正经，另行而入腋下渊腋穴的两筋之间，与本经所属的脏腑心脏相连，再上行至喉咙，出于面部，与手太阳小肠经的一条支脉在眼内角会合，这是阴阳表里相配合的第四会合。

手少阳三焦经别行的正经，是指起始于人体的最高处，属天，属阳的巅部，从巅部别行入缺盆，向下行入三焦腑，再布散于胸中。

手厥阴心包经别行的正经，从本经别行后，下行至腋下三寸处，进入胸中，别行并联系于三焦，再上沿喉咙，从耳后出行，与手少阳三焦经的经脉会合于完骨穴下方，这是阴阳表里相配合的第五会合。

手阳明大肠经别行的正经，从手上部上行，至侧胸与乳部中间，别行出于肩髃穴，再向上进入柱骨，然后向下行至大肠腑，向上归属于肺脏，再向上沿喉咙而行，由缺盆中出，与手阳明的本经相会合。

手太阴肺经别行的正经，从本经别出，行入渊腋穴手少阴经之前，进入肺脏，散行于大肠，上行出于缺盆，沿喉咙而行，再与手阳明大肠经相会合，这是阴阳表里相配合的第六会合。

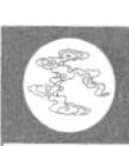

经脉的分流及会合

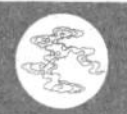

名称	循行位置走向
足太阳膀胱经	别行进入膝腘窝中；其一条至尾骨尽头下五寸处，再向上另行进入肛门，连属于本经所属的膀胱腑，再散行于两旁的肾脏，后沿脊柱内侧上行，至心脏分散而行
足少阴肾经	别行的正经，到达膝腘窝中，别行一脉，与足太阳膀胱经相会合，又上行，到达肾脏，当十四椎处连属于带脉；其直行的从肾脏上行而系于舌根部；又向外沿颈部运行，与足太阳膀胱经相合
足少阳胆经	别行的正经，绕大腿后进入阴毛，与足厥阴肝经相会合；其别出一脉入季肋之间，再沿着胸腔的内侧，在肝脏处分散而行，向上贯穿于心部，再向上挟行于咽喉的两侧，出于腮部面颊，到达下巴，又在面部分散开来，与眼球内连于脑的脉络相连，最后与足少阳胆经的本经在眼外角处会合
足厥阴肝经	别行的正经，由足背别行而出，向上至阴毛处，与足少阳胆经正经相合，与其另行的正经一齐循行，这就是阴阳表里相配合的第二会合
足阳明胃经	别行的正经，向上行至髀部，进入腹中，与本经所属的胃腑相连络，布散于脾脏，上通于心，再沿咽喉而行，从口部流出，然后上行至鼻梁和面骨的部位，与眼球内连于脑的脉络相连，再与足阳明本经相会合
足太阴脾经	别行的正经，上行至髀部，与足阳明胃经及其别行的正经相会合并一同上行，在咽喉部集结，贯入舌中，这是阴阳表里相配合的第三会合
手太阳小肠经	别行的正经，就像大地，属阴，自下而上循行，从肩后骨缝处别行于腋下，注入心脏，下行与本经所属的脏腑小肠腑相联系
手少阴心经	别行的正经，另行而入腋下渊腋穴的两筋之间，与本经所属的脏腑心脏相连，再上行至喉咙，出于面部，与手太阳小肠经的一条支脉在眼内角会合，这是阴阳表里相配合的第四会合
手少阳三焦经	别行的正经，是指起始于人体的最高处，属天，属阳的巅部，从巅部别行入缺盆，向下行入三焦腑，再布散于胸中
手厥阴心包经	别行的正经，从本经别行后，下行至腋下三寸处，进入胸中，别行并联系于三焦，再上沿喉咙，从耳后出行，与手少阳三焦经的经脉会合于完骨穴下方，这是阴阳表里相配合的第五会合
手阳明大肠经	别行的正经，从手上部上行，至侧胸与乳部中间，别行出于肩髃穴，再向上进入柱骨，然后向下行至大肠腑，向上归属于肺脏，再向上沿喉咙而行，由缺盆中出，与手阳明的本经相会合
手太阴肺经	别行的正经，从本经别出，行入渊腋穴手少阴经之前，进入肺脏，散行于大肠，上行出于缺盆，沿喉咙而行，再与手阳明大肠经相会合，这是阴阳表里相配合的第六会合

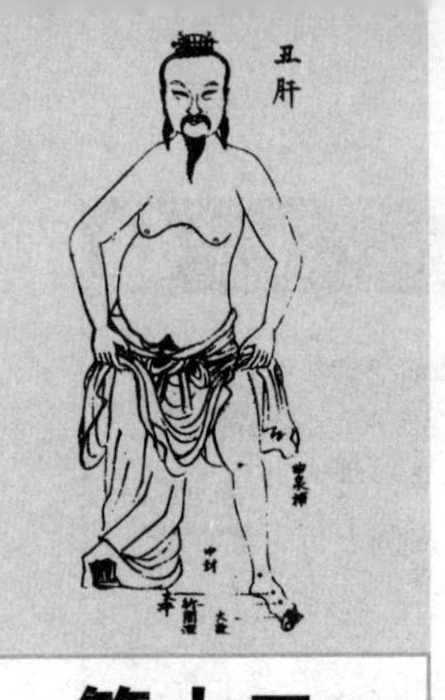

篇十二

经水

经脉与河流

本篇概述了中国的十二条河流与人体十二经脉、五脏六腑的相配合情况，说明了天人相应的中医原理，指出各经的针刺深浅与留针时间要根据病人来变化。

经脉与河流

黄帝问岐伯：人体的十二经脉，在外与大地的十二条河流相合，在内与人体的五脏六腑相连。十二条河流有大小、宽窄、深浅、远近的不同，五脏六腑也有形体大小、位置上下和容纳饮食多少的不同，那么两者之间是如何配合的呢？另外，十二条河流吸收地面上的水流而后在各处流通。五脏汇集神、气、魂、魄等而加以保藏。六腑吸收水谷而后自上向下传导运送，吸取水谷精气并散布于全身内外。因此，经脉受纳血液，从而营运全身。如果将二者相应地结合起来，对治疗具有怎样的作用呢？另外，您能具体谈谈治疗时，针刺的深浅，施灸次数的多少吗？

岐伯回答：您问得非常好。天至高，而难以计算；地至广，而难以测量。人生活在天地间，六合之内，这是天的高度、地的广度，不是人力所能度量出来的。人的八尺之身，有皮有肉，其高矮胖瘦，从外部可测量计算，通过切脉可获知其详细情况，即使死亡后，也可以通过解剖尸体观察其内部情况。其五脏的坚脆，六腑的大小，每一脏腑受纳水谷的多少，脉道的长短，血液的清浊，精气的多少，以及十二经脉是多血少气，还是多气少血；是气血皆多，还是气血皆少等，都有一定的参照标准。以针灸治疗，使各自调和各经的经气，本来就存在固定的常规，是与以上情况相对应的。

对应关系

黄帝说：您的话，听起来很畅快于耳，但仍不明了，希望您完全解读其中的道理。岐伯回答：这就是人之所以能够与天地阴阳相适应的原因，不可不明察。足太阳膀胱经在外与清水相配合，在内与膀胱本腑相连属，

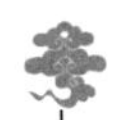

并与全身的水液运行经脉相通。足少阳胆经在外与渭水相配合，在内与胆腑相连属。足阳明胃经在外与海水相配合，在内连属于胃腑。足太阴脾经在外与湖水相配合，在内与脾脏相连属。足少阴肾经在外配合于汝水，在内与肾脏相连属。足厥阴肝经在外与渑水相配合，在内与肝脏相连属。手太阳小肠经在外与淮水相配合，在内与小肠相连属。手少阳三焦经在外与漯水相配合，在内与三焦本腑相连属。手阳明大肠经在外与江水相配合，在内与大肠本腑相连属。手太阴肺经在外与河水相配合，在内与肺脏相连属。手少阴心经在外与济水相配合，在内与心脏相连属。手厥阴心包经在

经脉与河流

人体的十二经脉，在外与大地的十二条河流相配合，在内与人体的五脏六腑相连属。十二条河流有大小、宽窄、深浅、远近的不同，五脏六腑也有形体大小、位置上下和容纳饮食多少的不同。

河流
经脉
足少阳胆经对应渭水
手厥阴心包经对应漳水
手少阴心经对应济水
手太阴肺经对应河水
足太阴脾经对应湖水
足阳明胃经对应海水
足厥阴肝经对应渑水
足太阳膀胱经对应清水
手少阳三焦经对应漯水
手阳明大肠经对应江水
足少阴肾经对应汝水
手太阳小肠经对应淮水

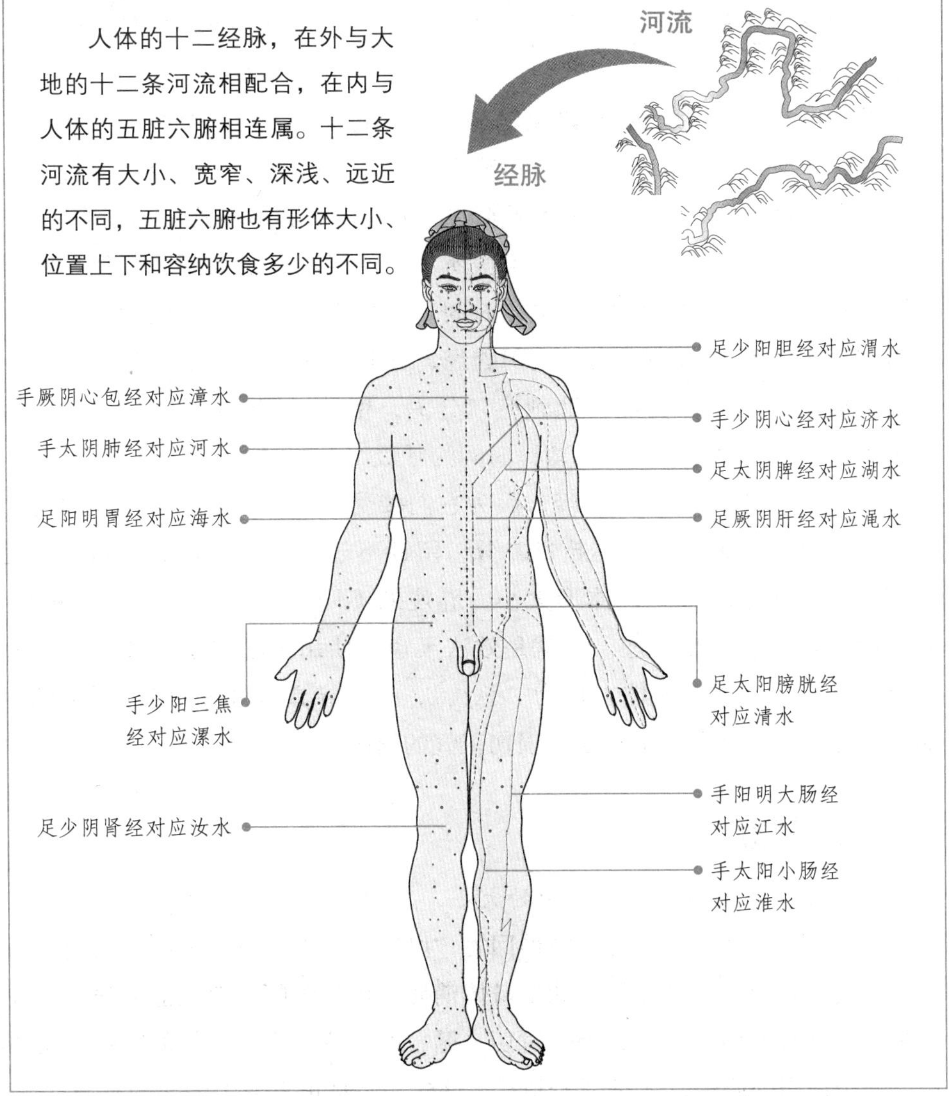

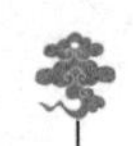

外与漳水相配合，在内与心包络相连属。

以上所说的五脏六腑，就像十二条河流一样，外有源泉，内有所禀，且内外贯通，像圆环一样没有两端，人的经脉也是如此。所以天为阳，地为阴。人的腰部以上为天，属阳；腰部以下为地，属阴。故而，海水以北称为“阴”，湖水以北称为“阴中之阴”；漳水以南称为“阳”，河水以北至漳水的部位称为“阳中之阴”；漯水以南至江水的部位称为“阳中之太阳”。我在这里，仅仅举一部分河流的阴阳属性，说明人与天地交相感应的道理。

针刺的深浅和时间

黄帝说：“自然界的十二条河流与人体的十二条经脉相对应，其远近、深浅，以及水汽的多少，都各有不同。如果将它们相结合，运用在针刺治疗中，怎样呢？”

岐伯回答：“因为足阳明胃经是五脏六腑的海洋，它的经脉最大而又多气血，如果它气盛，那么发病时热势必然很强，所以对这一经脉进行针刺时，如果入针不深，那么邪气就不能散，不留针则邪不能泻。足阳明胃经，针刺应六分深，留针时间为呼吸十次所消耗的时间。足太阳膀胱经，针刺应五分深，留针时间为呼吸七次的时间。足少阳胆经，针刺应四分深，留针时间为呼吸五次的时间。足太阴脾经，针刺应三分深，留针时间为呼吸四次的时间。足少阴肾经，针刺应二分深，留针时间为呼吸三次的时间。足厥阴肝经，针刺应一分深，留针时间为呼吸二次的时间。

“至于手三阴经和手三阳经，因为它们接受脏气的通道较短，气的运行快，所以针刺的深度一般不超过二分，留针不超过呼吸一次的时间。但就人而言，又有年龄长幼，体形大小、胖瘦的不同，因此，必须用心审察，才会使针刺合乎自然之理，这就是效法天道。使用灸法时也是如此。如果施灸过度，就会损害人体，称为‘恶火’，从而导致骨髓枯槁、血脉凝涩；如果施针过度，就会发生虚脱、损伤正气的情况。”

因人制宜

黄帝说：血气的多少，经脉的大小，肌肉的坚脆，皮肤的厚薄，以及肉块的大小等，可以测量吗？岐伯回答“可以根据那些身材适中、肌肉不消瘦、血气不衰败的人来测量。如果身体消瘦，形肉脱削，怎么能够根据这种人来制定针刺的标准呢？必须通过切、循、扪、按，观察他们的寒热虚实情况，给予适当的调治，才是因人制宜，这样才是真正掌握了治病的真谛。

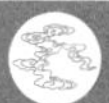

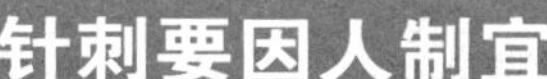

针刺要因人制宜

阴阳五行思维方式直接影响着对治疗用穴的选择和确定。《黄帝内经》非常强调针道必须合于天道，天道即自然之道，符合自然之道的行事方法是因势利导，用针也是如此。针刺方法要与人的气血状态相合，才能有效。

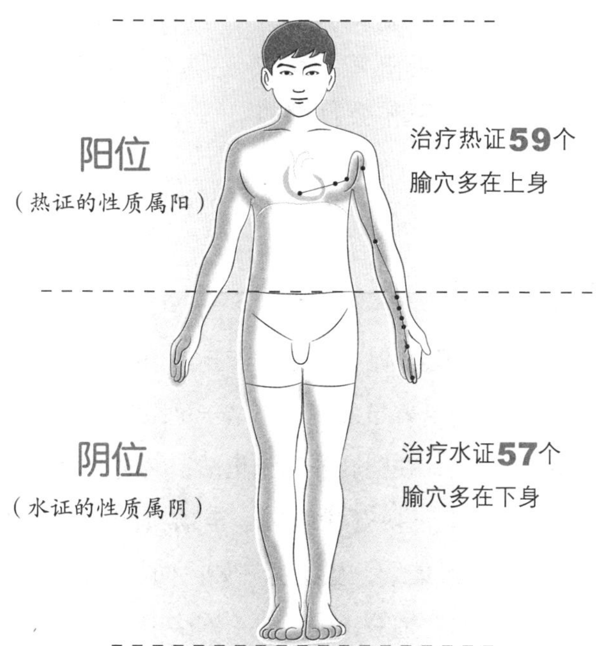

顺势

《黄帝内经》中诸多的针灸治则治法乃至具体的针灸操作，都具有一个共同的内在特性，即“顺势”。所谓顺势，即顺应自然之势，它源于古代的哲学思想，成为贯穿于《黄帝内经》的一种思维方式。

体质与针刺的关系

形体粗壮

皮肤粗黑且唇厚者，其血质浓浊，气行涩迟，整体呈现一种重浊之势，所以针刺取深刺久留针的强势之法。

形体瘦削

皮肤白皙，唇薄言轻者，其血质清稀，气行滑利，整体呈轻清之势，则针刺方法以浅刺不留针之弱势对应。

时间与针灸的关系

一年之中

春夏之季，阳气升发，气血外浮，故刺之即浅。

秋冬之时，阳气收藏，气血内沉，则予以深刺。

一月之中

月亮由缺至盈及由盈转缺时，机体气血处于较弱的状态不宜用泻法；月亮满盈时，机体气血也处于较盛的状态而不宜用补法。

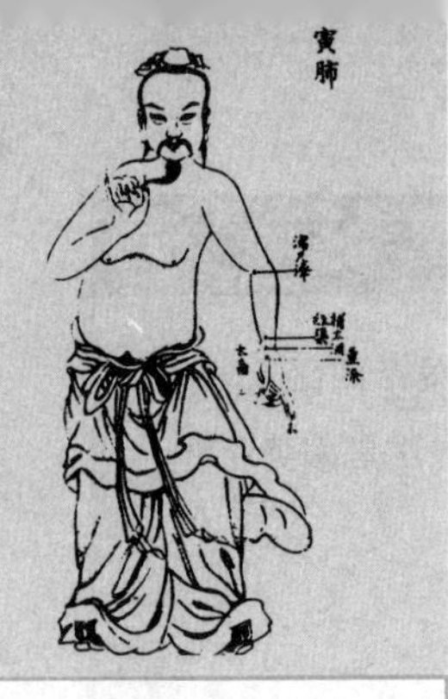

篇十三

经筋

经筋的路线

本篇阐述了十二经的筋脉，以及一年十二个月的阴阳寒暑所感发的不正之气，从而说明其治疗方法和循行部位。

足太阳经的经筋

足太阳经的经筋，起于足小趾，上结聚于足两边突起的足外踝骨，而后斜行向上结于膝。它在下的筋沿着足外侧，集结于足跟，又沿足跟上行至膝腘窝内。它别行而出的一条别筋，在腿肚外侧相集结，又向上行至腘窝内，与前一支并行，上结于臀部，又上行挟脊柱两侧，至颈项部；由颈部分出的一支，别行入舌根。从项部直行的集结，从枕骨开始，向上到达头顶，向下沿着颜面行走，结聚于鼻部；下行经筋分出的一支，网络于上眼睑部，又向下集结于颧骨处；另有一条分支，由挟脊上行的经筋别出，从腋后外侧，上行结聚于肩髃处；又一支从腋窝下，向上行至缺盆，再上行集结于耳后完骨；另一支从缺盆分出，斜行向上进入颧骨。其病症的表现为：足小趾牵引足跟肿痛，膝部挛急，脊柱反张，项筋拘紧，肩臂不能抬举，腋窝处的分支还牵引缺盆中扭结作痛，左右不能摇动。治疗此种病症，应用火针速刺疾出，以病情好转为度来决定针刺的次数，以痛处为针刺的腧穴。此病被称为“仲春痹”。

足少阳经的经筋

足少阳经的经筋，起于足第四趾端，沿足背上行而在足跟外踝处集结，而后沿胫骨外端，集结于膝部外缘；另一条分支，从外辅骨处分出，上行至髀部，又在此分成两支，前者集结于伏兔之上，后者集结于尻部；其一直行筋，上行至季肋下空软处及季肋部位，再上行至腋部前缘，与侧胸及乳部相连，向上集结于缺盆；还有一直行支线，从腋部流出，经过缺盆，

从足太阳经筋的前面经行，沿着耳后，向上到达额面，在头顶上相交，再下行到颔部，然后又向上结于颧部；另有一分支，集结于眼外角，成为眼的外维。本经异常时，会使足第四趾抽筋，并牵引膝部外侧抽筋，膝关节僵直而不能屈伸。膝窝中筋脉挛急，向前牵引到髀部，向后引发尻部的疼痛，还会向上导致肋下空软处和软肋部疼痛，再向上牵引缺盆、乳部、颈部等处，使所有相连的筋都感到拘急。再从左右相交，上至面部，如果从左侧向右侧筋拘急，则右眼无法睁开，此时筋脉上至右额角，与跷脉并行，而由于左侧的筋与右部相连络，如左筋受伤，就会导致右脚不能活动，这种现象被称为“维筋相交”。治疗这种疾病，应采取火针速刺疾出的方法，以病情好转来决定针刺的次数，以疼痛的地方为针刺的穴位。此病被称为“孟春痹”。

经筋的循行路线之一

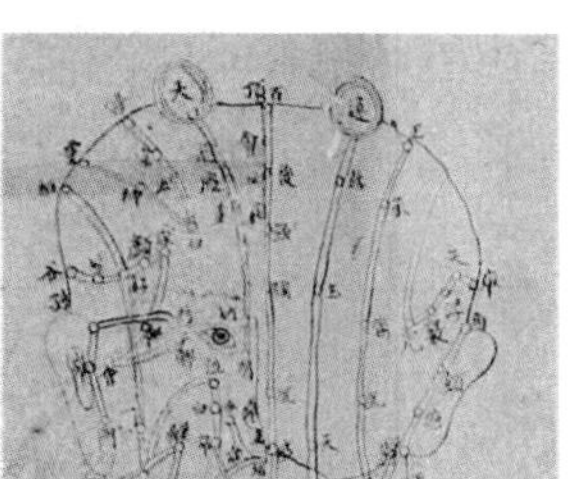

乾隆壬寅重校刊明堂图

清 魏玉麟 北京图书馆藏

此图精细地描画了足太阳经和足少阳经等经筋的循行线路，线条清晰流畅，字体很容易识别。足太阳经的经筋，起于足小趾，上结聚于足两边突起的足外踝骨，而后斜行向上结于膝。而足少阳经的经筋，则起于足无名趾端，沿足背上行而在足跟外踝处集结，而后沿胫骨外端集结于膝部外缘。

正文里所说的仲春是指农历二月，而孟春是指农历正月。

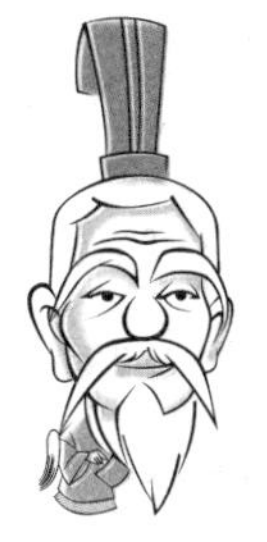

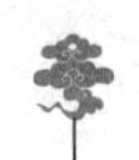

足阳明经的经筋

足阳明经的经筋，起于足中趾，在足背集结，并沿着足背外侧斜行而上，至辅骨，集结于膝外侧，再次直上，又结于髀枢，而后沿胁部，与脊柱相连属；它的一条直行支筋，向上沿胫骨而行，后集结于膝部；由此分出一支筋，在外集结于辅骨，并与足少阳经筋相合；其直行的筋，上循伏兔穴，而后结于髀，在阴器部位相会合，又向上散布于腹部，至缺盆部聚集，向上沿颈部行走，又在口的周围回环，随后会合于颧部，再向下结于鼻，最后从鼻旁上行与足太阳经的经筋相合。太阳经的筋网维系于上眼皮，阳明经的筋网维系于下眼皮；另一条支筋从颧部发出，经过颊部在耳前集结。足阳明经的经筋发病，可导致足中趾及胫部抽筋、足部筋肉跳动而坚硬、伏兔部抽筋、大腿髀前部肿、疝气、腹筋拘急，并向上牵引缺盆及颊部疼痛，使口角突然歪斜。

因受寒而导致的筋拘急，会令眼睛不能闭合；因受热而引起的筋弛缓，会使眼睛无法张开。如果颊筋受热，会使筋弛缓舒张、收缩无力，以致口角歪斜而不能自已；颊筋受寒，就会牵引颊部，使口张开而不能闭合。应该用马油药治疗以上病症，一边用白酒调和桂末涂抹弛缓的面颊，用桑钩钩住口角，再将桑柴的炭火，放置在小壶中，小壶所放置的高度，要与病人座位的高度相一致且能感受到热气。一边用马膏熨烫拘急的面颊，同时令患者喝酒，吃烤肉之类的美味，即使不会喝酒的人，也要勉强喝一点，并在患处再三按摩。至于患筋病，应采取火针快刺快出的方法治疗，针刺的次数，由见效的程度决定，并将疼痛部位作为针刺的穴位。此病被称为“季春痹”。

足太阴经的经筋

足太阴经的经筋，起于足大趾内侧尖端，上行集结于内踝；其一条直行的支筋，向上在膝内辅骨集结，再沿大腿内侧边缘，在髀部集结后聚会于阴器，再上行到腹部，在脐部相集结，而后又上行至腹部，于胁肋聚集，并散布于胸中；其内部的支筋，依附于脊柱两旁。足太阴经的经筋异常，可导致大脚趾疼痛并牵引内踝作痛，或抽筋痛、膝内辅骨痛、大腿内侧及脾部作痛，阴器有扭转痛感，并向上牵引脐部和两胁作痛，甚而引起胸两旁和脊内痛。治疗此病，应采取火针快刺疾出的方法，以见效的程度，决定针刺的次数，并将痛处作为针刺的穴位。此病被称为“孟秋痹”。

足少阴经的经筋

足少阴经的经筋，起于足小趾下方，与足太阴脾经的筋合并，再沿内踝骨下方斜行，在足跟处集结，再与足太阳膀胱经的筋相合并上行，又在内辅骨下相连接，并在此处与足太阴经的筋结合，沿大腿内侧上行，在阴器集结，后沿脊内并夹脊柱骨上行至项，在枕骨处集结，最后与足太阳膀胱经的筋相合并。足少阴经的经筋发病，可导致足下抽筋、本经筋所到之处都疼痛、抽筋。主要有拘挛、痫证、痉证。病在外及背侧的，则不能前俯；病在内胸腹侧的，则不能后仰。因此，患阴病，则腹部拘急，身体不

经筋的循行路线之二

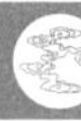

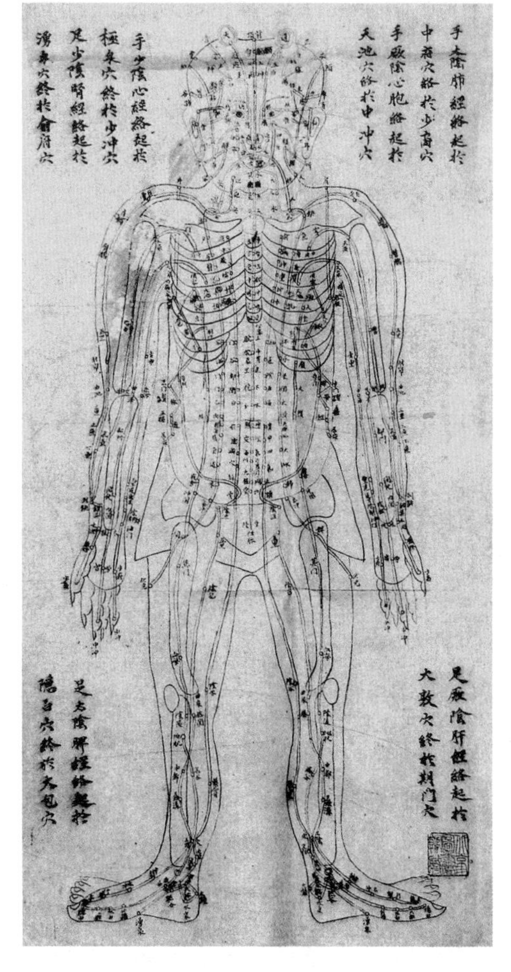

乾隆壬寅重校刊明堂图

清 魏玉麟 北京图书馆藏

足阳明经的经筋，起于足中趾，在足背集结，并沿着足背外侧斜行而上，至辅骨，集结于膝外侧，再次直上，又结于髀枢，而后沿胁部，与脊柱相连属。而足太阴经的经筋，则起于足大趾内侧尖端，上行集结于内踝。

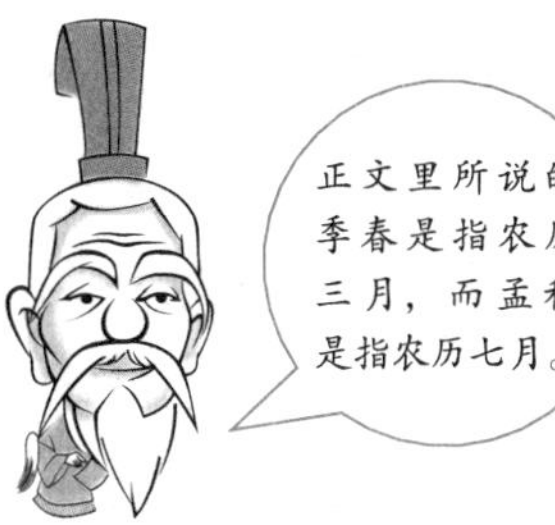

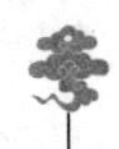

能后仰；患阳病，则腰向后反折，身体不能前俯。在对此病进行治疗时，应用火针速刺疾出法，以见效的程度，决定针刺的次数，并将痛处作为针刺的穴位。可用熨法、导引、汤药，治疗病在胸腹内的疾病。如果抽筋发作次数过多而强烈，往往是不治之症。此病被称为“仲秋痹”。

足厥阴经的经筋

足厥阴经的经筋，起于足大趾上，向上运行，并在内踝之前相集结，又向上沿胫骨而行，在膝内辅骨的前方汇集，而后沿大腿内侧，在阴器部位相结，并与其他经筋相连络。足厥阴经的经筋发病，可导致足大趾疼痛，牵引内踝前、内辅骨、大腿内侧疼痛并且抽筋，前阴功能发生障碍。如果是因为感染寒邪之气，就会导致阴器缩入；如果在行房事的过程中受伤，就会导致阳痿；如果为热证所伤，则阴器挺长不能收缩。对属于抽筋疼痛之类的病症，应用火针速刺疾出法，以见效的程度，决定针刺的次数，并将痛处作为针刺的穴位。此病被称为“季秋痹”。

手太阳经的经筋

手太阳经的经筋，起于手小拇指上端，在手腕部集结，再沿前臂内侧上行，在肘内高骨的后方集结，如用手指弹之，小指就会有酸麻感，这条筋又向上行，进入内侧，集结于腋下；它的一条支筋，由腋窝后缘，上行绕过肩胛，通过颈部，在足太阳经筋之前行出，最后在耳后完骨处集结；由此处分出的支筋，进入耳中；其直行的筋，从耳中穿出，向下与颔部集结，又向上与眼外角相连属。手太阳经的经筋发病，可导致小拇指疼痛，牵引肘内锐骨后缘疼痛，此筋沿臂的内侧至腋下、腋后缘都会疼痛，颈部及肩胛周围疼痛，并引起耳鸣及隐痛，这种疼痛又牵引颔部，很久之后，才能睁眼视物；此外，还会导致筋拘急、颈肿等症。颈部如有寒热，当用火针速刺疾出法，以见效的程度，决定针刺的次数，并将痛处作为针刺的穴位。如针刺后肿胀仍不消失，就再用锐针法施治。此病被称为“仲夏痹”。

手少阳经的经筋

手少阳经的经筋，起于手无名指的一节，在手腕部集结，沿臂上行，而

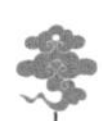

后又集结于肘部，再向上围绕着大臂外侧，经过肩部而上行至颈部，之后与手太阳的经筋相合。其支筋，由曲颊部深入，与舌根相连属；另有一支筋，向上行于曲牙，沿着耳前循行，与眼外角相连属，复向上经过额部，在额角处集结。手少阳经的经筋发病时，经筋所过之处，皆出现疼痛、抽筋、舌卷等现象。治疗此症，应采取火针速刺疾出的方法，以见效的程度，决定针刺的次数，并将痛处作为针刺的穴位。此病被称为“季夏痹”。

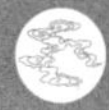

经筋的循行路线之三

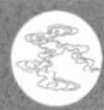

《医学纲目》附伏人明堂图

中国中医研究院图书馆藏

手太阳经的经筋，起于手小拇指上端，在手腕部集结，再沿前臂内侧上行，在肘内高骨的后方集结，这条筋又向上行，进入内侧，集结于腋下。而手少阳经的经筋，则起于手无名指的一节，在手腕部集结，沿臂上行，而后又集结于肘部，再向上围绕着大臂外侧，经过肩部而上行至颈部，之后与手太阳的经筋相合。另外，手阳明经的经筋，起于手食指之端，在手腕部相集结，沿臂上行，而后集结于肘部的外侧，又经过大臂而结于肩髃并上行至颈。

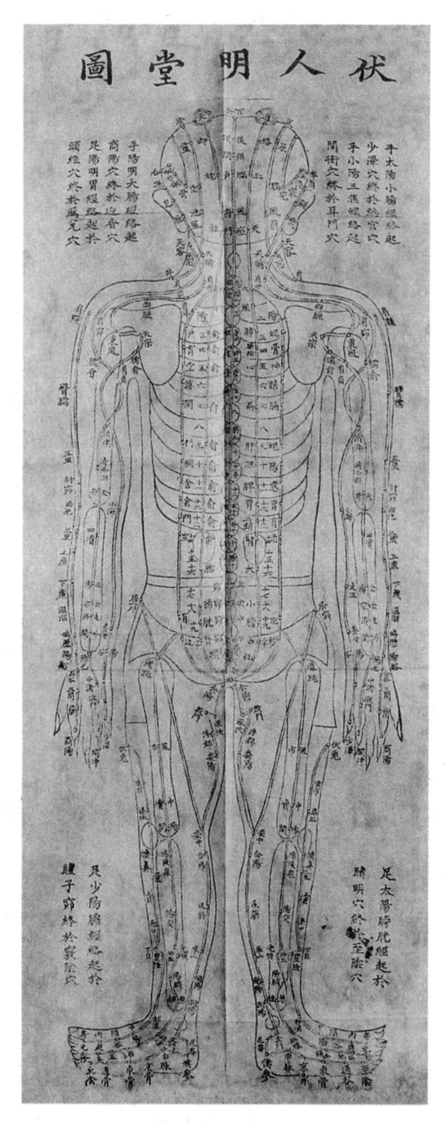

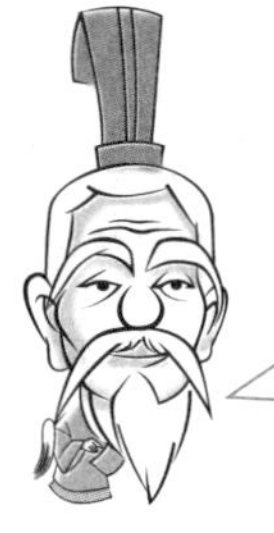

正文里所说的仲夏是指农历五月，季夏是指农历六月，孟夏是指农历四月。

手阳明经的经筋

手阳明经的经筋，起于手食指之端，在手腕部相集结，沿臂上行，而后集结于肘部的外侧，又经过大臂而集结于肩髃并上行至颈；它的又一分支，绕于肩胛部，挟脊柱两侧而行；其直行的筋，由肩髃上行，到达颈部；另一条支筋，上行于颊部，在颧骨部集结，其直行的经筋，在手太阳经筋的前方行出，至左额角，与头部相连络，而后下行至右额。其症状为其循行部位都出现疼痛、抽筋、肩不能上举、脖颈不能转动。应采取火针速刺疾出的方法进行治疗，以见效的程度，决定针刺的次数，并将痛处作为针刺的穴位。此病被称为“孟夏痹”。

手太阴经的经筋

手太阴经的经筋，起于手大拇指末端，沿手指上行，至鱼际部之后相集结，经过寸口外侧，沿臂内运行，在肘中集结。而后上行至肘部内侧，汇入腋下，经由缺盆流出，又集结于肩之前。复上行结于缺盆部位，而后分散于胃之上口贲门部，穿过贲门，下行至软肋胁。手太阴经的经筋发病时，凡是本经筋循行部位，都出现抽筋、疼痛的症状，更有甚者，会导致息贲症、两胁拘急而吐血。应采取火针速刺疾出法进行治疗，见效时方可停止针刺，要以痛处作为针刺的穴位。此病被称为“仲冬痹”。

手厥阴心包经的经筋

手厥阴心包经的经筋，起于手中指端，沿手指上行，与手太阴肺经的筋同行，在肘的内侧集结，又向上沿臂的内侧而行，集结于腋下，然后分散下行，前后分挟于胁肋；它的一条分支，进入腋下，在胸中分散开来，又在贲门相集结。此部位发病时，经筋循行所过的部位，都会出现抽筋和胸部作痛的现象，被称为“息贲”。治疗这种病，应采取火针速刺疾出法。针刺见效时方可停针，要以痛处作为针刺的穴位。此病被称为“孟冬痹”。

手少阴心经的经筋

手少阴心经的经筋，起于手小拇指的内侧，在手掌后高骨集结，而后上行，又集结于肘部内侧，进入腋下，再与手太阴肺经的筋相交，流向胸

部，在乳内潜伏而行，在胸中集结，然后沿贲门向下，与脐部相连。手少阴心经的经筋发病时，可导致在胸内拘急时，使心下有积块坚伏而成伏梁；在上肢就像网一样牵制于肘部，其循行部位会造成抽筋而疼痛的症状。治疗时，应采取火针速刺疾出法，针刺至见效方止，将痛处作为针刺的穴位。如果已经形成伏梁之症而吐脓血的，就是不治之症。此病被称为“季冬痹”。

凡是经筋所发生的病症，遇热，会使筋松弛不收敛；遇寒，就会曲折而筋拘急。如果背部的筋拘急，属阳，就会导致身体向后反张；腹部的筋拘急，属阴，就会使身体俯伏不能伸直。治疗上述疾病，要采用燔焠针刺法。如果因热而致筋弛缓不收，就不能用燔针。而足阳明经和手太阳经的筋拘急时，会出现眼角拘急、视物模糊、口眼㖞斜的症状，治疗时可采用上述方法。

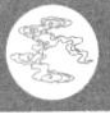

经筋的循行路线之四

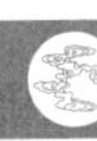

《传悟灵济录》十四经穴图

清 张衍恩 中国中医研究院图书馆藏

手太阴经的经筋，起于手大拇指末端，沿手指上行，至鱼际部之后相集结，经过寸口外侧，沿臂内运行，在肘中集结。而后上行至肘部内侧，汇入腋下，经由缺盆流出，又集结于肩之前。手厥阴心包经的经筋，起于手中指端，沿手指上行，与手太阴肺经的筋同行，在肘的内侧集结，又向上沿臂的内侧而行，集结于腋下。而手少阴心经的经筋，起于手小拇指的内侧，在手掌后高骨集结，而后上行，又集结于肘部内侧，进入腋下，再与手太阴肺经的筋相交，流向胸部。

正文里所说的仲冬是指农历十一月，孟冬是指农历十月，季冬是指农历十二月。

中府穴至手大指内侧
次指之端
侠白
天府
孔最
尺泽
少商
经渠
列缺
鱼际
太渊

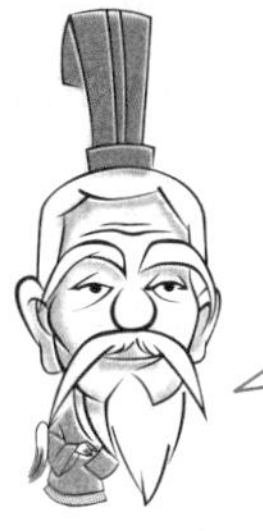

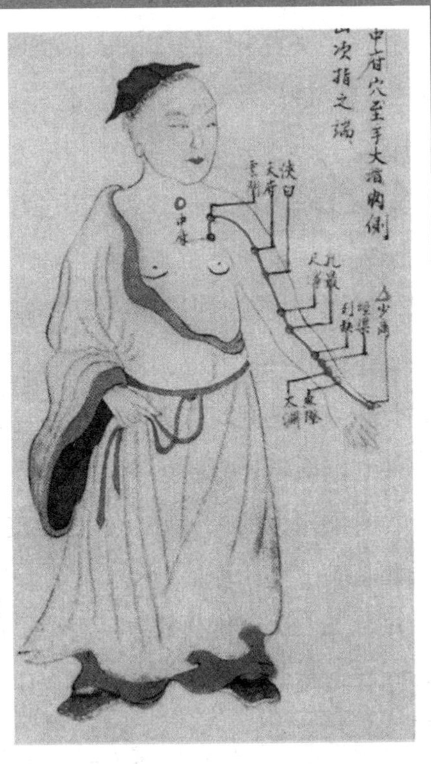

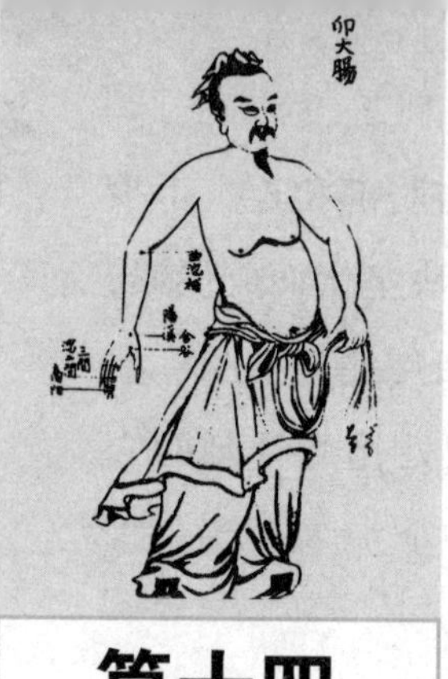

篇十四

骨度

各骨节的长度

本篇以古尺[1]七尺五寸的人为标准，详细地记录了众人各部骨骼的长短尺寸。由此尺寸比例，可以测经脉的长度，由此可知各骨节的长短、大小与内脏有关。

各骨节的长度

黄帝问伯高：《脉度》篇中所说的经脉的长短，是怎样确定的呢？伯高说：先量出各处骨节的大小、宽窄和长短，就可以确定经脉的长度了。

黄帝说：我想听听一般人的骨度。比如身长七尺五寸的成人全身骨节的长短、大小分别是多少？

伯高说：头颅最大的骨头周长有二尺六寸，胸围有四尺五寸，腰围有四尺二寸。头发覆盖的部位从头颅到颈项有一尺二寸长，从前发际以下至下巴长一尺，最长也就是一尺一寸。从喉结以下至缺盆中长四寸，从缺盆以下到剑骨突长九寸，如果超过九寸，就说明肺脏大；不满九寸，则表明肺脏小。剑骨突下至天枢穴长八寸，超过八寸的，则胃大；不满八寸的人，则是胃小的人。从天枢向下至耻骨长六寸半，超过六寸半的，表明其回肠宽且长；不满六寸半的，说明回肠窄且短。趾骨的横长六寸半，从横骨上端向下至膝内辅骨上端长一尺八寸；从内辅骨上端向下至内辅骨下端的长度为三寸半，内辅骨下缘至足内踝骨尖长一尺三寸，足内踝骨尖至地面的长度为三寸；由膝部的腘窝向下到足跗长一尺六寸，足跗至地面长三寸。这是平常人的骨骼长度，骨骼粗大的人，就会超过此度数。而骨骼细小的人，就达不到此度数。从额角向下至柱骨长一尺，肩骨至腋窝处的长度为四寸，腋部以下至季胁长一尺二寸，从季胁到髀枢长六寸，从髀枢以下到膝中长一尺九寸，从膝下到外踝骨尖长一尺六寸，从外踝到京骨的长度为三寸，从京骨以下到地面的长

1　古尺：中国古代度量长度的尺。最早见于商代。不同朝代一尺所对应的长度不同，商代的一尺大约等于今天的16.95cm；到了唐朝，一尺大约等于今天的30.7cm。

度为一寸。两耳之后到耳宽为九寸，耳前至两耳门宽的长度为一尺三寸，两颧骨之间宽七寸，两乳之间宽九寸半，两髀之间宽六寸半。足长一尺二寸，宽四寸半。从肩端至肘长一尺七寸，从肘至腕关节的长度为一尺二寸半，手腕至中指本节长四寸，中指本节至中指端的长度为四寸半。从项后发际至背部第一节椎骨长三寸半。从大椎到尾骶骨，共有二十一根，总长度为三尺。上部七节椎骨，每节长一寸四分一厘，奇零分数在下节计算，所以上七节至背膂总长为九寸八分七厘。这是一般人的骨长，因此，可以确定经脉的长度。所以，观察病人时只要考察经脉在人体中的浮隐状况就可以了，如果浮浅而坚固，背膂粗大，就表明他是多血的人；反之，隐藏于内，则表明他是多气的人。

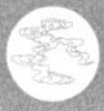

骨骼的介绍

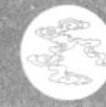

经脉的长度与骨骼的长短密切相关。

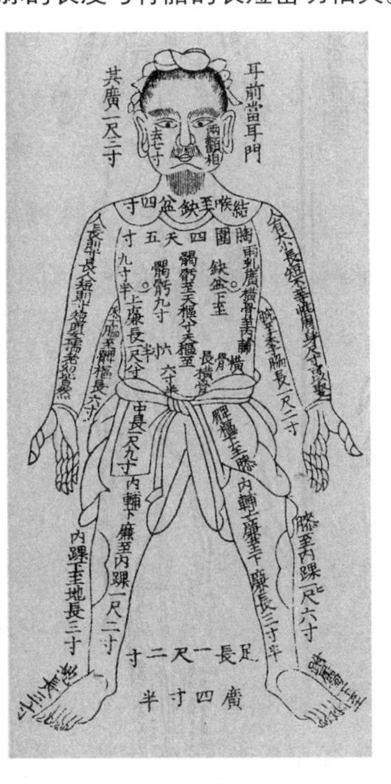

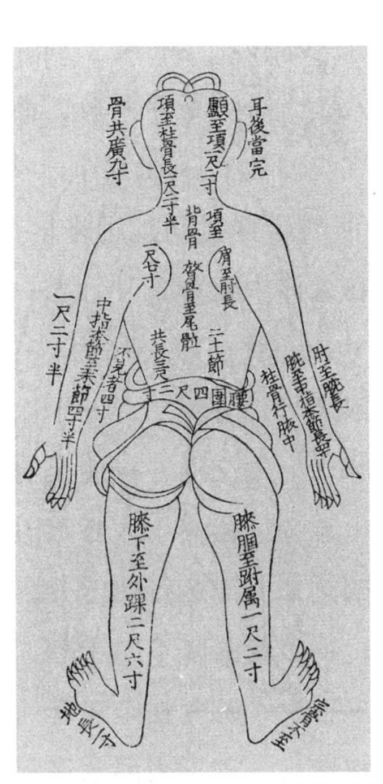

《十四经发挥》骨度图　元　滑寿

本篇以中等人身长七尺五寸为标准，即各种身长的人均为七十五份，一寸即等于身长的七十五分之一，这就是“骨度折量法”的实质。值得注意的是，不同区域的“一寸”的长度是不等的，不能用四肢之“寸”量胸腹头面之穴。周身腧穴也不是在同一时期、同一地域由同一人发现的，也就是说不同时期医家所描述的不同腧穴定位的计量尺度可能是不同的。

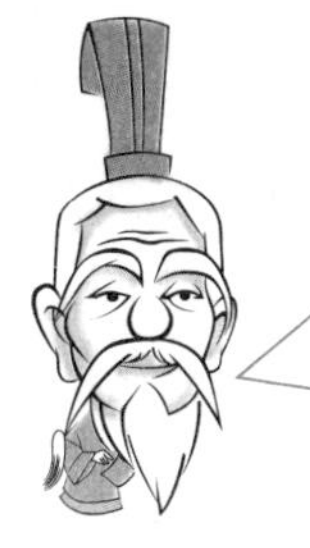

观察病人时只要考察经脉在人体中的浮隐状况就可以了，如果浮浅而坚固，背膂粗大，就表明他是多血的人；反之，隐藏于内，则表明是多气的人。

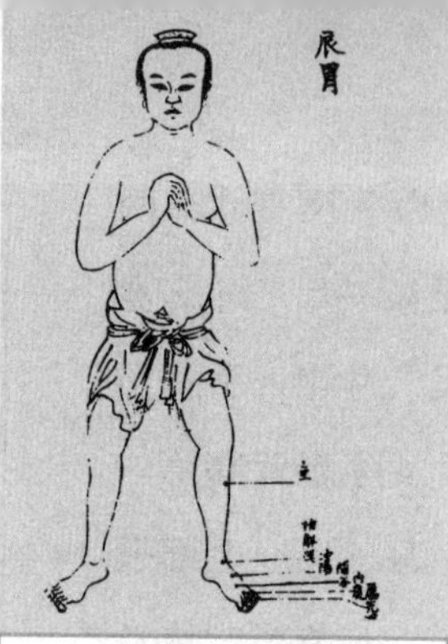

篇十五

五十营

营气运行的循环

本篇阐述了天人相应的原理，以周天二十八星宿的度数比拟人体周身二十八气脉，指出一昼夜营气运行五十次循环，指出呼吸与脉搏、天体运行、营气运行的密切关联。

黄帝问：五十营具体是怎样的呢？

岐伯回答：天空中有二十八个星宿，每两个宿的距离为三十六分。人体的脉气在一昼夜中运行五十周，共计一千零八分。太阳在一昼夜中运行周历二十八宿，合一千零八分，而人体经脉在上下、左右、前后共二十八脉，经气在全身运行一周共十六丈二尺，正与天空中二十八星宿相对应。铜壶以一百刻计算时间，用来区分昼夜。因此，人一呼，脉搏就跳动两次，经气在人体中运行三寸；人一吸，脉搏也跳动两次，经气同样在人体中运行三寸。一呼一吸，称为“一息”，脉气运行六寸。十息，经气运行六尺，太阳运行二分。二百七十次呼吸，经气就运行十六丈二尺。在这个过程中，脉气上下交通，行遍全身。与之相对应，铜壶滴漏降下二刻，太阳运行二十五分，相当于人呼吸五百四十次，经气在全身运行两周；铜壶滴漏降下四刻，太阳运行四十分，相当于人呼吸二千七百次，经气在全身运行十周；铜壶滴漏降下二十刻，太阳运行五宿又二十分，相当于人呼吸一万三千五百次，脉气在全身运行五十周；铜壶滴漏降下一百刻，太阳围绕二十八宿运行一周。当漏水滴尽时，脉气正好运行五十周。前面所谓的“交通”，是指经气在二十八脉通行一周所用的时间。因此，如果人的经气能保持一昼夜运行五十个循环，即八百一十丈，那么就能尽享天年，健康长寿了。

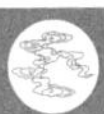

脉气的循环

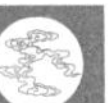

脉气保持循环，人才能健康长寿。

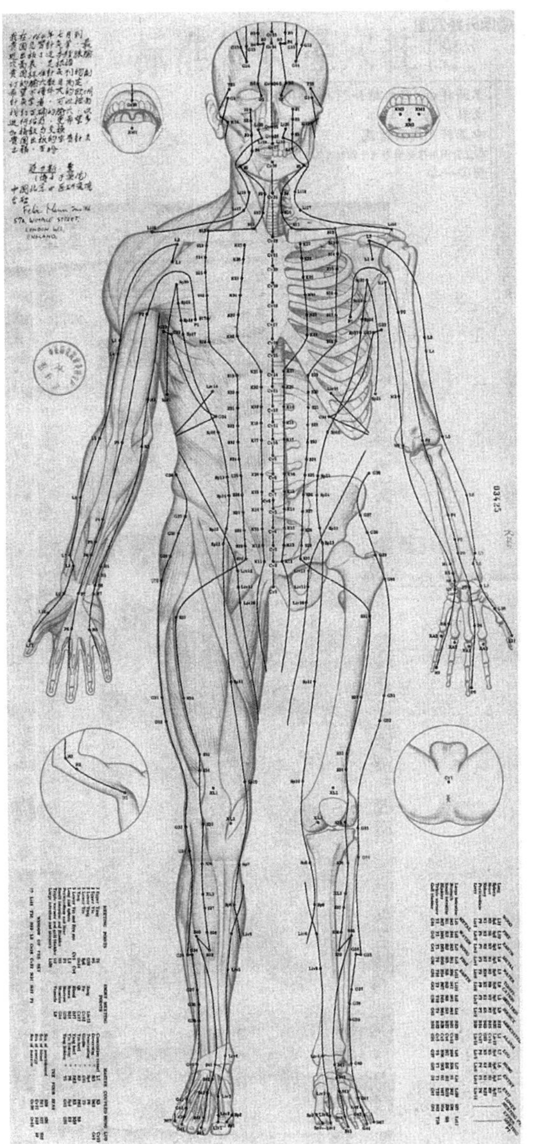

相关链接

中国古代天文学家把天空中可见的星分成二十八组，叫“二十八宿”，东南西北四方各七宿。东方苍龙七宿是角、亢、氐、房、心、尾、箕；北方玄武七宿是斗、牛、女、虚、危、室、壁；西方白虎七宿是奎、娄、胃、昴、毕、觜、参；南方朱雀七宿是井、鬼、柳、星、张、翼、轸。

《英国经穴图》英国

菲力斯·曼 中国针灸博物馆藏

太阳在一昼夜中运行周历二十八星宿，而人体经脉在上下、左右、前后共二十八脉，正与天空中二十八星宿相对应。在一昼夜的时间里，太阳围绕二十八宿运行了一周，而脉气则在二十八脉里循环了五十次。

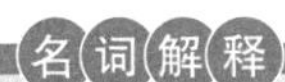

名词解释

一息与交通

“一息”是指一呼一吸，脉气运行了六寸。而“交通”，是指脉气在二十八脉通行一周所用的时间。

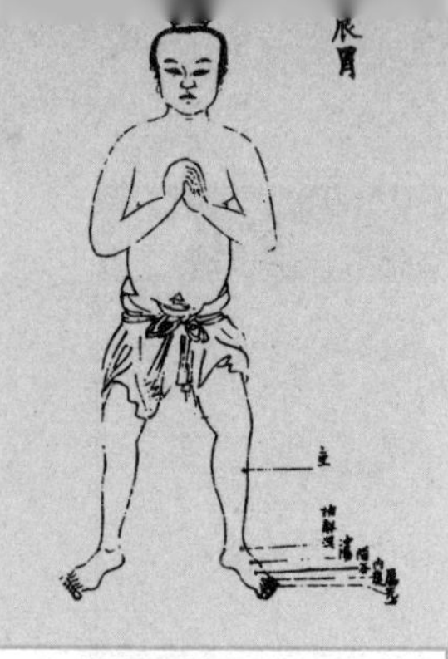

营气

营气的运行规律

篇十六

本篇陈述营气之生成源流及运行规律，也论述了十四经脉的循行次序和交会的部位。

黄帝说：营气的至真之道，在于收纳水谷为珍宝。水谷入胃，经过脾化生精微，其气先上升到肺脏，后在五脏中流溢，又布散到六腑。化生后的精纯部分，在经脉之中不停地营运，周而复始，这正是所谓的天地人的纲纪。

其营气从手太阴经出发，注入手阳明经，而后上行注入足阳明经脉，又向下行至脚跟足跗，流注在足大趾之间，并与足太阴经脉会合。上行至股髀，进入腹内，又从脾上流出，灌注于心，而后沿手少阴心经脉，从腋窝中流出，与手太阳经脉相会合，然后再沿手太阳经向上行，经过腋部，向上从面骨中流出，注入眼睛内眼角，再上行至头顶，而后转下行至项颈，与足太阳膀胱经相合，之后沿着脊柱向下行走，到达尾骶部，下行注入足小趾之端，循足心，流注于足少阴经脉。再沿足少阴经上行，至肾脏。再从肾脏注入心包络，而布散于胸中，再沿心包经运行，从腋窝中出，向下行，通过前臂，在两筋之间流出，注入手掌中，从中指尖端直出，复注入无名指尖端，与手少阳经相会合。而后由此上行，注入膻中，散布于三焦，又经过三焦注入胆腑，在胁部流出，灌注于足少阳经，向下行至跗上，再由跗注入足大趾，从而与足厥阴经相会合，又上行至肝脏，再从肝脏入肺脏，而后又向上沿着喉咙运行，入鼻内窍，在鼻的外孔结束。它的一条分支，向上行至额部，沿着头顶运行，进入项中，然后沿脊柱运行，下注于尾骶部，这是督脉运行的路线；它络绕阴器，穿过阴毛，注入脐中，并向上沿腹中注入缺盆，而后向下行，流入肺中，再从手太阴经出发，开始新的循环。这就是营气运行的路线，顺行、逆行都依照此规律运行。

脉度

经脉的长度

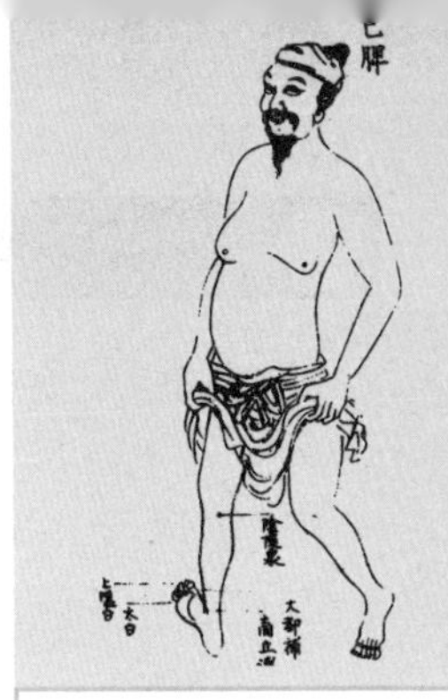

篇十七

本篇以骨度为标准，衡量二十八经脉的起止，长度都用实数来说明，二十八经脉的长度，总计为古尺的十六丈二尺。同时也说明了经与络的区别，以及五脏和七窍在生理上的联系。

经脉的长度

黄帝说：经脉的长度是多少呢？

岐伯回答：手的六阳经脉，从手至头，每条的长度都是五尺，五六合三丈；手的六阴经脉，从手至胸，每条的长度都是三尺五寸，三六合一丈八尺，五六为三尺，共二丈一尺。足的六阳经脉，从足至头，每条的长度都是八尺，六八合四丈八尺；足的六阴经脉，从足至胸，每条的长度都是六尺五寸，六六合三丈六尺，五六合三尺，共计三丈九尺。跷脉从足到眼部，每条的长度都是七尺五寸，二七合一丈四尺，二五为一尺，共计一丈五尺。督脉、任脉各长四尺五寸，二四合八尺，二五十寸为一尺，二条经脉共长九尺。以上二十八脉，共长十六丈二尺，这就是人体精微之气在大经脉中运行的主要通道。经脉在里循行，由络脉分出而别行的支脉为络脉，再由络脉分出的是孙络。如果孙络过盛而有瘀血，就应该立即用针释放瘀血，邪气盛的，当用泻法，正气虚当以汤药补养。

五脏和七窍

五脏的情况，可以通过观察七窍来得知。肺气与鼻相通，肺气协和，鼻就能辨别香臭；心气与舌相通，心气协和，舌就能辨别五味；肝气与目相通，肝气协和，目就能辨五色；脾气与口相通，脾气协和，口就能辨别五谷之味；肾气外连于耳，肾气协和，耳就能辨别五音。如果五脏失调，就会导致七窍不通畅；六腑不协和，就会导致气血留滞而不通，发生痈疡。

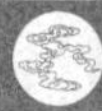

五脏与七窍

五脏和七窍在生理上有密切的联系。

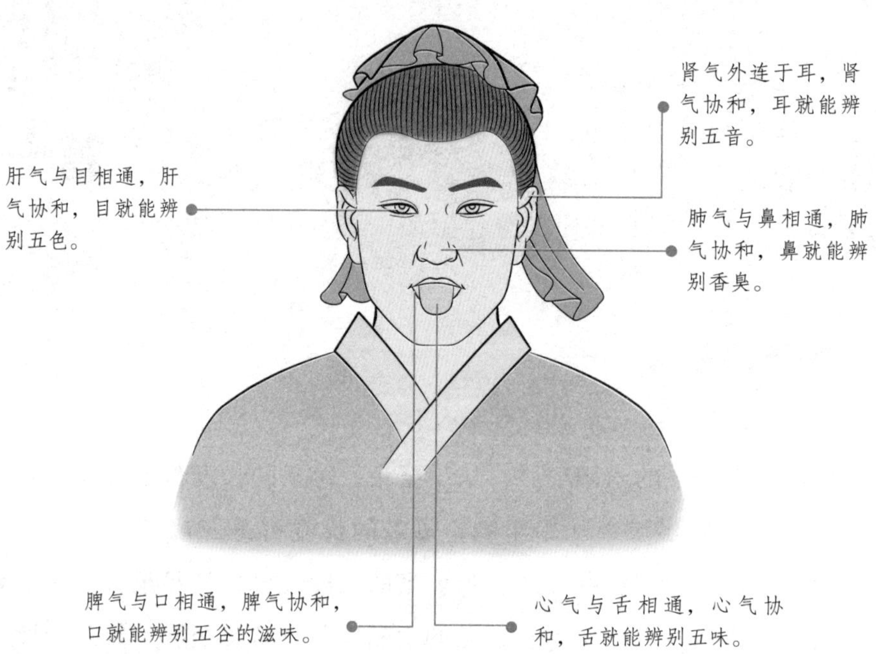

主要穴位与其功能

穴位	主要功能
百会	头痛、高血压、发热、失眠、目眩、鼻疾、痔疮、耳鸣、健忘、中风
印堂	流鼻血、目眩、头痛、幼儿抽筋
四白	眼睛疲劳、脸部麻痹、三叉神经痛
下关	牙痛、耳痛、脸部麻痹或疼痛
颊车	脸部疼痛、下齿痛、牙床痛
翳风	重听、晕车晕船
大迎	三叉神经痛、脸部抽筋、齿痛
人迎	高血压、咳嗽、慢性支气管炎、扁桃腺发炎、突眼性甲状腺肿、呃逆
扶突	呕吐、打嗝、喉咙痛、心闷、声哑、甲状腺病变、吞咽困难
天柱	后头痛、颈项转侧不利、颈肌强痛、鼻塞咽肿、眼疾、增强记忆
风池	各种头痛、头晕、失眠、高血压、结膜炎、近视、感冒、颈部疾患
完骨	眼睛充血、目眩、偏头痛、扁桃腺发炎

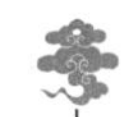

因此，如果六腑受邪气侵扰而不和谐，属阳的经脉就不能畅通，以致阳气囤积而过盛。阳气过盛，会导致属阴的经脉失调，从而引发阴脉不利，又使血留滞而不通利，最终导致阴气过盛。如果阴气太盛，就会阻碍阳气运行，这叫作“关”；如果阳气太盛，就会妨碍阴气运行，这叫作“格”；如果阴阳之气都偏盛，不能运行，就叫作“关格”。一旦出现关格，人就会早亡。

跷脉的介绍

黄帝说：跷脉的起点和终点在哪里？又是什么气脉滋养它呢？

岐伯回答：阴跷脉是足少阴肾经的支脉，起源于内踝前的然骨后，上行到内踝上，再沿大腿内侧进入阴器，又沿胸腹内部进入缺盆，然后向上从人迎的前面流出，再注入颧部，与眼内角相连，与足太阳经、阳跷脉相合而上行，阳跷的脉气向上行，回还向下而濡润眼目。如果跷脉气不能向上运行，那么眼睛就不能闭合。

黄帝说：阴脉之气在五脏独行，而没有运行到六腑，这是什么原因呢？

岐伯回答：脉气的运行像流水，又像运行的日月，永无休止。因此，阳脉运行六腑的精气，阴脉运行五脏的精气，就像圆环一样没有首尾，总是周而复始地循环，也就无法得知它的起点。流溢的脉气，在内浇灌五脏六腑，在外濡润肌肤腠理。

黄帝说：跷脉有阴跷、阳跷之分，应该依据哪条脉来计算它的长度呢？

岐伯说：男子计算阳跷脉的长度，女子计算阴跷脉的长度。凡是不作为计数的就是络脉，作为计数的是经脉。

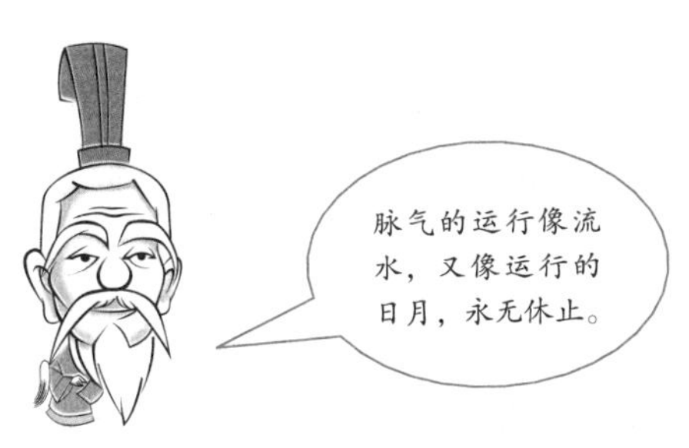

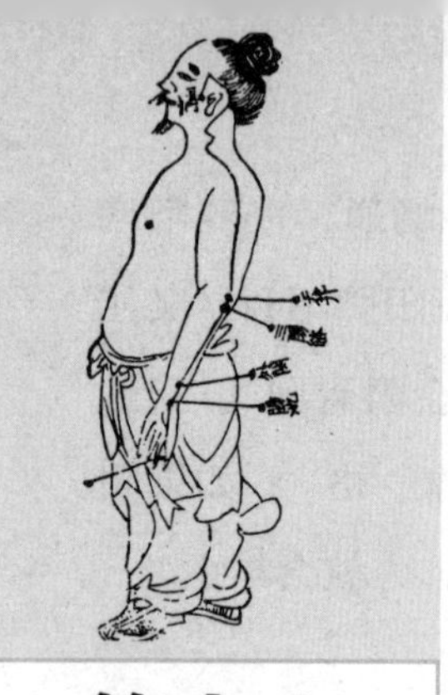

营卫生会

营卫与气血

篇十八

本篇指出了营卫来源于五谷饮食，生化于脾胃，上输于肺，传布于五脏六腑，发挥营养全身的功能。营卫与三焦及气血的关系是极其密切的。

营气与卫气

黄帝问岐伯：人从哪里接受脉气？阴阳二气怎样交会？什么气叫“营”，什么气叫“卫”？营气是怎样产生的？卫气又怎样与营气交会？老年人和壮年人的脉气盛衰有所不同，阴阳行气，各异其位，我想听您讲讲它们交会的详情。岐伯回答：人的精气从水谷化生的精微产生而来，食物进入胃后，其精微被传注到肺脏，因而，五脏六腑都能接收到精气，在这些精气中，清的叫“营气”，浊的叫“卫气”。营气在脉中运行，卫气在脉外游走。营卫之气在全身无休止地运行，在一昼夜中，各自运行五十周，而后会合一次。阴阳表里的经脉依次相承接，互相贯通，就像圆环一样没有两端。卫气行于阴，二十五周次；运行于阳，二十五周次，这是以白天和黑夜来划分的，所以卫气以阳为起点，至阴为终结。因此说中午阳气最盛时，叫作“重阳”；夜半阴气最盛时，叫作“重阴”。所以说太阴主管人体内部，太阳主管人体的外表，营卫在其中各运行二十五周，都用日夜区分。夜半是阴气最盛的时候，夜半以后阴气逐渐减弱，直至黎明，阴气消退而阳气开始受气。中午是阳气最盛的时候，日落时阳气已尽而阴气再起。夜半时营卫之气相会合，此时人们都已入睡，叫作“合阴”。次日早晨，阴气已尽，阳气又转盛，如此循环往复，与天地昼夜阴阳的规律相同。

黄帝说：老年人在夜间不能安睡，这是什么原因？年轻人在白天不睡觉，这又是为什么呢？岐伯回答：年轻人血气充盛，肌肉滑利营气，气道通畅，卫气运行没有异常，因而，白天精力充沛，夜晚酣然入睡。老年人血气衰微，肌肉枯萎，气道涩滞，五脏之气不相协和，营气衰少，而卫气

外卫减少，向内入侵，所以白天精神萎靡，夜晚无法安然入睡。

黄帝说：营卫二气由何处出发呢？岐伯回答说：营气出于中焦，卫气出于上焦。

三焦的出发情况

黄帝说：您能谈谈三焦的出发情况吗？岐伯回答：上焦之气从胃的上口出发，沿着食管向上运行，穿过横膈膜，在胸中散布开来，而后在腋下运行，沿手太阴经向手的方向运行，又返回手阳明经，向上至舌，向下沿着足阳明经运行。上焦之气与营气都在阳中运行二十五周，在阴中运行二十五周，一日运行五十周，再与营气在手太阴肺经相会。

黄帝说：有的人刚吃下很热的饮食，尚未转化为水谷精气，汗就先出

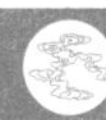

营气与卫气

老年人在夜间不能安睡，是什么原因？年轻人在白天不睡觉，这又是为什么呢？

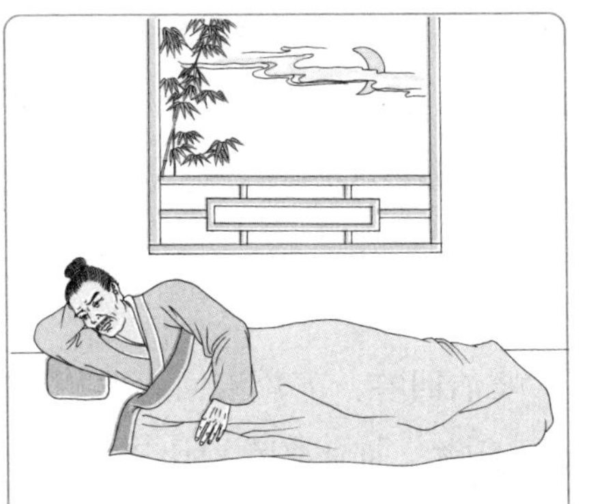

老年人血气衰微，肌肉枯萎，气道涩滞，五脏之气不相协和，营气衰少，而卫气外卫减少，向内入侵，所以白天精神萎靡，夜晚无法安然入睡。

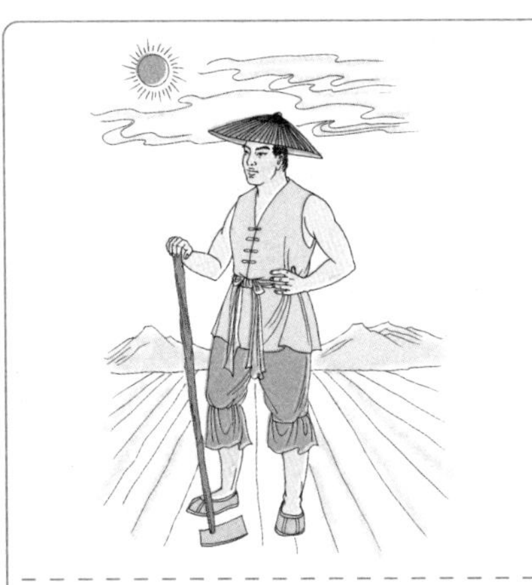

年轻人血气充盛，肌肉滑利，气道通畅，卫气运行没有异常，因而，白天精力充沛，夜晚酣然入睡。

名词解释

营气与卫气

人的精气从水谷化生的精微产生而来，食物进入胃后，其精微被传注到肺脏，因而，五脏六腑都能接收到精气，在这些精气中，清的叫“营气”，浊的叫“卫气”。

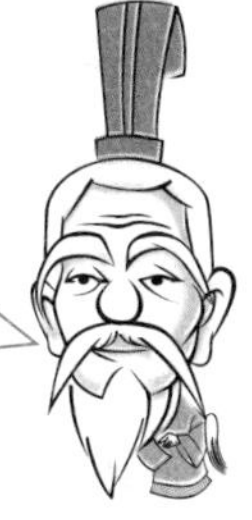

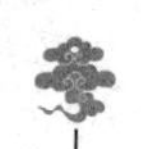

来了。有的出在面部，有的出在背部，有的则出在半身，并不遵循卫气运行的通常之道，是为什么呢？

岐伯说：这是因受外表虚邪的伤害，导致腠理舒张，加之皮肤腠理打开，毛孔舒张，卫气运行至肌表疏松的地方，就不能循常道了，因为卫气彪悍滑利，一遇见舒张之处，就跑掉了，这种症状，叫作“漏泄”。

中焦之气

黄帝说：您能讲讲中焦之气是从哪里出发的吗？

岐伯回答：中焦之气同样从胃出发，在上焦之后，受纳水谷之气，别糟粕，蒸化津液，而生成精微之气，而后向上传注于肺，再化为血液，以奉养全身，这是最宝贵的物质，没有什么比它更珍贵的了。所以能独行于经脉之内，称为“营气”。

黄帝说：为什么血和气名称不同，但同属于一类？岐伯回答：营气和卫气都化生于水谷精微，血液也生成于水谷精微，因此，血和气名称虽不同，但均出自同一来源。所以，血液过度耗损的人，不能发汗；出汗过多的人，也不能再耗血。如果人消耗了过多的血汗，造成阴阳两伤，就会死亡。同样，无论阳存阴绝，还是阴存阳绝，人都不能存活。

下焦之气

黄帝说：那么下焦之气源于哪里呢？岐伯回答：下焦沿回肠曲折下行，到达膀胱后，又将水液渗入。因而，水谷食物，通常是在胃中消化，经脾胃的运输之后，其浊者，也就是糟粕部分，被向下输送到大肠；其清者，也就是水液部分，被渗入到下焦的膀胱。

黄帝说：如果将酒与食物一同送入胃中，谷物尚未消化，酒却先通过小便排出了，这是什么原因呢？岐伯回答：那是因为，酒是通过谷物发酵而酿成的液体，其气强劲而且滑利，所以即使在谷物之后入胃，也会在食物被消化之前排出。

黄帝说：很好。我听说上焦是输布精气的，像雾的蒸腾一样；中焦是腐熟运化水谷的，像沤渍一样；下焦是排泄废料的，像排水渠一样。大概就是这个意思吧。

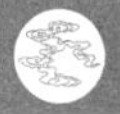

三焦的作用

三焦划分

三焦者，中渎之腑也，水道出焉。三焦（气管、食管、输尿管）中空如洞，可以是水液流通的道路。

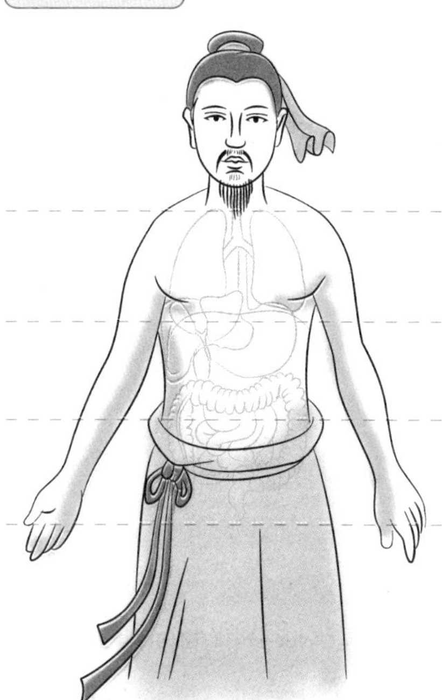

1 **上焦** 包括心和肺。

2 **中焦** 包括脾、胃、肝、胆。

3 **下焦** 包括肾、膀胱、小肠和大肠。

三焦划分详解

❶ 上焦之气从胃的上口出发，沿着食管向上运行，穿过横膈膜，在胸中散布开来，而后在腋下运行，沿手太阴经向手的方向运行，又返回手阳明经，向上至舌，向下沿着足阳明经运行。

❷ 中焦之气同样从胃出发，在上焦之后，受纳水谷之气，别糟粕，蒸化津液，而生成精微之气，而后向上传注于肺，再化为血液，以奉养全身。

❸ 下焦沿回肠曲折下行，到达膀胱后，又将水液渗入。因而，水谷食物，通常是在胃中消化，经脾胃的运输之后，其浊者，也就是糟粕部分，被向下输送到大肠；其清者，也就是水液部分，被渗入到下焦的膀胱。

三焦功能

1 **上焦如雾** 上焦是输布精气的，像雾的蒸腾一样

2 **中焦如沤** 中焦是腐熟运化水谷的，像沤渍一样

3 **下焦如渎** 下焦是排泄废料的，像排水渠一样

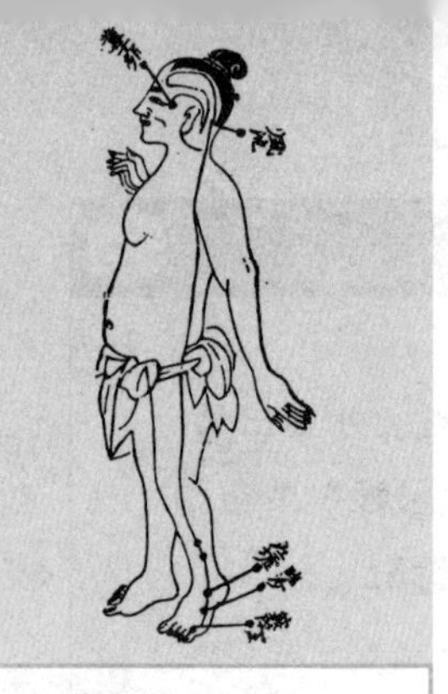

四时气

四季与针灸

篇十九

本篇指出针刺治疗必须根据时令气候的不同来选择适当的穴位，以及确定进针的深浅和施针的手法。

四季与针灸

黄帝问岐伯：四时气候，各有不同的情况，而百病的产生，也各有不同的原因，要根据什么来决定针灸治疗呢？

岐伯回答：四时的气候，各自具有不同的方位，针灸的原则，应根据不同季节与穴位的关系来决定。所以春天可取络脉分肉的间隙，病重的深刺，病轻的浅刺；夏天取用阳经、孙络，或分肉之间，要透过皮肤浅刺；秋天取用各经的输穴，如果病邪在六腑，就取用合穴；冬天取用各经的井穴和荥穴，要深刺且长时间留针。

患温疟而不出汗的，可以取五十九个热证的主要腧穴来治疗。患风水病，从而造成皮肤水肿的，可以取五十七个治疗水证的主要穴位进行治疗。如果皮肤下有瘀血，就应针刺放血。对于脾气虚寒的飧泄，应取三阴交穴、阴陵泉穴，用补法治疗，且留针时间较长，要在针下有热感后才能止针。在外侧部位患抽筋的，取三阳经的腧穴施针；在内侧部位抽筋的，取三阴经的腧穴针刺，都应选用火针。治疗水肿而无风邪的，先用铍针刺患者脐下三寸，针刺之后，用像竹筒一样中空的针刺入针孔，用来排泄腹中的积水。反复这样做，直至把水放尽，使肌肉恢复正常的弹性为止。若水的排泄缓慢，就会使病人感到烦躁满闷；若排泄得较快，病人就会觉得舒适安静。隔一天刺一次，直到积水被排尽为止，同时，在刚进行针刺时还应服用利水的药物。服药后，不能进食；进食后，也不可马上服药，禁食其他会引发脾气虚寒的食物一百三十五天。患各种痹证且久治不愈的，证明有

四季的针刺手法

四季的气候不一样，针刺的手法也要有相应的变化。

春天可取络脉分肉的间隙，病重的深刺，病轻的浅刺。

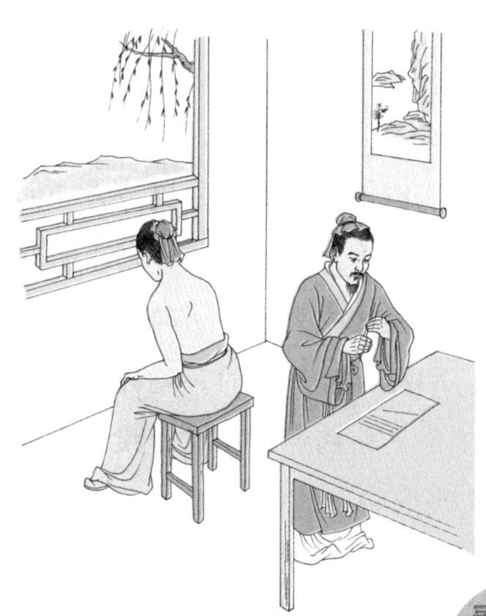

夏天取用阳经、孙络，或分肉之间，要透过皮肤浅刺。

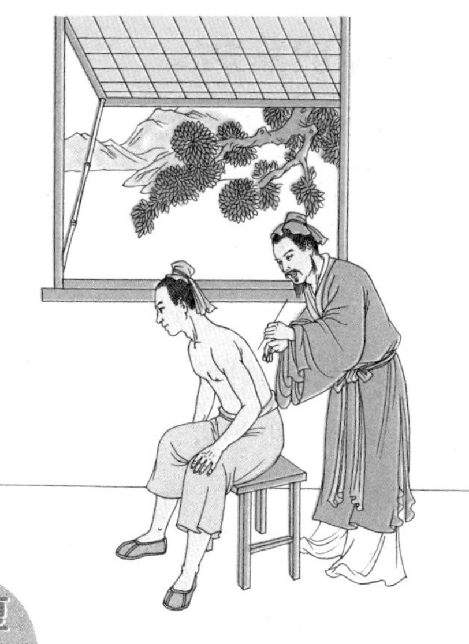

春　夏

秋　冬

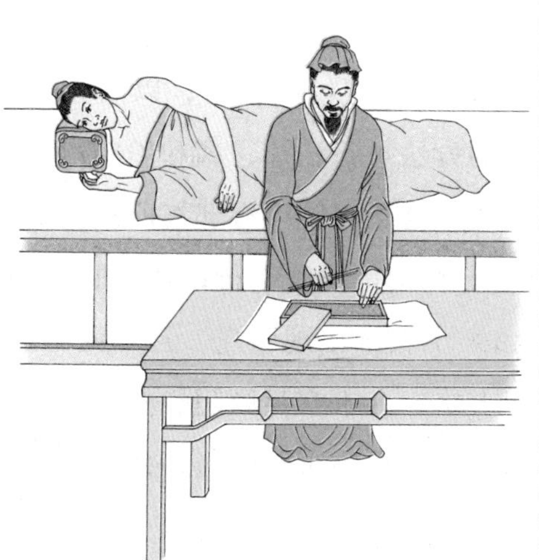

秋天取用各经的输穴，如果病邪在六腑，就取用合穴。

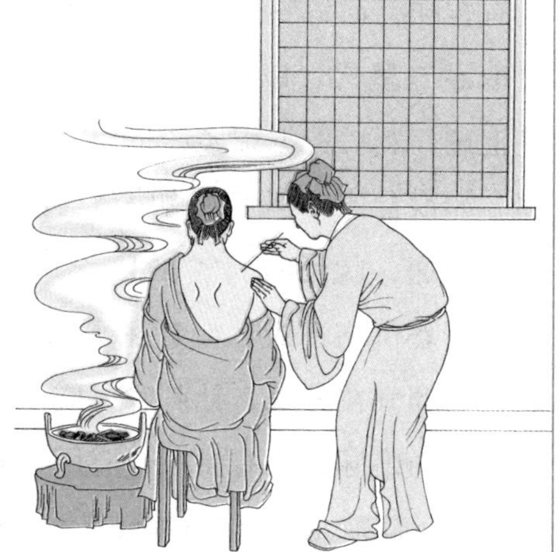

冬天取用各经的井穴和荥穴，要深刺且长时间留针。

寒湿久留在体内，应取火针刺足三里；如腹中不适，就应取足三里穴针刺。对于气虚的疾病，用补法治疗；邪气盛的，就用泻法治疗。对于患有麻风病的人，应经常针刺其肿胀部位，再用锐利的针刺其患处，用手按压，排出其恶气，直到肿胀消失为止。患者应经常吃普通食物，忌吃任何禁忌食物。

腹部的疾病

如果腹内时常有鸣响，气上逆而冲向胸部，呼吸急促，身体不能长久站立，就说明邪气在大肠中，应针刺气海、巨虚上廉、足三里三穴。如小腹部牵引睾丸作痛，并连及腰脊作痛，同时还上冲至心而痛，则表明邪气在小肠，是小肠疝病。这是因为，小肠向下连接睾丸脉系，向后附属于脊椎，而向上又与肝肺相通，连络于心系。因此当邪气盛时，就会导致厥气上逆，从而冲犯肠胃，干扰肝脏的正常工作，将病痛散布在肓膜，以集结在肚脐部位。因此，治疗小肠的疾病，应当取脐下的气海穴，以疏散邪气，刺足厥阴经，以泻导肝经之实；刺手太阴经，以补充肺经之虚；取下巨虚穴以祛除小肠的病邪，并且按照邪气所过的经脉取穴治疗。

病人时常呕吐，且呕吐时有苦水，常叹息，心中恐惧不安，就像害怕别人抓捕他一样，这是病邪在胆，胃气上逆所致。因为胆汁外泄，口中就有苦味，而胃气上逆，就会呕出苦水，所以叫“呕胆”。治疗这种疾病，应取足三里穴，以减少胃气之逆，针刺足少阳胆经的血络，以阻止其胆气上逆，然后根据虚实，采用补虚泻实的方法进行治疗，调和虚实以祛其邪。如饮食停滞不下，胸膈就会闭塞不通，这是胃脘中有邪气所致。如果上脘不通，就说明邪气在上脘，应针刺上脘穴，使气下行；若下脘不通，就说明邪气在下脘，应针刺下脘穴。如果小腹部出现肿痛，且小便不通，这是有邪气在膀胱，针刺时，应取太阳大络，并审察足厥阴经的小络与足太阳经的络脉，如有瘀血，应用针刺出血。如果小腹部肿痛，并且向上连及胃脘，应取足三里进行治疗。

五邪

邪气对五脏的侵犯

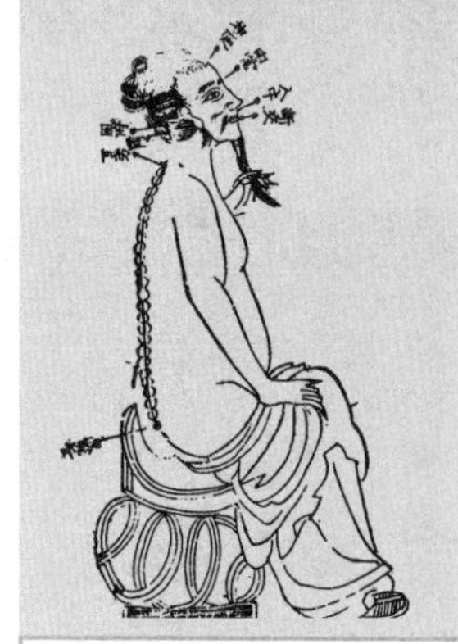

篇二十

本篇说明五邪伤害五脏所引起的病和其治疗方法，五脏与全身部位相联系，对五脏发病的兼证要和针刺方法结合起来，疗效才会更好。

邪气侵犯五脏

邪气在肺脏，就会导致皮肤疼痛、发热恶寒、气喘不止、汗出、剧烈咳嗽牵引到肩背作痛。治疗这些疾病，应取胸上部的中府、云门穴，以及背部第三椎骨旁的肺腧穴进行针刺，先用手快速按压病处，在病人感觉舒缓后就针刺，接着再取缺盆穴针刺，以使肺中邪气向上流出。邪气在肝脏，就会导致两胁作痛，其寒气存于中，瘀血滞留在内，行走时就会牵引着关节疼痛，并伴有脚肿现象。治疗这种疾病，应取足厥阴肝经的行间穴，以导引胁间气下行，并针刺足阳明胃经的三里穴，以便温暖胃中。再进一步针刺本经血脉，从而驱散脉络中的恶血，再刺取耳根青络，以消除其疼痛的症状。邪气在脾胃，就会导致肌肉疼痛。如果阳气有余而阴气不足，则有热气中于体内，因而会经常感到胃中灼热、饥饿；如果阳气不足而阴气有余，脾气就会虚寒，从而出现肠鸣、腹痛的症状；如果阴阳都有余，或阴阳都不足，那么就会时寒时热，不论寒热，都可针刺足阳明胃经的足三里穴，以求达到治疗效果。邪气在肾脏，就会导致骨痛、阴痹。所谓阴痹，是指在体表摸不到的病，但会出现腹胀、腰痛、大便困难，肩、背、颈、项疼痛，有时眩晕等症状。治疗以上疾病，可取涌泉穴和昆仑穴进行针刺，应刺病处以使瘀血出。邪气在心脏，就会导致心痛、易伤，经常会眩晕扑倒。诊治时，应先考察阴阳气血的有余或不足，再通过针刺本经腧穴进行治疗。

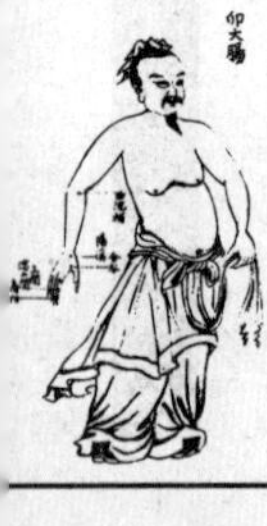

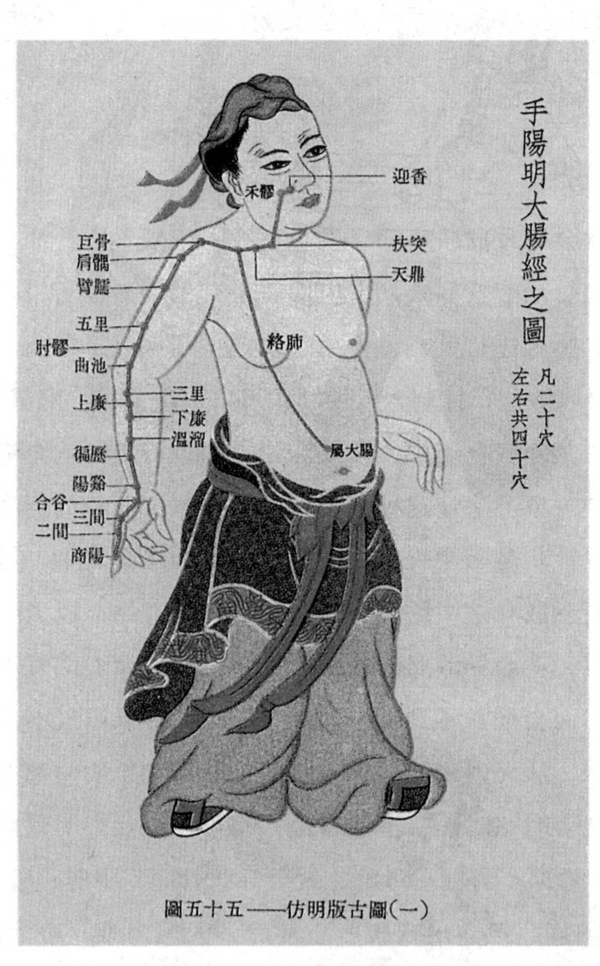
手陽明大腸經之圖
凡二十穴
左右共四十穴
迎香
禾髎
扶突
天鼎
巨骨
肩髃
臂臑
五里
肘髎
曲池
絡肺
三里
上廉
下廉
溫溜
偏歷
屬大腸
陽谿
合谷
三間
二間
商陽

圖五十五——仿明版古圖(一)

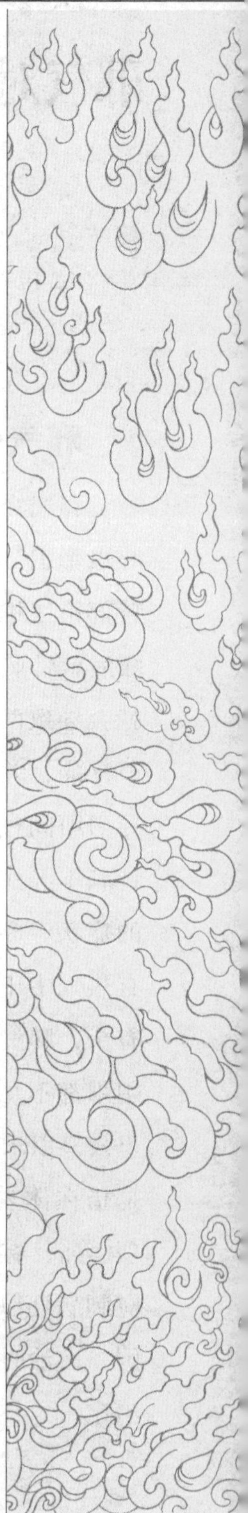

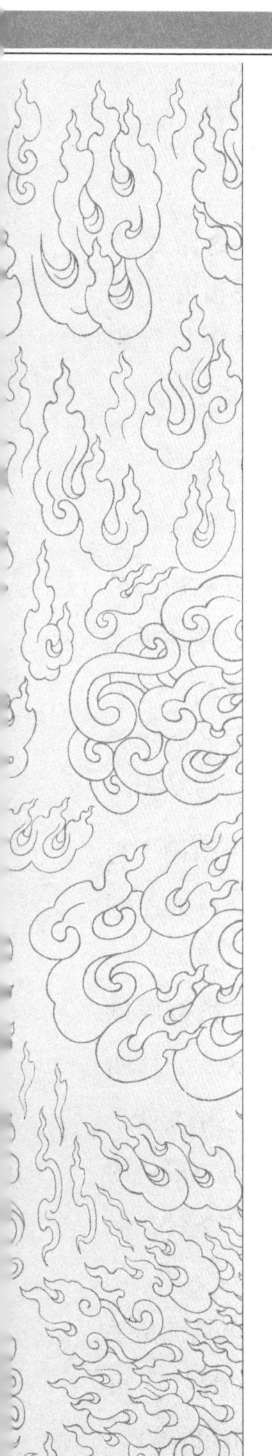

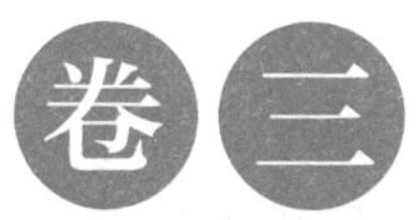

卷三

论治

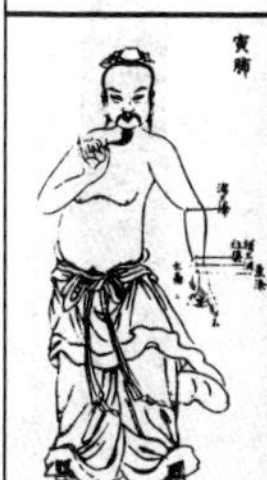

本卷阐述了针对不同病证制定具体治疗方案的原则，强调人与外在环境的统一，“因时而宜”“因地而宜”，重视人体的整体性，“因人施治”。同时，也点明了医生必须具备的素质与知识储备，以及医生常犯的过失。

本卷内容提要

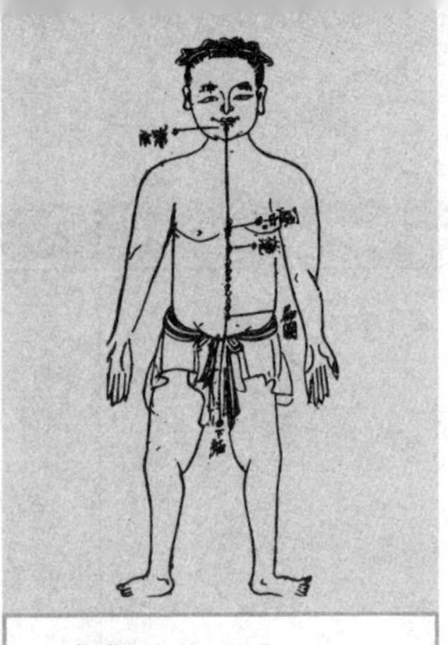

寒热病

寒热病的治疗

篇二十一

本篇说明了寒热病和骨痹等病证的治疗方法，并说明了四季针刺取穴的常识，指出身体五个重要部位患痈疽病的不良后果，以及误用针刺的危险。

各种寒热病及其治疗手法

由皮肤所产生的寒热病，肌肤疼痛以致不能睡在席上，毛发枯燥，鼻内发干，汗液流不出来，治疗这种疾病，应取足太阳经的络穴，并补手太阴经的大钟穴进行治疗。由肌肉所引发的寒热病，会导致肌肉疼痛，毛发干枯，唇舌干燥，汗不得出，治疗这种疾病，当取足太阳经在下肢的络穴刺治，以释放瘀血，再补足太阴脾经的穴位，以求达到出汗的效果。在骨骼上的寒热病，表现为病人大汗不止，烦躁不安，如果牙齿尚未枯槁，当取足少阴经大腿内侧的络穴大钟；如果牙齿枯槁，就是死症。这种方法同样适用于骨厥。患有骨痹的，周身关节不能自由活动，并疼痛，心中烦乱，汗流浃背，治疗这种疾病，当取三阴经用补法针刺。如果身体被金属剐伤，出血甚多，又受到了风寒，心中会有高处跌落感，四肢懈怠无力，这叫作“体惰”，对这种疾病进行治疗时，取腹脐下的三结交处施针。三结交就是足阳明、足太阴、任脉在脐下三寸相交的部位，叫作“关元穴”。患有厥痹的人，腹中有厥逆之气上逆，治疗这种疾病，应取阴经或阳经的络穴施针，但必须诊断出哪一条经脉是主要病位，用泻法治阳经，用补法治阴经。

颈两旁的动脉是人迎脉，属于足阳明经，位置在婴筋之前。婴筋后面是手阳明经的穴位，叫作“扶突穴”。其次是足少阳经的穴位，叫作“天牖穴”。再次是足太阳经的穴位，叫作“天柱穴”。腋窝下的动脉，是手太阴经的输穴，叫作“天府穴”。如果阳邪气上逆，就会导致胸中满闷、呼吸不利，应取人迎穴针刺；对于突然失音，喉舌强硬的疾病，当取扶突穴，并针刺舌根，以便出

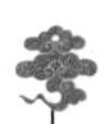

血；对于突然耳聋、经气蒙蔽、耳失聪、目不能视物的，应取天牖穴进行治疗；对于眩晕、拘挛、癫痫、足软支撑不住身体的，应取天柱穴进行治疗；如果突然又热又渴，腹中有气上逆，就表明肝肺二经有邪火相互搏击，以致血逆行，从而使口鼻出血，应取天府穴进行治疗。在以上五个穴位中，天牖穴居中，其他四穴聚拢在其周围，因而称为“天牖五部”。

手阳明大肠经从颧部进入，向下遍络于齿龈的一支，叫作“大迎穴”，因而如果下齿龋痛，应取大迎穴进行治疗。对于手臂害怕寒冷的，用补法治疗；手臂不怕寒冷的，就用泻法治疗。足太阳膀胱经从颧部进入，向上而后遍络于齿龈的一支，叫作“角孙穴”，因而治疗上齿龋痛，应取角孙穴及鼻和颧骨前面的穴位。刚发病的时候，如果脉气虚空，就要用补法治疗；反之，

寒热病的治疗

寒热病有三种类型，分别有不同的治疗方法。

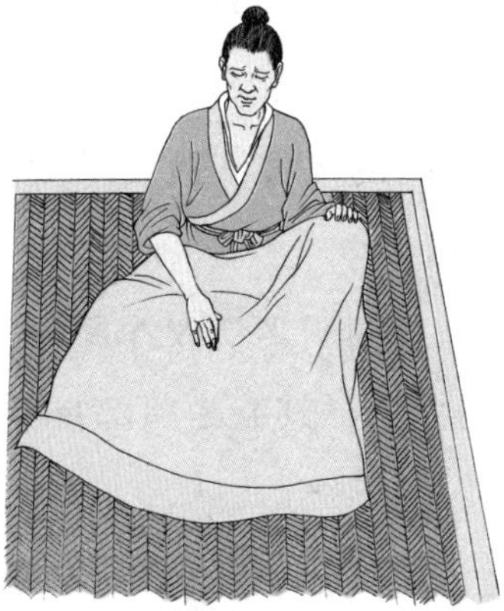

❶皮寒热

病症为肌肤疼痛以致不能睡在席上，毛发枯燥，鼻内发干，汗液流不出来。

治疗方法为取足太阳经的络穴，并补手太阴经的大钟穴进行治疗。

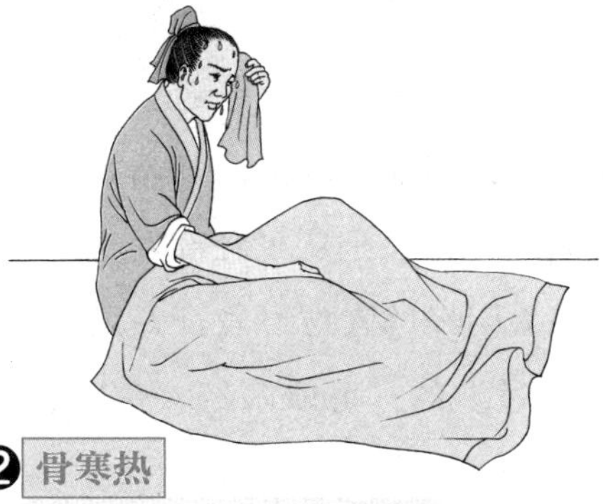

❷骨寒热

病症为大汗不止，烦躁不安。

治疗方法为取足少阴经大腿内侧的络穴大钟进行治疗。

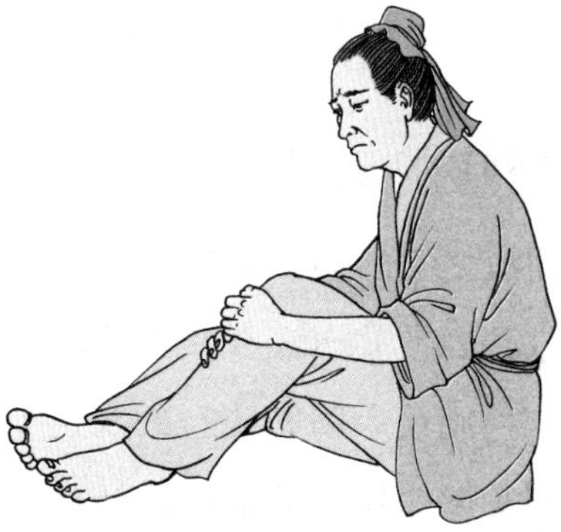

❸肌寒热

病症为肌肉疼痛，毛发干枯，唇舌干燥，汗不得出。

治疗方法为取足太阳经在下肢的络穴进行刺治，以释放瘀血，再补足太阴脾经的穴位。

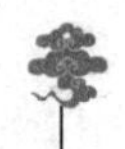

脉气充盛，则用泻法治疗。还有一种方法，就是取鼻外侧的穴位治疗。

足阳明经脉挟鼻的两侧进入面部的，叫作“悬颅穴”。此脉下行的属于口，上行的对着口角进入眼睛深处，如果该处有病变，应取悬颅穴施治。其方法是实证用泻法，虚证用补法。如果方法运用相反，就会加重病情。足太阳经通过颈部进入脑部，直接连属到眼睛深处，叫作“目系”。若头目疼痛，可在项中两筋间取玉枕穴进行治疗。此脉入脑后，分别而行。阴阳二跷脉，阴阳交会，阳入于阴，阴出于阳，在眼的内角相交会。如果阴气偏盛，两目就会闭合；如果阳气偏盛，两目就会张开。热厥，当取足太阴脾经、足少阳胆经进行治疗；寒厥，当取足阳明胃经、足少阴肾经针刺，施针时都应该留针。出现口角流涎、舌纵缓不收、胸脘烦闷症状的，表明肾阴不足，当针刺足少阴肾经。两颌鼓动，畏寒战栗，汗不得出，胸脘烦闷，腹部胀满，表明其肺气不足，治疗这些疾病，当取手太阴肺经。针刺时，属于实证的，应祛除其邪气；属于虚证的，应补养其正气。

四季针刺的规律是：春季刺络脉；夏季刺分肉与腠理间；秋季刺口；冬季刺经脉。一年四季施针的规律，应与时令特征相适应、相协调。治皮肤的病，刺络脉间的穴位；治肌肉的病，刺分腠间的穴位；治筋脉的病，刺气口的穴位；治骨髓和五脏诸病，刺经脉的输穴。

人身体的五个重要部位：其一是大腿前方的伏兔部；其二是小腿肚部；其三是背部督脉部；其四是背的五脏输穴所在的部位；其五是项部督脉经部。此五部患痈疽的，是死证。

痈疽的治疗

痈疽之类的病，如果发生于手臂，可先针刺手阳明大肠经、手太阴肺经的穴位，使其出汗，汗出热散，病可得除；如果病从头面开始发生，可先针刺项间足太阳膀胱经的穴位，汗出而愈；如果是从足胫部发生的，应先针刺足阳明胃经的输穴，汗出而愈。手太阴经的穴位可发汗，足阳明经的诸穴也可发汗。因此，针刺阴经而发汗过多的，可取阳经穴位来止汗；针刺阳经而发汗过多的，可取阴经穴位来止汗。

误用针刺的危害：刺中病邪而留针不去，致使病人精气外泄；尚未刺中病邪就立即出针，使邪气留于体中。前者会加重病情而使身体孱弱，后者则能引起痈疡。

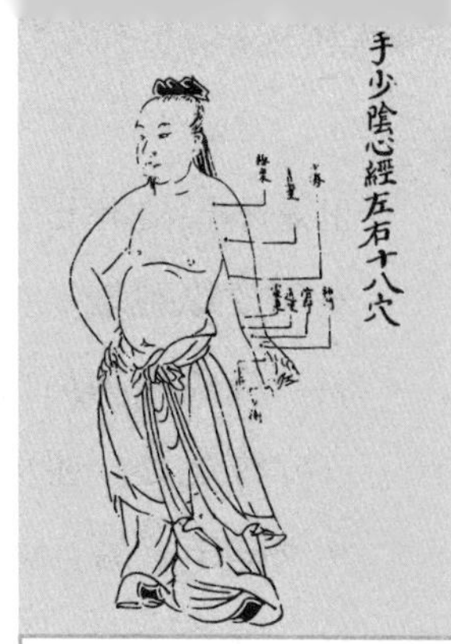

癫狂

癫狂病的治疗

本篇专述癫狂和风逆疾病的证候、临床表现和针灸治疗方法。

篇二十二

癫病的治疗

眼角向外凹陷于面颊一侧的，称为“锐眦”；眼角向内凹陷于近鼻一侧的，称为“内眦”。上眼胞属于目外眦，下眼胞属于目内眦。患者初染癫病时，主要症状是：先感到闷闷不乐，后头重而疼痛，两目向上视物，眼睛泛红；较重时，会心烦意乱，心绪不宁。医师应审视患者表情及脸色变化，并取手太阳、手阳明、手太阴经诸穴，在其面部血色正常后就停针。癫病开始发作的时候，口角牵引歪斜，啼哭呼叫，气喘急促，心惊，应在手太阳、手阳明两经取穴并用缪刺法治疗。如果右侧坚硬，就针刺其左侧；如果左侧坚硬，就针刺其右侧，等到病人面部血色正常后再停针。癫病发作的表现也有角弓反张而导致脊柱疼痛的，治疗这种症状，当取足太阳、足阳明、足太阴、手太阳各经的输穴，在面部血色正常后可停针。若想很好地治疗癫病，应常与病人相处，审察其发病过程中的情况变化，观察应当施针的部位。在病人发病之时，应审察其症状特点，判断病邪的所在，并断定发病时应取何经穴治疗。根据病脉判断，用泻法使其出血。将泻导出的血装在葫芦里，一旦复发，此血就会变动；如果没有变动，可以针灸穷骨二十壮[1]。所谓穷骨，就是骶骨，即臀部脊尾的长强穴。

癫病深入骨的骨癫，其肋、齿各腧穴的分肉之间均有胀满感，骨骼僵直不能屈伸，汗出，心烦意乱。假如呕吐了很多白沫，而肾气下泄，就是不治之死证。癫病进入筋的筋癫，身体痉挛拘急，倦屈不伸，脉大，治疗时，应取项后的大杼穴进行针刺，如果呕吐出很多白沫，而气陷于下的，

1 壮：艾灸中的一个重要的计量单位，在艾灸中用壮来计算施灸的数量。

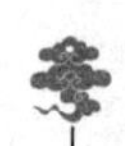

也是不治之死证。癫病进入脉的脉癫，病人会突然晕倒在地，四肢各脉胀满而放纵弛缓。如果脉出现胀满的情况，应针刺病位，并令血出；如不胀满，应灸在项后两侧挟行的足太阳经的输穴，并灸带脉穴，及与腰间相距三寸许之处。还可以灸各经分肉之间及四肢的腧穴。如果呕吐出很多白沫，又气陷于下的，就是不治之死证。癫病发作时，其情状疯狂的，也是死证。

狂病的治疗

狂病开始发病时，患者先是自卑自悯，健忘，容易发怒，经常恐惧，大多是过度忧虑、饥饿所致。治疗时，先取手太阴、手阳明两经的穴位，针刺令其出血，待血色正常后停针，还可取足太阴、足阳明两经的输穴经行治疗。狂病开始发作时，病人少睡眠，不饥饿，狂妄自大，经常骂人，日夜吵闹不休止。治疗时，可取手阳明、手太阳、手太阴经的输穴，以及足少阴肾经在舌下的络脉。但是，只有血脉盛的才可取穴刺之，否则不可针刺。狂病患者，言语狂妄，容易被惊吓，经常大笑，喜欢唱歌，行动反常，日夜不休，多是大惊大恐伤其神志所致，可取手阳明、手太阳、手太阴经的穴位进行针刺。狂病患者，幻视幻听，经常呼喊，大多是气衰神祛所致，可在手太阳、手太阴、手阳明、足太阴以及头部两腮的穴位针刺。患狂病的人食量大而不饱，经常疑神疑鬼，无声窃笑而不露于外，这是喜乐没有节度所导致的，治疗时，应取足太阴、足太阳、足阳明经的穴位，以及手太阴、手太阳、手阳明经的穴位针刺。如果是狂病初发，并无上述证候的，先取其左右曲泉穴，针刺血脉过盛之处，并使其出血，这样，病在不久后就可痊愈。如果不能治愈，就用以上治狂病的方法，灸骶骨长强穴二十壮。

风逆的治疗

所谓风逆，是指受风邪而厥气内逆的疾病。其症状是四肢突然发肿，全身颤抖，就像被水浸湿而打寒战一样，经常因寒冷而口出唏嘘之声，饥饿时感觉烦闷，饱食后又躁动不安。治疗这种疾病，应取手太阴肺和手阳明大肠表里二经，以及足少阴肾经、足阳明胃经的输穴进行治疗。对感觉骨里寒凉的，取井、经穴刺之；肌肉清冷的，取上述四经荥穴并针刺之。所谓厥逆成病，是指两足突然发冷，胸痛欲裂，肠中也如刀绞一般疼痛，烦乱而不能进食，凡是这

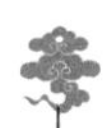

种情况，其脉或大或小都伴涩象症状。如果病人身体还算温暖，就取用足少阴肾经的穴位进行治疗。如身体已经冰冷，则取用足阳明胃经的穴位，身体温暖的，用泻法治疗；身体寒冷的，则用补法治疗。对于厥气上逆而腹部胀满、肠中有声、胸中满闷、呼吸不利的病症，当取胸下两胁的穴位，咳嗽时感到应手而动的地方，就是其穴。另外取用背俞穴，用手按压而有舒快之感的，也是穴位。小便不通的，可取足少阴肾经和足太阳膀胱经的穴位以及骶骨上的腧穴，并以长针刺之。对于气上逆的病人，可取用其足太阴脾经、足阳明胃经的穴位。厥逆发作严重的，可针刺足少阴肾、足阳明胃两经动脉的穴位。

如果病人气衰，身体寒冷像浸在水中，言语断断续续，骨节发酸，身体沉重，全身懒惰不愿活动的，可取足少阴肾经施针。如果气短，呼吸短促而不能连续，稍一动就会感到气虚的人，在足少阴肾经上用补法，针刺其血络以出瘀血。

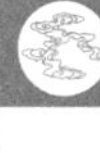 癫病的治疗 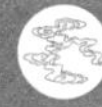

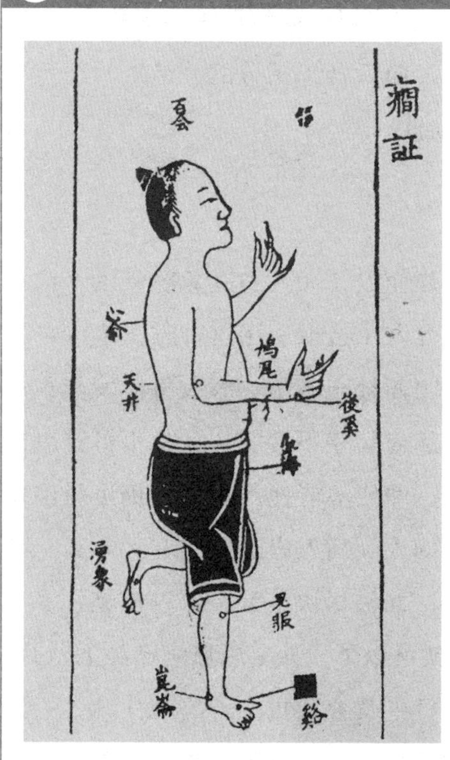

癫证

明 陈言 中国中医研究院图书馆藏

患者初染癫病时，主要症状是先感到闷闷不乐，头重而疼痛，两目向上视物，眼睛泛红；较重时，会心烦意乱，心绪不宁。医师应根据患者的表情及脸色变化，取手太阳、手阳明、手太阴经诸穴治疗，待其面部血色正常后就停针。

名词解释

狂病

狂病开始发病时，患者先自卑自悯，健忘，容易发怒，经常恐惧，大多是过度忧虑、饥饿所致。

风逆

风逆，是指受风邪而厥气内逆的疾病。其症状是四肢突然发肿，全身颤抖，就像被水浸湿而打寒战一样，经常因寒冷而口出唏嘘之声，饥饿时感觉烦闷，饱食后又躁动不安。

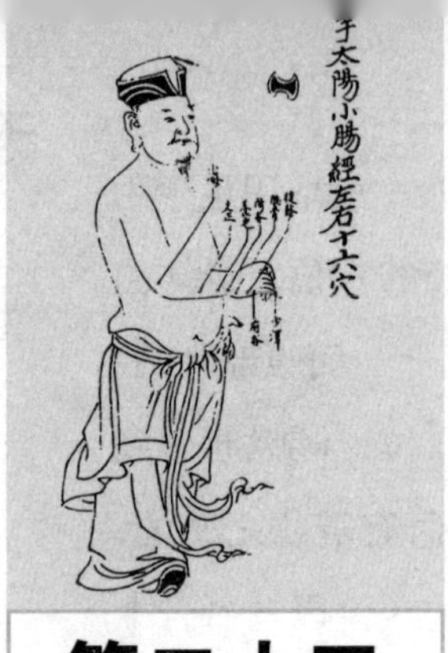

篇二十三

热病

热病的治疗

本篇主要论述热病的证候、诊断及治疗的方法，以及九种禁忌刺治的症状，并说明了半身不遂的治疗原则和喉痹、小便闭结等病症的治疗方法。

患有偏枯病的人，表现为半身不遂并且疼痛，言语无异常，神志也未错乱，这是病在分肉腠理之间所导致的。治疗这种病证，当用大针施治，如果是虚证，就用补法；如果是实证，则用泻法，这样就可以恢复正常。

患有痱病的人，表现为身体不疼痛，但四肢松弛不收，意识错乱但并不严重，如果言语还清楚，就可以治疗，但是对于病情严重而不能说话的，就无法治疗了。对于痱病先从阳分开始，而后转于阴分的，治疗时应当先针刺其阳经，再刺阴经，还要用浅刺法施针。

热病的治疗

患热病已经三日，如果其寸口脉象静而安，而人迎脉象躁动的，应从各阳经取穴治疗，要在治疗热病的五十九穴中选取。用这种方法来泻导其体表的热邪，使邪气随汗排出，充实其阴而补充不足。病人身体发热很厉害，但寸口、人迎的脉象反而沉静的，是与脉症不符的坏证，不可针刺治疗。对于可以针刺的疾病，当立即针刺，即使不能使其出汗，仍可排泄病邪。不可以针刺的人，是指有死亡征兆的人。病人患热病已有七八日，寸口脉象躁动，并伴有头晕、气喘症状的，如果尽快施针，可以使其汗，只要用浅刺法，针刺手大拇指之间的穴位就可以了。如果患热病已经七八日，但脉象微小，小便出血，口干的，过一日半就会死亡。若出现代脉，一天内就会死亡。患热病但已经出汗，而脉象仍躁动，且呼吸喘促，并且又发热的，就不应再浅刺其肌表，否则会导致气喘加重而死亡。患热病已经

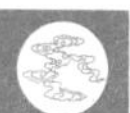

热病的治疗

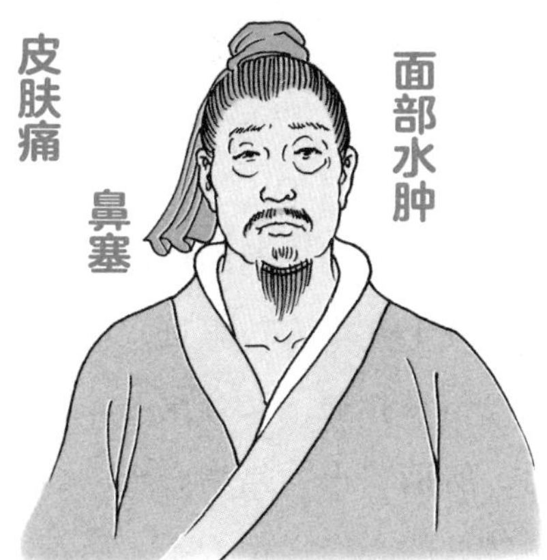

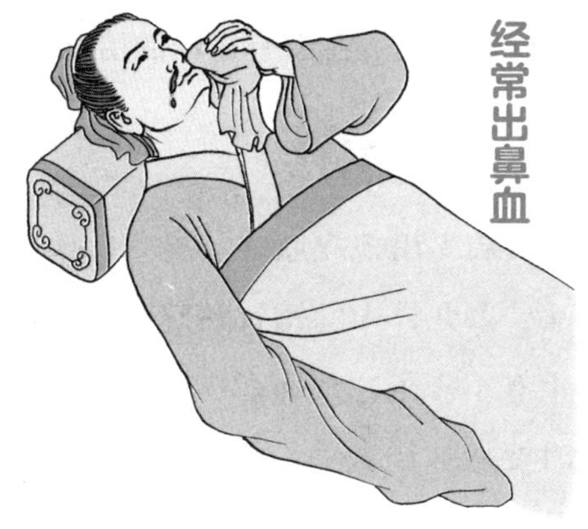

热伤皮毛的病变

症状 皮肤痛，鼻塞，面部水肿。

治疗方法 浅刺法，以九针中的镵针治疗，要在治热病的五十九个穴位里选穴。

属于厥热证

症状 头痛，颞骨部位及眼区筋脉作痛，经常出鼻血。

治疗方法 用九针中的鍉针，根据病情虚实，泻有余，补不足。

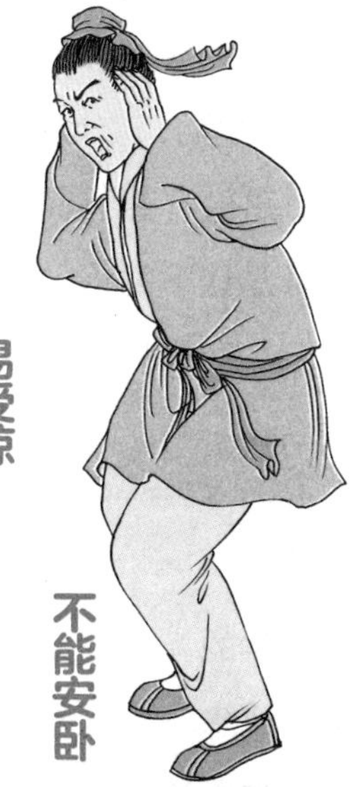

手足躁动

头痛

邪克肌肉的病变

症状 咽干而多饮，易受惊，不能安卧。

治疗方法 以针刺肌肉为主，用九针中的员利针，从热病五十九穴中的有关穴位取治。

邪克于筋的病变

症状 头痛，面色发青，手足躁动。

治疗方法 用九针中的锋针，在其手足四肢不利的地方施针。

七八日，脉象不躁，或者虽有躁象，但并无“散”象或者“数”象的，其邪气仍在，若三日内能出汗，则会痊愈；若三日后仍未出汗，那么此人第四天就会死亡。在没有得汗的情况下，是不能对腠理进行针刺的。

热病的针法

热病先出现皮肤痛、鼻塞、面部水肿的，是热伤皮毛的证候，应用浅刺法，以九针中的镵针治疗，要在治热病的五十九个穴位里选穴。如果鼻部生有小疹子，是邪在皮毛的表现，因肺气与鼻相通，又合皮毛，因此治疗时要从肺经入手，而不能“火”中取治，所谓“火”是指心经。如果皮肤肿胀，口唇干燥，遇寒而出汗，则应从属火的心经穴位入手，而不能取治于“水”，所谓“水”是指肾经。患有热病的人，会出现咽干而多饮、易受惊、不能安卧的症状，当以针刺肌肉为主，用九针中的员利针，从热病五十九穴中的有关穴位取治。其间若有眼角发青的，则属于脾经病变，因为脾主肌肉，所以治疗时应当针刺至肌肉，而不能取治于“木”，所谓“木”是指肝经。热病表现为头痛、面色发青、手足躁动等症状，治疗时在筋间取治，用九针中的锋针，在其手足四肢不利的地方施针。如有抽筋拘挛、眼泪不收的症状，则属于肝经的症状，因为肝主筋，所以取治于肝经，而不能从“金”中取治，所谓“金”是指肺经。如果有热病而又有屡发惊悸、手足抽搐而狂乱等症状的，当取治于脉，用九针中的锋针，迅速泻其有余的邪热，如因癫狂而使毛发脱落的，则属于心经疾病，应取心所主的血脉，不能从“水”中取治，所谓“水”是指肾经。

热病的诊断

热病伴随身体沉重、骨节疼痛、耳聋而欲闭目的，应取治于骨，用九针中的锋针，在热病五十九穴中选穴施针。如果病患不思饮食，咬牙，双耳色青，就属于肾经的病患，因为肾主骨，所以应取治于肾经。不可取治于“土”，因为“土”指脾经。凡是患有热病，有痛而不知其处，耳聋，四脚懒惰不收，口发干，时有阳气偏盛而烦热，时有阴气偏盛而畏冷的，这是热邪深入骨髓的症状，是死证。热病表现为头痛，颞骨部位及眼区筋脉抽掣作痛，经常出鼻血的，是厥热，应用九针中的锓针，根据病情虚实，

泻有余，补不足。热病表现为身体沉重、胃肠灼热的，应用九针中的锋针治疗，取脾胃二经的腧穴，以及在下部的各足趾间的腧穴，同时还可取胃经的络丰隆穴，疏导经气，而后才能得气。热病表现为按压脐周围会突然疼痛、胸胁胀满的，治疗时可取涌泉穴与阴陵泉穴，用九针中的锋针治疗，并用针刺咽喉部的廉泉穴。热病有汗出，脉象表现为安顺的，可以用针去汗出热，当取手太阴经穴鱼际、太渊、大都、太白刺之。用泻法退热，用补法出汗。如出汗过多，可针刺内踝上横脉处的三阴穴交治之。热病虽汗已出，但脉象仍躁动的，这是阴气欲绝的症状，为死证；若出汗之后，脉象平静的，还可救治。若热病脉象躁动而不能出汗的，这是阳气欲绝的死证；若脉虽躁动，但汗出后脉象平静的，尚可救治。

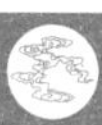

热病的死证

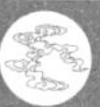

不可用针刺治疗的九种死证

1. 汗不得出，两颧骨色赤而呃逆呕吐的死证
2. 泄泻而腹部胀满甚重的死证
3. 两眼视物模糊，热而不退的死证
4. 老年人和婴儿发热而腹部胀满的死证
5. 汗不得出，呕吐血的死证
6. 舌根溃烂，发热不退的死证
7. 咳嗽，鼻孔出血，汗不得出，或虽有汗出而不到足部的死证
8. 热邪已深入骨髓的死证
9. 发热并有痉病的死证

主要穴位与其功能

穴位	主要功能
膻中	支气管炎、支气管哮喘、胸膜炎、冠心病、心绞痛、妇女乳汁过少
巨阙	胃酸过多、气喘、神经衰弱、心理异常
中脘	慢性胃炎、胃及十二指肠溃疡、胃下垂、脾胃虚弱、消化不良
神阙	慢性肠炎、脱肛、腹胀、虚寒性胃痛、怕冷
天枢	生殖器疾病、妇女病、容易疲劳、便秘、胃下垂
大巨	不孕、肾炎、便秘、痢疾、坐骨神经痛、风湿病

热病的死证

热病有九种不可针刺治疗的死证：一是汗不得出，两颧骨色赤而呃逆呕吐的死证；二是泄泻而腹部胀满甚重的死证；三是两眼视物模糊，热而不退的死证；四是老年人和婴儿发热而腹部胀满的死证；五是汗不得出，呕吐血的死证；六是舌根溃烂，发热不退的死证；七是咳嗽，鼻孔出血，汗不得出，或虽有汗出而不到足部的死证；八是热邪已深入骨髓的死证；九是发热并有痉病的死证。痉指腰背角弓反张，手足抽搐，口噤咬牙的死证。凡上述九种证候，均不可以针刺。

治疗热病的五十九穴有：两手内外侧各三穴，共十二穴。五指之间各有一穴，共八穴。足小拇趾间各有一穴，共八穴。头部入发际一寸，向两侧旁开分为三处，每侧各有三穴，共六穴。再向上入发际三寸，两边各有五穴，共十穴。耳前、耳后、口下各有一穴，项中一穴，共六穴（原文缺两穴）。巅上一穴，囟会一穴，发际一穴，廉泉一穴，风池二穴，天柱二穴，共九穴（原文缺一穴）。总计为五十九穴。

热病的主治穴位

胸中气满而呼吸短促的，可取足太阴脾经在足大拇趾之端，距指甲角像韭叶那样宽处的隐白穴针刺。属寒证的，要留针；属热证的，应快速去针。待逆气下降，呼吸平缓才可止针。心疝，表现为腹中突发疼痛，可取足太阴经与足厥阴经施针，在其上针刺血络。喉痹，舌卷，口干，心烦，心痛，手臂内侧作痛且上举不过头，应取无名指爪甲端宽度如韭叶处的关冲穴进行针刺。眼球发红疼痛，病从眼内角开始蔓延的，当取阴跷脉的照海穴刺之。因为受风而导致的痉挛、角弓反张，当先取足太阳经在腘窝中央的委中穴，并针刺浅表的血络至出血。如腹中有寒，就兼取足三里穴。如小便不通，治疗时可取用阴跷脉的照海穴，以及足大拇趾外侧三毛上的大敦穴刺治，并在浮浅的血络上针刺出血。男子腹胀如蛊，女子患了月经阻隔的病，常会腰脊松懈无力，不思饮食，可先取涌泉穴刺之出血，再取脚面上血盛的血络，刺之出血。

厥病

逆乱引发的疼痛

本篇论述了厥头痛与厥心痛的证候与针刺治疗方法，并分析其真头痛和真心痛的症状，同时也论述了寄生虫病的症状和针刺方法。

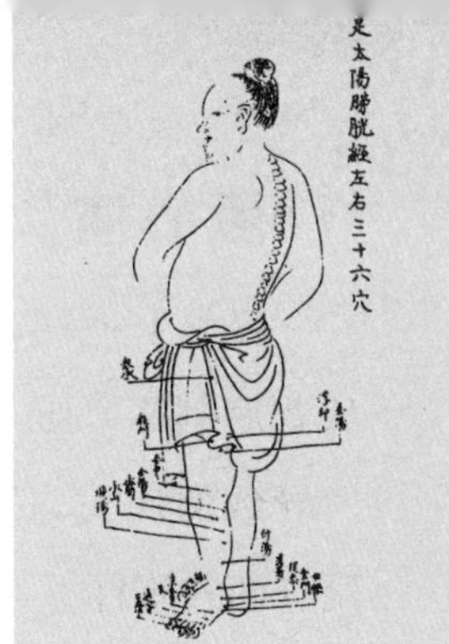

篇二十四

厥头痛

厥头痛，是指由于经气上逆而造成的头痛，如有面部水肿、心中烦躁不安的，应取足阳明和足太阴的输穴来治疗。厥气上逆的头痛，如果头部脉络部位疼痛，病人心中悲伤，经常哭泣的，可以察看其头部脉络突出而充血之处，先用针在动脉跳动过盛处针刺，以出恶血，再取治于足厥阴肝经。厥气上逆而导致的头痛，如头部疼痛不移且沉重的，应用泻法刺取头部中督脉与两旁的足太阳、足少阳经。共五条经脉，每条经脉上有五个输穴，共计二十五个穴位。先刺取手少阴经，而后刺足少阴经而治之。

经气上逆的头痛，如果经常健忘，疼痛发病时没有固定部位，可针刺头面部左右的动脉，然后再取足太阴脾经的输穴加以调理。经气上逆的头痛，若颈项先痛，牵引腰脊疼痛，可先刺足太阳膀胱经的天柱穴，然后再刺足太阳胆经的相应输穴。经气上逆的头痛，若头痛很严重，并且耳前耳后经脉大张而有热感的，应先泻其充血脉络，至出血止，再针刺足少阳胆经的输穴。邪气侵入脑部的真头痛，常表现为剧烈疼痛，全脑都痛，手足到膝关节处都寒冷的，是不治的死证。

以下几种头痛，不能取腧穴施治：撞击跌伤扑倒之类的外伤，因其瘀血停留在内，所以不能取腧穴施治；如果肌肉受伤而疼痛不止，就只能在受伤的局部针刺，不能取远端的腧穴施治。头痛而不宜针刺的，是由严重的痹证所造成的头痛，若是每天都发作，用针刺也只能稍减症状，而不能根除。半侧发凉的偏头痛，可先取手少阳三焦经、手阳明大肠经的输穴进行针刺，然后再针刺足少阳胆经、足阳明胃经的输穴。

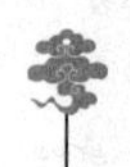

厥心痛

经气上逆的心痛，如果牵引到背部疼痛，会时常筋脉拘急，像有物体从背后刺痛心脏一样，从而使腰背弯曲不能伸直，这是肾经邪气上犯心脏所导致的疾病，所以叫作“肾心痛”。治疗时，先取足太阳膀胱经的京骨、昆仑两穴施针，如果仍疼痛不止，再针刺足少阴肾经的然谷穴。

经气上逆的心痛，其胸腹胀满，而心痛尤其剧烈的，是胃经邪气上犯心脏的疾病，所以叫作“胃心痛”。治疗时，应取足太阴脾经的大都、太白两穴进行针刺。

经气上逆的心痛，就像用锥子刺心一般，心痛非常剧烈的，这是脾经的邪气上犯于心脏的病证，所以叫作“脾心痛”。治疗时，应取足少阴肾经的然谷、太溪两穴针刺。

经气上逆的心痛，面色青灰，整天不能呼吸的，是肝经的邪气上犯于心脏的病证，所以叫作“肝心痛”。治疗时，应取足厥阴肝经的行间、太冲两穴进行针刺。

经气上逆的心痛，在闲居静养或卧床休息时稍有缓解，一到活动时，就疼痛加剧，而面色并无变化的，这是肺气上逆犯于心脏所致，叫作“肺心痛”。治疗时，应针刺手太阴肺经的鱼际、太渊两穴。

邪气在心的真心痛，其症状是手足至肘膝部位冷，心痛异常剧烈，一般是早晨发病，傍晚就死亡，或傍晚发作，第二天早晨死亡。不能使用针刺法治疗心痛病，是因为其体内有瘀血和实证，因而不能针刺腧穴来治疗。

寄生虫病

肠内有虫聚集或蛔虫所致的心痛，都不应用小针治疗。心腹疼痛导致烦闷难忍，腹部有上下移动的肿块，时痛时止，腹中发热，经常口渴流涎的，是肠中有蛔虫所致。治疗这种疾病，可将手指并拢用力按住肿物或疼痛处，阻止其移动，再用大针刺之，继续按压，直到不动时才出针。凡是腹中满闷、心烦意乱而痛的，并且有肿物上下移动的寄生虫病，都可用此法治疗。

厥病的治疗

厥头痛与厥心痛都有各自对应的治疗方法。

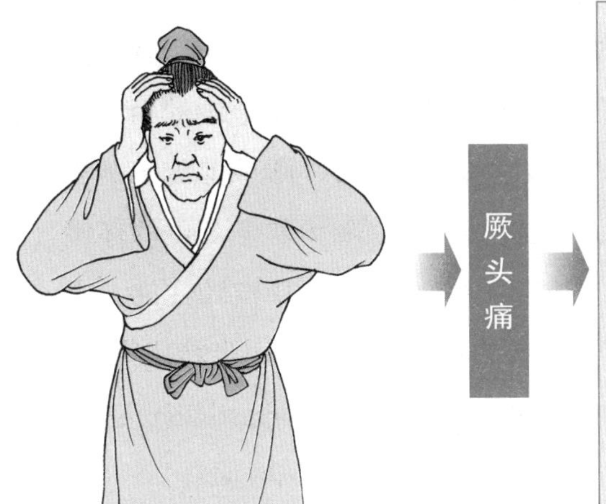

厥头痛

1. 如果病人面部水肿，心中烦躁不安，应取足阳明和足太阴的输穴来治疗。

2. 厥气上逆的头痛，如果头部脉络部位疼痛，病人心中悲伤，经常哭泣的，可以察看其头部脉络突出而充血之处，先用针在动脉跳动过盛处针刺，以出恶血，再取治于足厥阴肝经。

3. 厥气上逆而导致的头痛，如头部疼痛不移且沉重的，应用泻法刺取头部中督脉与两旁的足太阳、足少阳经来治疗。

厥心痛

病证	疗法
如果背部疼痛，会时常筋脉拘急，像有物体从背后刺痛心脏一样，从而使腰背弯曲不能伸直，这是肾经邪气上犯心脏所导致的疾病，所以叫作“肾心痛”。	治疗时，先取足太阳膀胱经的京骨、昆仑两穴施针，如果仍疼痛不止，再针刺足少阴肾经的然谷穴。
如果胸腹胀满，而心痛尤其剧烈的，是胃经邪气上犯心脏的疾病，所以叫作“胃心痛”。	治疗时，应取足太阴脾经的大都、太白两穴进行针刺。
如果像用锥子刺心一般剧痛，这是脾经的邪气上犯于心脏的病证，所以叫作“脾心痛”。	治疗时，应取足少阴肾经的然谷、太溪两穴针刺。
面色青灰，整天不能呼吸的，是肝经的邪气上犯于心脏的病证，所以叫作“肝心痛”。	治疗时，应取足厥阴肝经的行间、太冲两穴进行针刺。
在闲居静养或卧床休息时稍有缓解，一到活动时，就疼痛加剧，而面色并无变化的，这是肺气上逆犯于心脏所致，叫作“肺心痛”。	治疗时，应针刺手太阴肺经的鱼际、太渊两穴。

耳朵与四肢疾病

如果耳聋听不到声音，可针刺耳中的听宫穴；如耳鸣，可针刺耳前动脉旁的耳门穴；耳内疼痛而不能用针刺治疗的，是其耳中有脓，或有耳垢堵塞耳道所导致的失聪。一般的耳聋，可先取无名指指甲上端的关冲穴，再针刺足第四趾的窍阴穴。耳鸣，可先取手中指指甲上端的中冲穴，如左耳鸣则刺取右边的穴位，右耳鸣则取左边的穴位，再针刺取足部的大敦穴。

治疗大腿抬不起来的病人，应使其侧卧，取大转子部位的环跳穴，用员利针刺之而不能使用大针。因肝不能藏血而使血下流如注的，应针刺曲泉穴以治。风痹，若发展到不可治愈的程度，有时像用足踏冰块一样寒冷，有时又像将双足浸入沸水中一样热烫，股部和胫部都感到酸痛无力，头痛，心烦，经常呕吐、烦闷，或眩晕以后就出汗，目眩，时而悲伤，时而恐惧，气短，闷闷不乐，凡有上述现象的，不出三年就会死亡。

耳朵疾病及心痛

耳朵的疾病

失聪 耳内疼痛而不能用针刺治疗的，是其耳中有脓，或有耳垢堵塞耳道所导致的失聪，应先清除干净再进行治疗。

一般的耳聋 可先取无名指指甲上端的关冲穴，再针刺足第四趾的窍阴穴。

耳鸣 可先取手中指指甲上端的中冲穴，如果是左耳鸣，就刺取右边的穴位，右耳鸣则取左边的穴位，再针刺足部的大敦穴。

寄生虫导致的心痛

症状 心腹疼痛导致烦闷难忍，腹部有上下移动的肿块，时痛时止，腹中发热，经常口渴流涎的，是肠中有蛔虫所致。

疗法 治疗这种疾病，可将手指并拢用力按住肿物或疼痛处，阻止其移动，再用大针刺之，继续按压，直到不动时再出针。

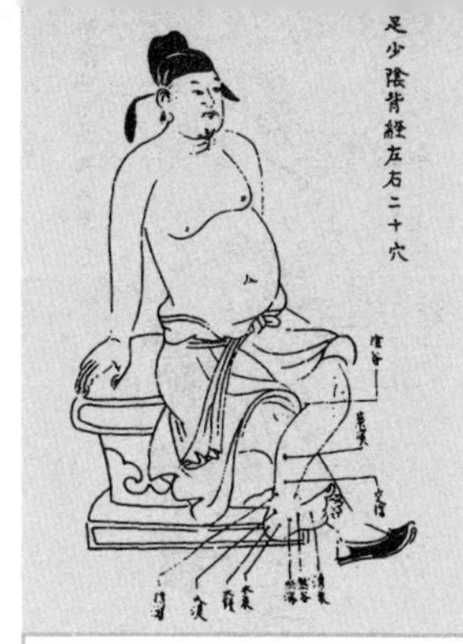

篇二十五

病本

标与本的选择

本篇提出了“标本”理论，并举出了多种病例，说明了标本理论的具体运用，一般疾病都应先治其本，而中满和大小便不利这样标急的病证，则应该先治标。

标与本的先后问题

凡是先患病，而后气血不调和的，应先治疗其本病；如果先有厥逆症状，再患有其他疾病的，应先治其厥逆；如果先患寒病，然后感染其他疾病的，应以治疗寒病为本，先治疗寒病；如果先患有其他疾病，再感染寒证的，应先治疗原来的疾病；对于先患热证，然后患有其他病证的，应以治疗热病为本，优先治疗热病；对于先患有泄泻，而后感染其他疾病的，应以泄泻为本，优先调理脾胃，而后才可治其他病证；先患其他疾病，而后患有泄泻的，应先治疗原来的疾病；先有中满，而后引发心烦的疾病，应先治疗其中满的本病；如果先患有其他疾病，而后腹中满闷的，应先治疗其他疾病。

有的人因为感受到非时令之气的“客气”而发病，也有人因被顺应四时顺序的“同气”所侵袭而发病。凡是出现大小便不利的，应先救治标病；大小便通利的，应先救治其本病。如在疾病发作之后而出现实证，说明邪气变本病为标病，应以祛除邪气为主，先治其本，后治其标；如疾病发作以后出现虚证的，应先救治其正气不足的标病，再治由邪气所引发的本病。总之，必须谨慎地观察病情的轻重缓急，再精心钻研治疗方法。如果病变轻缓，可以标本兼治；如果病情危重，则应分步治疗，或先治标病，或先治本病。如先有大小便不通利，而后发生其他疾病的，就应先治大小便不利的本病。

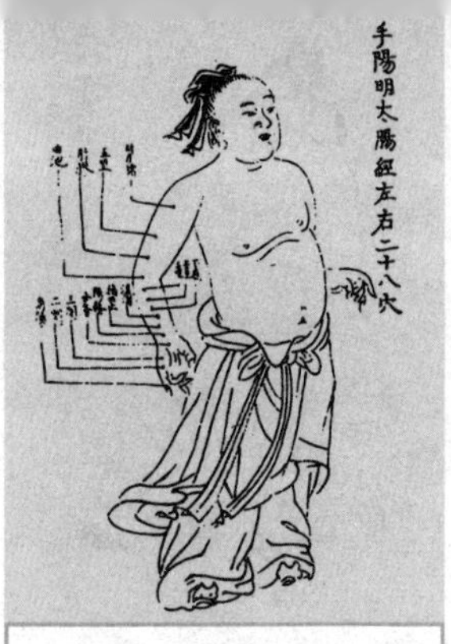

篇二十六

杂病

杂病的治疗

本篇指出应根据经气厥逆所致病变病位的不同，来选取不同的经脉治疗。

经气上逆的一些病变

经气上逆的病变，脊柱两侧作痛，上达头项，头部沉重，目不视物，腰脊强直，可针刺足太阳膀胱经委中穴的脉络，直至出血。经气上逆的病变，胸中满闷，面部水肿，口唇肿胀而流涎，突然说话困难，甚至不能言语的，是由足阳明胃经病变所引发的疾病，应取足阳明胃的穴位加以治疗。经气上逆的病变，邪气上逆于喉部，从而致使不能说话、手脚冰冷、大便不通的，是由足少阴肾经所引发的病变，应取足少阴肾经的穴位加以治疗。经气上逆的病变，腹部膨胀，弹之有声，寒气滞留于内，大小便不利的，是由足太阴脾经所导致的病变，应取足太阴脾经的穴位加以治疗。

口腔疾病

凡是咽喉干燥，口中干燥而有唾液如胶的，是足少阴肾经所引发的病变，应取足少阴经的穴位加以治疗。凡是膝关节疼痛的，可取犊鼻穴，以员利针治之，出针后，稍停片刻再刺。因为员利针的针身大如牛尾的长毛，所以非常适合治疗膝关节疼痛。

凡是咽喉肿痛阻塞，不能言语的，应针刺足阳明胃经的输穴；如尚能言语的，应针刺手阳明大肠经。患有疟疾，口不渴，隔日发作一次的，应针刺足阳明胃经的输穴；如口渴，且每日发作的，应针刺手阳明大肠经的输穴。

牙齿疼痛，不怕食用冷食的，可针刺足阳明胃经的输穴；如怕冷食，

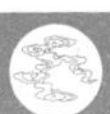

杂病

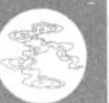

根据病症的不同来选择治疗穴位。

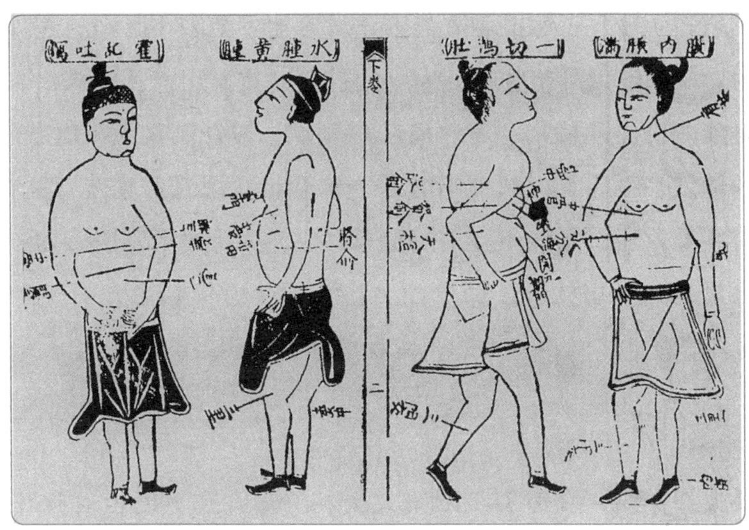

《针灸全书》针灸方图

明万历刊本 日本国立公文书馆内阁文库藏

如果病人腹部胀满，大便不利，腹中烦闷并影响胸部及咽喉，以致气喘时呼呼作响的，应针刺足少阴肾经的输穴。腹部胀满，消化不良，肠鸣有声，大便不利的，应针刺足太阴脾经的输穴。

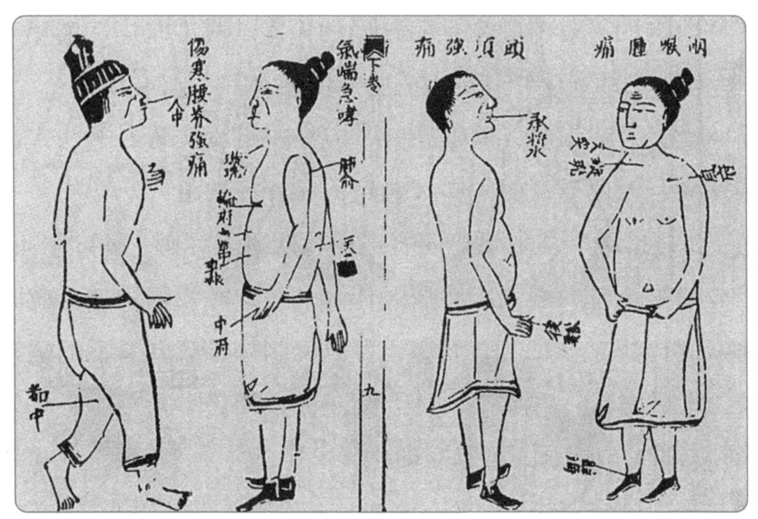

《针灸全书》针灸方图

明万历刊本 日本国立公文书馆内阁文库藏

如果咽喉肿痛，不能言语的，应针刺足阳明胃经的输穴；如尚能言语的，应针刺手阳明大肠经。

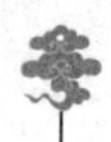

则针刺手阳明大肠经的输穴。耳聋而不疼痛的，应针刺足少阳胆经的输穴；耳聋并且疼痛的，应针刺手阳明大肠经的输穴。鼻出血不止，并有黑色积血流出的，应针刺足太阳膀胱经的输穴；鼻出血不多但有血块的，应针刺手太阳小肠经的输穴；如果血流仍不止，可在手太阳小肠经的腕骨穴施针；再不止的，应取足太阳膀胱经的委中穴针刺，直至出血。腰痛，兼有热感，应针刺足厥阴肝经的输穴；若疼痛部位发凉，应针刺足太阳膀胱经和足阳明胃经的输穴；腰痛且内热气喘的，当针刺足少阴肾经输穴，并在委中穴附近的血络处放血；腰痛不能前后俯仰的，应取足少阳胆经的输穴进行针刺。如果易怒而不思饮食，话少而声音小的，应针刺足太阴脾经的输穴；如果容易发怒，话多且声音大的，应针刺足少阳胆经的输穴。

其他部位

如果腮部作痛，应针刺手阳明大肠经的输穴和下巴上血脉旺盛之处，刺之使出血。项部疼痛而不能俯仰的，应在足太阳膀胱经的输穴针刺；对于项疼而不能左右顾视的，应针刺手太阳小肠经的输穴。小腹部膨胀，有气上逆，自胃脘以至于心中，身体时冷时热，小便又不利的，应针刺足厥阴肝经的输穴。腹部胀满，大便不利，腹中烦闷并影响胸部及咽喉，以致气喘时呼呼作响的，应针刺足少阴肾经的输穴。腹部胀满，消化不良，肠鸣有声，大便不利的，应针刺足太阴脾经的输穴。

心痛并牵引腰背作痛，欲呕吐的，应针刺足少阴肾经的输穴。心痛并伴随腹部胀满，大便不畅的，应针刺足太阴脾经的输穴。心痛牵引背部作痛，妨碍正常呼吸的，应取足少阴肾经的输穴进行针刺；如症状不见好转，再针刺手少阳三焦经的输穴。心痛并伴随气短、呼吸困难的，应取手太阴肺经的输穴进行治疗。对于心痛病，可以针刺脊椎第九节下的腧穴，先按揉该穴位，针刺之后，再揉按，可立刻止痛；如仍不止，可于此处上行寻取与本病有关的穴位针刺，可以立即止痛。

下巴痛、痿厥病和呃逆证

下巴疼痛的，刺足阳明胃经的颊车穴，直至出血，可立即止痛；如痛不止，再按压本经人迎穴，便可立即止痛。对于腹痛，可针刺脐部左右的

天枢穴，刺后再用手按压该处，则可立即止痛；如痛仍不止，再针刺足阳明胃经的气冲穴，刺后用手按压针孔，便可立即止痛。对于气逆上冲，可针刺胸前足阳明胃经的膺窗穴或屋翳穴，以及胸下的动脉处。治疗四肢痿软无力而寒冷的痿厥，应先将患者的四肢绑缚起来，等患者有烦闷感时立即解开，每天这样做两次。假若病人起初不感觉烦闷，那么到了十天就会有烦闷感，如此重复不间断，直到病好为止。治疗呃逆之证，可用草茎刺激鼻孔，使其打喷嚏，喷嚏被打出后，呃逆就会停止；或者屏住呼吸，待呃逆上冲时，迅速吸气以迎其逆气，使引而下行，呃逆就可停止；或使呃逆者突然受惊，也能达到治愈效果。

逆证的治疗

经气上逆的疾病

背痛

脊柱两侧作痛，上达头项，头部沉重，目不视物，腰脊强直，可针刺足太阳膀胱经委中穴的脉络，直至出血。

胸闷

胸闷，面部水肿，口唇肿胀而流涎，突然说话困难，这是由足阳明胃经病变所引发的疾病，应取足阳明胃的穴位治疗。

咽喉痛

邪气上逆于喉部，从而致使不能说话、手脚冰冷、大便不通，这是由足少阴肾经所引发的病变，应取足少阴肾经的穴位治疗。

腹胀

腹部膨胀，弹之有声，寒气滞留于内，大小便不利，这是由足太阴脾经所导致的病变，应取足太阴脾经的穴位治疗。

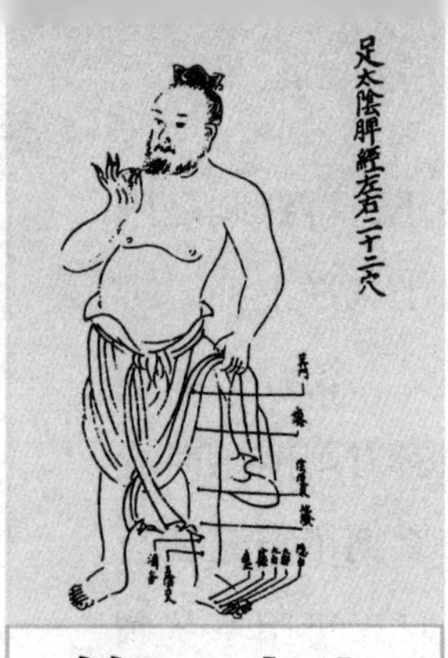

篇二十七

周痹

气滞血瘀的疾病

本篇论述了周痹与众痹这两种病证的鉴别，从而说明了痹证的病因是风、寒、湿三邪的侵犯。

众痹

黄帝问岐伯：周痹这种病，病邪随血脉在人体中上下移动，其疼痛的症状上下左右相应，遍及全身而又存在于身体的每一部位，我想听听由这种邪气所引发的病证，是在血脉中，还是在分肉间？发端于哪里？由于疼痛部位转移得很快，所以医师经常来不及针刺痛处，疼痛比较集中的时候，尚未想出应对方法，而此时疼痛已经在全身游走了，这是为什么呢？我很想了解其中的原因。岐伯回答：这是众痹的特点，而不是周痹。

黄帝说：我希望听闻众痹的情况。岐伯回答：众痹的疼痛，各有一定的部位，时发时止，其左右可以相应，但不能遍及全身，而是交互发作或交互停止。黄帝说：说得很明了。但是对于这种病，怎样针刺呢？岐伯回答：针刺这种病，疼痛虽已停止，但仍应在其原来的病处施针，以避免重复发作。

周痹

黄帝说：好极了。您能说说周痹是怎样的情况吗？岐伯回答：周痹的邪气在血脉之中，能随血脉上下移动，而不能左右流动，其发病部位是固定的而非移动的。

黄帝说：怎样针刺这种疾病呢？岐伯回答：对于疼痛从上部发展到下部的，应先刺其下部，以阻遏病邪，然后刺其上部以除痛根；疼痛从下部发展到上部的，先刺其上部，以阻遏病邪，后刺其下部以解除痛根。

痹证的产生

黄帝说：很对。那么这种疼痛是怎样产生的呢？又根据什么来定名为周痹呢？岐伯回答：风、寒、湿三气，侵入肌肉、皮肤之间，将分肉间的津液压迫为汁沫，并在遇到寒气后凝聚，凝聚后的肌肉受到排挤，从而产生分裂，因而会发生疼痛。疼痛发生时，人的注意力都集中在疼痛部位，邪气就会贯注到疼痛部位而发热，发热则寒散而疼痛缓解，而后就会无热而冷，但此处厥冷，其他地方的痹痛又会发作，其情形与以上相同。由于此种痹痛既不发在体表，又不发在内脏，只出现在分肉之间，从而扰乱人的真气正常运转，所以被称为“周痹”。用针刺治疗这种病证，首先要看气脉，逐次检查其病处，再查看虚实，以及大络中血脉涩结不通的状况。如果脉虚而空，就先行调治，采用熨法疏导经脉；如果脉象坚实，就应牵引病人的四肢，帮助加速他的血脉运行。

黄帝接着说：是啊，我明白了其中的意义，也懂得了治疗方法。九针的道理，在医经中已经有了详细的说明，是用来治疗十二经脉的阴阳病证的。

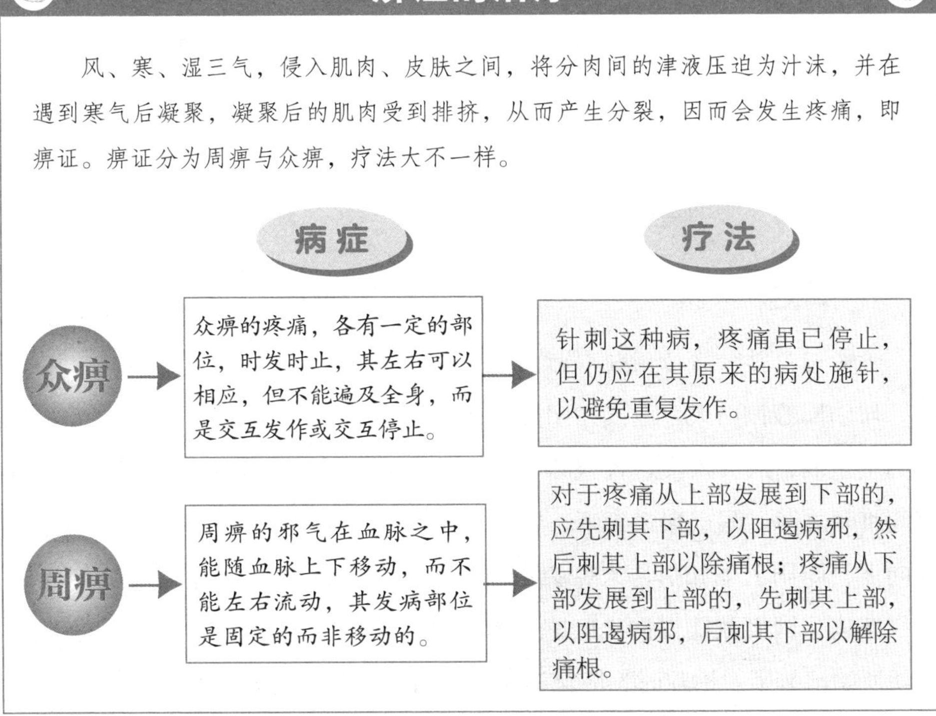

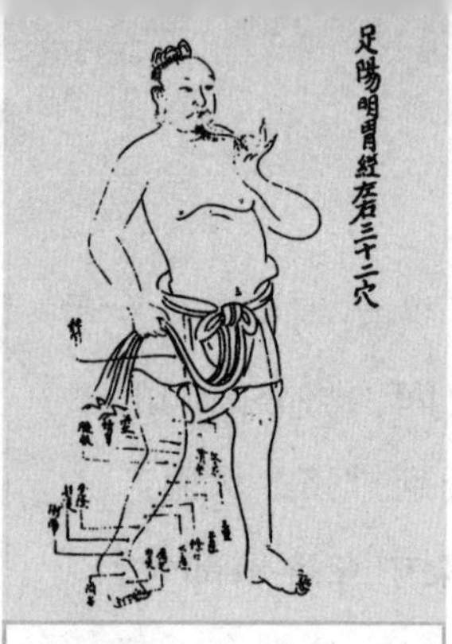

篇二十八

口问
生活小病的治疗

本篇概述了疾病产生的原因是外感六淫、内伤七情和生活规律失常，叙述了十二种病证的病因和治疗方法。

疾病的产生

有一天，黄帝在悠闲的时候，避开左右而向岐伯问道：我已经听闻了九针的医经，对于其中论述的阴阳的顺逆，六经的种种特点也都了解过了，我还想得到口口相传的医学真理。

岐伯离座，再拜说：问得太好了，这些都是先师口传给我的秘诀！

黄帝说：我希望听您讲讲口传的秘诀。

岐伯回答：大凡疾病的产生，都发端于风雨寒暑、阴阳失调、喜怒无常、起居不适、饮食不节、大惊大恐等，以致血气分离、阴阳衰竭、经络闭塞、脉道壅滞、阴阳逆乱、卫气稽留、经脉空虚、血气运行异常，于是人的身体状况就不正常了。以上所说的，在古代医经中都是没有记载的，请允许我说明其中的道理吧。

小病之一

黄帝问：是什么原因使人打呵欠？

岐伯回答：白天，卫气在阳分运行；夜半，卫气则在阴分运行。这是因为阴气主夜，所以入夜后人就睡觉。阳气主升上，阴气主降下。因此，人在夜间将睡之时，阴气聚集于下，阳气尚未散尽，阳气引阴气向上，阴气引阳气向下，阴阳上下相引，人就会连连打呵欠。入夜之后，阳气都入于阴分，阴气旺盛，因而就能安静地睡眠；黎明时，阴气将要散尽，阳气逐渐转盛，人就开始清醒了。治疗时，应该泻足少阴肾经，补足太阳膀胱经。

小病的治疗之一

这些小病在古代医经中都是没有记载的。

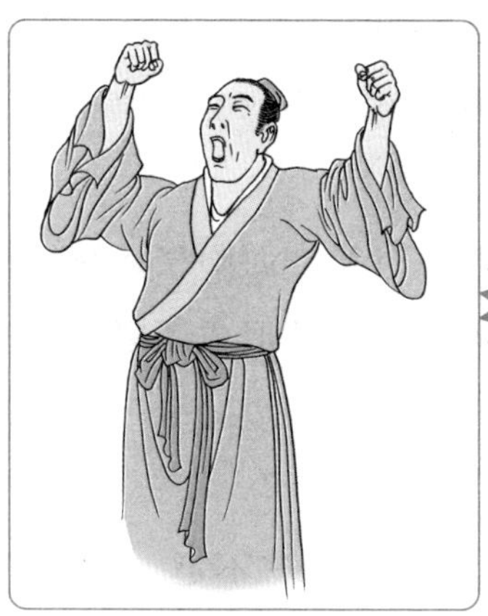

打呵欠

白天，卫气在阳分运行；夜半，卫气则在阴分运行。因为阴气主夜，所以入夜后人就睡觉。阳气主升上，阴气主降下。因此，人在夜间将睡之时，阴气聚集于下，阳气尚未散尽，阳气引阴气向上，阴气引阳气向下，阴阳上下相引，人就会连连打呵欠。

应该泻足少阴肾经，补足太阳膀胱经。

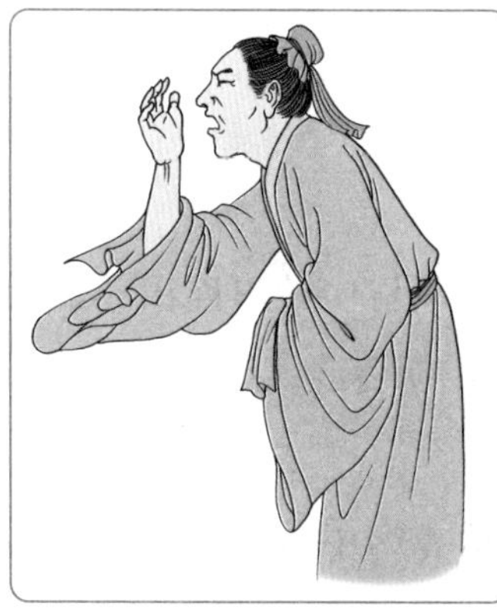

打喷嚏

阳气和利，布满于心胸，又向上从鼻窍中流出，因而会出现打喷嚏的症状。

应针刺足太阳膀胱经的荥穴通谷，以及眉根部的攒竹穴。

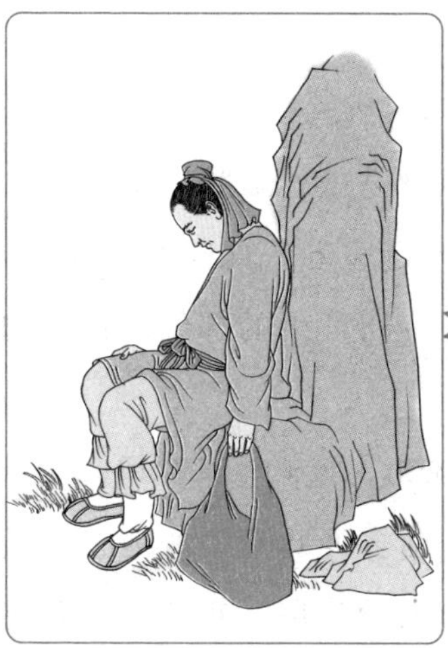

疲劳

胃气虚而不实，就会引发全身经脉空虚；诸脉空虚，就会导致筋骨肌肉懈惰无力；筋脉已经懈惰，又用力行房事，真气就不能恢复，所以就产生了这种症状。

应根据其病变所产生的部位，在分肉间施以补法治疗。

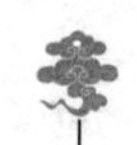

黄帝问：呃逆是什么原因造成的？

岐伯说：饮食五谷进入胃，腐熟化生成胃气，向上传到肺脏，然后在全身运行。若胃中本来就感寒邪，不能调和新入的谷气，二者就会滞留在胃里，新入的谷气和原有的寒邪之气混在一起，互相争乱，同时上逆，就会从胃口上冲而成呃逆。治疗这种病证，应补手太阴肺经，泻足少阴肾经。

黄帝问：唏嘘抽咽，是什么原因造成的？

岐伯说：这是因为阴气盛而阳气虚，阴气运行快，而阳气运行缓慢，阴气强盛而使阳气变得迟缓，进而使阳气断绝，所以就形成了唏嘘哀叹。治疗时，应补足太阳膀胱经，泻足少阴肾经。

黄帝问：人为什么会产生颤抖？

岐伯说：寒气侵入皮肤，阴寒之气过盛，而体表阳气不足，因而产生颤抖现象。应采用温补各阳经的办法来治疗。

小病之二

黄帝问：产生嗳气的原因是什么？

岐伯说：寒气侵入胃中，从下向上扩散，再从胃中冲口而出，因而产生嗳气。治疗这样的病证，应补足太阴脾经和足阳明胃经。

黄帝问：人打喷嚏，是什么原因造成的？

岐伯说：阳气和利，布满于心胸，又向上从鼻窍中流出，因而会出现打喷嚏的情况。治疗这种病证，应用补法针刺足太阳膀胱经的荥穴通谷，以及眉根部的攒竹穴。

黄帝问：人全身无力，疲困懈惰，是什么原因所致？

岐伯说：胃气虚而不实，就会引发全身经脉空虚；诸脉空虚，就会导致筋骨肌肉懈惰无力；筋脉已经懈惰，又用力行房事，真气就不能恢复，所以就产生了这种症状。治疗时，应根据其病变所产生的部位，在分肉间施以补法治疗。

黄帝问：人在悲伤时，鼻涕、眼泪会一起流出，这是什么原因呢？

岐伯说：心脏是五脏六腑的主宰；眼睛是诸多经脉聚集的地方，同时也是眼泪、鼻涕向上外泄的通道；口鼻是气出入的门户。悲哀忧愁等情绪变化，首先使心神不宁，从而导致五脏六腑不安定，脏腑不安又影响宗脉，

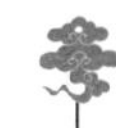

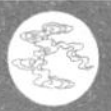

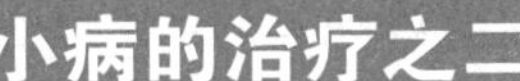

小病的治疗之二

这些病邪需要治疗的部位各不一样。

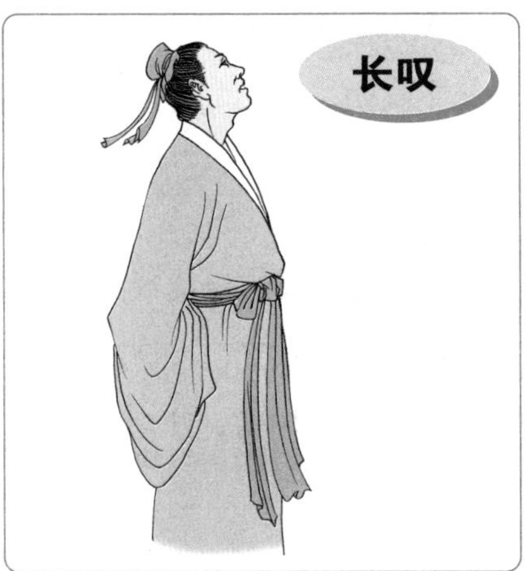

忧愁思虑会导致心脉络拘急，就会约束气道，气道被约束就不畅通，所以就不时地长呼吸，以便舒展胸中之气。

应该补手少阴心经、手厥阴心包经、足少阳胆经，并采用留针法。

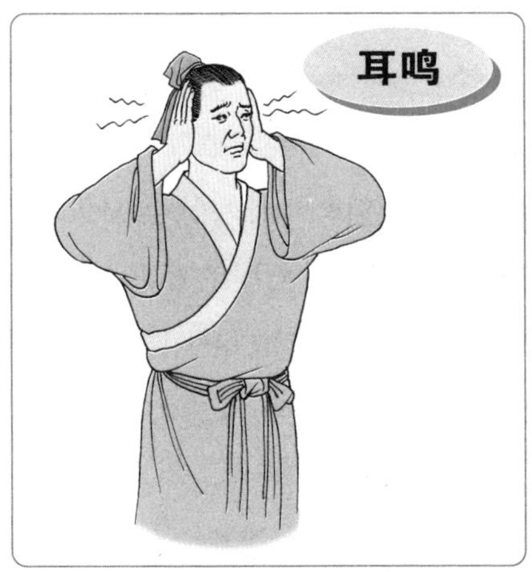

胃中空虚，则宗脉会因失养而虚弱，宗脉虚弱，则阳气不能上升反而下降，导致进入耳的经脉气血衰竭，从而不能向耳提供气血，所以耳中耳鸣。

应取足少阳客主人穴以及手大指指甲角的手太阴肺经的少商穴，并以补法针刺。

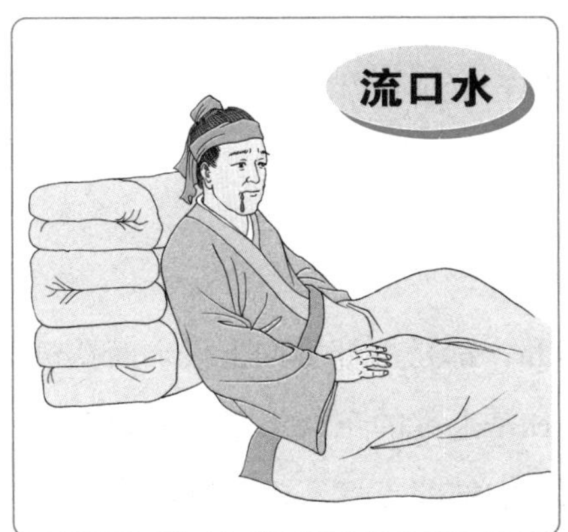

食物进入胃里，胃中就会产生热气，热气会干扰寄生在胃中的寄生虫，促使它们在胃中乱动，从而使胃气弛缓，导致舌下廉泉开张，所以口涎流出。

治疗时，应该补足少阴肾经。

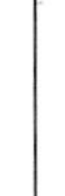

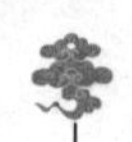

使宗脉弛缓，目、口、鼻的液道随之打开，所以涕泪就由此流出。人身的津液，具有灌注精气、濡润空窍的作用，所以上液的道路开放，涕泪不止，则津液耗竭，液竭则精气不能灌注于上，就会使眼睛不能视物，因而叫作“夺精”。治疗这种病，应补足太阳膀胱经在项部的天柱穴。

小病之三

黄帝问：人有时长叹，这是为什么？

岐伯说：忧愁思虑会导致心脉络拘急，心脉拘急就约束气道，气道被约束就不畅通，所以就不时地长呼吸，以便舒展胸中之气。治疗这种病证，应补手少阴心经、手厥阴心包经、足少阳胆经，并采用留针法。

黄帝问：人流涎水，是什么原因导致的？

岐伯说：食物进入胃里，胃中就会产生热，热会干扰寄生在胃中的诸虫，促使它们在胃中乱动，从而使胃气弛缓，导致舌下廉泉开张，所以口涎流出。治疗时，应以补肾水补足少阴肾经。

黄帝问：耳鸣，是什么原因导致的？

岐伯说：耳是许多经脉聚集的地方，胃中空虚，则宗脉会因失养而虚弱，宗脉虚弱，则阳气不能上升反而下降，导致进入耳的经脉气血衰竭，从而不能向耳提供气血，所以耳中耳鸣。施针时，应取足少阳客主人穴以及手大指指甲角的手太阴肺经的少商穴，并以补法针刺。

黄帝问：人有自己咬舌的，是什么原因造成的呢？

岐伯说：这是由于厥逆之气上行，导致诸经的脉气纷纷上行，如少阴脉行舌根，脉气上逆就会咬舌；阳明之脉环唇口，脉气上逆就会咬唇；少阳脉循耳颊，脉气上逆就会咬颊。治疗这些病，应根据其具体所咬的部位，确定病脉，采用补法治疗。

十二种病邪的总结

岐伯接着说：以上所说的十二种病邪，都是由邪气向上侵入面孔窍导致的。邪气之所以能侵害，都源于正气。凡是上部的正气不足，就会出现脑髓不充实、耳鸣、头重难支、目眩的症状；中部的正气不足，就会出现大小便失常、肠间鸣响的症状；下部的正气不足，就会出现心中烦闷、两足萎软而

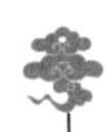

厥冷的症状。治疗以上病邪，都可补足太阳膀胱经外踝后的昆仑穴，用留针法治疗。

黄帝问：对于以上十二种病邪，是怎样治疗的？

岐伯说：以肾气虚为主的呵欠，应补足少阴肾经；因胃中水谷精气不能向上传达至肺而引起的呃逆，应补手太阴肺经、足少阴肾经；哀叹是阴盛阳衰所致，因此应补足太阳膀胱经，泻足少阴肾经；发冷颤抖，要在各条阳经上选穴施补；嗳气的，应补足太阴脾经和足阳明胃经；打喷嚏的，当补足太阳膀胱经的攒竹穴；浑身无力，疲困懒惰的，应根据发病部位，补分肉间；哭泣时涕泪俱出的，当补颈后的天柱穴；经常长声叹息的，当补手少阴心经、手厥阴心包经和足少阳胆经，且用留针法施治；口流涎水的，当补足少阴肾经；耳鸣的，当补足少阳经的客主人穴，及位于手拇指指甲角部的手太阴肺经的少商穴；咬自己舌头的，应根据具体所咬的部位，判断其分布所属的经脉而各施补法；目眩、头重无力的，应补足外踝后的昆仑穴，且用留针法治疗；足软无力而厥冷、心胸烦闷的，应在足拇趾末节后二寸处进行针刺，并用留针法治疗，另外，还可用留针法刺足外踝后的昆仑穴。

小病的治疗之三

呃逆	若胃中感寒邪之气，不能调和新入的谷气，二者就会滞留在胃里，新入的谷气和原有的寒邪之气混在一起，互相争乱，同时上逆，就会从胃口上冲而成呃逆。治疗这种病，应补手太阴肺经，泻足少阴肾经。
颤抖	寒气侵入皮肤，阴寒之气过盛，而体表阳气不足，因而产生颤抖现象。应采用温补各阳经的办法来治疗。
嗳气	寒气侵入胃中，从下向上扩散，再从胃中冲口而出，因而产生嗳气。治疗时，应补足太阴脾经和足阳明胃经。

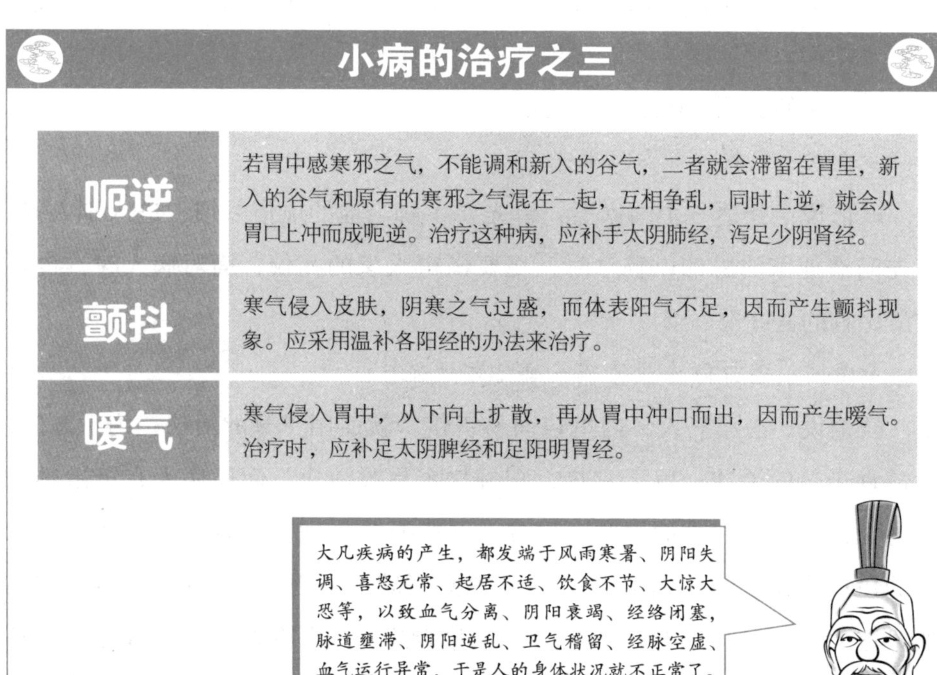

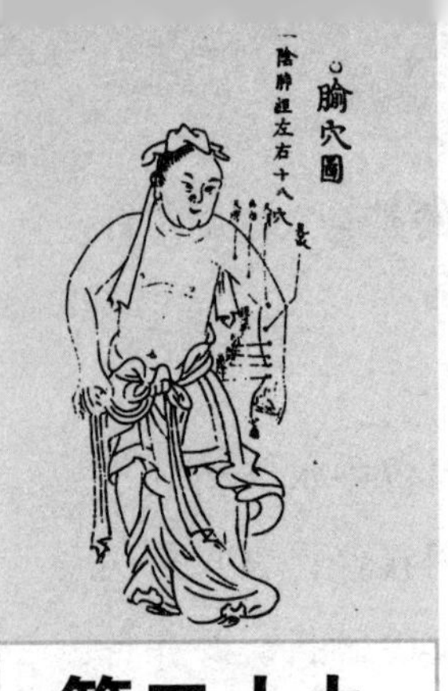

篇二十九

师传

问诊的技巧

本篇说明了中医望诊和问诊的技巧，通过关节、肢体、五官的外表的望诊可以得知五脏六腑的病证。

“顺”的道理

黄帝说：我听说先师有很多要术，只藏在心中，而没有在医典中记载下来。我希望听闻并将它们保存下来，效法而行，上可以用来治疗民众，下可以治疗自身，使百姓上下亲善，造福后人，让子子孙孙不为疾病所困扰，并将其世代流传，永无终止。你能将这些要术讲给我听吗？

岐伯说：您的思想真长远啊！不论治民、治身，治彼、治此，治理小事、治理大事，治国还是治家，从来没有违背规律而能治理好的，只有顺应客观规律，顺应民心才能治理好以上问题。所谓顺，不仅指医学上阴阳、经脉、气血的逆顺，还指顺应民心。

黄帝说：怎样才能做到顺呢？

岐伯说：到达一个国家后，首先要了解当地的风俗习惯；进入别人家，要先问清他家的忌讳；登堂时，更要懂得人家的礼仪；面对病人时，也要问清患者的喜好及习惯。

黄帝问：怎样做才能使病人感觉方便呢？

岐伯说：消渴病人，内里热而易饥饿，就适用于寒的治法；内中寒的，就适宜于热的治法。胃里有热，则谷物容易被消化，而使病人有饥饿难忍的感觉，同时脐以上的皮肤会发热；肠中有热，则大便就黄如糜粥，脐以下的皮肤寒冷。胃中有寒，会导致腹部胀满；肠中有寒，就会导致泄泻。如果胃中有寒，肠中有热，就会腹胀并泄泻；胃中有热，肠中有寒，就易于饥饿、小腹胀痛。

问诊的技巧

黄帝说：胃中有热而喜爱寒，肠中有寒而喜爱热，两者性质相反，怎样使其方便？况且那些养尊处优的王公大人，骄傲恣纵，看不起别人又不听劝

望诊和问诊

望诊和问诊都有一定的技巧值得学习。

“顺”的道理
顺，不仅指医学上阴阳、经脉、气血的逆顺，还指顺其志，顺应民心。
到达一个国家后，首先要了解当地的风俗习惯。
到别人家，要先问清他家的忌讳。
参加活动，更要懂得礼仪。
诊断病人时，也要问清患者的喜好及习惯。
肝在五脏中就像位将军，具有防御外侮的作用，它的健康与否，可以通过观察人的眼睛的大小而得知。
脾脏捍卫全身，吸纳水谷的精微，并将其输送到全身。因此，观察唇舌的色泽，就可以知道脾的健康状况。
从胸骨下端的有余或不足的状况，就可以了解心脏的情况。
可以根据肩的高低和咽喉的升陷情况，来得知其肺脏健康与否。

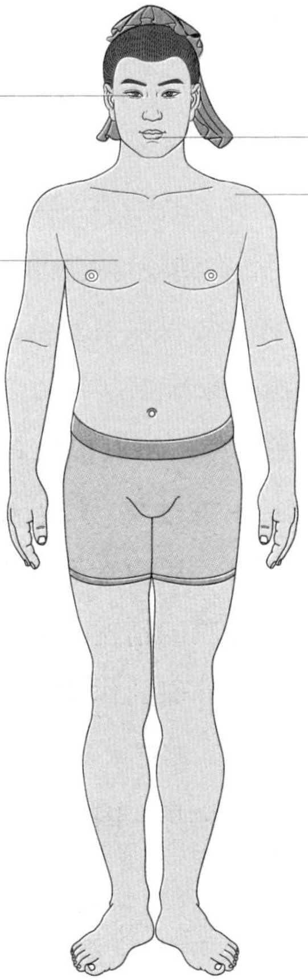

告，如果强行禁止就会违背他们的意愿；如果不加禁止，又会加重他们的病情。在这种情况下，如何使其方便、喜欢呢？应先从哪里着手治疗呢？岐伯说：贪生怕死是人之常情，先告诉他们哪些对身体有害，哪些对身体有益，引导他们做适宜的事情，用得病的痛苦来劝诫他们，即便是无道之君，哪里会不听劝告呢？

黄帝问：接下来怎样治疗呢？岐伯说：春夏时节，应先治标病，后治本病；秋冬之季，应先治本病，后治标病。

黄帝问：如果医生想让病人方便舒适，而病人却相违背的，应该怎样做呢？岐伯说：对待这种情况，要使他的饮食、衣服寒温适中。天冷时，不能让他感觉寒冷凄凉；天热时，不能让他出汗过多。在饮食方面，不要吃过热过凉的食物。这样寒温适中，就能守住真气，邪气也就无法侵入人体了。

对内脏的估测

黄帝说：《本脏》篇中说，根据人的形体、四肢、关节、肌肉情况，可以测量出五脏六腑的大小。但对于王公大人和在朝堂上即位的君王，提及这个问题时，有谁敢抚摸测量呢？岐伯说：人的形体肢节，是五脏六腑的外盖，但并非仅仅依靠对体表的查阅就可得知的。

黄帝说：五脏精气的情况，可以从观察人的面部得知，这些道理我已经懂得了。但从肢节察知内脏的方法是怎样的呢？岐伯说：在五脏六腑中，肺所处的位置最高，就像伞盖一样。可以根据肩的高低和咽喉的升陷情况，得知肺脏健康与否。黄帝说：很有道理。岐伯接着说：在五脏六腑中，心是主宰。将缺盆作为血脉的通道，从胸骨下端的有余或不足的状况，就可测知缺盆骨的部位，从而了解心脏的情况。黄帝说：讲得好。岐伯说：肝在五脏中就像位将军，具有防御外侮的作用，它的健康与否，可以通过观察人眼睛的大小而得知。黄帝说：说得太精妙了。岐伯说：脾脏捍卫全身，吸纳水谷的精微，并将其输送到全身。因此，观察唇舌色泽的好坏，就可以知道脾的健康状况。

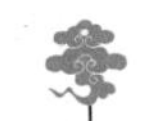

测六腑的方法

黄帝说：是的。岐伯说：肾脏主管体外，通过观察耳对远声的反应，就可得知其听力的强弱，从而测知肾脏的状况。黄帝说：说得好！我想听听怎样通过外在形体，来推测六腑的情况。岐伯说：六腑之中，胃为饮食之海，凡是两颊肌肉丰满，颈部粗壮，胸廓舒张的，容纳水谷量就大。通过鼻道的长短，就可以测知大肠的状况；唇厚而人中长，就可以测知小肠的情况；下眼胞肥大的，可知其胆强；鼻孔掀露于外的，可知其膀胱易于漏泄；鼻柱中央高起的，可知其三焦固密。这就是用来测六腑的方法。如果他的上中下三部匀称，就说明其脏腑安好。

外在形体与六腑

通过外在形体可以推测六腑的情况。

下眼胞肥大的，说明其胆功能比较强。
鼻柱中央高起的，说明其三焦固密。
鼻孔掀露于外的，说明其膀胱易于漏泄。
唇厚而人中长，就可以测知小肠的情况。
胃为饮食之海，凡是两颊肌肉丰满，颈部粗壮，胸廓舒张的，容纳水谷量就大，说明胃比较健康。
肾脏通于耳而主外，通过了解听力的强弱，从而可以测知肾脏的状况。

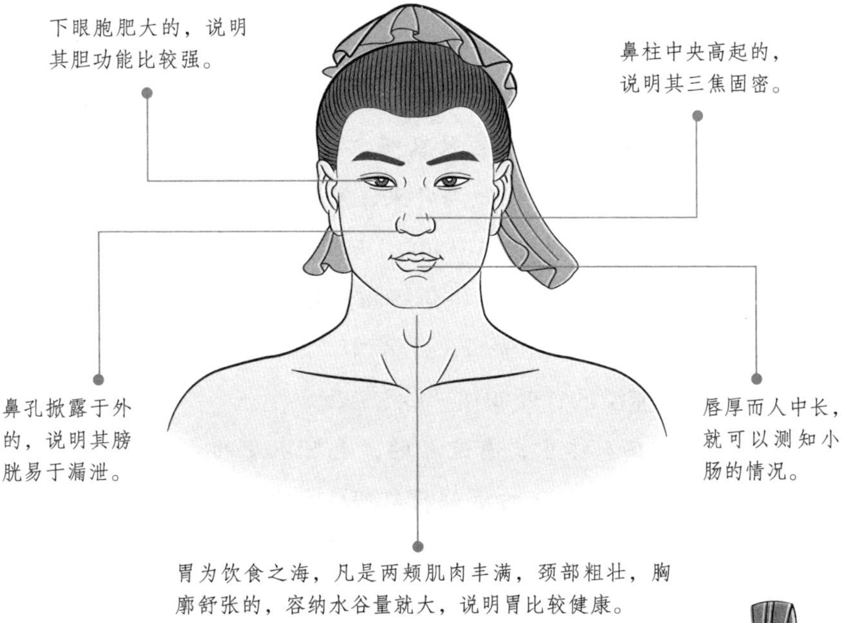

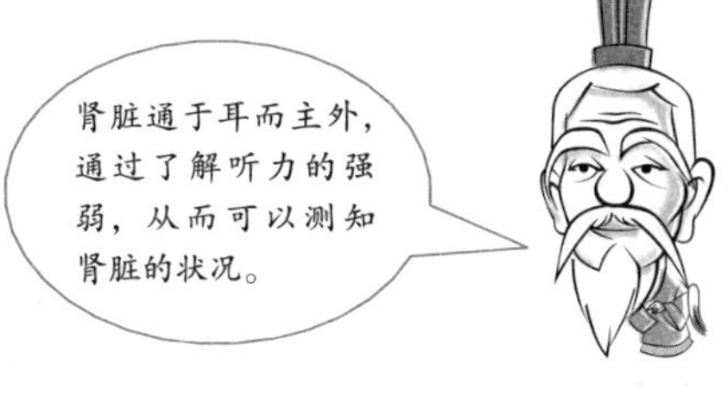

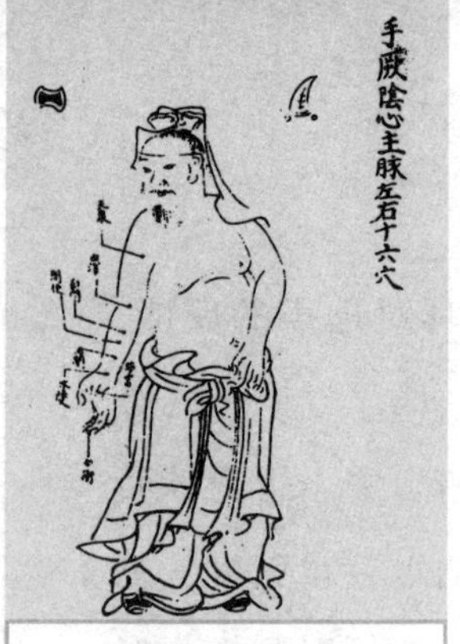

篇三十

决气

六气的功能

本篇总论精、气、津、液、血、脉六者的生成、功用及滋养人体的各脏器组织，此六者的主要症状，都是由于过分耗损而引起虚脱的病症。

六气

黄帝说：我听说人身有精、气、津、液、血、脉六气，我认为只是“一气”而已，而现在又将其分为六种，其中蕴含着怎样的道理呢？岐伯说：男女交合之后，就会生成新的形体，形体尚未产生之前便存在的，叫“精”。

黄帝问：什么叫“气”？岐伯说：五谷腐熟而生成的精微充满全身，从上焦开始布散，熏养肌肤，充实身体，润泽毛发，就像雾露灌溉大地一样，这就叫作“气”。黄帝问：什么叫“津”？岐伯说：肌腠排泄，汗液出如注，这种汗液就叫作“津”。黄帝问：什么叫“液”？岐伯说：食物水谷进入胃以后，化生为精微之气在全身充溢开来，又渗透滋润到骨髓，使关节屈伸自如，使脑髓得以补益，皮肤便得润泽，这种精微之气就叫作“液”。黄帝问：什么叫“血”呢？岐伯说：中焦脾胃所收纳的食物精气，变化而成红色的液体，这就是“血”。黄帝问：什么叫“脉”呢？岐伯说：约束营血之气，使之不能向外流溢的，就叫作“脉”。

黄帝说：六气在人体中，有充足的，也有不足的。怎样才能得知精气的多少，津液的虚实，血脉的清浊情况呢？岐伯说：精的大量损耗虚脱，会耳聋；气的大量损耗虚脱，眼睛会视物模糊；津的大量损耗虚脱，会使腠理开泄，汗大泄于外；液的大量损耗虚脱，会使骨节僵硬、面色黯淡无光、脑髓不充足、小腿发酸、耳鸣；血的大量损耗虚脱，会使肤色苍白，暗淡失泽；脉的大量损耗虚脱，会使脉道空虚下陷。以上就是用来观察六气的多少、虚实与清浊的方法。

黄帝问：六气的主次是怎样的呢？岐伯说：六气各有其所主管的脏器，其主次善恶，各有所主。然而，五谷和脾胃是大海啊！

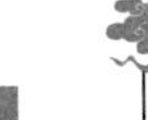

六气的功能

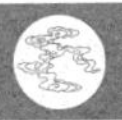

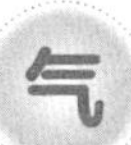

精

精是构成人体和维持生命活动的基本物质。“人生系命于精。”精包括先天之精和后天之精。禀受于父母，充实于水谷之精，而归藏于肾者，谓之先天之精；由饮食化生的精，称为水谷之精。

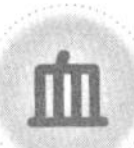

气

气是构成人体的最基本物质。《内经》认为人和万物一样，都是天地自然的产物。人既然生活在气交之中，就必然和宇宙万物一样，都是由气构成的，都必须是天地形气阴阳相感的产物。

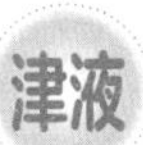

血

血沿脉管循行于全身，为全身各脏腑组织的功能活动提供营养。如鼻能嗅、眼能视、耳能听、喉能发音、手能摄物等都是在血的濡养作用下完成的。

津液

津液以水为主体，具有很强的滋润作用，同时它还富含多种营养物质。它分布于体内，能滋润皮肤、温养肌肉、滋养脏腑、温利关节、充养骨髓和脑髓等。

气血津液分类法

气、血、津液是人体生命活动必需的重要物质，它们的盛衰和代谢情况，从另一侧面反映了人的体质。其主要可分为气虚质、血虚质、多痰质和多湿质四种类型。

气虚质的人

各脏腑功能偏低，肢体无力，身体困倦，饮食不多或食物难化，食后思睡，面色萎黄、苍白、无华。

血虚质的人

各脏腑功能偏低，形体消瘦，面色苍白，妇女月经量少色淡，伴有头昏、眼花、心悸、失眠等症。

多痰质的人

形体肥胖色白，嗽痰较多，或因痰致咳，舌苔多厚腻而滑。

多湿质的人

身体困倦，四肢无力，厌食油腻，常便溏，妇女带下量多，口淡，舌胖嫩有齿痕。

以上四种类型的体质，其中气虚质和血虚质往往相兼，可称为“虚弱质”；多痰质和多湿质又常合并，称为“痰湿质”。

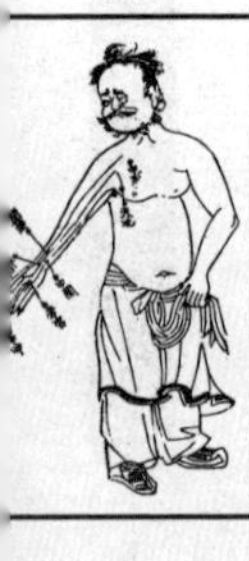

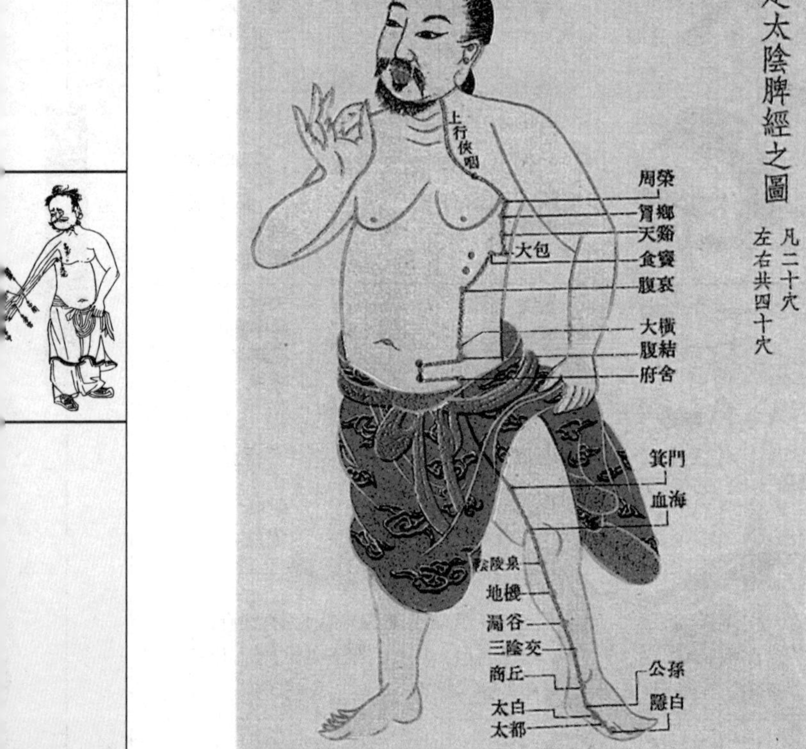

足太陰脾經之圖
凡二十穴
左右共四十穴
上行俠咽
周榮
胷鄉
天谿
食竇
腹哀
大包
大横
腹結
府舍
箕門
血海
陰陵泉
地機
漏谷
三陰交
商丘
太白
太都
公孫
隱白

圖五十八——仿明版古圖(四)

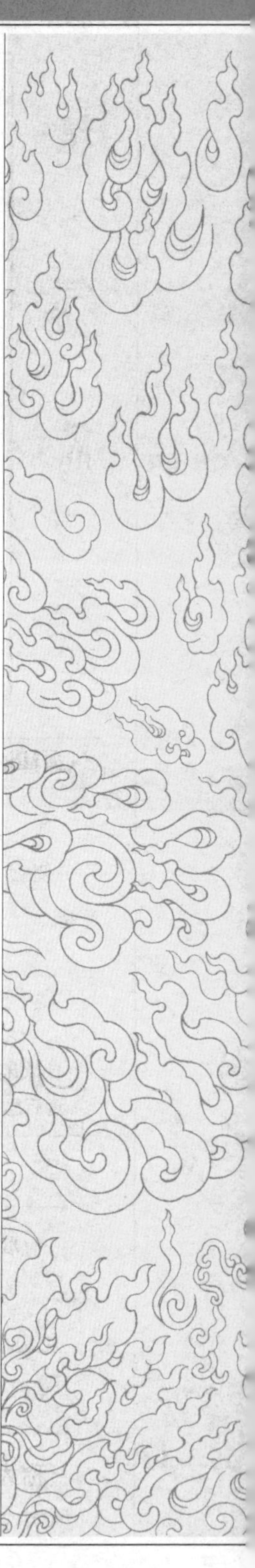

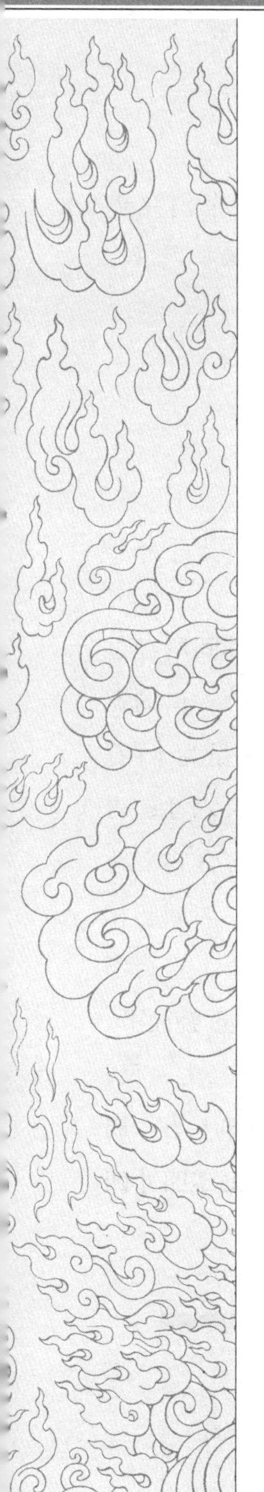

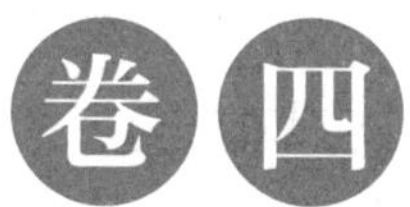

卷四

脏象（一）

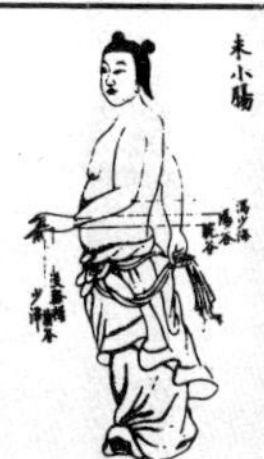

本卷论述了人体以脏腑为中心，以经络相互联系的整体观，同时提出人与自然也是对应统一的“天人相应”理念，介绍了人体脏腑的功能及相互关系，以及阴阳失调致病的论断，并指出肾为人体生长衰老的根本，保养肾气是延年益寿的重要原则。

本卷内容提要

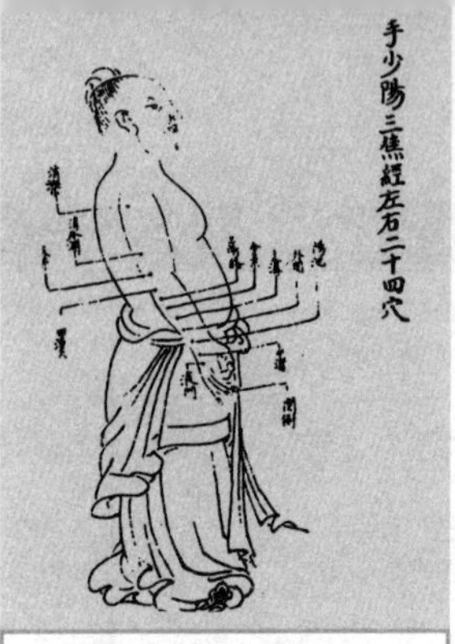

篇三十一

肠胃

消化道的介绍

本篇介绍了人体从口唇到直肠的整个消化道的大体容量，以及各部位的长度、宽度、周长、直径、重量、容量等。

消化道的介绍

黄帝问伯高：我想知道六腑传化水谷的情况，以及肠胃的大小、长短和受纳水谷的容量。

伯高说：请允许我详细地说明饮食从入口到变成废物排出其间所经过的有关消化器官的深浅、远近、长短的情况。唇与牙齿间长九分，口的宽度为二寸半，从牙齿后到会厌，深三寸半，能容纳食物；舌的重量为十两，长七寸，宽二寸半；咽门重十两，宽一寸半，自咽门到胃长一尺六寸；胃呈弯曲状，伸直了长二尺六寸，周长一尺五寸，直径五寸，能容食物三斗五升；小肠的后部附于脊部，从左向右环绕，层层折叠接回肠，与回肠相接部分的外侧附着于脐的上方，再回运环绕十六曲，周长二寸半，直径不到八分半，长三丈二尺；回肠在脐部向左回屈环绕，像树叶一样重叠而下，回行环绕，也有十六个弯曲，周长四寸，直径接近一寸半，长二丈一尺；广肠附着于脊部，接受来自回肠的内容物，并向左环绕盘叠脊部上下，周长八寸，直径二寸半有余，长二尺八寸。从口唇到肛门共长六丈零四寸四分，共有三十二个弯曲。

名词解释

消化道

消化道是一条起自口腔，经过咽、食管、胃、小肠、大肠，终于肛门的很长的肌性管道，包括口腔、咽、食管、胃、小肠（十二指肠、空肠、回肠）和大肠（盲肠、结肠、直肠）等部位。

平人绝谷

胃肠的功能

本篇叙述了胃肠的大小、长宽及其生理功能，也指出了一般人绝食七日必死的道理，其死亡原因在于水谷、精气、津液都耗尽了。

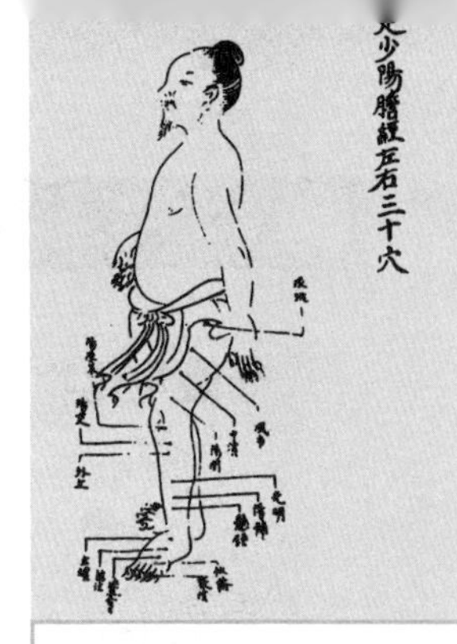

篇三十二

肠胃的功能

黄帝问：正常人如果不进饮食，七天后就会死亡，这是什么原因？

伯高说：胃的周长是一尺五寸，直径为五寸，长度为二尺六寸，呈横状而且有弯曲，可容纳水谷三斗五升，通常情况下，胃中容纳食物二斗、水一斗五升就满了。水谷经过化生后的精微，通过上焦的传运宣泄而布散到全身，其中一部分转化为剽悍滑利的卫阳之气，所余之物便由下焦渗灌到诸肠中。

小肠的周长为二寸半，直径略小于八分半，长度为三丈二尺，可容纳食物二斗四升、水六升三合半有余。回肠的周长为四寸，直径将近一寸半，长二丈一尺，可容纳食物一斗、水七升半。广肠的周长为八寸，直径为二寸半左右，长度为二尺八寸，能容纳食物九升三合又八分之一合。肠胃的总长度为五丈八尺四寸，共能容纳饮食九斗二升一合半左右，这是肠胃受纳水谷的总量。

正常人在日常生活中并不是这样的，当胃中充满饮食的时候，肠是空虚的；当饮食由胃下到肠，肠满时则胃中空虚。胃满则肠虚，胃虚则肠满，互相交替，使气机升降正常，上下通畅，五脏功能正常，血脉运行通畅和利，精神才能健旺内守，所以说人的神气，是水谷经过精微化生出来的。通常情况下，胃肠中留有食物二斗、水一斗五升，正常人每天大便两次，每次排出二升半，一天中可排出五升，七天共排出五七三十五升，这样，胃肠中留有的饮食都排完了。因此，正常人七天不进饮食就会死亡，是体内的水谷、精气、津液都消耗竭尽的缘故。

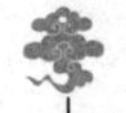

小肠的总览

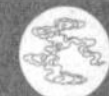

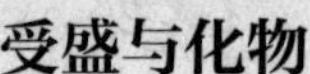

受盛与化物

受盛

❶ 小肠是接收经胃初步消化饮食的盛器；

❷ 经胃初步消化的饮食在小肠内必须有相当时间的停留，以利于进一步消化和吸收。

化物　胃初步消化的饮食 —停留于→ 小肠 —传化为→ 水谷精微

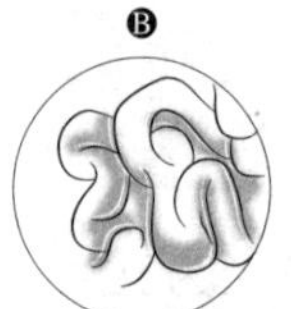

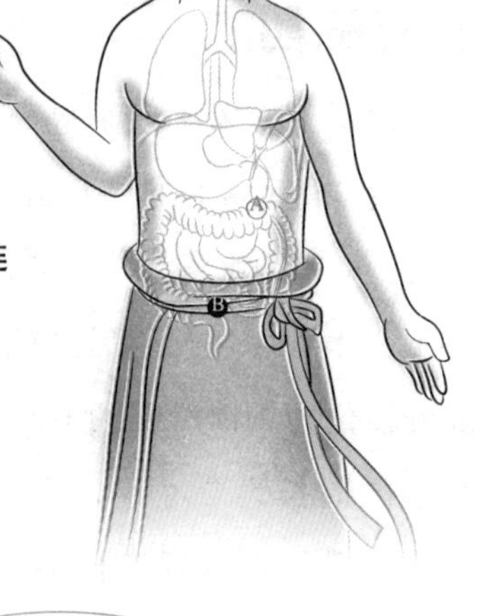

幽门：小肠与胃相连接处称为“幽门”。

阑门：小肠与大肠相连接处称为“阑门”。

《灵枢·肠胃》说：“小肠后附脊，左环回周迭积，其注于回肠者，外附于脐上，回运环十六曲，大二寸半，径八分，分之少半，长三丈二尺。”

泌别清浊

小肠的泌别清浊功能，还与尿液的量有关。如小肠的泌别清浊功能正常，则二便正常；如小肠的泌别清浊异常，则大便变稀薄，而小便短少。也就是说，小肠内的水液量的多寡与尿量有关。

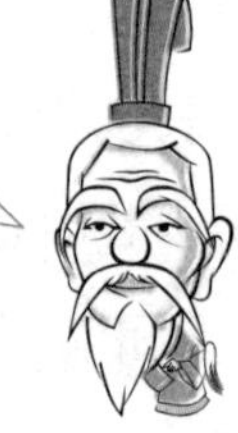

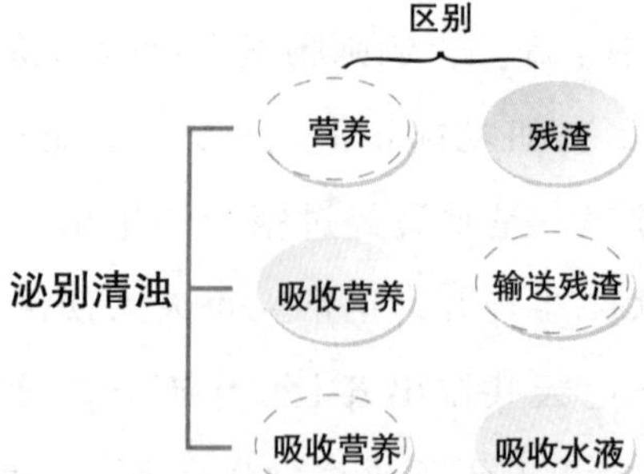

经过小肠消化后的饮食，分为水谷精微和食物残渣两个部分。

将水谷精微吸收，把食物残渣向大肠输送。

小肠在吸收水谷精微的同时，也吸收了大量的水液。

海论

人体中的四海

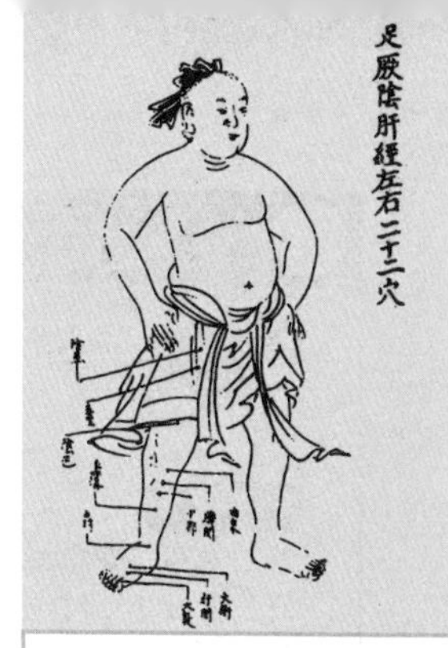

篇三十三

本篇说明了天人相应的道理，人体的四海对应着天地的四海，叙述了有余不足产生的症状的虚实。

四海的划分

黄帝问岐伯：你讲刺法时，总离不开营卫气血。人体中运行营卫气血的十二经脉，在内连络于五脏六腑，在外连络于肢体关节，你能把它们与四海联系起来吗？

岐伯回答：人体也有四海，与十二经脉相应的十二经水，经水都留注于海中，自然界有东、南、西、北四个海，因此称为“四海”。

黄帝问：人体是怎样与四海相应的呢？

岐伯回答：人体有髓海、血海、气海、水谷之海，这四海与自然界的四海相应。

黄帝问：这实在是一个很精深的问题，你把人体的四海与自然界的四海联系在一起，它们是怎样相应的呢？

岐伯回答：必须先明确人体的阴阳表里及经脉中荥、输等穴位的分布情况，才可以确定人体的四海。

人体四海的分布

黄帝说：怎样确定四海及经脉重要穴位的位置呢？

岐伯说：胃受纳水谷，故为水谷之海。胃的气血所输注的重要穴位，在上为气冲穴，在下为足三里穴。冲脉与十二经联系密切，故为十二经之海。冲脉的气血所输注的重要穴位，在上为大杼穴，在下为上巨虚穴和下巨虚穴。膻中是宗气汇聚的地方，所以称为“气海”。膻中的气血所输注的

人体的四海

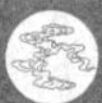

人体的四海与天地的四海有密切的对应关系。

水谷之海 胃受纳水谷，故为水谷之海。胃的气血所输注的重要穴位，在上为气冲穴，在下为足三里穴。

髓海 脑中充满髓液，所以脑为髓海。脑的气血所输注的重要穴位，在上为脑盖中央的百会穴，在下为风府穴。

气海 膻中是宗气汇聚的地方，所以称为“气海”。膻中的气血所输注的重要穴位，在上面为天柱骨上的哑门穴和天柱骨下的大椎穴，在前面有人迎穴。

血海 冲脉与十二经联系密切，故为十二经之海。冲脉的气血所输注的重要穴位，在上为大杼穴，在下为上巨虚穴和下巨虚穴。

	邪气有余	正气不足
气海	如果人的气海邪气有余，就会出现胸中满闷、呼吸急促、面色红赤的症状。	如果气海正气不足，就会出现气少而说话无力的症状。
血海	如果人的血海邪气有余，就会常常感到自己身体庞大，郁闷不舒。	如果血海正气不足，就会觉得身体和心量狭小。
水谷之海	如果人的水谷之海邪气有余，就会得腹满的病。	如果水谷之海正气不足，就会出现饥饿却不欲进食的症状。
髓海	如果髓海邪气有余，动作就会表现为过于轻快有力，行动无度。	髓海正气不足，就会出现头晕眩、耳鸣、目眩、目盲、腿酸软无力、周身懈怠懒动等症状。

重要穴位，在上面为天柱骨上的哑门穴和天柱骨下的大椎穴，在前面有人迎穴。脑中充满髓液，所以脑为髓海。脑的气血所输注的重要穴位，在上为脑盖中央的百会穴，在下为风府穴。

黄帝说：这四海的功能，是怎样滋助和损害人体的呢？又是怎样促进和耗败生命活动的呢？

岐伯说：如人体四海功能正常，生命力就旺盛；如果四海功能失常，人的生命活动就会减弱。善于调养四海，就有利于身体健康；不善于调养四海，身体就会遭受损害。

黄帝说：四海的正常和反常情况是怎样的呢？

岐伯说：如人的气海邪气有余，就会出现胸中满闷、呼吸急促、面色红赤的症状；如气海正气不足，就会出现气少而说话无力的症状。如人的血海邪气有余，就会常常感到自己身体庞大，郁闷不舒，但又不知道有什么病；如血海正气不足，就会觉得身体和心量狭小。若人的水谷之海邪气有余，就会得腹满的病；如水谷之海正气不足，就会出现饥饿却不欲进食的症状。如髓海邪气有余，动作就会表现为过于轻快有力，行动无度；髓海正气不足，就会出现头晕眩、耳鸣、目眩、腿酸软无力、目盲、周身懈怠懒动、常欲安卧等症状。

四海疾病的治疗

黄帝说：怎样治疗四海的疾病？

岐伯说：应诊察四海输注的各个要穴，并调节它们的虚实，但不要违反虚补、实泻的治疗原则，以免造成严重的后果。按照这条原则治疗，就能使身体康复，否则会有死亡的危险。

由于四海在人体中的关键作用，所以治疗时一定要非常谨慎，应先诊察四海输注的各个要穴，并调节它们的虚实，但不要违反虚补、实泻的治疗原则，否则会造成严重的后果，甚至会有死亡的危险。

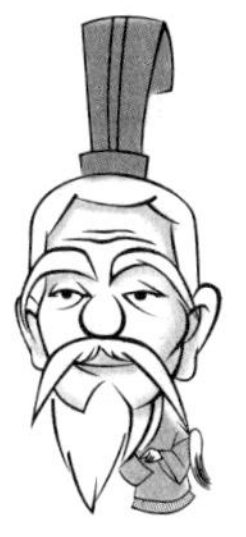

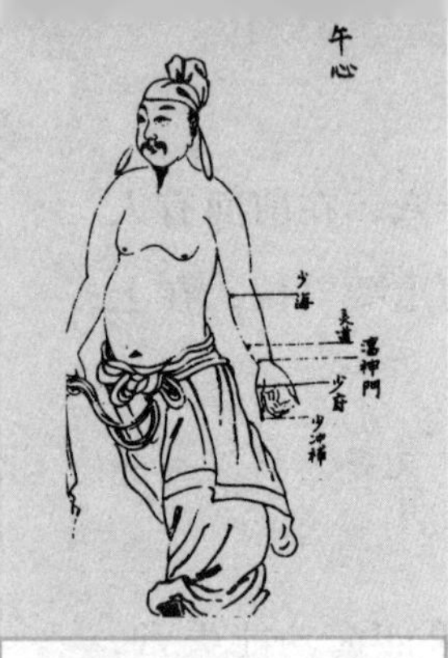

五乱

五乱的治疗

篇三十四

本篇说明了十二经脉之气与四时、五行的变化对应，如果经脉营卫之气受到病邪侵袭就会产生逆乱，从而引发疾病。

十二经脉的运行

黄帝说：十二经脉，分别与四时、五行相对应，是什么原因导致运行逆乱，什么原因促成运行正常呢？

岐伯说：金、木、水、火、土五行有一定秩序，春夏秋冬有其内在区别。如果经脉气血的运行与四时、五行的变化相协调，十二经脉就会正常地发挥作用；反之，如果相违逆，十二经脉就会发生功能紊乱。

黄帝说：什么叫作“顺应而治”？

岐伯说：人体的十二经脉与十二月份相对应。十二个月又分为四时，即春、夏、秋、冬四个季节，其气候各异。人体的营气与卫气内外相随，阴阳相互协调，清升浊降，不相干扰，就叫作“顺应四时而治”。

黄帝说：什么叫作“相逆而乱”？

岐伯说：清气不升，反而下行并干扰阴气；浊气不下降，反而上行并干扰阳气。营气在脉内顺脉而行，卫气却在脉外与脉逆行，从而导致清浊气受外在病邪干扰，在胸中乱行，这被称为“大悗”。因此，如果有气在心中作乱，就会心烦气躁，沉默寡言，低头静卧而懒惰；如果有气在肺中作乱，就会使人前俯后仰、呼吸急促；如果有气在肠胃中作乱，则会上吐下泻，发展为霍乱；如果有气在手臂、胫部作乱，就会导致四肢厥冷；如果有气在头中作乱，就会引发气逆上冲、头重眩晕、扑倒的病证。

五乱的治疗

黄帝说：针刺治疗五乱，有规律可循吗？

岐伯说："因为五乱的产生有一定规律，所以，祛除五乱的病证也存在一定的规律。审察其道，才是强身健体的法宝。"

黄帝说："很好！我想更深入地了解其中的道理。"

岐伯说：气乱于心，应刺取手少阴心经的输穴神门穴及手厥阴心包经的输穴大陵二穴。气乱于肺，应刺取手太阴肺经的荥穴鱼际穴和足少阴肾

五种"相逆而乱"

五乱是产生疾病的原因之一。

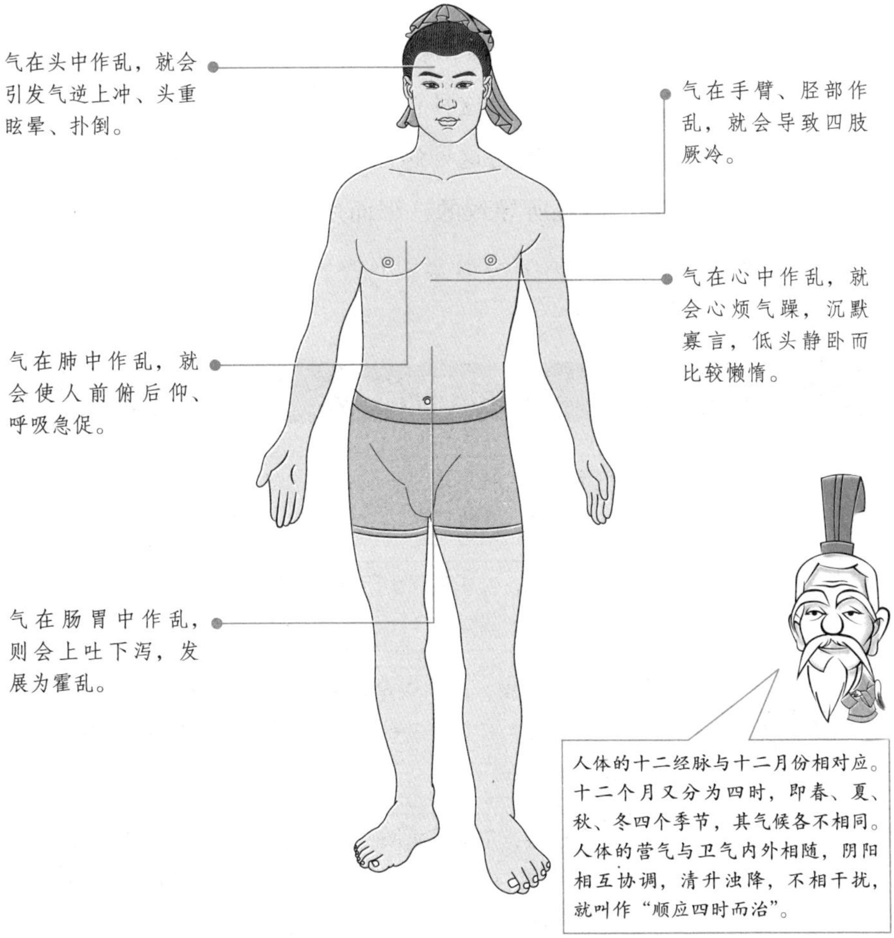

补泻的手法方面，进针和出针都要慢，以恢复正气，排泄邪气，这叫"导气"。这种补泻的方法是无形的，能够起到调和经气的作用，称为"同精"。

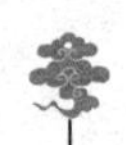

经的输穴太溪穴。气乱于肠胃，应刺取足太阴脾经、足阳明胃经的太白穴、陷谷穴二穴，如不见效，可再取足阳明胃经的足三里穴施治。气乱于头，应取足太阳膀胱经的天柱穴、大杼穴针刺，如不见效，可再取刺于足太阳膀胱经的荥穴通谷穴和输穴束骨穴。气乱于手臂胫足，先针刺其聚结不通的血脉，再取阳明、少阳的荥、输穴位。如果气乱在臂，就在手少阳三焦经、手阳明大肠经的液门穴、中渚穴、二间穴、三间穴取穴针治；若病在下肢，则针刺足阳明胃经、足少阳胆经的侠溪穴、临泣穴、内庭穴、陷谷穴诸穴。

补泻的手法

黄帝说：补泻的手法是怎样的？岐伯说：进针和出针都要慢，以恢复正气，排泄邪气，这叫“导气”。这种补泻的方法是无形的，能够起到调和经气的作用，称为“同精”。因为这种病证并非有余而起的实证，也非不足而致的虚证，而是气机逆乱所导致的，因而用此法施治。黄帝说：真可谓论述精辟，分析详尽呀！请允许我将它刻在玉版上，命名为“治乱”吧！

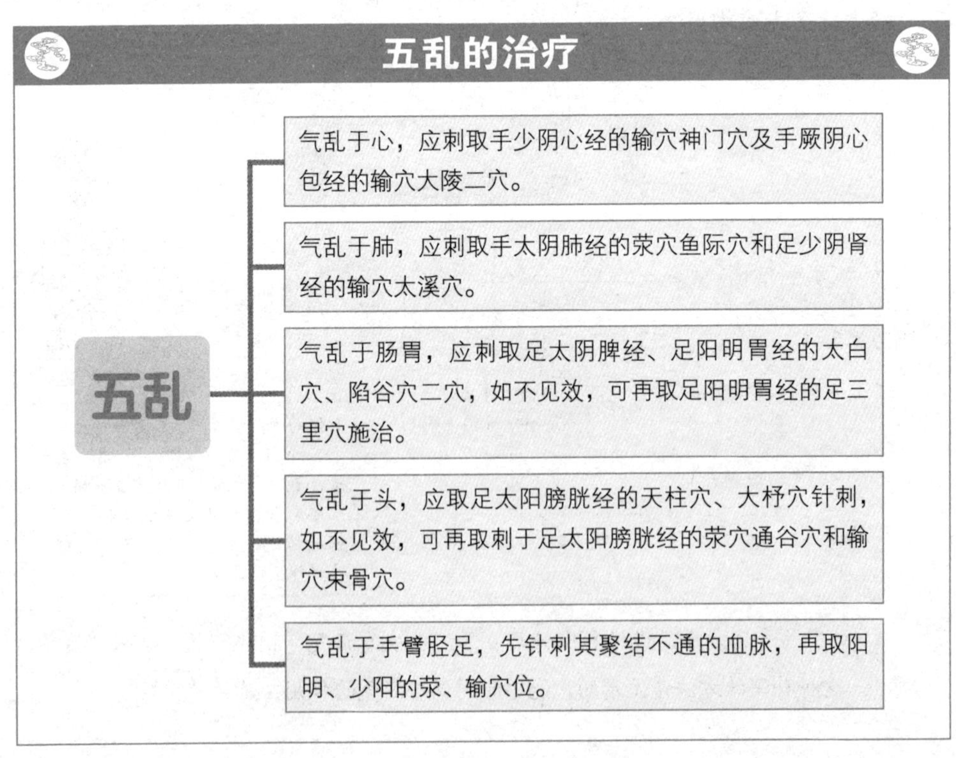

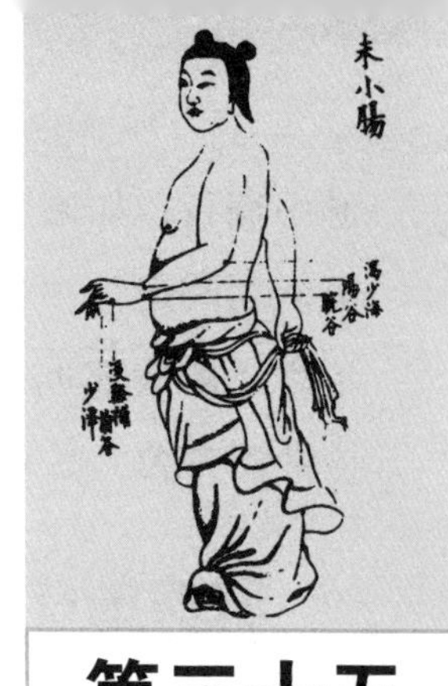

胀论

胀病的治疗

本篇阐述了胀病的病因和病机，根据脏腑所出现的兼证来区分五脏六腑不同类型的胀病。

篇三十五

胀病的诊断

黄帝说：患有胀病时，寸口脉的脉象是怎样的？

岐伯说：脉洪大而坚实并涩滞的，就是胀病的脉象。

黄帝说：怎样区别五脏胀病和六腑胀病呢？

岐伯说：病在阴分的是五脏的胀病，病在阳分的是六腑的胀病。

黄帝说：人患胀病时气机异常，那么病是在血脉中，还是在脏腑内？

岐伯说：胀病与血脉、脏、腑三者都有很深的关系，但并不是胀病产生的部位。

胀病的部位

黄帝说：我想了解胀病所产生的部位。

岐伯说：胀病都产生在脏腑外，向内压迫脏腑，向外充斥胸胁，使皮肤发胀，因而叫作“胀病”。

黄帝说：五脏六腑在胸腔、腹腔之内，就像宝贝被深藏在匣子中一样，各存在于不同的部位，名字虽不同，却共属一个部位，其功能又各异，我想知道其中的原因。

岐伯说：胸廓、腹廓，是脏腑的外廓；膻中是心脏的宫城；胃是容纳水谷的大仓库；咽喉和小肠，是传送五谷的通路；咽门、贲门、幽门、阑门、魄门五窍，是胃肠道的门户；廉泉、玉英，是津液运行的路径。所以，五脏六腑都有固定的位置和界限，并且它们的症状也各不相同。营气本在

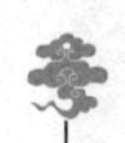

脉中循行，如果卫气逆行到脉中，就会导致脉胀；如果卫气和经脉一同在分肉之间运行，就会引起肤胀。治疗这种病证，应针刺足三里穴，用泻法治之。若病邪近并且稍轻的，针泻一次就可以了；如果病邪远且严重的，应针泻三次。不论虚证，还是实证，关键在于快速地用泻法祛邪。

胀病的症状

黄帝说：我想了解胀病的症状。

岐伯说：心胀的症状，是心烦短气，坐卧不安；肺胀的症状，是胸中虚满并伴随着咳嗽；肝胀的症状，是胁下胀满而疼痛，牵引小腹疼痛；脾胀的症状，是呃逆呕吐，四肢烦扰闷脉，身体沉重而不能穿衣，不能安然入睡；肾胀的症状，是腹中胀满，并牵引背部闭闷不畅，腰髀部疼痛。六腑中胃胀的症状，是腹部胀满，胃腔作痛，鼻中有焦臭的气味，不思饮食，大便困难；大肠胀的症状，是肠鸣而作痛，可以听到濯濯声，若在冬季再受寒邪侵犯，就会飧泄；小肠胀的症状，是小腹胀满，牵引腰部疼痛；膀胱胀的症状，是小腹胀满而气机闭塞，小便不通；三焦胀的症状，是气充斥于皮肤，轻浮空虚；胆胀的症状，是胁下疼痛胀满，口中发苦，经常叹息。以上这些胀病，产生和治疗都有相同的规律，只要把握了营卫气血运行逆顺的情况，运用恰当的针刺方法，就能使疾病痊愈。如果虚证反用泻法，实证反用补法，就会使心神不能内守安定，邪气扰乱正气，真气动摇，这是庸医所致，是折人性命。如果用补法治疗虚证，用泻法治疗实证，就能使神气内守，而后逐步填塞空虚之处，这样的人才能被称为“医术高明的医生”。

胀病产生的根源

黄帝说：胀病是怎样产生的？其根源是什么？

岐伯说：人体内的卫气，在正常情况下，常随血脉在分肉之间循行，其运行顺序有逆顺的差别，阴阳相随，与自然的规律相协调。五脏之气循环往复，四时更迭也遵循相应的次序，使得水谷得以正常地化生精微。如果阴阳失调，气厥于下，则营卫不能正常循行，从而凝滞，导致寒气上逆，正邪两气相搏，就会形成胀病。

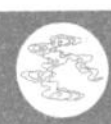

胀病的症状与诊治

胀病产生的原因是：如果阴阳失调，气厥于下，则营卫不能正常循行，从而产生凝滞，导致寒气上逆，正邪两气相搏，就会形成胀病。其根本原因则是营卫之气不能正常运行。

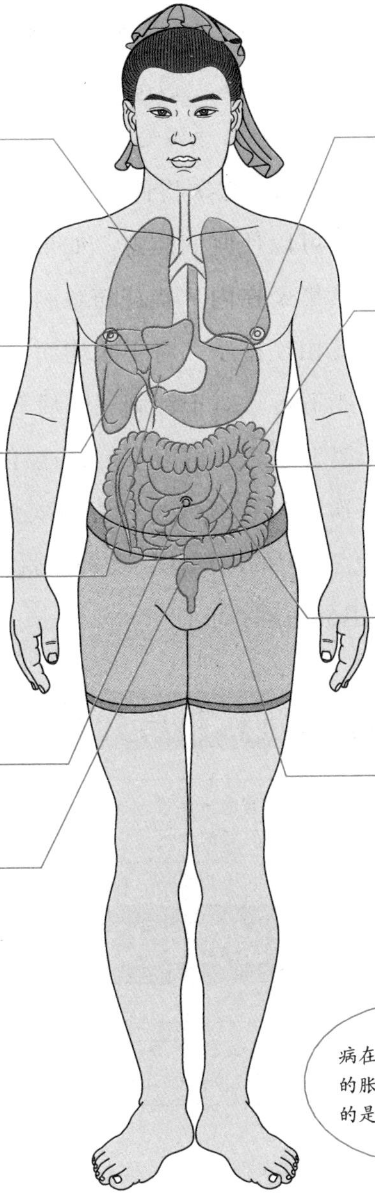

肺胀的症状，是胸中虚满并伴随着咳嗽。

心胀的症状，是心烦短气，坐卧不安。

肝胀的症状，是胁下胀满而疼痛，牵引小腹疼痛。

脾胀的症状，是呃逆呕吐，四肢烦扰闷脉，身体沉重以至于不能穿衣服，不能安然入睡。

三焦胀的症状，是气充斥于皮肤，轻浮空虚。

膀胱胀的症状，是小腹胀满而气机闭塞，小便不通。

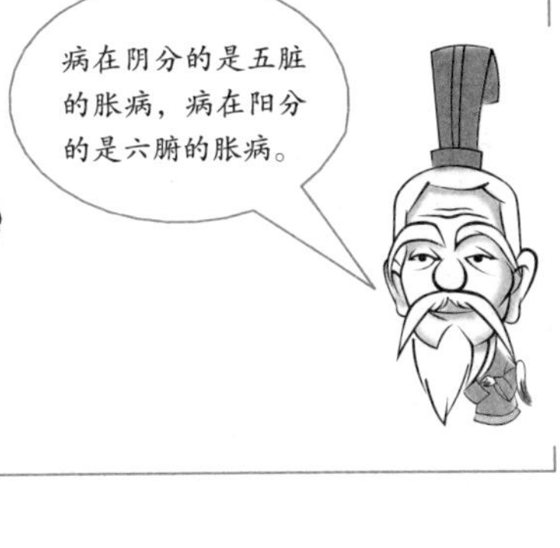

胃胀的症状，是腹部胀满，胃腔作痛，鼻中有焦臭的气味，不思饮食，大便困难。

肾胀的症状，是腹中胀满，并牵引背部闭闷不畅，腰髀部疼痛。

大肠胀的症状，是肠鸣而作痛，可以听到濯濯声。

小肠胀的症状，是小腹胀满，牵引腰部疼痛。

胆胀的症状，是胁下疼痛胀满，口中发苦，经常叹息。

病在阴分的是五脏的胀病，病在阳分的是六腑的胀病。

黄帝说：很好！怎样才能解除其中的疑惑呢？岐伯说：结合人体的真气，认真考察血脉、脏、腑三者的症状，就可以解惑了。黄帝说：讲得太好了！

胀病的治疗

黄帝问岐伯：《胀论》篇中说过，胀病刚刚产生之时，不管虚实，都用泻法针刺，离病位较近的针刺一次，离病位较远的针刺三次。而有的胀病，在针刺三次后仍不见减轻，是什么原因呢？

岐伯回答：治疗这种疾病，必须将针深入到肌肉的空隙，刺中气穴内，因而针刺一次或三次，就可以使胀病痊愈。如果未刺中气穴，就会使经脉之气不能畅行，邪气仍然集聚在内。倘若随意刺中皮肉，就会使卫气更加逆乱，导致阴阳营卫之气相互排斥。对于胀病而言，应用针刺泻法治疗却不用的，会导致逆气不能下行。对于针刺三次后气仍不下行的，必须调换其他的穴位进行刺治，使上逆之气得以下行，这样就可消除胀病。如果胀病还没被消除，就要再次更换针刺穴位，直至疾病痊愈。对于慢性胀病，一定要仔细审察其症状，当泻的用泻法，当补的就用补法，如同用槌击鼓，必有响声，胀病哪有不退的道理？

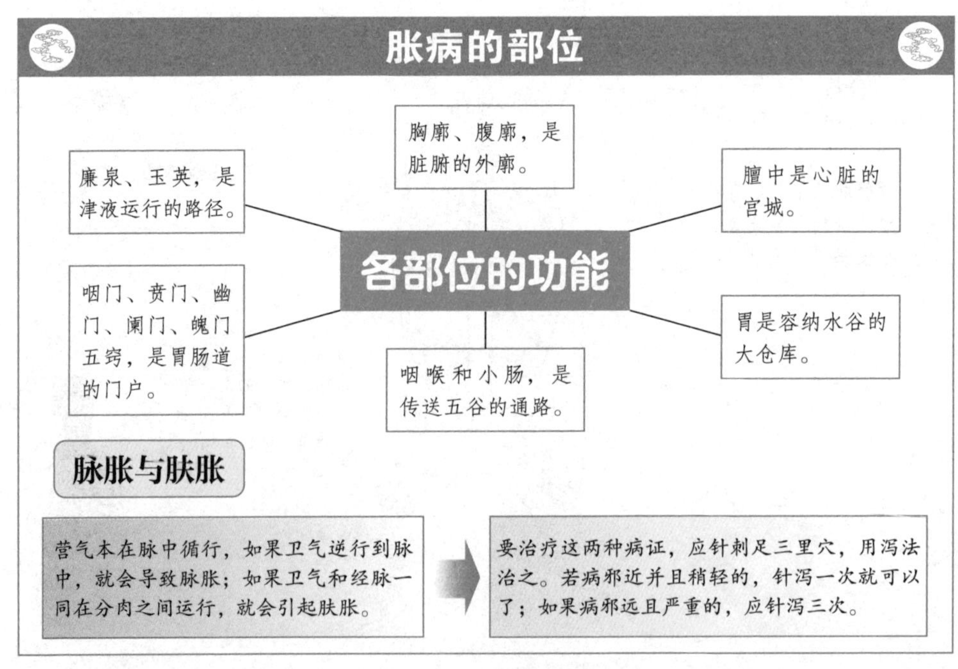

五癃津液别

津液的病理

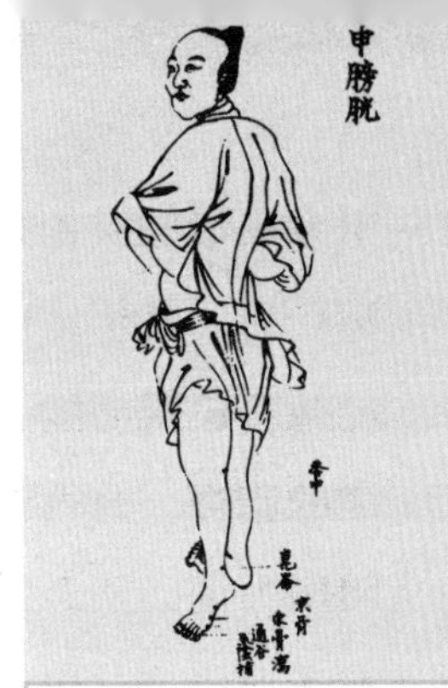

篇三十六

本篇简述了津液的病理变化和发病部位，说明了津液变化的详情。

津液的产生

黄帝问岐伯：水谷被吸纳入口中，再输送到肠胃，由其化生所形成的液体分为五种。天气寒冷的时候，或衣服单薄时，就变成小便与气；天气炎热的时候，或衣服过厚时，就成为汗水；遇到悲哀之事时，气机合并，就变成泪水；中焦有热，而胃功能弛缓时，就变成唾液。邪气内犯，从而导致阳气闭塞，水气不能通行时，就发展为水胀病。我虽然已经了解了这些情况，但不知其中的原因，请您讲讲其中的道理。

岐伯说：水谷都从口入体内，含有五种味道，分别归入各自的脏器，津液也随着相应的通道运行。由三焦输出血气，用来温养肌肉，充实皮肤，就叫作“津”；留而不行的，就叫作“液”。炎热的夏天，或穿衣过厚，腠理就会打开，因而排泄出汗；如果寒邪滞留于分肉间，津液就会聚集为汁沫，从而引发疼痛。寒冷的冬天，腠理紧闭，湿气不能外泄出来，因而水液就向下流注入膀胱，生成小便与气。在五脏六腑之中，心是主宰，耳是听觉器官，眼掌管视觉，肺如同丞相起辅佐作用，肝像将军一样起抵御外侵的作用，脾主管护卫，肾脏主管骨骼。所以五脏六腑的津液，都向上渗漏于目。每当人感到悲哀时，五脏六腑之气都会向上积聚于心，使心脏的脉络变得紧张焦急。心脏脉络紧张，会迫使肺叶上举，从而使津液向上泛逆。

反常的情况

岐伯接着说：如果心脏脉络紧张，肺不能上举，而是时上时下，就会

引发咳嗽和眼泪。如果中焦有热，就会使胃中食物消化的速度过快，食物消化后，寄生在肠中的虫类就会上下扰动肠胃，使其扩张，从而导致胃功能弛缓；胃功能弛缓又使津气上逆，所以就会产生唾液。由五谷的津液合成的脂膏，向内渗透于骨腔中，向上补益脑髓，向下流于生殖器中。如果阴阳失调，就会使精液下溢于阴窍，且髓液也随之向下而减少，下泄过多就造成阴虚，出现腰背作痛、足胫酸楚的症状。如果阴阳气道闭塞不通，则四海不通，三焦不能输泄，津液不能化生，因而所吸纳的食物就积于肠胃，其后，复出于大肠，滞留在下焦，当水分不能渗入膀胱时，就会导致下焦胀满，从而使水液四溢，最终形成水肿。这就是津液化分为五路后运行的正常与反常的情况。

各种津液的产生

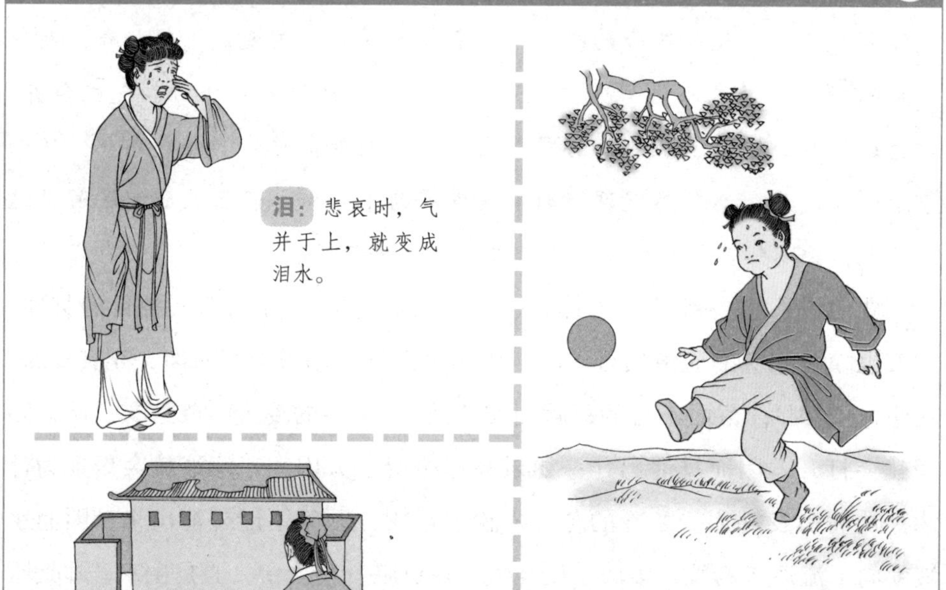

泪：悲哀时，气并于上，就变成泪水。

汗：炎热的夏天，或穿衣过厚，腠理就会打开，因而出汗。

小便与气：寒冷的冬天，腠理紧闭，湿气不能外泄出来，水液因而向下流入膀胱，生成小便与气。

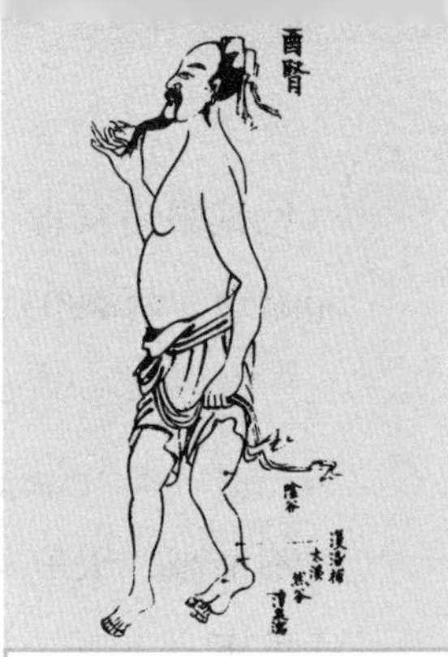

篇三十七

五阅五使

五官与五脏的关系

本篇指出五脏之气与外在五官的密切关系，从五官的形态可以了解人体健康的迹象，五官端正而丰满，体质强壮而少病就能终其天年。

五种气色

黄帝问岐伯：我听说针刺法有五官五阅法，用来观察内在五脏所反映于五官的五种气色。五气就是五脏的精气反映在体表的气色，是与五时气候相配合的。我想知道五脏的外在表现是怎样的。岐伯回答：五官，是用来观察五脏的外部表现。

黄帝说：我想知道五脏所反映出的征兆，并将它作为诊病的常理。岐伯回答：脉象出现在气口，气色表现在鼻部明堂，五色的交替出现，与五时相符合，且各有规律。通过经脉传入内脏的，必当对内脏起到调治作用。

黄帝说：很好。五色仅在鼻的明堂反映出来吗？岐伯回答：要想知道其中的道理，必须先明白五官的分界，只有明白了眉间、额部所属的区域，才能确定鼻部的明堂的情况。如果鼻部广大，两颊部饱满，耳门部丰满凸起，下颚高厚，耳四周肌肉匀称方正，耳垂凸露在外，面部五色正常，五官的分布平均开朗，这样的容颜，就可高寿，就算他患病，只要使用针刺就一定能治愈，这是因为其气血充足，肌肉坚实致密，所以可以用针法治疗。

五官与五脏的关系

黄帝说：五官与五脏具有怎样的关系？岐伯说：鼻是肺脏的主管，眼睛是肝脏的主管，口唇是脾脏的主管，舌是心脏的主管，耳是肾脏的主管。

黄帝说：通过观察五官的情况，可以预测什么病证呢？岐伯回答：可以测候五脏的病变。肺脏有病时，可见其喘息急促，鼻翼翕动；肝脏有病时，

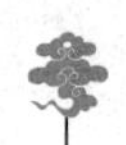

可见其眼角发青；脾脏有病时，可见其口唇发黄；心脏有病时，可见其舌卷而缩短，两颧红赤；肾脏有病时，可见其两颧及额部发黑。

黄帝说：有的人五脏的脉象、五色的表现正常，五气的气色也和正常人一样，但一生病就比较严重，这是什么原因呢？岐伯回答：如果五官分野不清晰，天庭不开阔，鼻子很小，两颊和耳门部狭窄，耳周肌肉不肥厚，耳垂下，下巴尖得就像被削去一块似的，虽然其平时色脉正常，但身体却是虚弱的，一旦得病，怎么能不严重呢？

黄帝说：五色表现在鼻部，通过观察它的情况，可推知五脏之气的状况，但在鼻的左右上下各有一定的反映吗？岐伯说：脏腑在胸腹的里面，各有固定位置，所以反映在面部的五色，也有左右上下的固定尺度。

五官与五脏

从五官可以判断出五脏的健康状况。

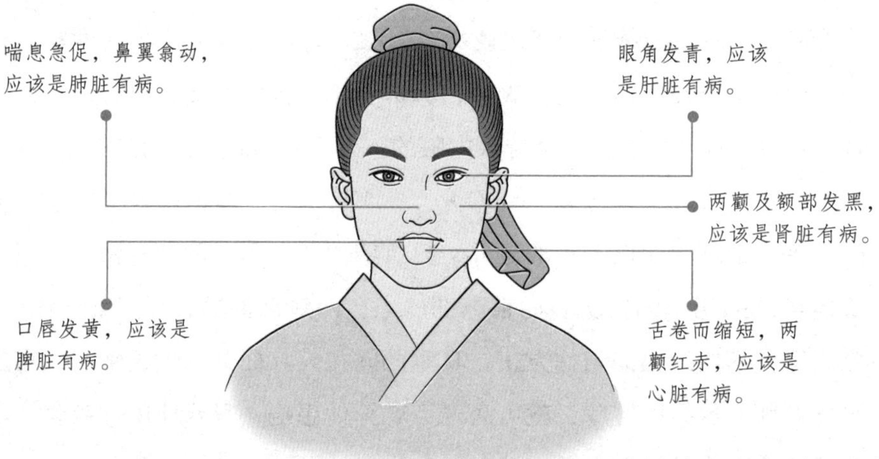

可以高寿的情况：鼻部广大，两颊部饱满，耳门部丰满凸起，下颚高厚，耳四周肌肉匀称方正，耳垂凸露在外，面部五色正常，五官的分布均匀分明。

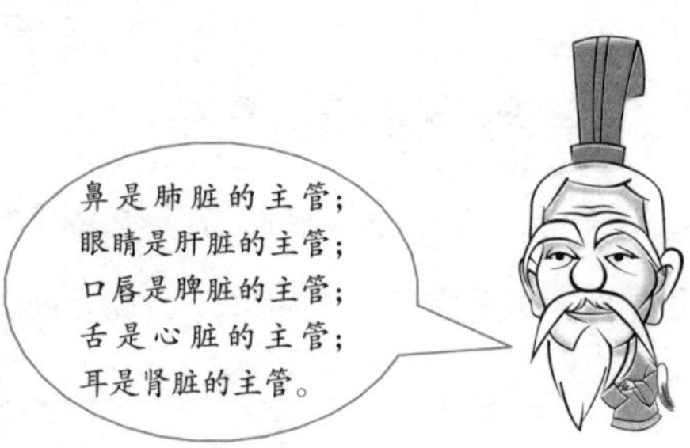

逆顺肥瘦

胖瘦对针刺的影响

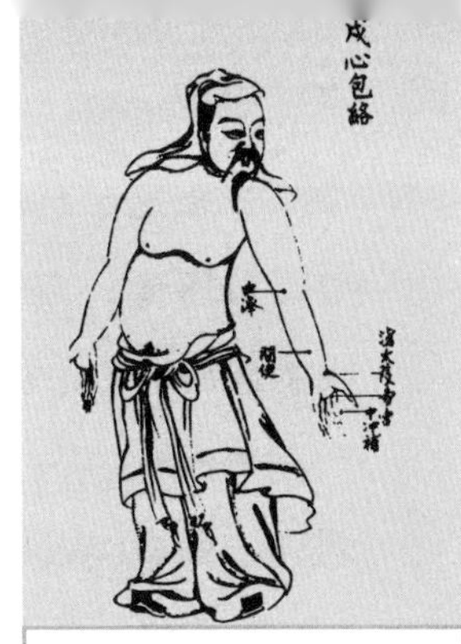

篇三十八

本篇论述了针刺疗法必须根据人体的肤色、体型、年龄等情况来决定针刺的深浅，以及留针用针的要领。

针刺的原则

黄帝问岐伯：通过您对针道的讲解，我已经深刻地理解了很多要领，并运用您所传授的方法治疗疾病，全都手到病除，并未出现病邪顽滞不去的情况。您的学问是通过勤学好问得来的，还是通过缜密的观察、深刻的思考得来的？岐伯说：圣人所做的针刺，上合乎天文地理，下合乎人事，所以必然有明确的法度，应该成为人们遵循的原则，成为推理的公式，以流传于后世。正如匠人不能丢掉尺寸去揣度长度，不能抛弃绳墨去取定平直，不能丢弃圆规去绘制圆形，也不能离开矩尺而画出方形一样。只有掌握这些要领，并在实践中正确运用，才能顺应自然，教导人们使用简易的方法，以便衡量逆顺的常规。

黄帝说：您能讲讲怎样才能顺应自然吗？岐伯说：比如从深处决堤放水，不必花费很多力气，就能使水流尽；沿着地下空洞开挖地道，则很容易就能打通直行的大道。通过以上比喻，就可以说明人体气机的滑涩，血液的清浊，经气运行的逆顺。

不同的针法

黄帝说：人的肤色、体型、年龄各不相同，在针刺时有区别吗？岐伯回答：凡是年轻体壮的人，其气血充盛、皮肤坚固，因感邪而病，在治疗时，应采用深刺留针法。而对于肩腋宽阔、项部肌肉瘦薄、皮肤粗厚而色黑、口唇肥厚、血液色深而浓稠、气行涩而迟滞、性格好胜而勇于进取的人，针刺时，就宜采用深刺留针法，并适当增加针刺的次数。

黄帝说：怎样针刺瘦人呢？岐伯回答：瘦人的皮肤薄而色淡，肌肉消瘦，口唇薄，声音小，血液清稀而气行滑利，气血易损，针刺时，宜采用浅刺快出针法治疗。

黄帝说：怎样针刺一般人呢？岐伯说：要通过辨别皮肤的黑白，分别进行调治。但对于端良敦厚、气血调和的人，针刺治疗时就不能违反常规。

黄帝说：针刺年轻力壮、骨骼坚固的人又该怎样呢？岐伯说：在这类人中，如果肌肉坚实、关节舒缓而有力，说明其气行涩滞，血液浓浊，宜采用深刺留针法，并可适当增加针刺的次数；如果性情好动，则其气行滑利，血液色清，就宜采用浅刺且快出针法进行治疗。

黄帝说：怎样针刺婴儿呢？岐伯说：婴儿的肌肉柔脆，血少气弱，宜用毫针并采用浅刺法施治，且出针要快，一天可针刺两次。

黄帝说：怎样针刺“临深决水”的情况呢？岐伯说：对于血清而气行滑利的人，如用疾泻治疗，就会耗竭其真气。

黄帝说：“循掘决冲”的情况是怎样的？岐伯说：对于血浊而气行涩滞的人，只有用疾泻的刺法，才可疏通其经脉。

经脉循行的逆顺

黄帝说：经脉循行的逆顺是怎样的？岐伯说：手三阴经由心脏循行到手；手三阳经由手循行到头部；足三阳经由头循行到足；足三阴经由足循行到胸腹部。

黄帝说：只有少阴之脉是下行的，这是什么原因呢？岐伯说：并非如此。冲脉是五脏六腑气血汇聚的地方，五脏六腑都要禀受它的供养。冲脉的上行部分出于咽后壁的后鼻道，渗透于阳经，灌注于精气中；其下行部分，注入足少阴肾经的大络，从气街穴浮出，沿着大腿内侧下行，入腘窝中，在胫骨的深部伏行，再下至内踝后跟骨上缘而别行；下行的另一支，与足少阴经脉并行，渗入三阴经；行于前面的分支，在跟骨结节的上缘伏行并浮出，再向下行，沿足背进入足大拇趾间，渗透于该部的诸络脉，从而濡养肌肉。因此，如果该脉的别络有淤结，就会使足背动脉不跳动，引发厥逆而足胫畏寒。

黄帝说：怎样才能诊察出经气的顺逆呢？岐伯说：先问诊，再用手切其

跗阳脉，若不是厥逆，那么该处必有脉跳动，就可据此辨明经脉的逆顺情况。

黄帝说：这些道理对于我这样的凡夫俗子来说，真是急迫啊！圣人的道理，就像日月照耀大地一样，无微不至。如果不是您，又有谁能将其中的道理讲解得如此清晰呢？

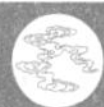

各种针法

根据病人的具体情况来选择针法。

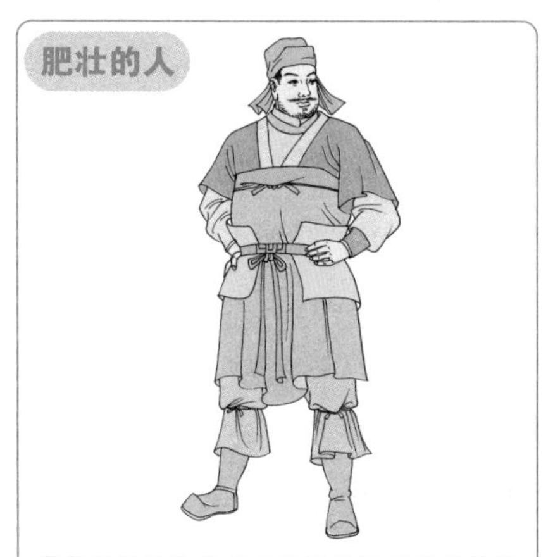

肥壮的人，其气血充盛，皮肤坚固，应采用深刺留针法，并适当增加针刺的次数。

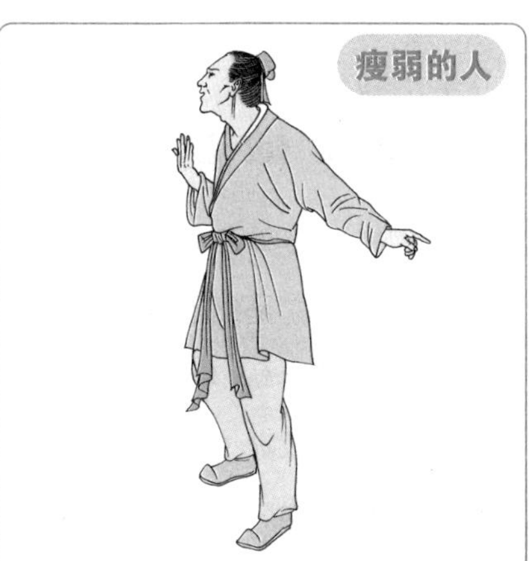

瘦人的皮肤薄，肤色淡，肌肉消瘦，口唇薄，声音小，血液清稀而气行滑利，气血易损，针刺时，宜采用浅刺快出针法治疗。

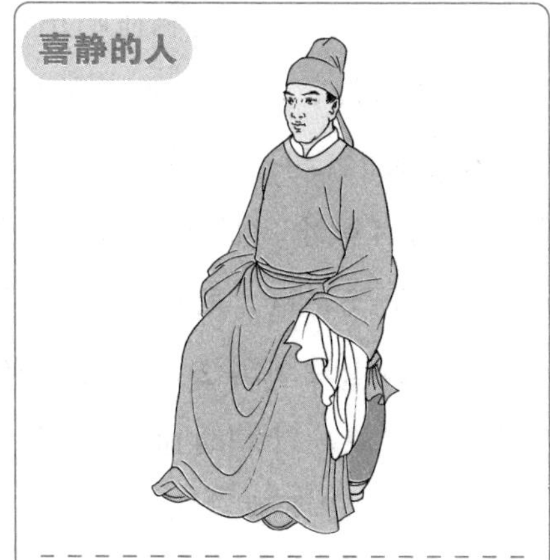

年轻力壮的人，如果稳重不好动，说明气涩血浊，宜采用深刺留针法，并可适当增加针刺的次数。

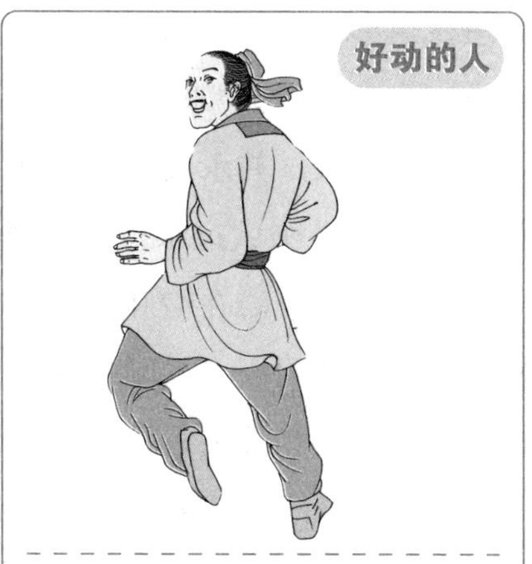

年轻力壮的人，如果活泼好动，则气滑血清，就宜采用浅刺且快出针法进行治疗。

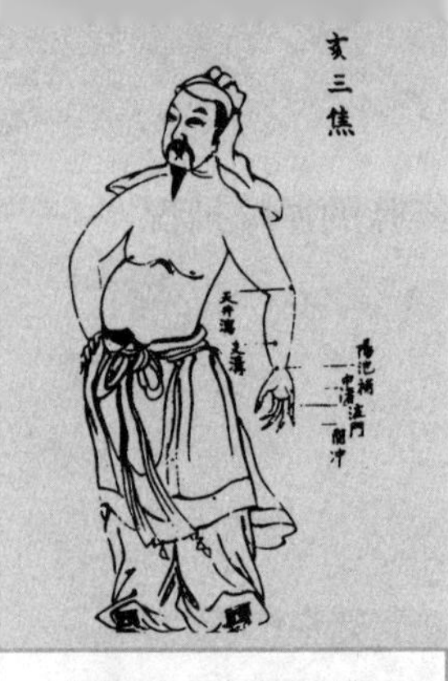

篇三十九

血络论

血络的变化

本篇说明了奇邪在络的时候，因放血而产生的各种反应及其原理，也说明了针刺以后肉黏着针的原因。

放血的各种情况

黄帝说：我想听您讲解病邪致病，却不在经脉中的病变。

岐伯回答：这是络脉中的病变。

黄帝说：刺血络放血时，病人为什么会昏倒？针刺后，血液为什么会喷射而出？针刺放出的血色黑浓厚的原因是什么？放出的血为什么会清而稀，有一半像水呢？出针后，局部皮肤会肿起，这是什么原因？放出的血有多有少，而面色苍白的原因是什么？面色没有变化，但心胸却烦闷的，是什么原因造成的？出血虽多，却无痛苦，这是为什么？

岐伯回答：脉气偏盛而血气虚的人，针刺时会脱气，气脱人就会昏倒。血气虽然俱盛但阴气较多，其血行滑利，刺络放血时，就会有血喷出；阳气留存于血络中，长期不能外泄，以致血色黑浓厚，因而不能喷射而出。刚刚喝过水的人，其水液渗入络脉，在尚未与血混合时，针刺出的血就有些像水；若不是刚饮过水，那就说明病人体内有积水，日久会形成水肿；阴气积蓄于阳分，滞在络脉，针刺时，血未出而气先行，所以会导致局部肿起。经脉内的阴阳二气刚接触，并未协调，如此时用泻法，就会耗损阴阳两气，使表里相分离，从而出现面色苍白的现象。针刺时血出较多，面色不改而心胸烦闷的，是针刺使经脉变虚，经脉空虚所致。如果阴经空虚，就会引发阴脱，从而产生烦闷感。阴分与阳分产生的邪气相结合，就会引发痹证，此时，邪气在内泛溢于经络，向外注入络脉，这样就会导致阴阳都有余，即使放血多也不会产生虚证，因而面色不改。

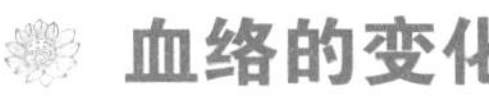

血络的变化

黄帝说：怎样观察血络的变化？

岐伯回答：瘀血停留在络脉，坚硬结实，颜色发赤，或上或下，无固定的部位，小的像针，大的像筷子。刺络放血，就会万无一失。但针刺时切不可违反针刺的原则，否则就会导致不良后果。

黄帝说：针刺人肌体后，有肌肉黏着于针身的情况，这是什么原因造成的？

岐伯回答：这是由于人体的热气使针身发热，因而使肌肉和针黏在一起，难于转动。

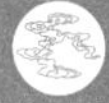

血络相关病变的解析

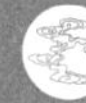

1. 刺血络放血时，病人为什么会昏倒？

脉气偏盛而血气虚的人，针刺时会脱气，气脱人就会昏倒。

2. 针刺后，血液为什么会喷射而出？

血气虽然俱盛但阴气较多，其血行滑利，刺络放血时，就会有血喷出。

3. 针刺放出的血又黑又浓厚的原因是什么？

阳气留存于血络中，长期不能外泄，就会导致血又黑又浓厚。

4. 放出的血为什么会清而稀，有一半像水呢？

刚刚喝过水的人，其水液渗入络脉，在尚未与血混合时，针刺出的血就有些像水。

5. 出针后，局部皮肤会肿起，这是什么原因？

说明病人体内有积水，日久会形成水肿；阴气积蓄于阳分，滞在络脉，针刺时，血未出而气先行，所以会导致局部肿起。

6. 放出的血有多有少，而面色苍白的原因是什么？

经脉内的阴阳二气刚接触，并未协调，如此时用泻法，就会耗损阴阳两气，使表里相分离，从而出现面色苍白的现象。

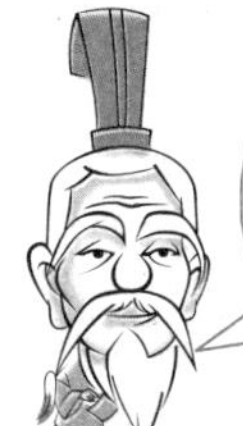

血络的变化需要仔细观察，瘀血一般停留在络脉，坚硬结实，颜色发赤，或上或下，无固定的部位，小的像针，大的像筷子。

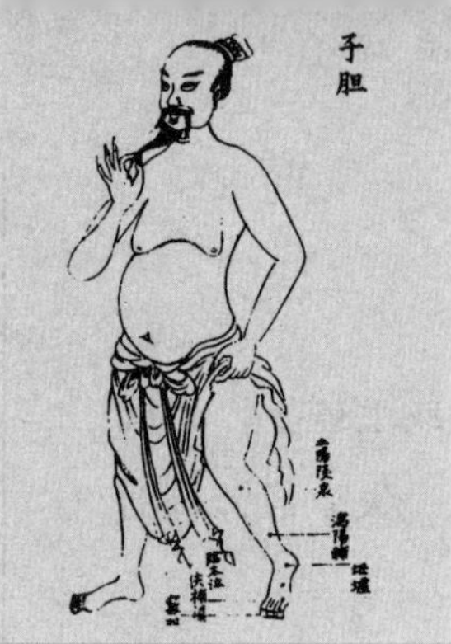

篇四十

阴阳清浊

清浊之气的介绍

本篇说明了人的清气和浊气，以及清浊之气的属性，同时也介绍了所生病证的各种针刺治疗的方法。

清浊之气

黄帝说：我听说人体的十二经脉与天地间的十二经水相对应，然而十二经水的五色各异，清浊也不相同，人体十二经脉的气血却都是一样的，它们的相应之处体现在哪些地方呢？岐伯说：人的气血，如果都是一样的，那么天下的一切都相合为一了，哪会有变乱呢？

黄帝说：我问的是一个人，而不是天下所有人的气血情况。岐伯说：一个人的体内也有乱气，天下众人中也有作乱的人，其道理都是相同的。

黄帝说：我想听听人体的清浊情况。岐伯说：人受纳谷物之后，化生出浊气，而所吸入的空气是清气。清气注于阴，浊气注于阳。水谷浊气中化生的清气可以上升于咽部，而清气中的浊气可以下行。如果清浊气发生干扰混乱，不能正常升降，就叫作“乱气”。

清浊的分辨

黄帝说：既然阴清而阳浊，浊中有清，清中有浊，那么如何分别清浊呢？岐伯说：其区别大致为，清气上行注于肺脏，浊气下行注于胃腑；由胃中化生的清气，向上升，又从口中流出；从肺中化生的浊气，则向下降，注于经脉，内积在气海中。

黄帝说：如果诸阳经都遭遇浊气的侵袭，那么哪一经的情况最严重？岐伯说：手太阳小肠经独受各阳经的浊气最多，手太阴肺经独受各阴经的清气最多。其清气上走于孔窍，其浊气下行于诸经。在诸阴经中都是清气，

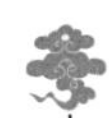

唯独足太阴脾经受浊气。

黄帝说：如何进行诊治呢？岐伯说：一般说来，清气滑利，浊气滞涩。所以，针刺阴经，应采用深刺而留针法；针刺阳经，应采用浅刺而快出针法；如果清浊之气互相侵扰而升降失常，就应就具体情况采取相应的刺法。

清气与浊气

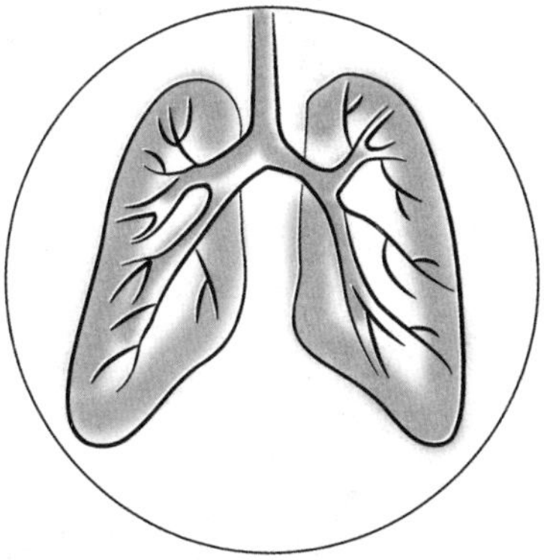

清气上行注于肺脏

从肺中化生出的浊气，向下降，注于经脉，内积在气海中。

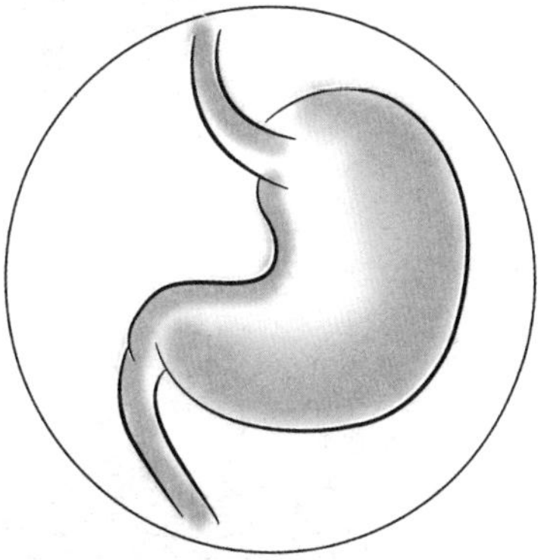

浊气下行注于胃腑

由胃中化生的清气，向上升，到达口部。

清浊之气的针刺法

由于清气滑利，所以针刺阴经，应采用深刺而留针法。

由于浊气滞涩，所以针刺阳经，应采用浅刺而快出针法。

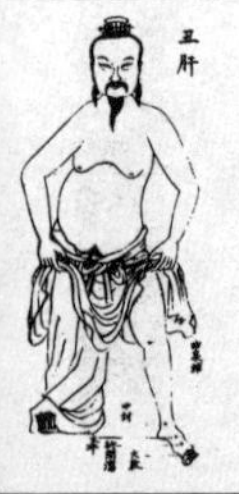

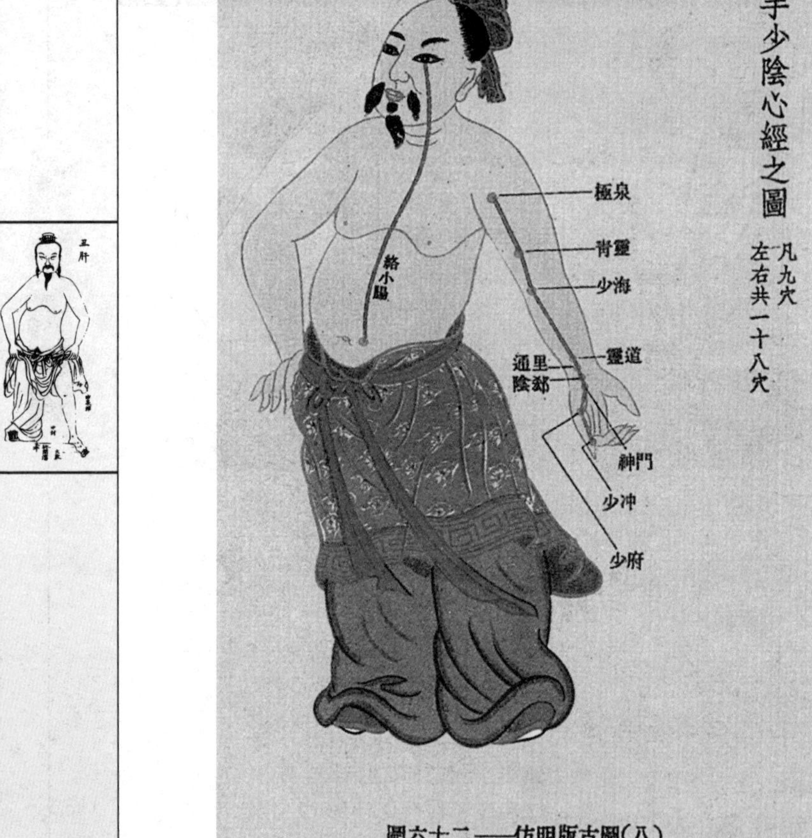

圖六十二——仿明版古圖(八)

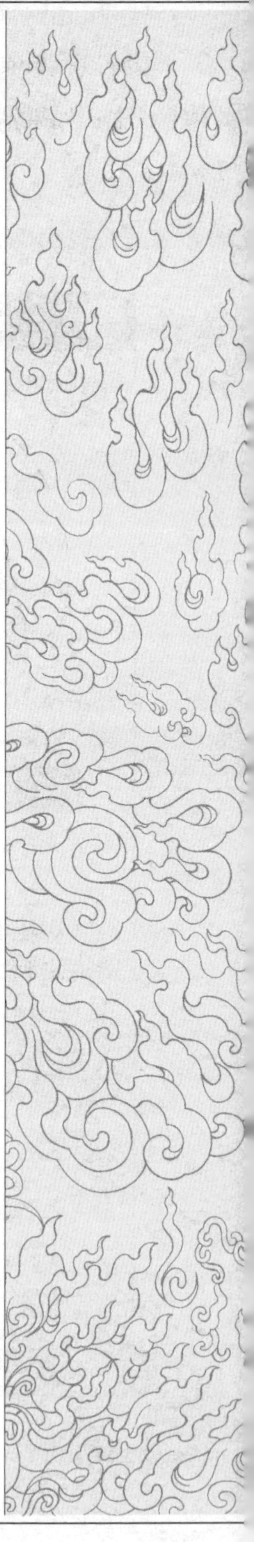

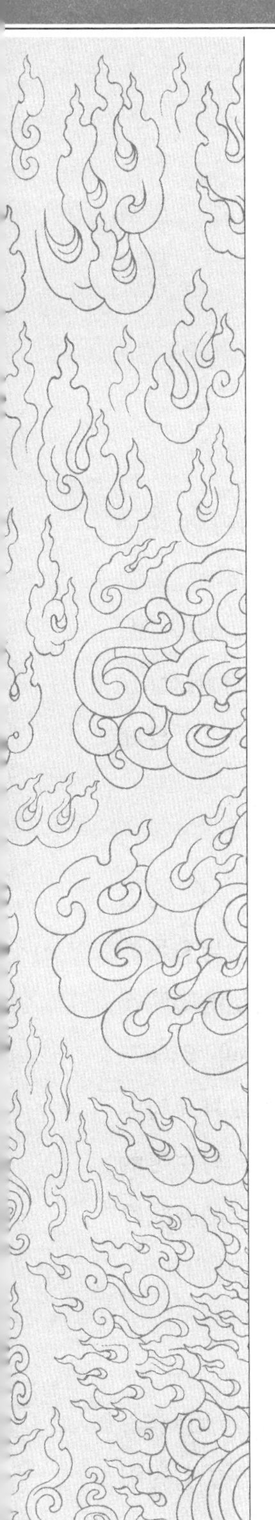

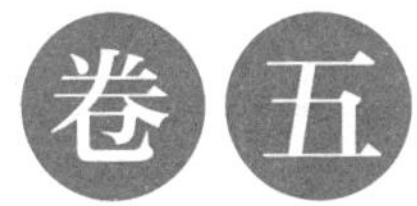

卷五

脏象（二）

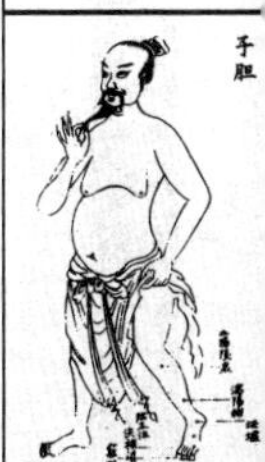

本卷继续论述了人体是以脏腑为中心，以经络相互联系的整体观，同时提出人与自然也是对应统一的“天人相应”的理念，介绍了人体脏腑的功能及相互关系，以及阴阳失调致病的论断，并指出肾为人体生长衰老的根本，保养肾气是延年益寿的重要原则。

本卷内容提要

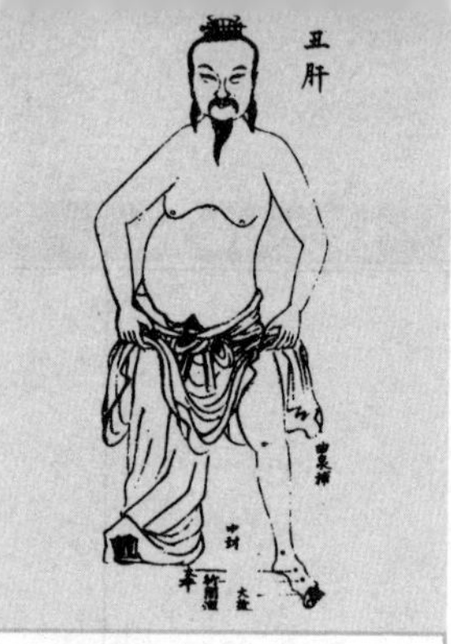

篇四十一

阴阳系日月

人体的阴阳之分

本篇说明了人体手足经脉的真气运行对应着天地阴阳的变化，叙述了一年、四时、十二月中人体脉、气血的运行与针刺配合的宜忌。

人体的阴阳

黄帝说：我听说，天为阳，地为阴；日为阳，月为阴，其合于人体的情况是怎样的呢?

岐伯说：人体腰以上，为天；腰以下，为地，因而天为阳，地为阴。足三阳与足三阴，共十二条经脉，在下为阴，与一年的十二个月相对应。而又因月生于水，为阴，所以在下的为阴；手的十指在上，分别与十日相应，日生于火，为阳，所以在上的为阳。

黄帝说：十二月和十日，怎样与经脉相配合?

岐伯说：寅，是正月始生之阳，与左足的少阳经相合；未，是六月，与右足的少阳经相合；卯，是二月，与左足的太阳经相合；午，是五月，与右足的太阳经相合；辰，是三月，与左足的阳明经相合；巳，是四月，与右足的阳明经相合。因为三、四月相合于太阳经、少阳经之间，为两阳合明，所以叫“阳明”。申，是七月，是阴气生发的月份，与右足的少阴经相合；丑，是十二月，与左足的少阴经相合；酉，是八月，与右足的太阴经相合；子，是十一月，与左足的太阴经相合；戌，是九月，与右足的厥阴经相合；亥，是十月，与左足的厥阴经相合。因为九、十两月交尽在两阴，为阴阳交会的时间，所以称为“厥阴”。

经脉的阴阳

岐伯接着说：甲日与左手的少阳经相配合，己日与右手的少阳经相配合；乙日与左手的太阳经相配合，戊日与右手的太阳经相配合；丙日与左手的阳明经相配合，丁日与右手的阳明经相配合。因为丙丁都属火，所以丙、丁日

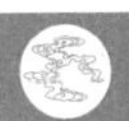

人体的阴阳

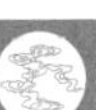

人体产生疾病的本质是阴阳失调

正常情况，阴阳对立统一运动，有度，有序，适时，和谐。如果阴阳运动"失度""失时""失序""错位"，即失去和谐，这样便是阴阳失调了。

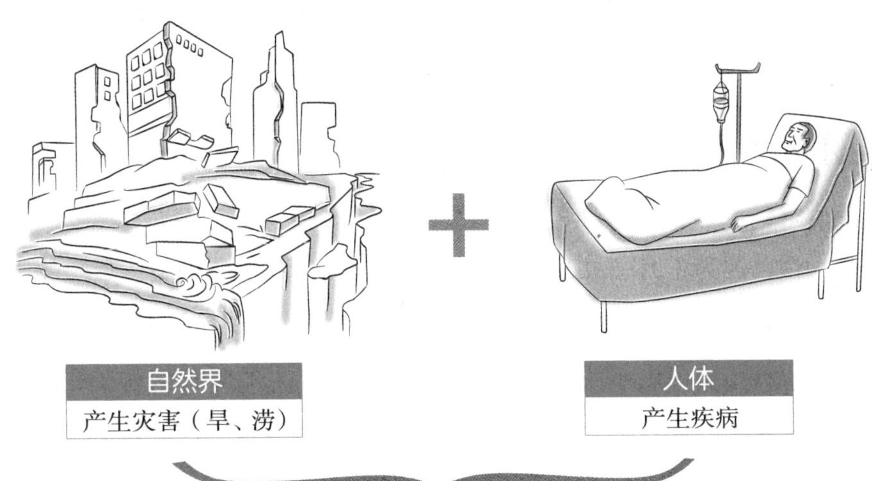

自然界	人体
产生灾害（旱、涝）	产生疾病

失度 失时 失序 错位

从根本上说，疾病产生的本质是阴阳失调，是阴阳和谐受损害的结果。

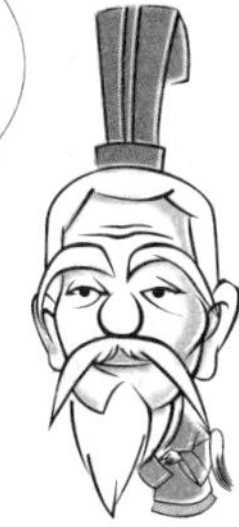

阴阳失调

阴阳失调的基本表现："寒""热"。

阴阳失调，主要是指：

● 阴/阳的过剩——阴盛/阳盛；● 阴/阳的不足——阴虚/阳虚。

阳过剩 = 阳盛；阴过剩 = 阴盛；阳不足 = 阳虚；阴不足 = 阴虚。

"阳虚则（外）寒；阴虚则（内）热；阳盛则（外）热；阴盛则（内）寒。"

"寒""热"是阴阳失调的基本特征和表现。

从自然现象和生活体验看：

● 夏天 = 阳盛，阴相对不足——热；● 冬天 = 阴盛，阳相对不足——寒。

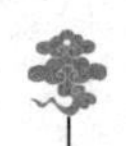

两火合并，称为“阳明”。庚日与右手的少阴经相配合，癸日与左手的少阴经相配合；辛日与右手的太阴经相配合，壬日与左手的太阴经相配合。足在下，属阴，所以足的阳经，为阴中的少阳；足的阴经，为阴中的太阴。手在上，属阳，所以手的阳经，为阳中的太阳；手的阴经，为阳中的少阴。腰部以上的部位属阳位，腰部以下的部位属阴位。

在五脏之中，心脏是阳中的太阳，肺脏是阳中的少阴，肝脏是阴中的少阳，脾是阴中的至阴，肾脏是阴中的太阴。

阴阳的运用

黄帝说：怎样将这些应用在治疗上呢？

岐伯说：因为正月、二月、三月，人的阳气与左足的少阳、太阳和阳明经相配，人的阳气偏重在左，所以不要针刺左足的三阳经；四月、五月、六月，人的阳气与右足的阳明、太阳和少阳经相配，人的阳气偏重在右，所以不要针刺右足的三阳经；七月、八月、九月，人的阳气与右足的少阴、太阴和厥阴经相配，人的阴气偏重在右，因而不要针刺右足的三阴经；而十月、十一月、十二月，人的阳气与左足的厥阴、太阴和少阴经相配，人的阴气偏左，所以不要针刺左足的三阴经。

黄帝说：就五行而言，方位上的东方和天干中的甲、乙，同属于木，木气旺于春季，为青色，主肝脏。肝的经脉是足厥阴经，现在以甲日来配合左手的少阳经，与五行配天干的道理相悖，这是什么原因呢？

岐伯说：这是按照天地阴阳的变化规律，来说明手足经脉的阴阳属性的，不是以四时来配合阴阳次序的。而且阴阳是抽象的概念，有名无形，所以可以由一到十，也可以由百到千，推演至万。

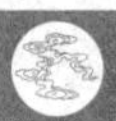

各部位的阴阳所属

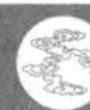

五脏的阴阳	手足等部位的阴阳
心脏是阳中的太阳，肺脏是阳中的少阴，肝脏是阴中的少阳，脾是阴中的至阴，肾脏是阴中的太阴。	足在下，属阴，所以足的阳经，为阴中的少阳；足的阴经，为阴中的太阴。手在上，属阳，所以手的阳经，为阳中的太阳；手的阴经，为阳中的少阴。腰部以上的部位属阳位，腰部以下的部位属阴位。

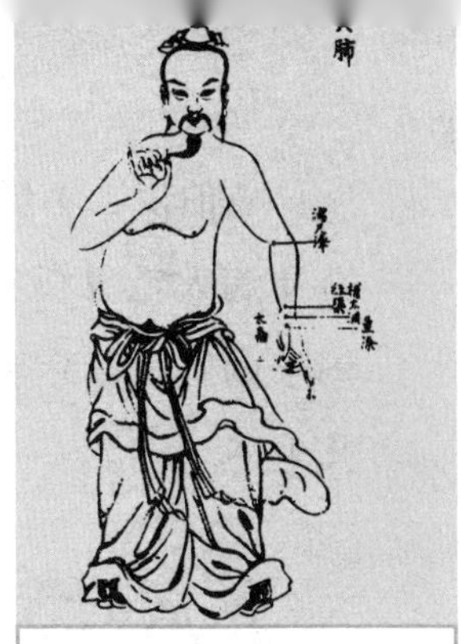

病传

疾病的传变

本篇运用了五行相克的次序原理，说明病邪侵入五脏的传变及其表里关系。

篇四十二

医道

黄帝说：我从先生那里学习了九针的医道，自己又阅读了所有医方的书籍，其中有导引行气、按摩、灸、熨、刺、火针、饮药等。在治疗疾病时，是只用一种方法，还是全部采用呢？岐伯说：所有医方中谈到的治疗方法，是用来治疗众人的，不是一个病人全部能用的方法。

黄帝说：这就是掌握了大道而不放弃它，就能解决所有问题的原因吧。现在我已了解了阴阳的要领、虚实的理论、改善谬误，以及可以治愈的疾病范围等，我希望听闻关于疾病变化的理论，病邪侵入体内而使脏气败绝不可医治的道理。

医理的掌握

岐伯说：你的提问都是很重要的。高深的道理，如果把握得清楚明了，就如同白天睁着眼睛一样清醒；不能清楚地把握，就像在夜间闭上眼睛睡觉一样昏昧。能够接受并全面掌握医学知识，在学习和实践中，认真研究，就能全部理解其中的奥秘，并运用得得心应手。这些高深的医道，应该记载在竹帛上传于后世，不能仅私传给自己的后代。

黄帝说：什么是像白天睁着眼睛一样清醒呢？

岐伯说：理解阴阳的大道之后，就如同从迷惑中解脱出来，从酣醉中清醒过来一样。

黄帝说：什么是像在夜间闭上眼睛睡觉一样昏昧呢？

岐伯说：不懂医理，就没有声音，也没有痕迹。不明医道而给人治病，会使病人毛发折断、腠理开泄、正气耗散，邪气漫延，流传于血脉中，传输于内脏，导致腹部作痛、下焦正气逆乱，可以置病人于死地，而不能使其生还。

疾病的传变

黄帝说：亢盛的邪气侵入五脏后，其情况是怎样的？

岐伯说：疾病如果先发生在心，再过一日就会传到肺，再过三日就会传到肝，过五日传到脾；如果再过三日不愈，就会死亡。冬季的病，死于半夜；夏季的病，死于正午。

疾病如果先发生在肺，过三日就会传到肝，再过一日就会传到脾，再过五日就会传到胃；如果再过十日不愈，就会死亡。冬季的病，死于日落；夏季的病，死于日出。

疾病如果先发生在肝，过三日就会传到脾，再过五日就会传到胃，再过三日就会传到肾；如果再过三日不愈，就会死亡。冬季的病，死于日落；夏季的病，死于早饭时。

疾病如果先发生在脾，过一日就会传到胃，再过二日就会传到肾，再过三日就会传到脊背和膀胱；如果再过十日不愈，就会死亡。冬季的病，死于夜晚刚入睡时；夏季的病，死于晚饭时。

疾病如果先发生在胃，过五日就会传到肾，再过三日就会传到脊背和膀胱，再过五日就会上传到心；如果再过二日不愈，就会死亡。冬季的病，死于半夜；夏季的病，死于午后。

疾病如果先发生在肾，过三日就会传到脊背和膀胱，再过三日就会上传到心，再过三日就会传到小肠；如果再过三日不愈，就会死亡。冬季的病，死于黎明；夏季的病，死于黄昏。

疾病如果先发生在膀胱，五日后就会传到肾，再过一日就会传到小肠，再过一日就会传到心脏；如果再过二日不愈，就会死亡。冬季的病，死于鸡鸣时；夏季的病，死于午后。

所有的病，都是按照一定次序相依相克的，以上传变，都有一定的死亡时间，不可用针刺治疗；只有间隔一脏或三四脏的，才可以采用针刺法治疗。

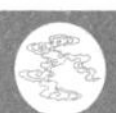
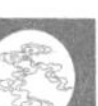

疾病的传变

病邪侵入五脏的传变有一定的顺序。

心

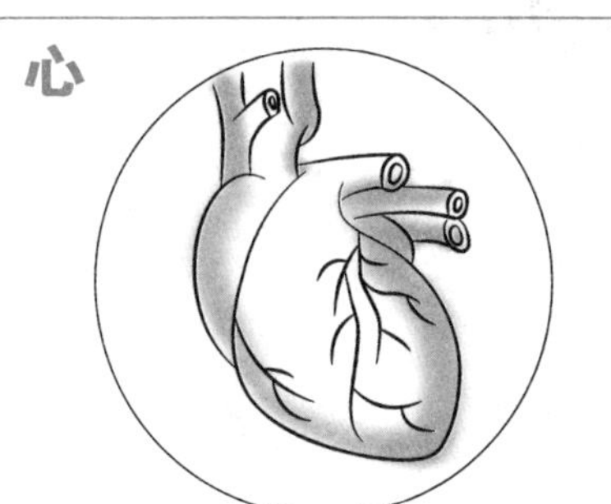

疾病如果先发作在心，过一日就会传到肺，再过三日就会传到肝，再过五日传到脾；如果再过三日不愈，就会死亡。

肺

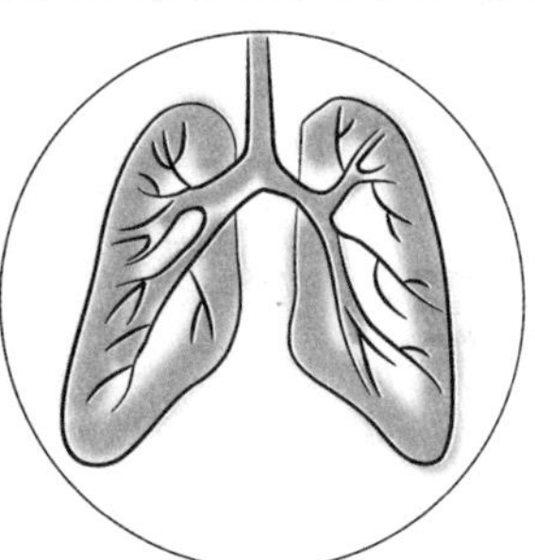

疾病如果先发作在肺，过三日就会传到肝，再过一日就会传到脾，再过五日就会传到胃；如果再过十日不愈，就会死亡。

肝

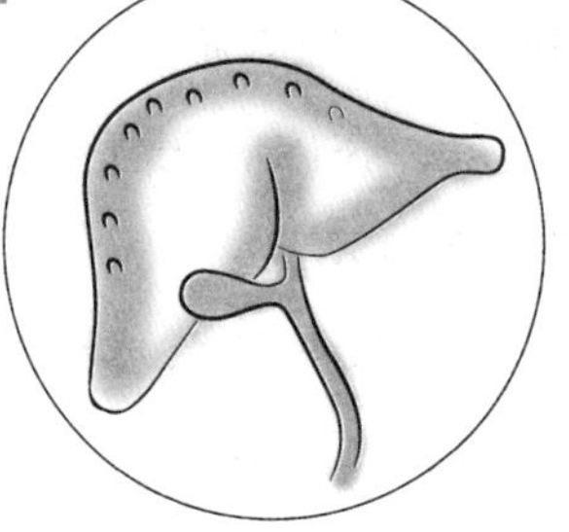

疾病如果先发作在肝，过三日就会传到脾，再过五日就会传到胃，再过三日就会传到肾；如果再过三日不愈，就会死亡。

胃

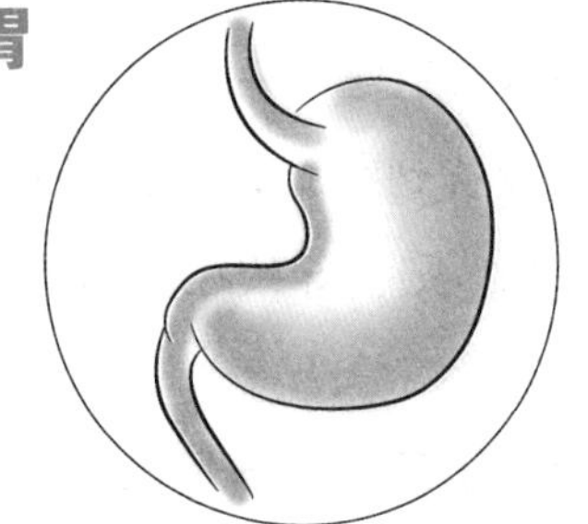

疾病如果先发作在胃，过五日就会传到肾，再过三日就会传到脊背和膀胱，再过五日就会上传到心；如果再过二日不愈，就会死亡。

肾

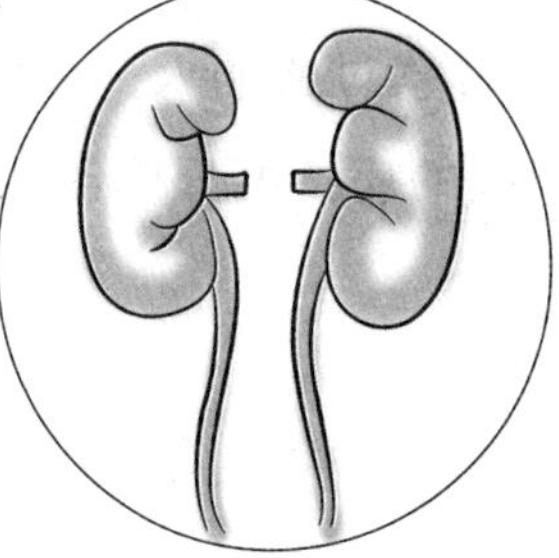

疾病如果先发作在肾，过三日就会传到脊背和膀胱，再过三日就会上传到心，再过三日就会传到小肠；如果再过三日不愈，就会死亡。

膀胱

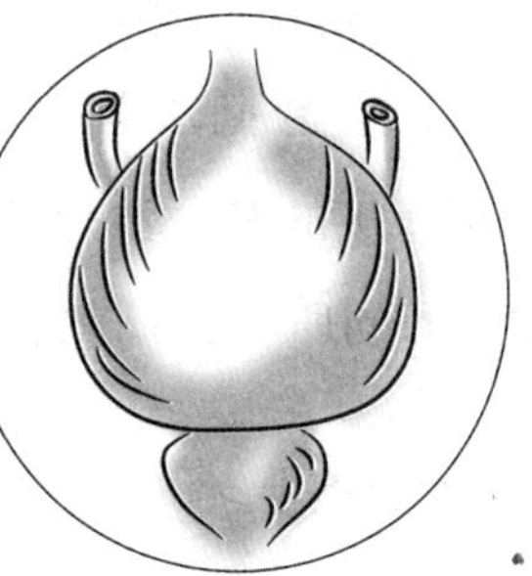

疾病如果先发作在膀胱，五日后就会传到肾，再过一日就会传到小肠，再过一日就会传到心脏；再过二日不愈，就会死亡。

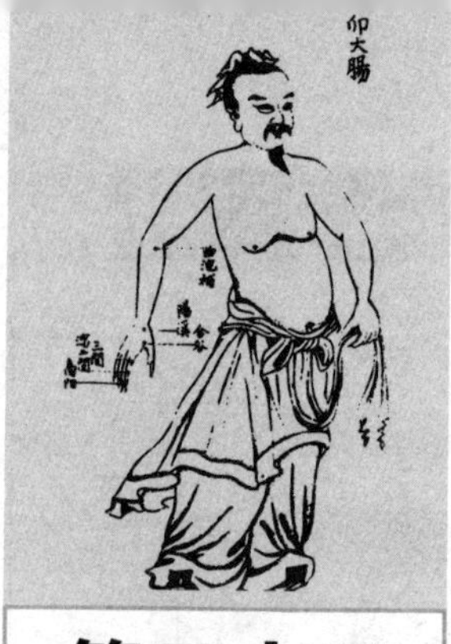

淫邪发梦

梦境产生的原因

篇四十三

本篇叙述了阴阳、上下、饥饱等情况所引起的各种梦境，应该使用泻法来治疗。

梦的产生

黄帝说：我想了解淫邪之气是怎样在体内引发疾病的。岐伯说：正气从外部侵入人体，并无固定的部位，向内侵入内脏，同样也没有固定的处所，而是与营卫之气一起运行，随着魂魄一起飞扬，使人睡卧不宁而多梦。如果正气侵扰到六腑，就会导致在外的阳气有余，在内的阴气不足；如果它侵入五脏，则会导致在内的阴气有余，在外的阳气不足。

黄帝说：有余与不足，有何表现呢？岐伯说：如果阴气盛，就会梦到涉大水而心生恐惧；若阳气盛，就会梦见大火而产生灼热感；若阴阳二气都盛，就会做杀伐作乱的梦；如上身邪盛，会梦见飞扬向上；如下身邪盛，就会梦到自己向下坠落；过度饥饿的人，会做向人索要东西的梦；过饱的人，会梦见给别人东西；肝气过盛的人，会梦见大发脾气；肺气过盛的人，会梦见恐惧、哭泣、飞扬；心气过盛的人，会梦见容易笑或恐惧害怕；脾气过盛的人，会梦见歌唱、身体沉重难举动；肾气过盛的人，会做腰和脊背分离不相连接的梦。治疗这十二种因气盛引起的病，可分析各自的梦境，从而察知病邪的所在，针刺病位，采用泻法。

邪气与梦境

岐伯接着说：如虚邪的逆气侵犯到心脏，就会梦见山丘烟火；如邪气侵袭到肺脏，就会做飞扬、腾越的梦，或梦到金铁制成的奇怪的东西；如邪气侵袭到肝脏，就会梦见山林树木；如邪气侵袭到脾脏，就会梦到丘陵大泽和被风雨损坏的房屋；如邪气侵犯到肾脏，就会梦到自己身临深渊，或浸没在水中；如邪气侵入膀胱，就会梦见自己到处游荡；如邪气侵袭到胃，就会梦见饮食；如邪气侵犯到大肠，就会梦到广阔的田野；如邪气侵犯到小肠，就会梦见拥挤的街道；如邪气侵袭到胆，就会梦见与人斗殴、打官司或剖腹自杀；如邪气侵犯到生殖器，就会梦见性交；如邪气侵袭到项部，就会梦见杀头；如邪气侵犯到足胫，就会梦见行而不前，或被困于地窖、苑囿之中；如邪气侵犯到大腿和肘臂，就会梦见行跪拜之礼；如邪气侵犯到膀胱和直肠，就会梦见自己小便和大便。对于以上十五种因气虚而导致的梦境，应先辨别其症结所在，再用针刺法补之。

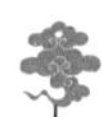

梦境的解析

1. 梦见山丘烟火弥漫 → 邪气犯心 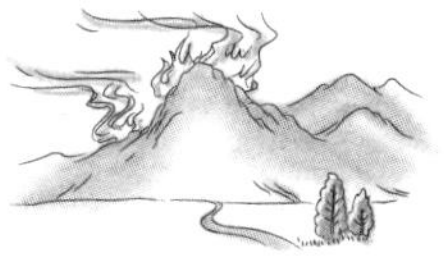
2. 梦见丘陵和巨大的湖泽 → 邪气犯脾 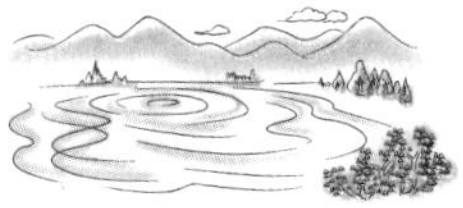
3. 梦见飞扬、腾越，或金铁 → 邪气犯肺 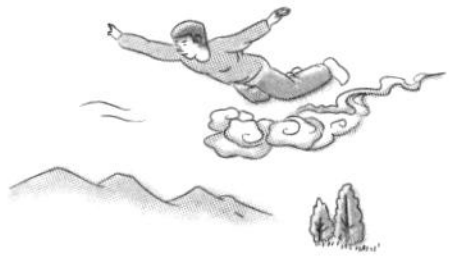
4. 梦见浸没在水中 → 邪气犯肾

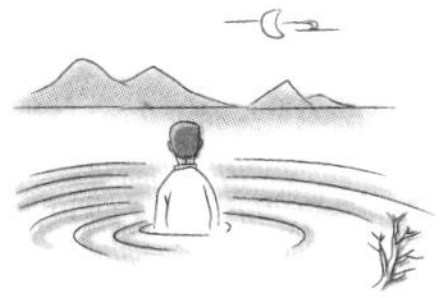

中医梦诊　所谓梦诊就是依据患者对梦的自述，四诊合参，进行诊断、治疗。

步骤1 辨生理梦与病理梦 → 步骤2 辨梦因

步骤3 辨梦量 → 步骤4 辨梦境

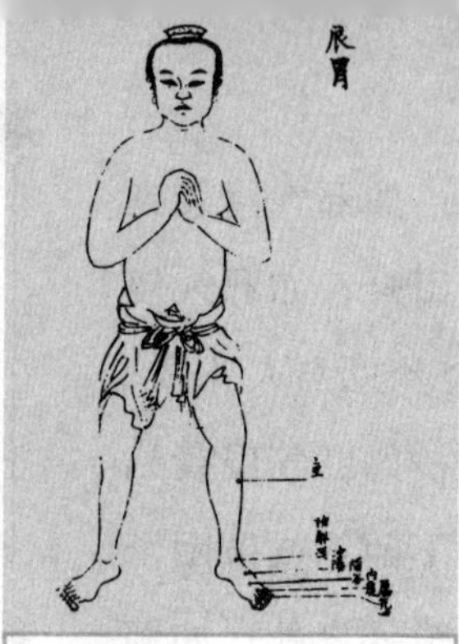

篇四十四

顺气一日分为四时

治疗要顺应四时

本篇将一日分为四时，说明人体阳气影响病情，同时也说明了不应四时的疾病，指出必须顺应时令才能达到理想的疗效。

四时的道理

黄帝说：每一种疾病，必然起源于燥湿、寒暑、风雨的感染，阴阳不和，喜怒不节，饮食居处失常。邪气与正气相搏斗，呈现出各种病证；邪气侵入内脏后，也有各自的名称，我已经知道其中的道理了。百病多在早晨减缓，白天安分，傍晚逐渐加重，夜间病势最重，是什么原因导致的呢？岐伯说：这是四时气候的变化造成的。

黄帝说：我想听闻四时的医学道理。岐伯说：春天生成，夏天成长，秋天收敛，冬天储藏，这是四时的规律，人体也与之相呼应。如果将一天分为四时的话，那么早晨为春，中午就为夏，日落为秋，夜半为冬。早晨，正值人体正气生成、邪气衰退之时，所以病情会减缓；中午，正值人体的正气旺盛生长之时，因而正气能胜邪气，使病人安静；日落，正值人体的正气开始衰落、邪气逐渐上升之时，所以病情会加重；夜半，正值人体的正气潜藏入脏，仅有邪气独盛于体内之时，所以病情此时最重。

疾病的轻重变化

黄帝说：有一些疾病在一天中的变化，正与以上规律相反，这是什么原因呢？岐伯说：这是疾病的变化不合乎四时之气，而仅被一脏所主的病。这种疾病，必定在受病的内脏被时日五行所克的时候加重，在受病的内脏能克制时日五行的时候有起色。

黄帝说：怎样治疗这种疾病呢？岐伯说：治疗时，若顺应时日五行与

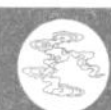
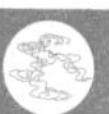

四时的规律

疾病在一天之内会有轻重变化。

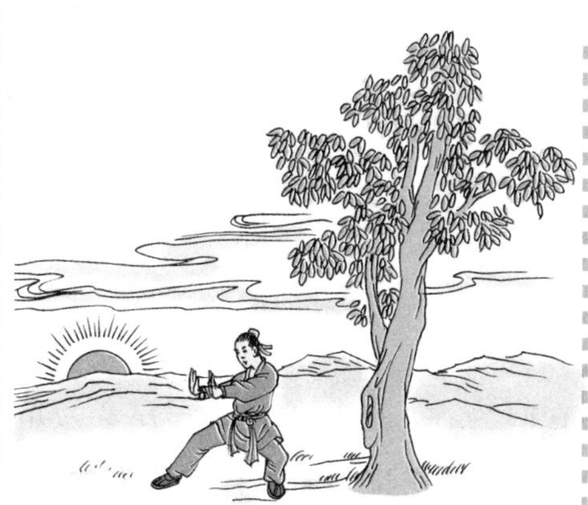

旦慧 早晨，正值人体正气生成、邪气衰退之时，所以病情会减缓。

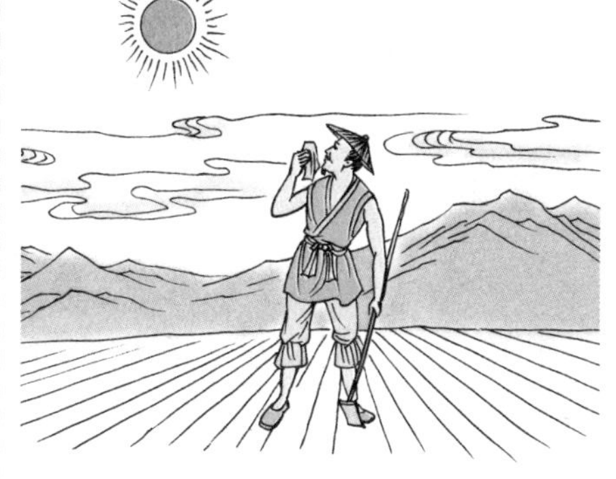

昼安 中午，正值人体的正气旺盛生长之时，因而正气能胜邪气，病人比较安静。

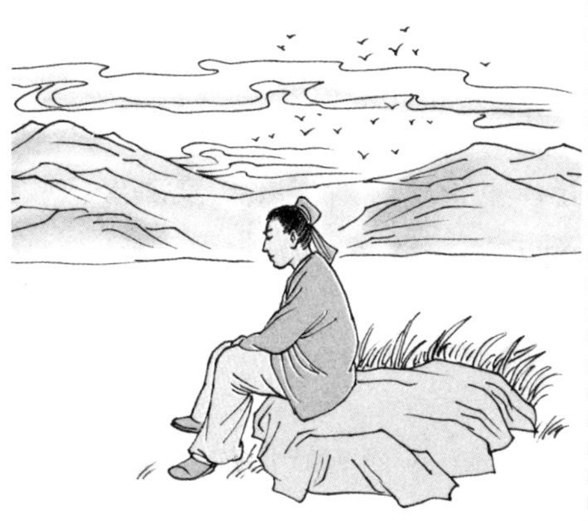

夕加 日落，正值人体的正气开始衰落、邪气逐渐上升之时，所以病情会加重。

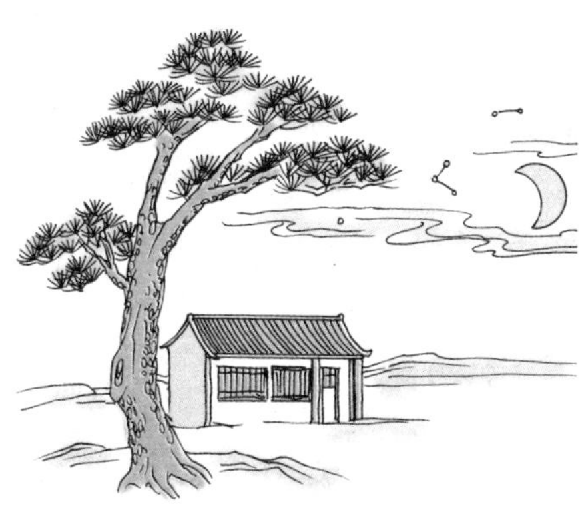

夜甚 夜半，人体的正气潜藏入脏，仅有邪气独盛于体内，所以病情此时最重。

五变分主五腧的道理

五脏主冬，所以在冬季刺井穴；五色主春，所以在春季刺荥穴；五时主夏，所以在夏季刺输穴；五音主长夏，所以在长夏刺经穴；五味主秋，所以在秋季刺合穴。

受病五行的关系，就可以达到预期的治疗效果。顺应这个道理，就是医术高明的医生，否则，就是医术低劣的医生。

黄帝说：好。听说刺法中有五变，以决定针刺五腧的技术，我想知晓其中的法则。岐伯说：人体有五脏，五脏各有其色、时、日、音、味五种变化。五变各有与之相应的井、荥、输、经、合五个穴位，所以有二十五个穴位，与一年中的五个时令相应。

五变

黄帝说：我想听您讲讲五变的内容。

岐伯说：肝为阳脏，在色为青，在时为春，在日为甲乙，在音为角，在味为酸；心为阳脏，在色为赤，在时为夏，在日为丙丁，在音为徵，在味为苦；脾为阴脏，在色为黄，在时为长夏，在日为戊己，在音为宫，在味为甘；肺为阴脏，在色为白，在时为秋，在日为庚辛，在音为商，在味为辛；肾为阴脏，在色为黑，在时为冬，在日为壬癸，在音为羽，在味为咸。这就是五变的内容。

黄帝说：五变所主的五个输穴，是怎样的？

岐伯说：五脏主冬，所以在冬季刺井穴；五色主春，所以在春季刺荥穴；五时主夏，所以在夏季刺输穴；五音主长夏，所以在长夏刺经穴；五味主秋，所以在秋季刺合穴。这就是五变分主五腧的情况。

针刺法则

黄帝说：六腑的原穴是怎样与六腧穴相配合的？岐伯说：原穴与五时是不相配合的，只是将其归在经穴之中，以便配合五时六腧之数，所以六乘六，共三十六个腧穴。

黄帝说：什么叫“五脏主冬、五时主夏、五音主长夏、五味主秋、五色主春”？岐伯说：疾病发在五脏的，应取井穴治疗；病变反映在气色的，应取荥穴治疗；病情时轻时重的，应取输穴治疗；病变表现在声音上的，应取经穴治疗；经脉过盛而有瘀血现象的、病在胃腑的，以及因饮食不节而引起的疾病，都应取合穴治疗，所以说味主合穴。这就是与五变相适应的针刺法则。

外揣

通过声色判断病变

本篇说明了对病人外在的声色进行揣测可以推知内脏的病变，作为诊断治疗的依据。

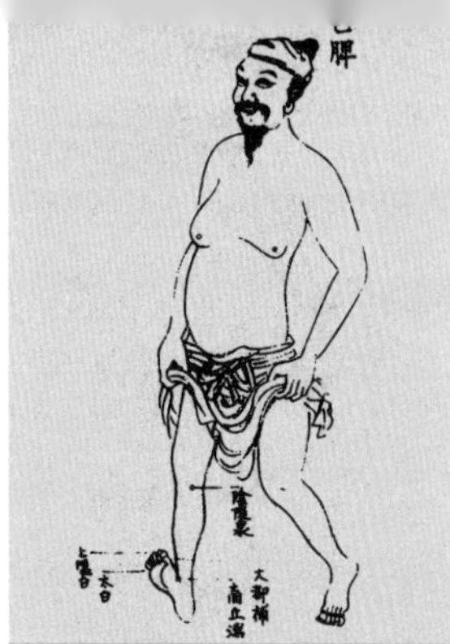

篇四十五

针刺与系统

黄帝说：我听您讲解了《九针》的九篇书，在实践中亲身领略了它的功效，也领悟了其中的要领。九针的道理，细致精微，高深莫测。我想将这些繁杂的论述，归纳成一个系统的大道，可以吗？岐伯说：你问得真高明呀！不但针刺的道理如此，就是治理国家，也应该如此。

黄帝说：我想了解的是九针的道理，而非国事。岐伯说：治理国家，就是一个“道”字。没有大道，怎么能将大小深浅的、复杂凌乱的事物统一在一起呢？

黄帝说：希望您从头至尾地阐述其中的道理。岐伯说：这可用日和月、水和镜、鼓和声响来比喻。日月照耀物体，必定会显现出物体的影子；用水和镜照察事物，可以清楚地反映出物体的形态；击鼓时会发出响声，声音和击鼓的动作几乎是同时发生的。每当出现一种变化时，就会引起其他的反应，懂得了这些，也就能完全掌握治国与针刺的道理了。

诊断的方法

黄帝说：这真是个深奥难解、让人困窘的问题。然而其中的道理却像日月的光明一样，不可遮蔽，它之所以不可遮蔽，就是因为不失阴阳的道理。在治疗过程中，要将各种手法结合起来运用，通过切脉来检查疾病，通过望诊来获得浮现在外部的病情，就像清水、明镜映射万物，而不失其形一样。如果人的五音不响亮，五色不明亮，就是五脏的功能有了波荡，就如同鼓应和槌的敲击，响声应和声音的发出，影子呼应物体的外形一样。所以，远可以通过观察病人体表的变化，测知内脏的变化；近可以通过内脏变化的检查结果，判断出外表的证候。这就是阴阳理论的极致，是天地间的精华，请让我把它珍藏在灵兰之室，不使其泄漏。

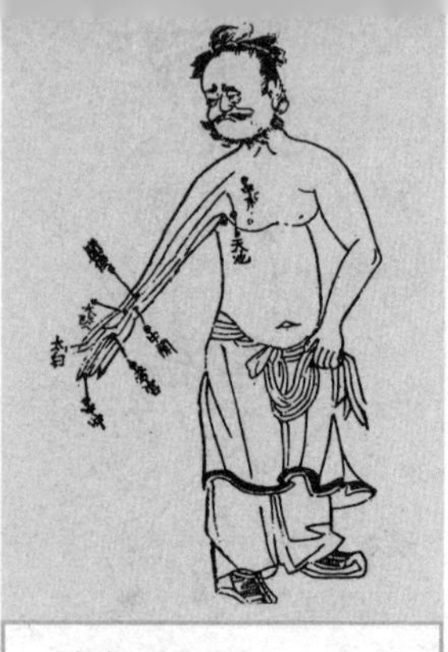

篇四十六

五变

五种特殊的病变

本篇叙述了五种体质所发生的五种病变，由于人的皮肤、肌肉、骨骼和五脏的差异，生发的疾病也有所不同。

不同的病证

黄帝问少俞说：我听说所有疾病的产生，都是风、雨、寒、暑从身体以外入侵而引起的，病邪之气沿着毫毛进入腠理，有的能够从表皮再散出，有的则滞留在体内，有的发为风肿汗出，有的成为消瘅病，有的发为寒热，有的成为留痹，有的成为积聚五变病。各种邪气在体内散发弥漫之后，会导致无数的病证，其中有什么原因呢？那些同时得病，但有的人患了这种病，有的人患了那种病，这难道是上天安排的风邪吗？它们有何不同呢？

少俞说：自然界的风邪，并不是只侵袭某个人，凡是冒犯它的，就会得病；凡是避开它的，就不会患病。不是风邪故意伤人，而是人们触犯了风邪才发病的。

黄帝说：有些人同时遭遇风邪，又同时得病，但病证的表现却不相同，我想了解其中的缘由。

少俞说："这个问题很好！请让我拿匠人伐木来比喻。匠人拿着很锋利的刀斧，去砍削木材，而木材有阴面、阳面，其坚硬与脆薄也有所不同。木材坚硬的地方，不易被砍削；脆弱的部分，就松散而易砍削；遇到树木的关节部位，刀斧就容易被损伤而缺口。即使在同一木材中，也有坚脆的不同，脆弱的就易砍伐，坚硬的就不易砍削，何况不同的木材其皮的厚薄、水分的多少肯定也有所不同。树木中开花早或先长叶子的，遇到春霜烈风，就会花落叶萎；质脆皮薄的树木，如果久经烈日暴晒或大旱，其枝条树叶就会少汁而枯萎；如果遇到长期阴雨连绵的天气，就会使皮薄、水分多的

树木的树皮溃烂渗水；假若突起狂风，就会使刚脆的树木树枝折断；假使秋季严霜而且大风，就会使刚脆的树木根摇叶落。以上五种自然现象对树木造成的伤害程度和原因都各不相同，何况是人。

树木的比喻

黄帝说：将人与树木相比较，两者之间有什么区别呢？

少俞说：树木的损伤，主要在于树枝折伤，对于那些树枝坚实的，就未必会受到损伤。有的人骨节、皮肤、腠理不坚固，才会为虚邪贼风所侵扰而稽留，所以容易得病。

黄帝说：对于常患风厥、漉漉出汗的人，医生应该怎样从外表观察呢？

少俞说：肌肉不坚固、腠理疏松的人，就容易被贼风侵袭而患风厥。

黄帝说：用什么方法来观察肌肉是否坚固呢？

少俞说：肉软而没有肤纹，就说明肌肉不坚实；皮肤粗糙疏松而不致密，那么腠理就松散，这就是其大概的情况。

黄帝说：常患消瘅的人，怎样候察呢？

少俞说：五脏都很脆弱的人，就易患消瘅。

黄帝说：怎样才能判断人的五脏是否脆弱呢？

少俞说：五脏柔弱的人，性情必定暴躁，性情暴躁就会多怒。这样，本来就柔弱的五脏，更容易受到伤害了。

内脏的推测

黄帝说：又怎样观察内脏的柔弱与刚强呢？

少俞说：性情刚烈而五脏柔弱的人，皮肤薄弱，眼珠生得很坚固深入，瞪目竖眉，性格刚暴。这类人多易怒，怒则气上逆，气上逆之后，便积聚于胸中，以致滞留血气，扩张皮肤肌肉，使血脉通行不利而生郁热，郁热消灼肌肤，便形成消瘅。

黄帝说：如何察知常患寒热的人呢？

少俞说：凡是骨骼小而肌肉脆弱的人，容易患寒热。

黄帝说：怎样观察骨骼的大小、肌肉的坚脆、气色的不同呢？

少俞说：面部颧骨是人体骨骼的基本标志。颧骨大的人，骨骼就大；

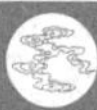

体质与疾病

人的体质不同，容易得的疾病也不同。人得病的原理与树木的变化十分相似。

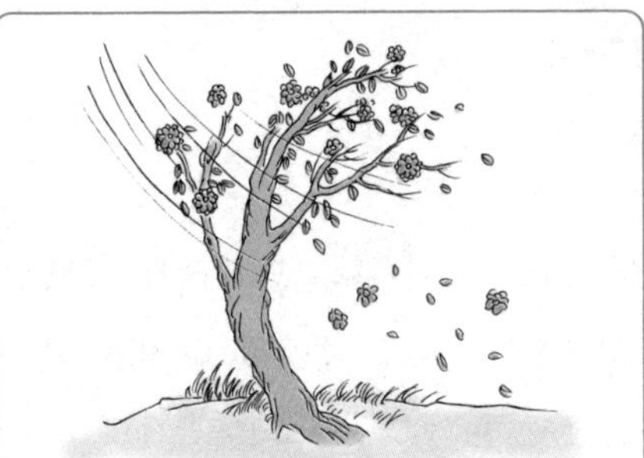

树木中开花早或先长叶子的，遇到春霜烈风，就会花落叶萎。

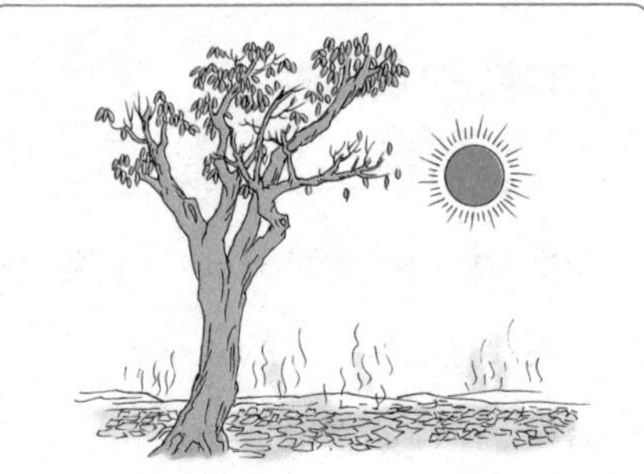

质脆皮薄的树木，如果长期遇到烈日暴晒或大旱，其枝条树叶就会少汁而枯萎。

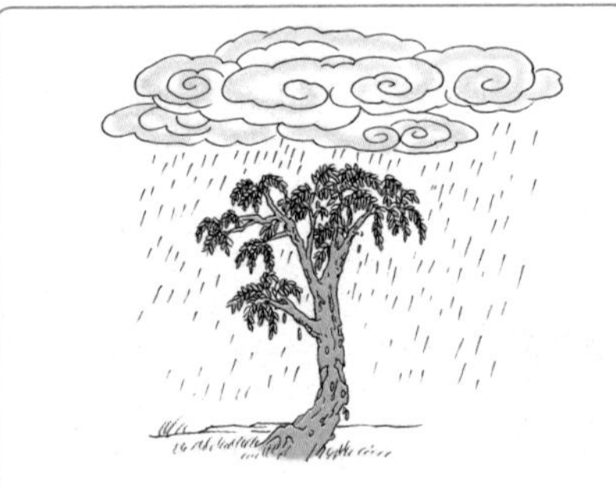

如果遇到长期阴雨连绵的天气，就会使皮薄、水分多的树木的树皮溃烂渗水。

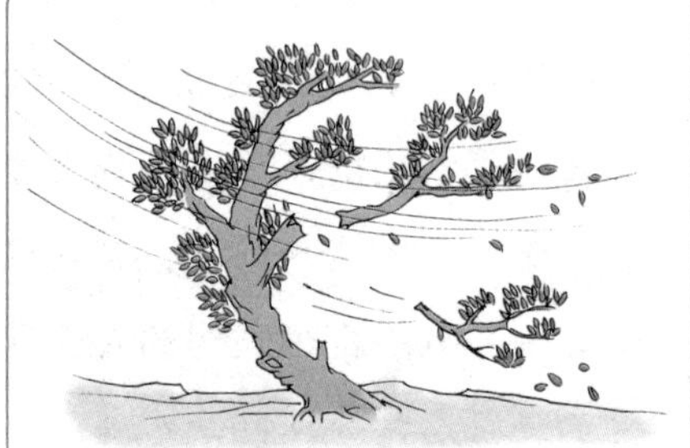

假若突起狂风，就会使刚脆的树木树枝折断。

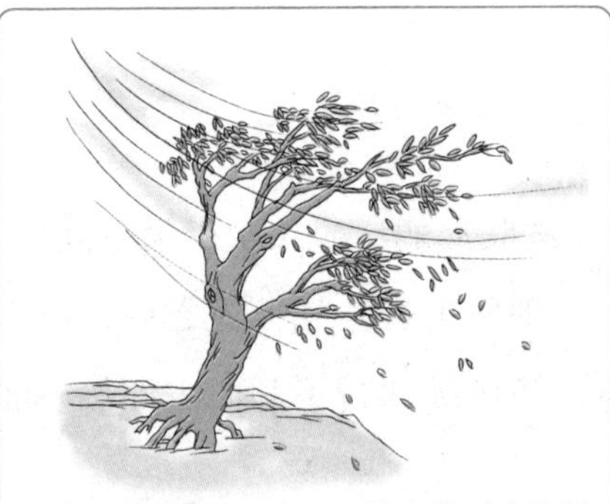

假使秋季严霜而且大风，就会使刚脆的树木根摇叶落。

风厥	肌肉不坚固、腠理疏松的人，就容易被贼风侵袭而患风厥。
消瘅	五脏都很脆弱的人，就容易患消瘅。
寒热	骨骼小而肌肉脆弱的人，容易患寒热。
痹证	皮肤纹理粗糙而肌肉不坚实的人，就容易患痹证。
积聚	皮肤薄弱而不润泽，肌肉不坚实而微觉湿润的人，容易使邪气滞留而形成积聚。

髃骨小的人，骨骼就小。凡是皮肤薄弱，肌肉无隆起，臂膊柔弱无力，下巴部位的气色晦暗无神，与天庭的气色一样，就像蒙了一层污垢，和常人很不同的人，这就是其特征。而臂部肌肉薄弱的人，其骨髓也必不充实，因此常患寒热。

根据皮肤判断体质

黄帝说：哪种人容易患痹证呢？

少俞说：皮肤纹理粗糙而肌肉不坚实的人，就容易患痹证。

黄帝说：痹证的部位有的高，有的低，应怎样候察？

少俞说：要知道痹证部位的高低，应观察各部位的虚实情况。

黄帝说：对于常患肠中积聚的人，应该怎样候察呢？

少俞说：皮肤薄弱而不润泽，肌肉不坚实而微觉湿润的人，肠胃功能就异常，因而容易使邪气滞留形成积聚。如果饮食寒温不调，只要邪气稍微侵犯脾胃，就会蓄积停留，从而形成较重的积聚。

黄帝说：对于如何从外部表现来诊察疾病，我已经懂得了，但还想听听疾病与时令的关系。

少俞说：首先要确知整年的气候概况，然后再了解各个时令的气候。如果气候对治疗疾病有益，那就容易治愈；反之，如果气候变化不利于疾病的治疗，那么疾病就不易治愈。有时时令的气候变化并不强烈，但因该年的气候对人体有影响，疾病也会发作。因各人的体质不同而引发的不同病变，以上就是五变的纲纪。

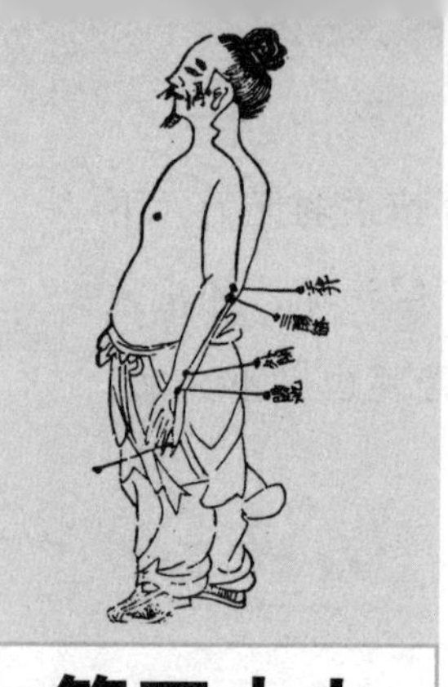

篇四十七

本脏

脏腑的重要性

本篇说明了人是否得病在于内脏功能是否正常，人体外在皮毛组织的强弱源于内在的脏腑。

脏腑的重要性

黄帝问岐伯：人的气血精神，是奉养生命，维持生命的重要因素，经脉是运行气血的通道，能将气血运行于阴阳表里，以滋养筋骨，润滑关节；卫气是用来温暖肌肉、充养皮肤、营养腠理的，它主宰开合系统；意志，是统驭精神，收拢魂魄，以应对气候寒温的变化，调节喜怒哀乐的情绪。如果血脉的运行畅通、调和，那么经脉中气血就会畅行，营气循环于阴阳内外，从而使筋骨强劲、关节滑利；如果卫气的功能正常，就会使肌肉之间气行流利通畅，皮肤柔和润泽，腠理细密；如果意志和顺，精神就会集中，魂魄就会团集，不产生懊悔愤怒的情绪变化，因此五脏也不会被邪气所侵扰。如果寒热调和，六腑就能运化五谷，风病、痹病等也就无从产生，从而使经脉通利、关节灵活。以上就是人体正常的状态。五脏是贮藏精神、气血、魂魄的器官，六腑是运送津液的器官。这是先天赋予的机能，不论愚笨、聪明、贤能、浅薄，都没有差异。然而有的人能尽享天年，不受邪气侵袭，即使感受到风雨、骤寒、暴暑，也不会被伤害；有的人即使足不出户，也无担忧和恐惧，但仍免不了生病，这是什么原因呢？我希望得知其中的道理。

内脏的各种情态

岐伯回答：这个问题很难解答！五脏的生理功能与自然界相适应，符合阴阳规律，与四时变化相联系，与五个季节变化的器官相调和。人体五脏有大小、高低、坚脆、端正及偏斜的差异，六腑也有大小、长短、厚薄、

曲直、缓急的不同。这二十五种情态，各有差别，善还是恶，吉还是凶，请允许我详加说明其中的道理。

心脏小则人神气安定，邪气不易侵害人，但易忧愁；心脏大则人不易忧愁，但易被邪气所伤。心位偏低，则外离心脏而易受寒邪，也易被言语恐吓；心位偏高，则向上压迫肺致烦闷多忘，不易被语言所开导。心脏坚实，则脏气安定固密；心脏脆弱，则容易患消瘅和内热病。心脏端正，则气血畅通，不易被邪气所伤；心脏偏斜不正，则操守不坚，神志不定。

肺脏小，则少饮，不病喘；肺脏大，则多饮，邪气停滞，易患胸痹、喉痹及气逆。肺位偏低，则居处接近横膈，以致胃脘上迫，易患胁下疼痛的病；肺位偏高，则气机上逆，而使人喘咳。肺脏坚实，则人不易咳逆上气；肺脏脆弱，则易发生消瘅。肺脏端正，则肺气调和宣通，不易受伤。肺脏偏斜，则胸中偏痛。

肝脏、脾脏和肾脏

岐伯接着说：肝脏小，则脏气安宁，令人不患胁下痛；肝脏大，则压迫胃脘与咽喉，而令人患膈中证及胁下疼痛。肝位偏高，则向上支撑膈部，并紧贴着胁部生满闷，成为息贲病；肝位偏低，则逼迫胃脘，胁下空虚，易受伤。肝脏坚实，则脏气安宁，不易患病；肝脏脆弱，则易患消瘅。肝脏端正，则肝气和谐畅通，人不易受邪；肝脏偏斜，则人易患胁下疼痛。

脾脏小，则脏气安和，人不易被邪气所伤；脾脏大，则胁充聚而痛，不能快行。脾位偏高，则胁下空软处牵引季胁作痛；脾位偏低，则向下迫临大肠，易为邪气所伤。脾脏坚实，则脏气安和，不易被伤；脾脏脆弱，人则易患消瘅。脾位端正，则脾气健旺通利，不易受邪；脾位偏斜，则人易生胀满。

肾脏小，则脏气安和，难以受伤；肾脏大，则易患腰痛，不能俯仰，人易被邪气所伤。肾位高，则人常患背膂疼痛、不能前俯后仰的病；肾位低，会导致人腰部和尾骶部疼痛，不能俯仰，甚至患狐疝。肾脏坚实，则人不易生腰背痛；肾脏脆弱，则易患消瘅，易受伤。肾脏端正，则肾气充盛通利，人也不易受邪气的伤害；肾位偏斜，则易患腰和尾骶部疼痛。以上是常见的二十五种病变，是人们常为之所苦的病痛。

五脏的各种情态

心脏小则人神气安定，邪气不易侵害，但易忧愁；心脏大则人不易忧愁，而易被邪气所伤。

肺脏小，则少饮，不病喘；肺脏大，则多饮，邪气停滞，易患胸痹、喉痹及气逆。

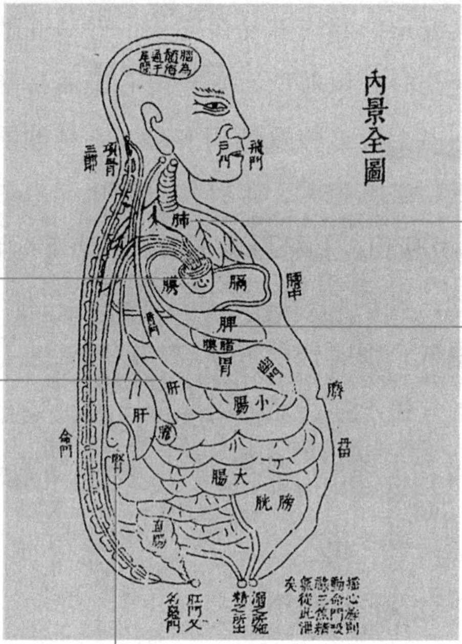

內景全圖
飛門
戶門
肺
心
膈
膻中
脾
胃
肝
小腸
大腸
膀胱
腎
命門
直腸
臍

肝脏小，则脏气安宁，不容易胁下痛；肝脏大，则压迫胃腔与咽喉，容易患膈中证及胁下疼痛。

脾脏小，则脏气安和，人不易被邪气所伤；脾脏大，则胁充聚而痛，不能快走。

肾脏小，则脏气安和，难以受伤；肾脏大，则易患腰痛，不能俯仰，人易被邪气所伤。

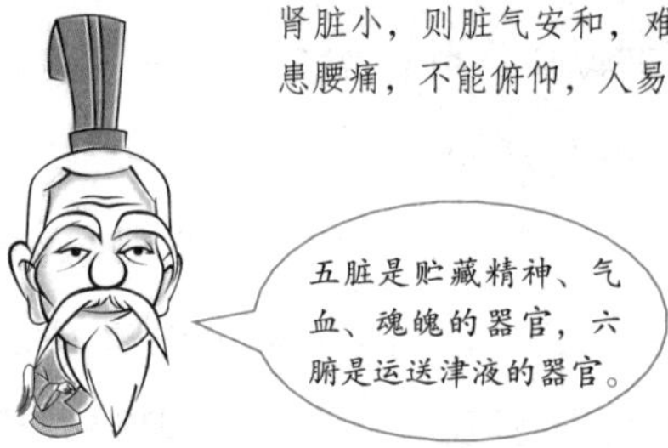

五脏是贮藏精神、气血、魂魄的器官，六腑是运送津液的器官。

五脏的判断

黄帝说：怎样才能得知五脏大小、高低、坚脆、端正、偏斜的情况呢？岐伯说：皮肤纹理粗糙的人，心脏大；肤色红、纹理细密的人，心脏小。胸骨剑突不明显的人，心脏位高；胸骨剑突短小，高突如鸡胸的人，心位偏低。胸骨剑突长的人，心脏坚实；胸骨剑突薄弱的人，心脏脆弱。胸骨剑突直向下方而没有上举的人，心脏端正；胸骨剑突偏的人，心位偏斜不正。

皮肤纹理粗疏的人，肺脏大；肤色白、纹理细密的人，肺脏小。两肩高耸、胸膺突出而咽喉下陷的人，肺脏位高；两腋之间宽紧，胸廓上部收

敛的人，肺脏位低。肩背部肌肉厚实的人，肺脏坚实；肩背部肌肉薄弱的人，肺脏脆弱。胸背部肌肉匀称厚实的人，肺脏端正；肋骨偏斜而稀疏的人，肺脏偏斜不端正。

皮肤纹理粗疏的人，肝脏大；肤色青、纹理细密的人，肝脏小。胸部宽阔、肋骨高突并向外扩张的人，肝脏位高；肋骨低而向内收拢的人，肝脏位低。胸胁发育匀称强健的人，肝脏坚实；肋骨发育软弱的人，肝脏脆弱。胸腹部发育好、比例匀称的人，肝脏端正；肋骨偏斜并向外突出的人，肝脏偏斜不正。

皮肤纹理粗疏的人，脾脏大；肤色黄、纹理细密的人，脾脏小。口唇上翘的人，脾脏位高；口唇低垂的人，脾脏位低。口唇坚实的人，脾脏坚实；口唇大而不坚实的人，脾脏脆弱。口唇上下匀称的人，脾脏端正；口唇一侧偏高的人，脾脏偏斜不正。

皮肤纹理粗疏的人，肾脏大；肤色黑、纹理细密的人，肾脏小。双耳位置高的人，肾脏位高；耳向后下陷的人，肾脏位低。双耳坚实的人，肾脏坚实；双耳瘦薄不结实的人，肾脏脆弱。双耳完好而端正，贴近牙床的人，肾脏端正；两耳偏斜，高低不对称的人，肾脏偏斜。凡有以上变化，如果能保持，就会安然无恙；如若受损减弱，就会生病。

五脏对人体的影响

黄帝说：很好！但我想知道的是：有的人很少患病，能尽享天年，虽然有忧愁恐惧、惊悸等极大的精神刺激，也不能使其感染疾病，甚至严寒酷热，也不能伤害他的身体；有的人虽然足不出户，也没有受到惊吓等，却仍会生病，这是为什么？我想知道其中的道理。

岐伯说：五脏六腑，是内外邪气潜伏的地方，请让我谈谈其中的缘由。五脏都小的人，较少发病，但却经常焦心思虑，多愁善忧；五脏都大的人，做事从容和缓，万事很难使他忧虑。五脏位置都偏高的人，处事多好高骛远；五脏位置都偏低的人，多甘居人下。五脏都坚实的人，不易生病；五脏都脆弱的人，病不离身。五脏都端正的人，性情和顺，易得人心；五脏都偏斜不正的人，多有恶意，善于偷盗，不会公正地评论他人，言语反复无常。

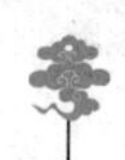

六腑与身体的关系

黄帝说：我想听闻六腑与身体相应的关系。岐伯回答：肺相合于大肠，大肠外应于皮；心相合于小肠，小肠相应于脉；肝相合于胆，胆相应于筋；脾相合于胃，胃相应于肉；肾与三焦、膀胱相合，三焦、膀胱相应于腠理毫毛。

黄帝说：其相应关系是怎样的？岐伯说：肺与皮肤相应，皮肤厚的人，大肠就厚；皮肤薄的人，大肠就薄；皮肤紧绷的人，大肠紧而短；皮肤松弛、肚腹大的人，大肠松弛且长；皮肤滑润的人，大肠通顺；皮肤与肌肉不相附的人，大肠多结涩不通。

心相应于脉，又与小肠相合。皮肤厚的人，脉就厚，小肠也厚；皮肤薄的人，脉就薄，小肠也薄；皮肤松弛的人，脉搏就弛缓，脉弛缓的人，小肠就大且长；皮肤薄而脉象虚小的人，小肠就小而短；三阳经脉的部位，多有屈曲血脉的人，小肠就结涩不通。

脾相应于肉，又与胃相合。肌肉隆起坚实而大的，胃就厚；隆起的肌肉瘦薄的，胃就薄。隆起的肌肉瘦小而软弱的，胃就不坚实；隆起的肌肉与身体其他部位不相协调的，胃的位置就偏低，胃的位置偏低，就不能正常约束胃下口。隆起的肌肉不坚实，胃体就纵缓；隆起的肉块周围没有颗粒的，胃体就紧缩。隆起的肉块周围有颗粒相连的，胃气郁结，上口紧缩，饮食就不能顺利下行。

胆与爪相应，又与肝相合。爪甲厚实色黄的人，胆厚；爪甲薄红的人，胆薄。爪甲坚实色青的人，胆紧敛；爪甲濡软而赤的人，胆弛缓。爪甲直色白而无纹理的人，胆气舒畅；爪甲畸形色黑多纹理的人，胆气郁结。

肾与骨相应，又与膀胱、三焦相合，而膀胱、三焦又与皮毛相应。皮肤纹理细密厚实的人，三焦与膀胱都厚实；皮肤纹理粗疏薄弱的人，三焦与膀胱都薄弱。皮肤纹理疏松的人，三焦与膀胱弛缓；皮肤紧张而无毫毛的人，三焦与膀胱都紧缩。毫毛美而粗壮的人，三焦与膀胱之气都顺畅；毫毛稀疏的人，三焦与膀胱之气都郁结不畅。

黄帝说：脏腑的厚薄、美恶都有一定的迹象，我想知道其病变。岐伯回答：通过观察与之相呼应的外部器官，就可以知道这些内在脏腑的疾病了。

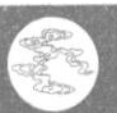

五脏对人体的影响

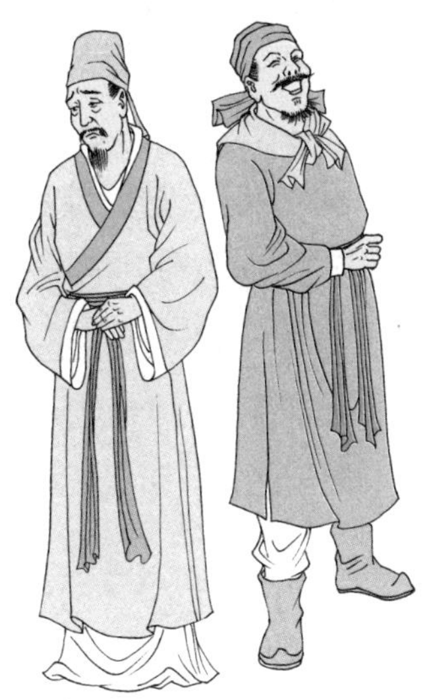

◆ 五脏都小的人，较少发病，却经常焦心思虑，多愁善忧。

◆ 五脏都大的人，做事从容和缓，万事都很难使他忧虑。

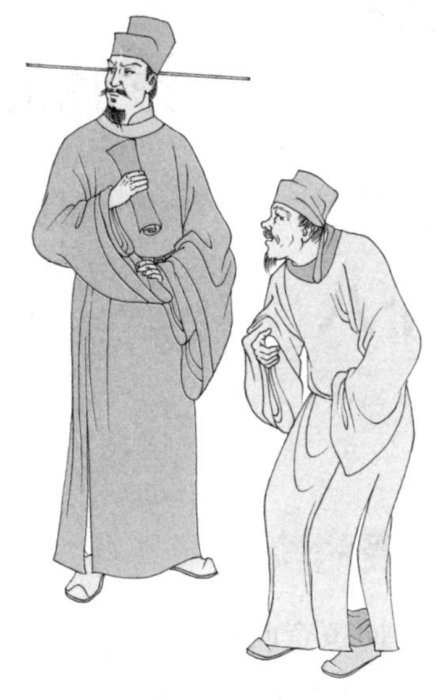

◆ 五脏都端正的人，性情和顺，易得人心。

◆ 五脏位置都偏斜不正的人，多有恶意，善于偷盗，不会公正地评论他人，言语反复无常。

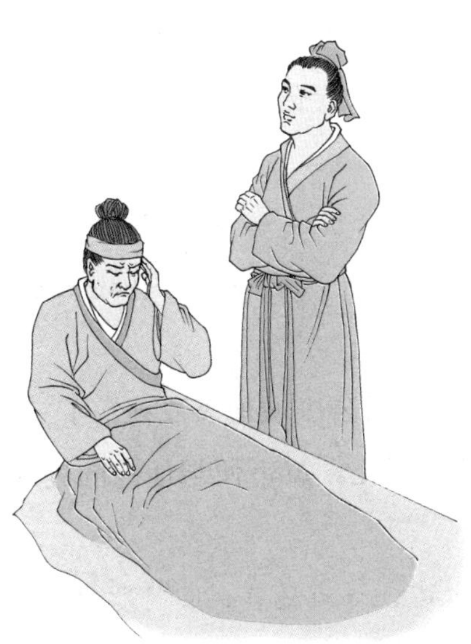

◆ 五脏都坚实的人，不易生病。

◆ 五脏都脆弱的人，病不离身。

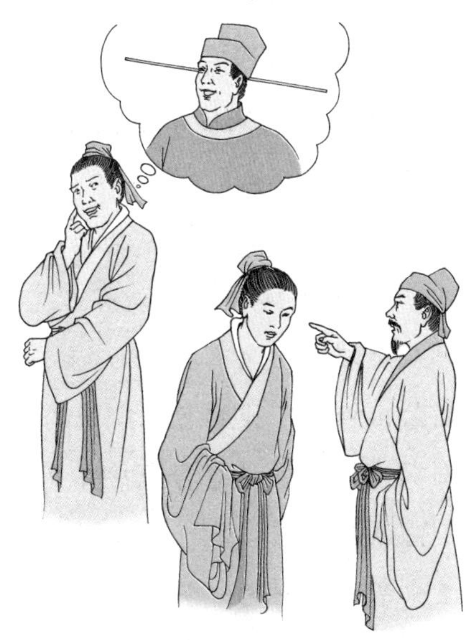

◆ 五脏位置偏高的人，多好高骛远。

◆ 五脏位置偏低的人，多甘居人下。

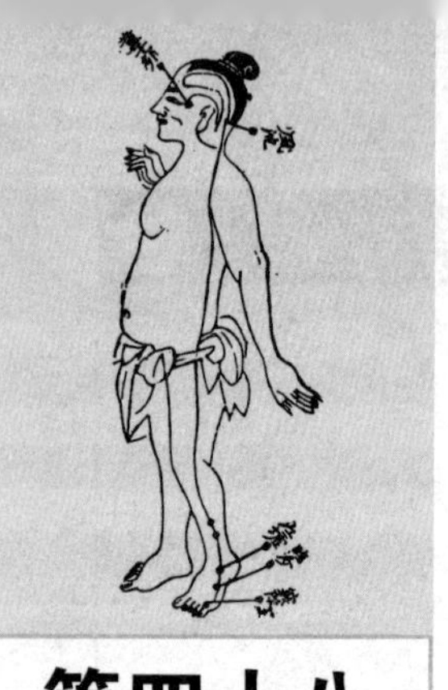

禁服

诊脉的技巧

篇四十八

本篇指出治病时应先外刺六腑，审察卫气，根据虚实进行调治，从而诊断疾病，切诊上以人迎、气口的脉象为主。

传授的仪式

雷公向黄帝问道：承蒙您传授《九针》六十篇以后，我从早到晚地努力学习，已经达到了韦编三绝的程度，从前看过的竹简，如今虽有了尘垢，但我还是阅读背诵不止。尽管如此，我还尚未完全理解其中的奥秘。我在《外揣》篇中读到，“浑束为一”，但是并不明白其中的含义。九针的道理，既然已经大到无外，小到无内，其范围大小无穷尽，世间的道理没有比它更高，也没有比它更深的，那么，我们应该怎样总结呢？更何况人的才智有高有低，见识有浅有薄，即使很勤奋地学习，也未必能领悟其中的道理，恐怕会使这门学问失传，也就无法让子孙后代世代传承。因此，如何才能由博返约呢？

黄帝说：你问得很好！先师再三告诫，禁止轻易传授给不劳而获、不思进取、私相传授的人，如有人想得到这门大道，就必须割臂歃血盟誓。如果你想得到它，何不至诚地斋戒呢？

雷公再拜说：我愿意照您说的去做。于是雷公虔诚地斋戒独宿了三天，然后对黄帝说：恳请您今天中午为我进行盟誓礼。黄帝便与他一同进入斋室，割臂歃血盟誓。

黄帝亲自祝告说：今日正午歃血传授大道，如有违背，必将遭受宰殃。

雷公再次跪拜说：我接受盟誓。于是黄帝用左手握着雷公的手，用右手把书传授给雷公，并说：慎重啊，慎重！我现在就传授给你。

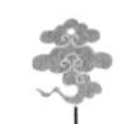

针刺的原理

黄帝继续说：针刺前，必须先熟悉经脉，因为它是全身气血的通道，还要知道经脉的长度及气血数量。针刺时，内可刺五脏所属的经脉，外可刺六腑所属的经脉。还要观察卫气的正常与否，因为卫气是百病产生的根源。只有调和虚实，补泻得当，才能阻止虚实之病的恶化。若病在血络，就用刺络法泻其血络，以求散去邪血，病情就会好转。

雷公说：这些我都明白了，但还是不知其要点。

黄帝说：归纳医学理论，就像捆扎袋子一样，如口袋满了而不扎紧，袋内的东西就会漏出来。学习了医学原理之后而不会归纳，就不能提纲挈领，更不用说将其运用得出神入化了。

雷公说：恳请您为像我这样才智低下的人，在尚未完全掌握这门大道之前归纳其要点！

黄帝说：尚未完全掌握医学理论和方法就进行归纳的人，只能成为普通的医生，而不能成为天下的师表。

雷公说：我只想知道成为普通医生所应掌握的内容。

黄帝说：寸口脉主在内的五脏，人迎脉主在外的六腑。两者内外相应，往来不息，其搏动就像牵引绳索一样。但春夏阳气盛，人迎脉略盛大一些；秋冬阴气盛，寸口脉略盛大一些，以上就是平常人的脉象。

诊脉的技巧

黄帝接着说：人迎脉的脉象比寸口脉大一倍的，说明病在足少阳胆经；大一倍且躁动不安的，说明病在手少阳三焦经。人迎脉的脉象比寸口脉大二倍的，说明病在足太阳膀胱经；大二倍且躁动不安的，说明病在手太阳小肠经。人迎脉的脉象比寸口脉大三倍的，表明病在足阳明胃经；大三倍且躁动不安的，说明病在手阳明大肠经。如人迎脉的脉象盛大，则为热证；脉象虚，则为寒证；脉象紧，则患痛痹；出现代脉的，则说明病情时轻时重。治疗时，脉盛的用泻法，脉虚的则用补法。脉紧而疼痛的，针刺分肉之间的腧穴；出现代脉的，针刺血络并放血，同时要服用药物；脉虚而陷下的用灸法；脉不盛不虚的，是正经的病，应取治于有病的脏器，这叫作“经刺”。人迎脉的脉象比寸口脉大四倍，且脉跳迅速的，是“溢阳”脉。

诊脉的方法

三部诊脉法

遍身诊脉法

头部:
天：两额之动脉，候头角之气。
人：耳前之动脉，候耳目之气。
地：两颊之动脉，候口齿之气。
和髎（手少阳三焦经）
下关（足少阳胆经）
听会（足少阳胆经）
大迎（足阳明胃经）
天窗（手太阳小肠经）
人迎（足阳明胃经）
云门（手太阴肺经）
中府（手太阴肺经）
极泉（手少阴心经）
天府（手太阴肺经）
侠白（手太阴肺经）
气冲（足阳明胃经）
冲门（足太阴脾经）
手部:
天：寸口，候肺。
人：神门穴，候心。
地：合谷穴，候胸中气。
劳宫（手厥阴心包经）
阳溪（手阳明大肠经）
阴廉（足厥阴肝经）
五里（足厥阴肝经）
箕门（足太阴脾经）
合谷（手阳明大肠经）
委中（足太阳膀胱经）
阴谷（足少阴肾经）
太溪（足少阴肾经）
冲阳（足阳明胃经）
太冲（足厥阴肝经）
足部:
天：五里，太冲，候肝。
人：箕门，冲阳，候脾胃。
地：太溪，候肾。

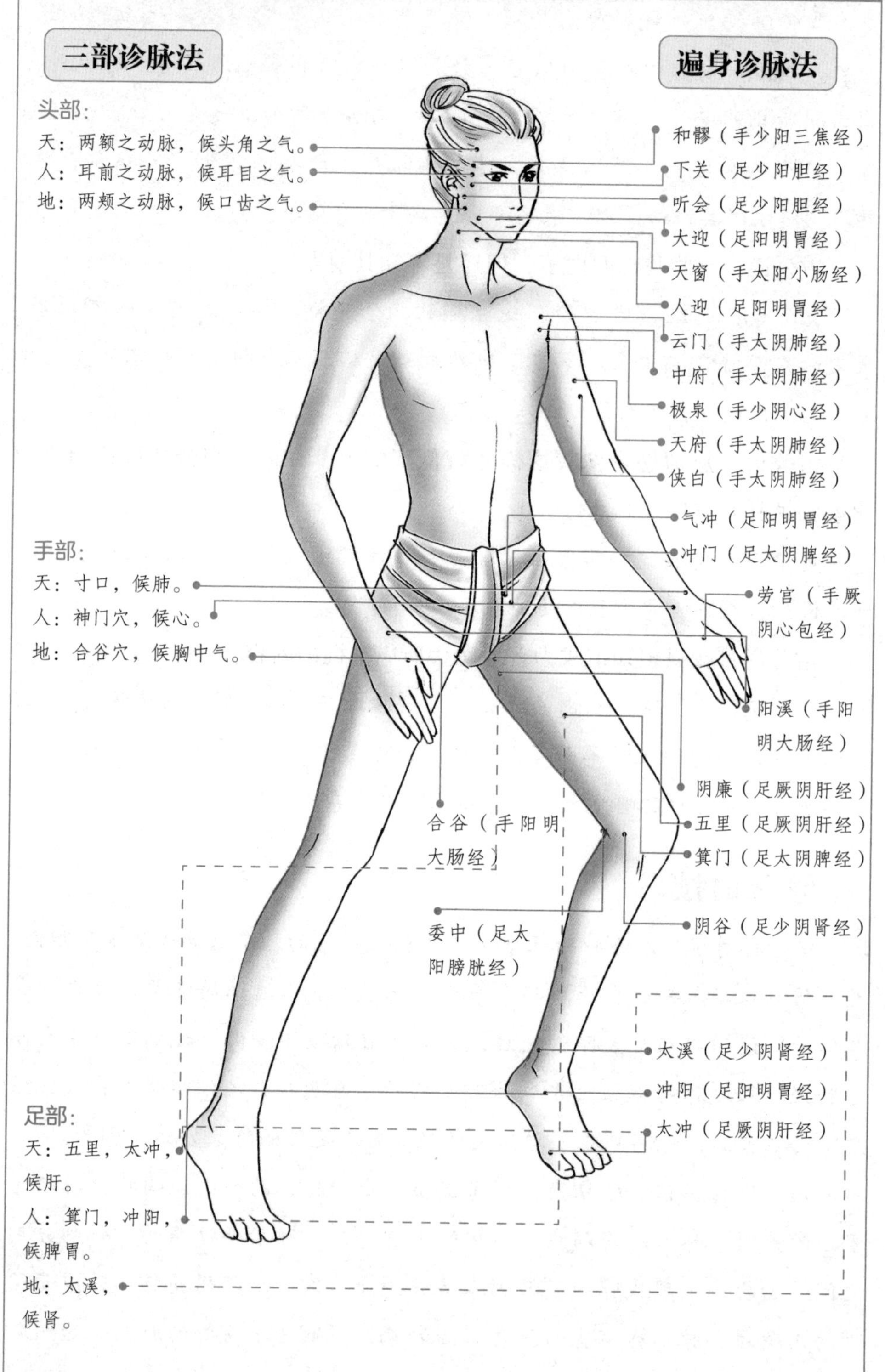

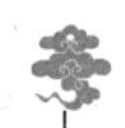

溢阳是阳气被阴气排斥于外的现象，是不治的死证。除以上情况外，还必须审察疾病的整个过程，辨明疾病的寒热属性，以检查五脏六腑的病变。

各种脉象

黄帝说：寸口脉比人迎脉大一倍的，说明病在足厥阴肝经；大一倍且躁动不安的，说明病在手厥阴心包经。寸口脉比人迎脉大二倍的，说明病在足少阴肾经；大二倍且躁动不安的，说明病在手少阴心经。寸口脉比人迎脉大三倍的，说明病在足太阴脾经；大三倍且躁动不安的，说明病在手太阴肺经。寸口脉盛大，就会出现胀满、寒滞中焦、食不消化等症；脉虚的，就会出现内热、大便如糜、少气、小便色黄等症；脉紧的，就会出现痛痹的症状；脉代的，会时痛时止。治疗时，脉盛的用泻法，脉虚的用补法，脉紧的先针刺而后用灸法，脉代的先刺血络泻去邪气，再配合药物治疗。脉虚陷不起的只能采用灸法。脉象虚陷，是因为有血瘀积在脉内，有寒气深入血，血受寒而凝滞，宜用灸法以散寒；脉象不盛不虚的本经自病，应取本经穴位治疗。寸口脉比人迎脉大四倍的，叫作“内关”，是阳气过盛，不能与阴气相交而外越造成的。如果内关脉象大而且迅速，属于死证而不能救治。必须详查疾病的本末及其寒热差别，才能更好地医治。

只有通晓经脉的运行和输注道理，才能进一步传授针灸治病的大法。《大数》说：“脉盛的用泻法；脉虚的用补法；脉紧的则并用灸法、刺法及汤药；脉虚陷不起的只用灸法；脉不盛不虚的，则取本经针刺。”所谓“经治”，就是既可采用汤药，也可以采用灸法、针刺。脉急促的采用导引法。脉粗大而无力的，要静调，不强用力，避免劳累过度。

寸口脉主在内的五脏，人迎脉主在外的六腑。两者内外相应，往来不息，其搏动就像牵引绳索一样。但春夏阳气盛，人迎脉略盛大一些；秋冬阴气盛，寸口脉略盛大一些。

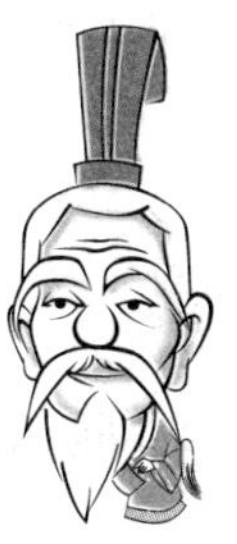

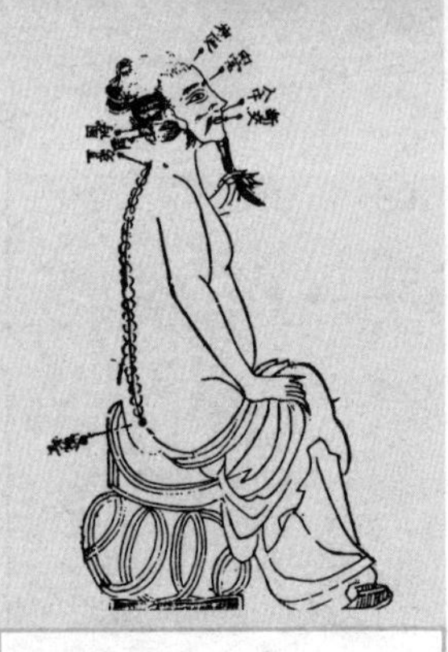

篇四十九

五色

面部的五色

本篇阐述了脸的部位，从表现在脸的五色部位，去了解病证的性质和病邪传变的情形。

五官的气色

雷公问黄帝：面部的五色，仅取决于明堂吗？这是为什么呢？

黄帝说：明堂指鼻，阙指两眉的中间部位，庭是前额，蕃是两颊的外侧，蔽是指耳门前的部位。这些部位，要方大，即使远离十步，还能看得清楚，是百岁的迹象。

雷公说：怎样辨别五官的气色？

黄帝说：居于明堂的鼻骨应高起，平正而端直，五脏所反映的面部部位，依次排列在面部中央。六腑位于五脏部位的两旁，阙中和天庭在头面部位，心在两眉之间的下极部位。若胸腹中的五脏安和，就会出现正常的五色，鼻部的色泽也润泽清明，由此就不难辨别五官的病色了。

雷公说：有不能从五官辨别疾病的情况吗？

黄帝说：五色在面部的表现，各有固定的位置，如果在它所属的部位出现乘袭的颜色，虽然病情很重，但并无死亡的危险。

雷公说：五色所主的疾病是什么呢？

黄帝说：青色和黑色主疼痛，黄色和红色主热，白色主寒，这就是五色所主的疾病。

五色与疾病

雷公说：怎样判断疾病是加重，还是减轻呢？

黄帝说：疾病在人体的表里内外都可以发生，给病人的寸口脉进行切

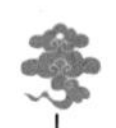

脉，如果脉象滑、小、紧而沉，就说明病情已加重，且病在内；若人迎脉呈现大、紧而浮的脉象，表明病情已加重，病在外。若寸口脉浮滑，说明病在逐渐加重；若人迎脉沉而滑，病则日益减轻。若寸口脉滑而沉，说明病情逐渐加重，且病在内脏；若人迎脉滑盛而浮，说明病在日益加重，且病在外腑。若人迎和寸口的脉象浮沉大小相等，就说明病情易于痊愈。疾病发生在五脏，若脉象沉而大，则易于痊愈；若脉象细小，疾病就难以治愈。疾病发生在六腑，若脉象浮大，其病就容易治愈；若见小脉，为正气虚不能抗邪，病难治。人迎脉盛大而坚实，是感受寒邪的外感病；寸口脉盛大坚实，是饮食不节的内伤病。

雷公说：如何以面部色泽，来判断病情的轻重？

黄帝说：面色粗明的病轻，暗淡的病重。五色从下向上蔓延的，说明病情逐渐加重；五色从上向下，如乌云消散的，说明病情逐渐好转。五色在人的面部，分别出现于脏腑所属的部位，有外部和内部的不同，内部属五脏，外部属六腑。如果五色从内部开始，逐渐发展到外部，说明疾病的发生是从五脏开始，逐渐影响到六腑；如果五色由外部开始，逐渐发展到内部，说明疾病从六腑开始发生，逐渐影响到五脏。从内而生的病，应先治其内，后治其外，否则就会加重病情；病由外而生的，应先治其外，后治其内，否则也会加重病情。如脉象滑大或演变为长脉，病邪由外而来，使人目有幻象，甚至反常，因为是阳邪侵入阳分而使阳气过盛，所以应泻阳，改变阳盛的局面，就可以使病人痊愈了。

观色的技巧

雷公说：听说风邪是百病的起因，而厥逆是由寒湿引起的，怎样从面部来辨别呢？

黄帝说：通常是根据两眉间的气色来辨别。气色浮浅而有光泽的，是风病；气色深沉而混浊的，是痹证；地阁的色泽晦暗的，就患有因寒湿引起的厥逆。这是一般情况，是以各部位呈现的色泽来判断病变的。

雷公说：人没有病象却突然死亡，这是什么原因？

黄帝说：这是因为正气虚弱，大邪之气侵入脏腑，所以即使没有病象，也可令人突然死亡。

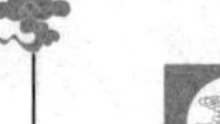

望诊与五色

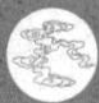

医师的四个级别

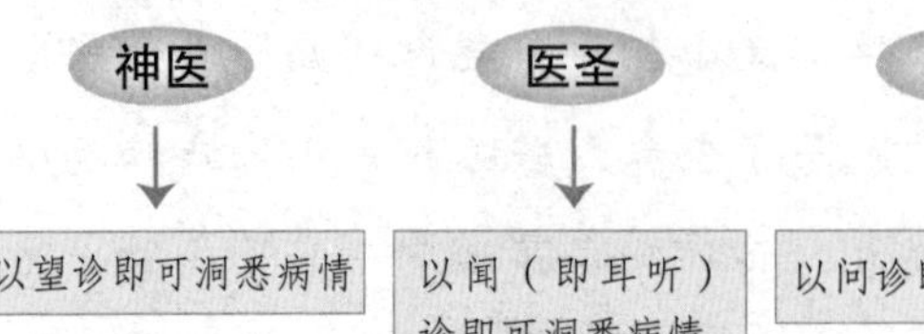

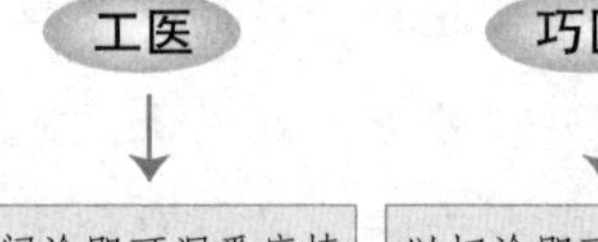

望诊

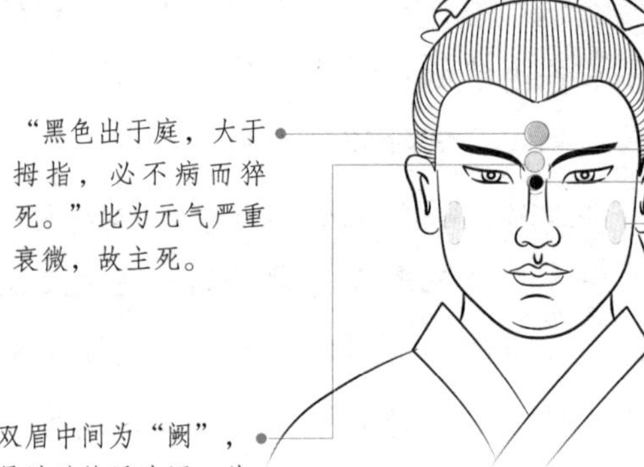

五色诊断表

五色	必死	不死	健康色
青（主痛）	脸青如草汁	脸青如翠羽	面色白里透绀青色，肝脏旺盛
黄（主热）	脸黄如枳实	脸黄如蟹腹	面色白里透黄，脾脏旺盛
黑（主痛）	脸黑如煤烟子	脸黑如乌羽	面色白里透紫，肾脏旺盛
赤（主热）	脸赤如瘀血	脸赤如鸡冠	面色白里透朱红，心脏旺盛
白（主寒）	脸白如枯骨	脸白如猪脂	面色白里透粉红，肺脏旺盛

雷公说：病情稍有好转而突然死亡，又是什么原因呢？黄帝说：如果两颧部呈赤色，且面积大如拇指，那么即使病情有好转，人仍会突然死亡。如果天庭部位出现拇指大小的黑色，即使没有明显的病象，人也会突然死亡。

雷公再拜说：可预知病人的死亡时间吗？黄帝说：观察病人面部五色出现的位置，再按照五行相生相克的原则进行推论，就可预知死亡的时间。

对应的部位

雷公说：好，我想了解全部情况。黄帝说：天庭是头面部的反映；眉心的上部是咽喉的反映；眉心是肺脏的反映；两目之间是心脏的反映；由两目之间直下鼻梁的部位，是肝脏的反映，此部位的左边，是胆的反映；鼻头是脾的反映；鼻翼是胃的反映；面颊的中央部位，是大肠的反映；挟大肠所主部位的外侧，是肾的反映；因为肾与脐正相对，所以肾所主部位的下方，是脐部的反映；鼻头上方的两侧，是小肠的反映；鼻头下方的人中穴，是膀胱和子宫的反映；两颧是肩部的反映；两颧的外侧是臂的反映；臂所主部位的下方，是手的反映；内眼角的上方，是胸部和乳房的反映；面颊外侧耳边的上方，是背的反映；沿颊车以下，是大腿的反映；两牙床的中间部位，是膝的反映；膝以下的部位，是小腿的反映；小腿以下的部位，是足的反映；口角两侧的大纹处，是大腿内侧的反映；面颊下的曲骨部，是膝部膑骨的反映。这就是五脏、六腑和肢体在面部所对应的部位。如果五脏、六腑和肢体发生病变，其相应部位的色泽便会异常。在治疗时，阴衰而导致阳盛的，应补阴以配阳；阳衰而导致阴盛的，应助阳以和阴。只要明确了人体各部与面部位置的对应关系、阴阳盛衰的状况，就会运用自如。只要能辨别色泽在面部左右上下的移动，就知道了阴阳盛衰的基本规律。因为男属阳，女属阴，所以男女病色的转移，其位置是不同的，男子左逆右顺，女子右逆左顺。能够根据面色诊断疾病，就是医术高明的医生了。

各种对应关系

黄帝说：面色沉滞晦暗，主在内脏的疾病；面色浮露润泽，主在外腑的疾病。面色黄赤主风病，色青黑主痛证。白色主寒证，色黄而如脂膏般润泽的，脓已经形成。面色过赤的患有血分病，过痛可引起挛急，过寒则可导致

肌肤麻痹不仁。

五色各表现在一定的部位，可以通过观察它的沉浮，判断病位的深浅；根据它的润泽与晦暗，推测病情的轻重；通过五色的消散或聚集，确知病程的长短；通过观察五色在面部出现的位置，推知病位。全神贯注地分析面部色泽的变化，就可以判断以往和目前的疾病状况。只有细心地观察，才能了解疾病的良恶。只有专心致志，才能知道新病、旧病的变化规律。如面色明亮不显，沉滞枯晦，就说明病情严重；面色无光，不润泽，但无晦暗之象，就说明病情不重；如色散不聚，就说明病势会消减，即使有痛证，也不是积聚已久的病证。

肾脏的邪气之所以侵犯心脏，是因心脏先患了虚证，此时，肾的黑色便相应地出现在面部心所主两目间的部位。凡是病色的出现，以此类推即可。

男女的不同病色

黄帝说：男子病色表现在鼻头上，就说明小腹疼痛，并向下牵引睾丸；病色表现在人中上，就说明阴茎作痛；病色出现在人中上半部，就说明茎根作痛；病色表现在人中下半部，就表明茎头作痛。这些都属于狐疝、阴囊肿大等疾病。女子病色表现在鼻头上，就说明膀胱、子宫有病；病色散而不聚，就说明有疼痛；病色积聚不散，就说明患有积聚病。积聚病，有的表现为方，有的表现为圆；有的在左，有的在右，都合于病色的表象。如果病色下行到唇，就为淫浊疾患；如果排出润如膏状的污秽之物，则多为暴食或饮食不洁。

病色和病的部位是一致的，病色在左侧，则左侧有病；病色在右侧，则右侧有病。面部有病色，或聚或散而不端正的，只要根据病色所在的部位，就可以知道病变所在。色有青、黑、赤、白、黄，应端正而盈满地显现在相应的部位。如赤色不出现在心位，却出现在鼻准，而且面积大如榆荚，病不日就会痊愈。如病色尖端向上，是正气空虚，病邪会向上发展；如病色尖端向下，病邪会向下发展。向左向右都可以此类推。五色与五脏的相应关系是：青色属肝，赤色属心，白色属肺，黄色属脾，黑色属肾。肝合筋，心合脉，肺合皮，脾合肉，肾合骨。

论勇

勇怯的分别

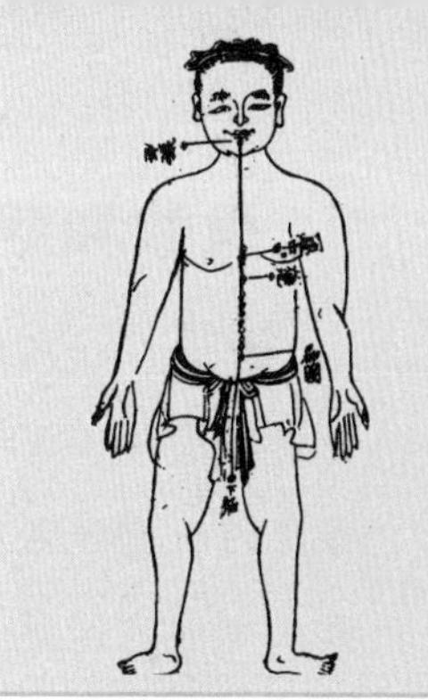

篇五十

本篇说明了忍痛与不忍痛不是勇怯的本质区别，是体质的强弱和内脏生理功能强弱的不同导致了勇怯的分别。

四季的风邪

黄帝问少俞：假使有这样一些人，他们共同行走，共同站立，年龄相同，所穿衣服的厚薄都一样，突然遭遇暴风骤雨，结果有的人生病，有的人不生病；或者都生病，或者都不生病，这是什么原因造成的呢？

少俞说：你想先知道哪一个问题？

黄帝说：我想了解全部。

少俞说：春天青色主温风，夏天红色主热风，秋天白色主凉风，冬天黑色主寒风。这四季的风，影响到人体，发病的情况是不同的。

黄帝说：四季的风，是如何侵袭人体使人生病的呢？

少俞说：肤色黄，皮薄而肌肉柔弱的人，就容易被春季的虚邪贼风侵袭；肤色白，皮薄而肌肉柔弱的人，就容易被夏季的虚邪贼风侵袭；肤色青，皮薄而肌肉柔弱的人，就容易被秋季的虚邪贼风侵袭；肤色赤，皮薄而肌肉柔弱的人，就容易被冬季的虚邪贼风侵袭。

黄帝说：肤色黑的人，就不易被虚邪贼风侵袭吗？

少俞说：肤色黑，皮厚而肌肉致密坚实的人，就不易被四时邪风所伤。如果皮肤薄而肌肉不坚实，肤色经常变化不定，到了长夏时节，一遇邪风就会生病。如果皮厚而肌肉坚实，到了长夏时节，即使遇到了虚邪贼风，也不会生病，这种人，除非反复感受寒邪，内外都受邪，才会生病。

黄帝说：讲得好。

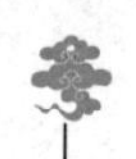

勇敢和胆怯的区分

黄帝说：人能否忍受疼痛，不能以勇敢和怯弱来判定。勇敢的人也有不能忍受疼痛的，虽然遇到困难能勇往直前，但受疼痛时则会退缩不前；怯弱的人有能忍受疼痛的，虽然遇到困难会恐惧，但却能忍受疼痛。勇敢的人中也有能忍受疼痛的，遇到危难不恐惧，遭受疼痛也不畏惧；怯弱的人中也有不能忍受疼痛的，无论遇到困难，还是遭受疼痛，都会慌张，以至于说不出话来，失气惊恐，脸色大变，贪生怕死。我曾见过这样的情况，但不知道是什么原因，想听听其中的道理。

少俞说：忍痛与否，主要取决于皮肤的厚薄，肌肉的坚实、脆弱、松紧的不同，并不是性格的勇敢和怯弱所决定的。

黄帝说：我想知道勇敢和怯弱时，人的不同表现。

勇敢和怯弱的生理区别

少俞说：勇敢的人的表现有，目光深邃而坚定，两眉粗大长直，皮肤肌肉纹理粗横，心脏端正，肝脏大而坚实，胆囊满盛；发怒时因气势雄壮而使胸廓扩张，肝叶上涨，胆气横溢，眼睛瞪大，目光直视，毛发竖起，面呈青色。怯弱的人的表现有，眼睛大而无神，阴阳气血不调，皮肤肌肉纹理松弛而不横，胸骨剑突短而小，肝脏薄而软，胆汁不充实，胆囊松弛下垂，肠胃少曲折而直，胁下空虚，肝气不满；即使大怒，其怒气也不能充满胸腔；肝肺之气，虽因冲动而上举，但无法充满，怒气也就很快消失了。

黄帝说：怯弱的人喝了酒以后，发起怒来，也不畏惧勇士，而是和勇士差不多，这是哪一脏作用的结果呢？

少俞说：酒是水谷的精华，是谷类经发酵后而形成的液体。它的气味迅利而猛烈，进入人的胃之后，就会使胃部胀满，气机上逆，充满于胸中，使肝气冲动，胆气横溢。所以喝了酒以后，其言谈举止与勇敢的人一样，但酒气一过，便会怯弱如故。这种醉酒后的状态与勇士同类，不知道避忌，被称为“酒悖”。

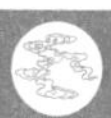

四季的风邪

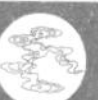

各种气色的人容易受风邪影响的季节不同。

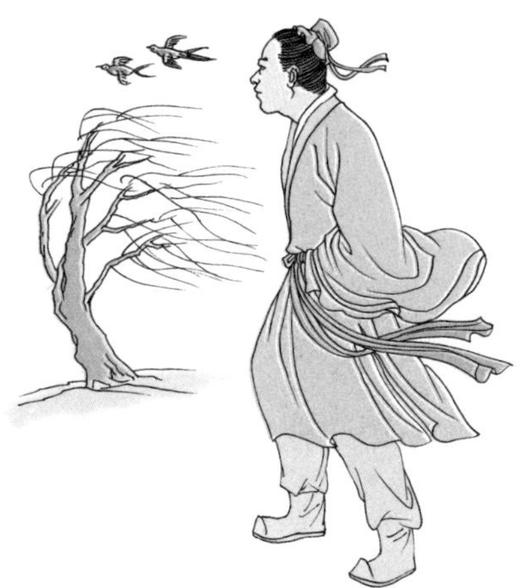

肤色黄，皮薄而肌肉柔弱的人，脾气不足，就容易被春季的虚邪贼风侵袭。

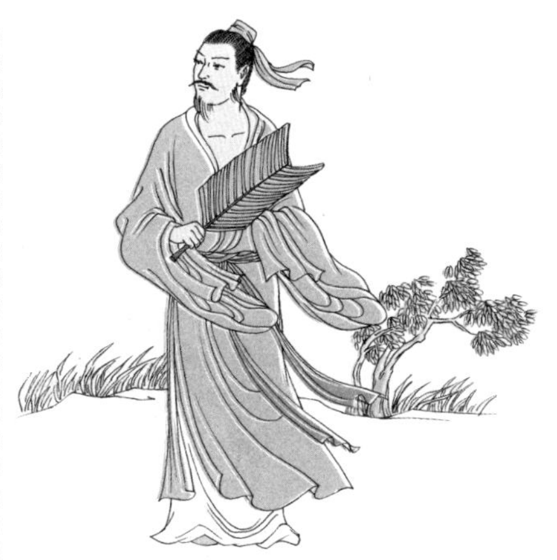

肤色白，皮薄而肌肉柔弱的人，肺气不足，就容易被夏季的虚邪贼风侵袭。

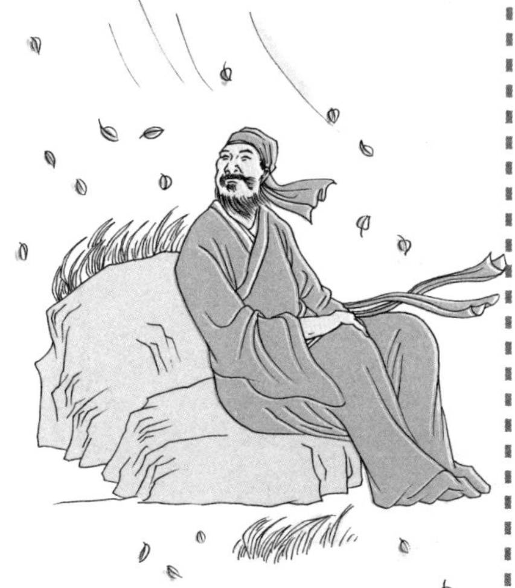

肤色青，皮薄而肌肉柔弱的人，肝气不足，就容易被秋季的虚邪贼风侵袭。

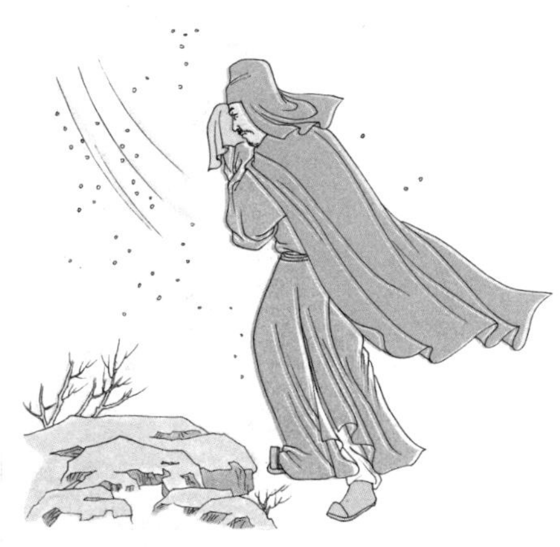

肤色赤，皮薄而肌肉柔弱的人，心气不足，就容易被冬季的虚邪贼风侵袭。

名词解释

酒悖

酒是水谷的精华，是谷类经发酵后而形成的液体。它的气味猛烈，进入人的胃后，就会使胃部胀满，气机上逆，充满于胸中，使肝气冲动，胆气横溢。所以喝了酒以后，怯弱之人言谈举止与勇敢的人一样，但酒气一过，便会怯弱如故。这种状况就叫“酒悖”。

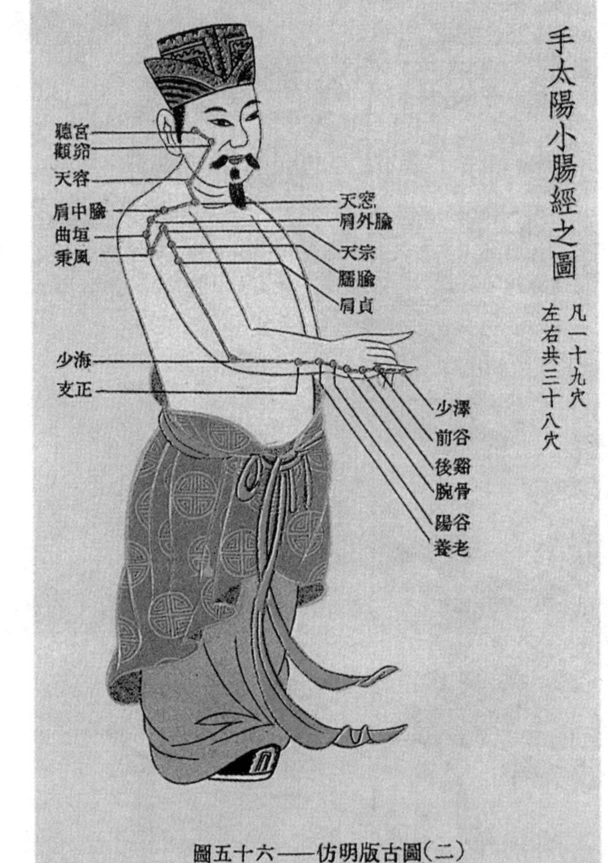
手太陽小腸經之圖
凡一十九穴
左右共三十八穴
聽宮
顴窌
天容
肩中腧
曲垣
秉風
天窓
肩外腧
天宗
臑腧
肩貞
少海
支正
少澤
前谷
後谿
腕骨
陽谷
養老
圖五十六——仿明版古圖(二)

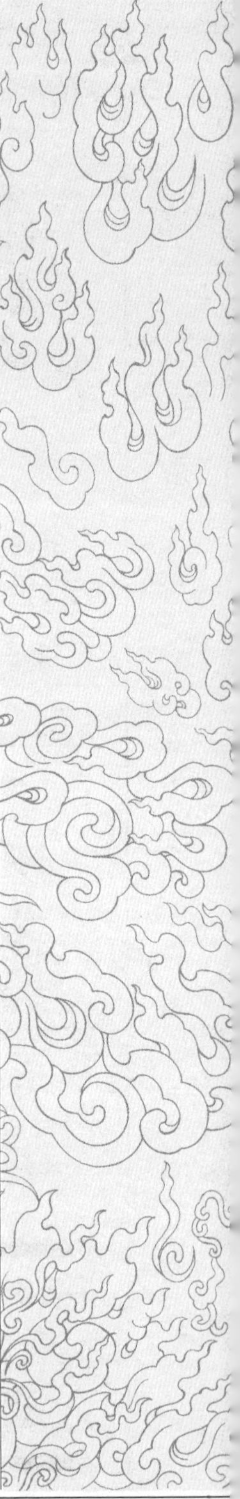

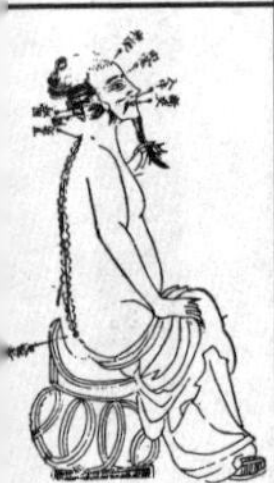

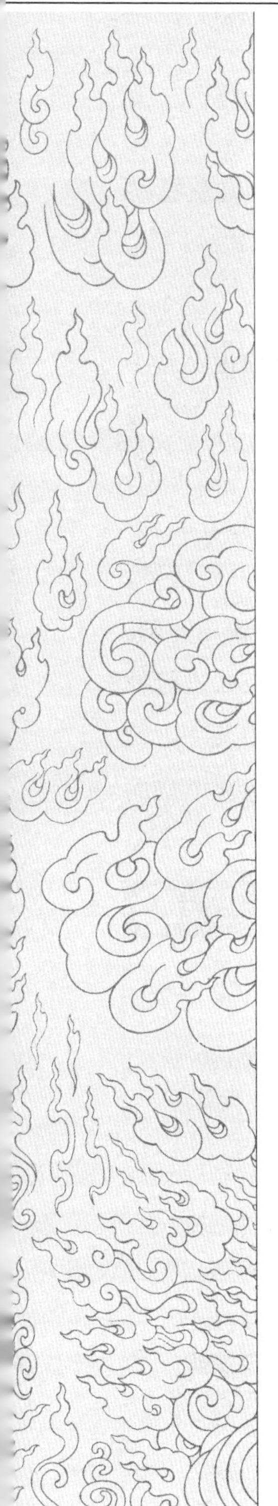

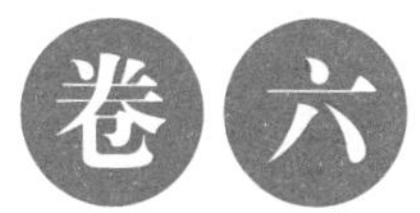

摄生

本卷首先论述了人的寿命与先天禀赋有关，指出生老病死是自然界的普遍规律，同时也强调了养生的重要性。指出人要想长寿就要调理好营卫之气，因为人的寿夭、气血的盛衰、脏器的强弱等都与营卫的运行有关。

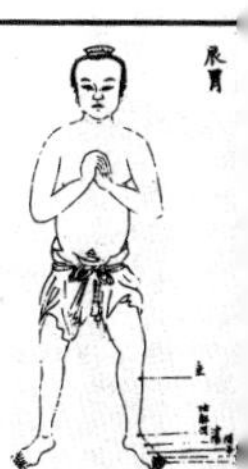

本卷内容提要

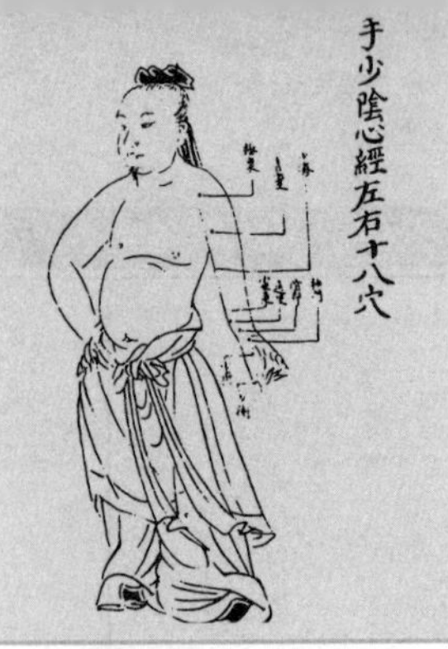

背腧

背部的腧穴

本篇说明了五脏背腧的位置以及取穴验证的方法和治疗，在补泻方法上是宜灸而不宜针。

篇五十一

黄帝向岐伯问道：我想知道五脏出于腧穴的详细情况。岐伯说：胸中的大杼穴在项后脊椎第一椎骨下，肺俞在第三椎下，心俞在第五椎下，膈俞在第七椎下，肝俞在第九椎下，脾俞在第十一椎下，肾俞在第十四椎下。这些腧穴都在椎骨的两边，左右穴位相距三寸。确定这些腧穴的方法是：可用手按压腧穴，如病人出现麻、酸、胀、痛感，经过疼痛后得到缓解，就说明正是腧穴的部位。治疗这些腧穴时，最好用灸法，不能随便用针刺。在运用灸法时，用泻法治疗邪气盛，用补法治疗正气虚。在用灸法进行补益时，艾火燃着后，不要急着吹灭它，而要等它慢慢熄灭。在用灸法进行泻导时，艾火燃着后，应快速吹旺它，加上艾柱再灸，让它因快速燃烧而熄灭。

背部的灸法

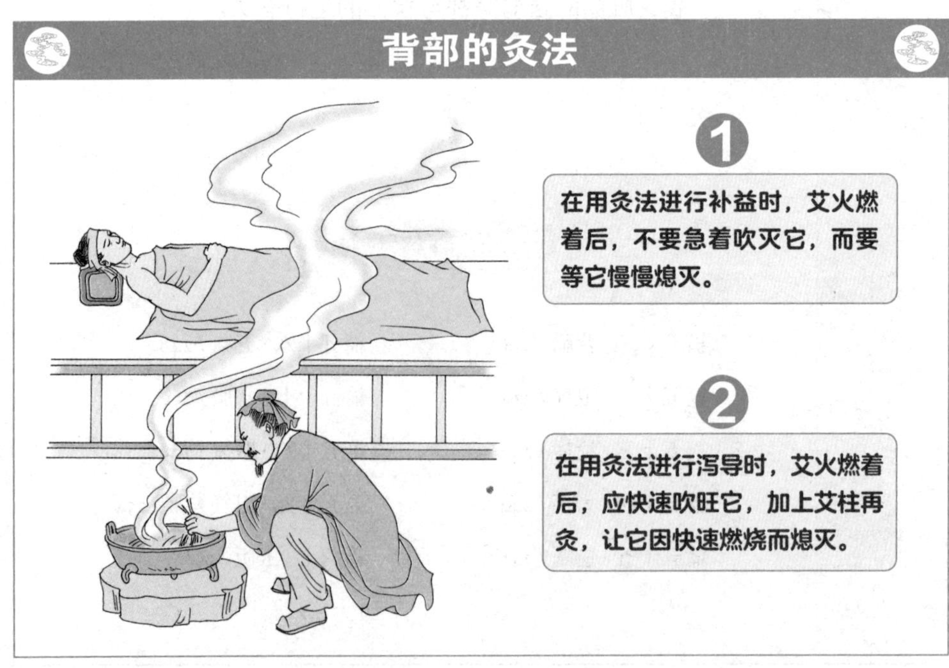

卫气
营卫的运行

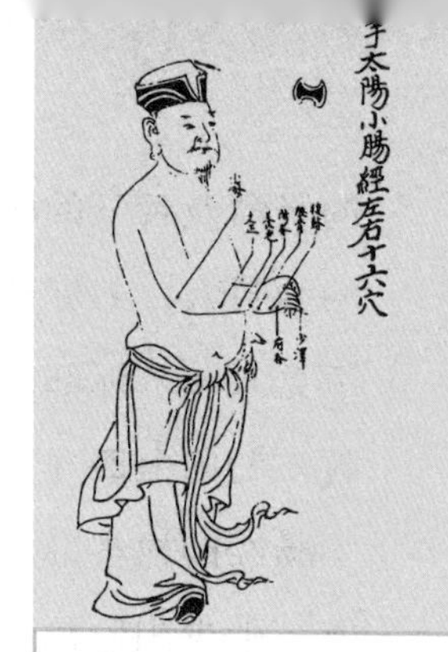

篇五十二

营气和卫气是人体两大营运和防卫系统，营气在内运行全身的气血，卫气在外捍卫全身精气神的边疆。营气和卫气的正常运行对于人体的健康有着至关重要的意义。另外，十二经的“本”和“标”的穴位对于诊断治疗也有相当的实用性。

卫气的产生

黄帝说：五脏是贮藏精神、魂魄的；六腑是接收和消化水谷的。由饮食所化生的精微之气，向内传到五脏，外散布于骨肉、经络和肢节。其中，不在经脉内运行的浮气，就是卫气；在经脉之中运行的精气，就是营气。因为卫气运行于脉之外，所以属阳；营气运行于脉之内，所以属阴，阴阳相随，内外贯通，如圆环一样在体内运行，永无停止。这么高远的道理，有谁能穷尽它呢？然而它们的运行都有标本、虚实所离之处，因而可以分别其阴阳属性。能分清属阴属阳的十二经的，就能弄清疾病产生于哪一经。能通过诊断，找到经脉虚实的所在，就能弄清疾病所在的高低部位。知道六腑之气往来的通路，就会像解开绳索而开门一样。知道虚者软而气空，实者硬而气聚，就能掌握补泻方法的关键。知道六经标本的人，就能无困惑地治病了。

经脉的本部和标部

岐伯说：你的这些理论是多么高深啊！我会把我知道的都尽量说出来。足太阳膀胱经的根本部，在足跟以上五寸处的跗阳穴；末标部，在左右两络的睛明穴，就是命门。足少阳胆经的根本部，在足第四趾外侧端的窍阴穴处；末标部，在窗笼之前，所谓窗笼就是耳朵，其前即耳前的听宫穴。足少阴肾经的根本部，在内踝上二寸处的复溜、交信穴；末标部，在背部

的肾俞及舌下的阴维脉廉泉穴。足厥阴肝经的根本部，在行间穴上五寸处的中封穴；末标部，在背部的肝俞。足阳明胃经的根本部，在足次趾端的厉兑穴；末标部，在颊下喉结两旁的人迎穴。足太阴脾经的根本部，在中封穴前向上四寸处的三阴交穴；末标部，在背部的脾俞及舌根部。手太阳小肠经的根本部，在手外踝之后的养老穴；末标部，在睛明穴上一寸的地方。手少阳三焦经的根本部，在手小拇指和食指之间上二寸处的液门穴；末标部，在耳后上角的角孙穴及下外眦的丝竹空穴。手阳明大肠经的根本部，在肘骨中的曲池穴，在手臂上部还有臂穴；末标部，在额角与耳前交会点的头维穴。手太阴肺经的根本部，在寸口脉之中的太渊穴；末标部，在腋内动脉，即腋下三寸处的天府穴。手少阴心经的根本部，在掌后锁骨端的神门穴；末标部，在背部的心俞处。手厥阴心包经的根本部，在掌后两筋之间二寸处的内关穴；末标部，在腋下三寸处的天池穴。十二经标本上下所主的疾病，下虚则元阳衰于下，从而导致厥逆；下盛则阳亢于下，从而导致热厥。上虚的出现眩晕现象，上盛的产生热痛。所以，实证当泻，以断绝病根而使疾病停止；虚证当补，以引导正气奋起抗邪。

气通行的路径

岐伯说：允许我再谈谈各部气机通行的路径。胸气、腹气、头气、胫气各有其运行的路径。气在头部的，聚之于脑；气在胸之前部的，气就聚集在胸两旁的膺部；气在胸之后的气街，聚之于十一椎膈膜之上，足太阳经诸脏的腧穴；气在腹部的，聚之于背俞，即十一椎膈膜之下，足太阳经诸脏的腧穴；气在腿部的，聚之于足阳明经的气街穴、足太阳经的承山穴及足踝上下等处。对这些部位进行针刺时，一定要用毫针，必须先用手按压较长时间，待气至，再迅速针刺。各部气街的穴位，可以治疗头痛、眩仆、腹满、腹痛、腹部突然变胀及积聚。用手按之，痛处移动的，容易治疗；积聚固定的，不易治疗。

名词解释

营气

由饮食所化生的精微之气，向内传到五脏，向外散布于骨肉、经络和肢节。其不在经脉内运行的浮气，就是卫气；在经脉之中运行的精气，就是营气。

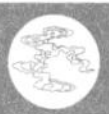

营卫与针刺

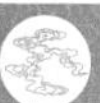

刺卫不伤营

1. 针刺卫气层的腧穴，若直刺而下，极易因进针过度而伤及营气。

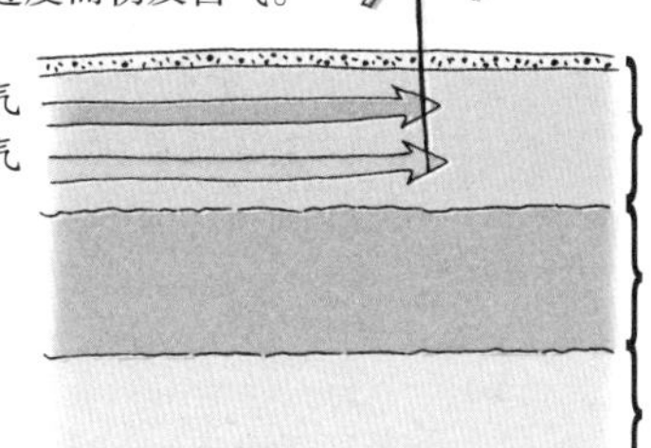

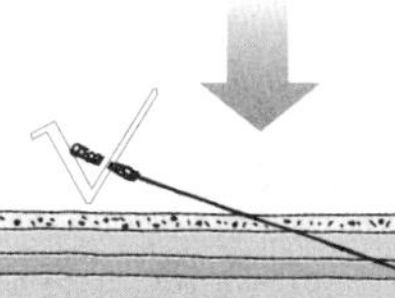

2. 若采用横针刺穴，则不易伤及卫气。

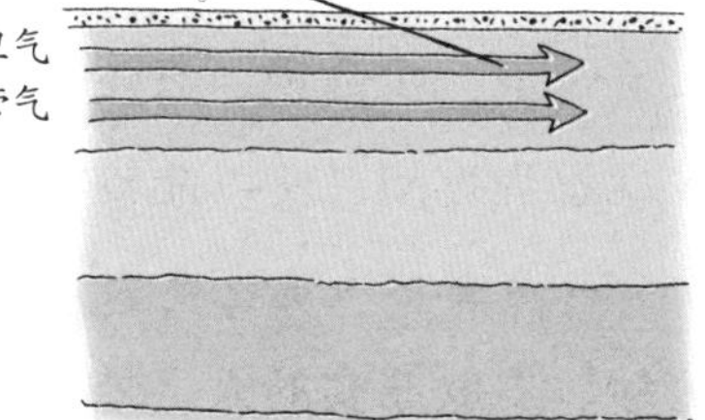

刺卫不伤营

1. 先用手指按压取穴部位。

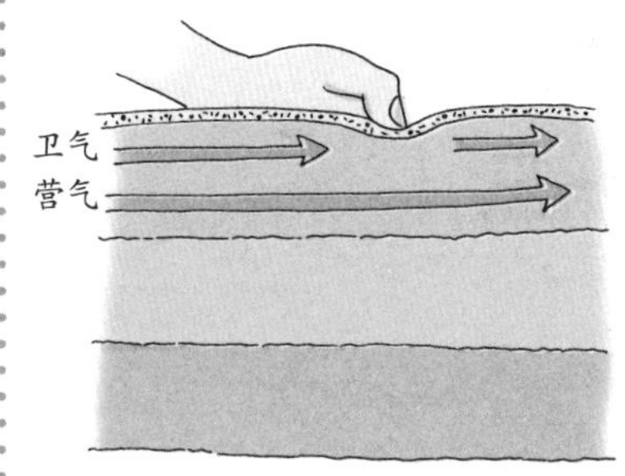

2. 用左手食指和拇指将皮肤提起，使卫气散开，再用右手施针直刺。

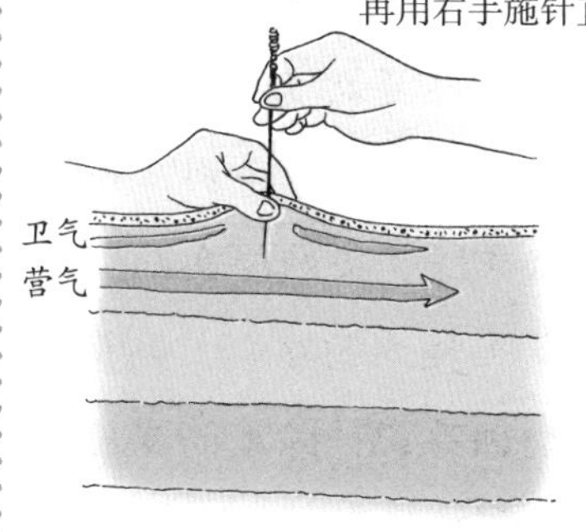

直刺、斜刺与横刺

直刺，即将针身与表皮垂直刺入。因刺穴准确，且适合肌肉厚实部位用针，所以临床应用较多。

斜刺，即将针身与表皮呈45°角刺入，适用于既不能深刺又不能浅刺的穴位。

横刺，也叫平刺，即将针身与表皮呈15°~25°角刺入，适用于浅处的穴位。

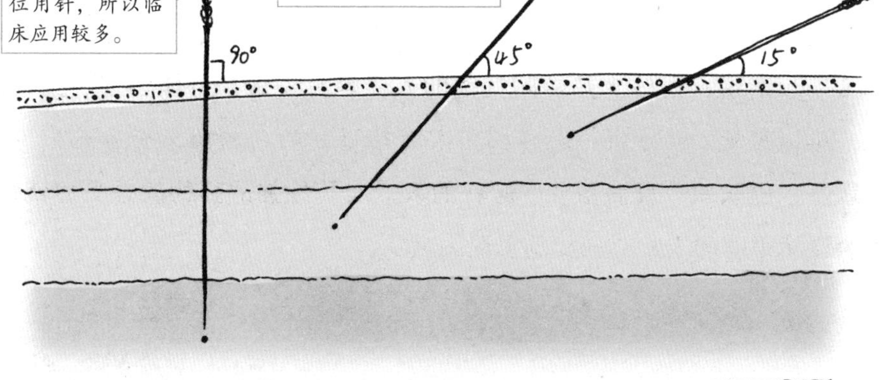

卷六 摄生

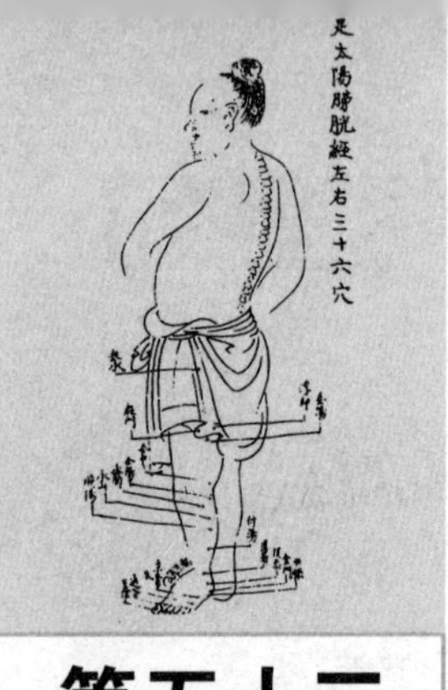

篇五十三

论痛

对疼痛的忍受力

本篇论述了人体的体质、筋骨和肌肉的强弱差异，皮肤腠理有厚薄疏密之分，所以在针灸的忍受能力上也有分别。而疾病痊愈的难易与体质的寒热有密切的关系。

体质的区别

黄帝问少俞：人的筋骨有强有弱，肌肉有坚有脆，皮肤有厚有薄，腠理有疏有密，怎样忍受针刺和灸灼的疼痛呢？人的肠胃厚薄、坚脆不同，对药物的忍受力有什么差别？我想听您全面地讲解。少俞说：只要是骨骼强健、筋肉柔缓、皮肤厚实的人，就能更好地忍受疼痛，所以能较好地忍受针刺和艾火灸灼的疼痛。黄帝说：怎样才能知道哪些人能忍受火灼的疼痛呢？少俞回答说：除了筋弱骨强、肌肉舒缓、皮肤厚实的人之外，还有肤色黑、骨骼健美的人。

对疼痛的忍受力

黄帝说：怎样才能知道哪些人不能忍受针刺所致的疼痛呢？少俞说：肌肉坚实而皮肤薄脆的人，不能忍受针刺和灸灼引起的疼痛。黄帝说：同时患病，并且患同样疾病的人，有的容易痊愈，有的则难以痊愈，这是为什么呢？少俞说：身体多热、阳气盛的人，容易痊愈；身体多寒、阳气虚的人，难以痊愈。黄帝说：怎样判断人对药性强的药物的忍受力呢？少俞说：胃厚、皮肤黑、骨骼粗壮、肥壮的人，对药性强的药物的忍受力就强；形体消瘦而胃薄的人，对药物的忍受力就弱。

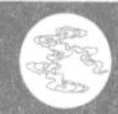

对针灸的忍受力

不同的人在忍受针刺的疼痛方面有很大的差异，这是缘于体质不同。

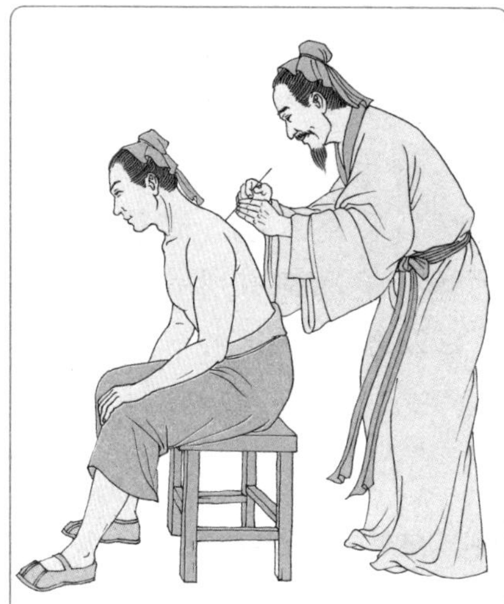

骨骼强健、筋肉柔缓、皮肤厚实的人，就能更好地忍受疼痛。

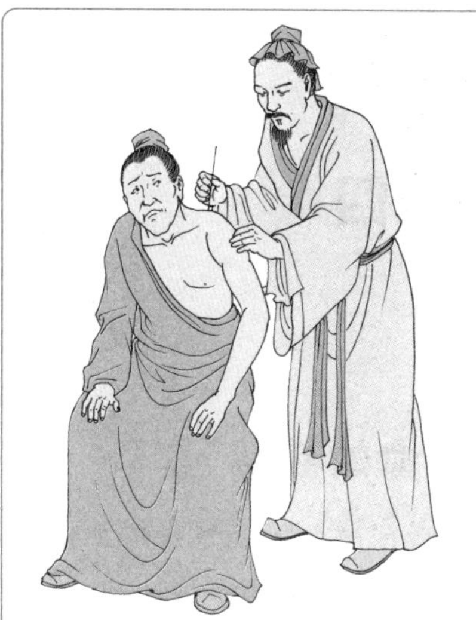

肌肉坚实而皮肤薄脆的人，不能忍受针刺和灸灼引起的疼痛。

疾病痊愈的能力

身体多热、阳气盛的人，疾病就容易痊愈

身体多寒、阳气虚的人，疾病较难痊愈

对药物的忍受力

胃厚、皮肤黑、骨骼粗壮、肥胖的人，对药性强的药物的忍受力就强

形体消瘦而胃薄的人，对药物的忍受力就弱

人的筋骨有强有弱，肌肉有坚有脆，皮肤有厚有薄，腠理有疏有密，肠胃也有厚有薄。这些差异导致人们在进行治疗时面临的困难有天壤之别。

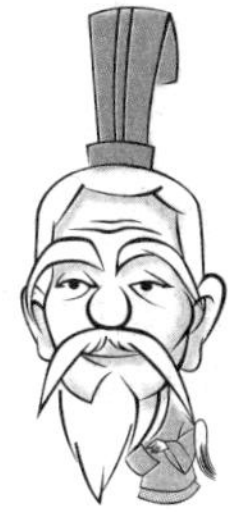

卷六 摄生

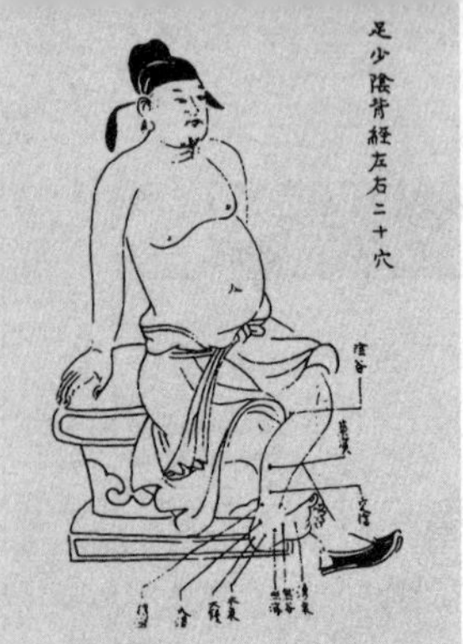

篇五十四

天年

影响寿夭的因素

本篇说明了人的寿夭、气血的盛衰、脏器的强弱等都与营卫运行的因素有关，主旨是在教人防止衰老，摄生防病，得终天年。随着年龄的增长，其经脉气血的运行情况都有所差别，从而导致外表肌肉、皮肤以及器官的老化。

寿命的基础

黄帝问岐伯：我想知道生命刚开始时，起基础作用的气是什么？起保障作用的气又是什么？损失了什么便会死亡？得到了什么就能生存？

岐伯说：以母亲的血为基础，以父亲的精为保障，两者结合生成神气，有了神气，才有生命。失去神气就会死亡，保持神气就能生存。

黄帝说：什么是神呢？

岐伯说：当气血调和，营卫通畅，五脏形成之后，神气藏于心，三魂七魄形成，才能成为人。

黄帝说：人的寿命长短各不相同，有的短命，有的长寿，有的突然死亡，有的患病很久死亡，我希望听闻其中的道理。

岐伯说：五脏功能健全，血脉调畅，肌肉滋润，皮肤细密，营卫运行正常，呼吸均匀，气血运行有规律，六腑功能健全，从而使精气、津液散布到周身各处，因此这样的人就能够长寿。

年龄的变化

黄帝说：有的人活到百岁才死亡，这是为什么呢？

岐伯说：长寿的人，鼻孔深且长，面部的骨头高大方正，营卫运行通畅，面部上中下三部均匀，骨骼高耸，肌肉丰满，因而能活到百岁，终尽天年。

黄帝说：您能谈谈人从出生到死亡的气血盛衰情况吗？

人的寿命

人尽天年

按照《内经》的观点，女子 21 岁、男子 24 岁时，生长发育到了“极”点。用 5 ～ 7 倍计算，女子的天年应该是 105 ～ 147 岁，男子的天年应该是 120 ～ 168 岁。

十岁	二十岁	三十岁	四十岁	五十岁
气血、脏腑处于生长发育阶段，生命力较强。	生命力旺盛，身体各机能都处于最佳状态。	成熟稳重，生命力达到顶峰。	身体机能由盛转衰，活动也开始减少。	肝气始衰，目视不明，身体出现衰老的迹象。

六十岁	七十岁	八十岁	九十岁	天年
心、脾气虚，气血大减，人体各种机能逐渐减退。		思维意识开始发生障碍，所以“言善误”。	脏腑经脉空虚，“神气皆去，形骸独居而终”。	

形气、骨肉辨寿夭

皮肤有缓急，骨骼有大小，肌肉有坚脆，气有盛衰，根据它们之间的关系，可以判断出人的寿命。

❶ **形气相称则寿，不相称则夭。**

形体强壮，肌肉满壮而皮肤舒缓者，则长寿。

形体肥胖，其脉常小无力，说明气血虚，气不胜形，则短命。

❷ **骨肉相称则寿，不相称则夭。**

轮廓清晰方大，而骨骼大者，则长寿。

肌肉丰满，而骨骼小，骨不胜肉者，则短命。

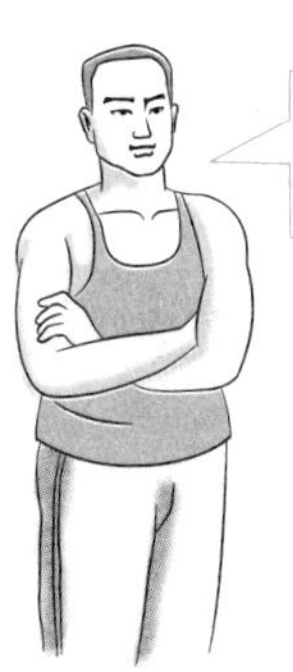

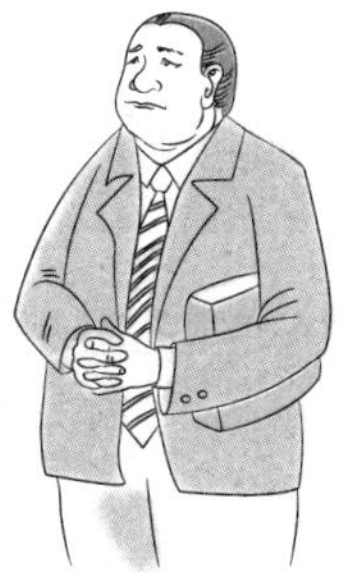

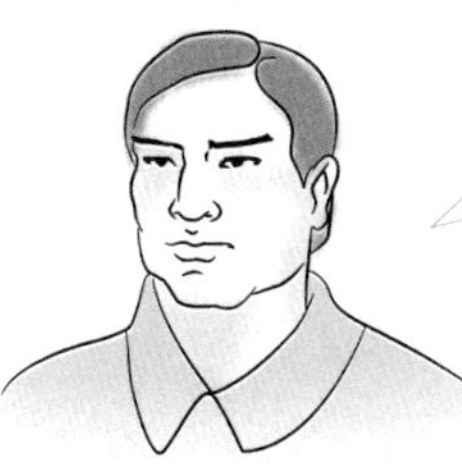

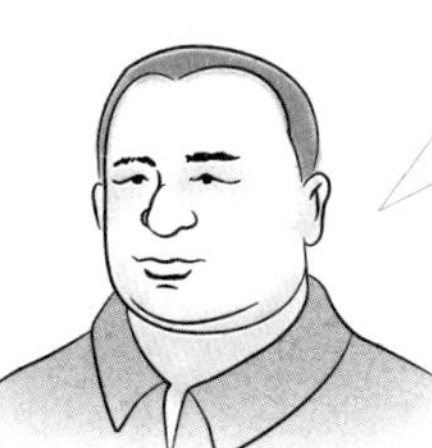

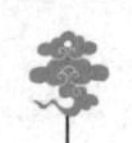

岐伯说：人从出生长到十岁，五脏才安定，气血运行已通畅，生气在下，所以喜好跑动。人到二十岁，气血开始充盛，肌肉也在成长，所以喜好疾行。人到三十岁，五脏已经很安定，肌肉坚实，血脉充盛盈满，所以喜欢从容不迫地行走。人到四十岁，五脏六腑的十二经脉，都发育得十分旺盛，到了恒定时期。此后腠理开始疏松，面部开始颓落，鬓发变得花白，精气平和，所以喜欢静坐。到了五十岁，肝气开始衰退，肝叶变得薄弱，胆汁分泌减少，眼睛变得视物昏花。到了六十岁，心气开始衰退，时常悲苦愁闷，气血已经衰微，形体懈惰，所以好卧。到了七十岁，脾气虚衰，皮肤干枯。到了八十岁，肺气衰弱，不能藏魄，所以言语经常颠倒错乱。到了九十岁，肾气干涸，其他四脏的经脉都已空虚。到了一百岁，五脏经脉都已空虚，神气不复存在，只留有躯壳等待终了。

不长寿的原因

黄帝说：有的人没到一百岁就死了，这是为什么呢？

岐伯说：这是因为其五脏都不坚固，鼻道不深，鼻孔向外张开，呼吸急促，面部骨骼低凹，血脉薄弱，脉中血少而不充盈，肌肉不坚实，加上屡遭风寒侵袭，气血虚弱，血脉不畅，外邪侵犯肌体，使正气紊乱而耗竭，所以中年时便死亡了。

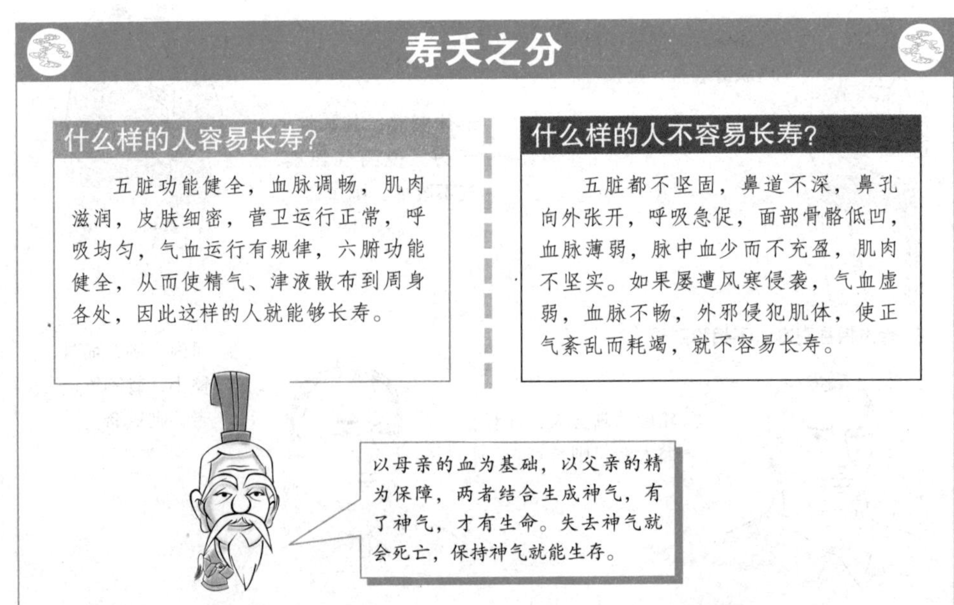

逆顺

经气运行的逆顺

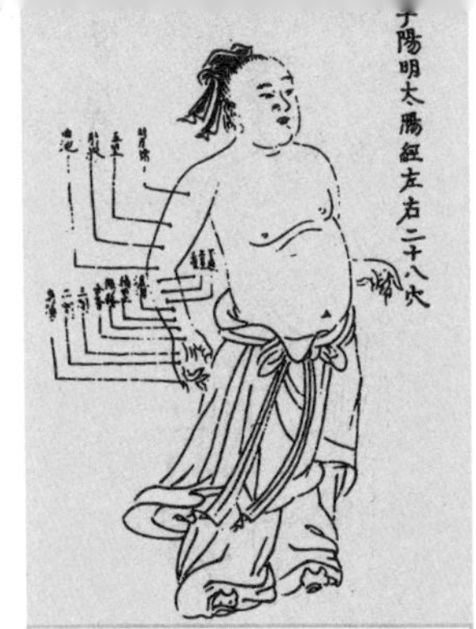

篇五十五

本篇说明了刺法与经气运行的逆顺有密切的关系，进行针刺时要明白病机有可刺、尚未可刺和已不可刺三种情况，同时举“大热”和“大汗”等作为不可轻易针刺的实例来说明。

气的逆顺

黄帝问伯高：我听说气的运行有逆顺的不同，血脉运行有盛衰的差别，针刺有大法，可以讲给我听吗？伯高说：气行的或逆或顺，合于天地、阴阳、四时、五行。脉的虚实，是察候气血的有余与不足的重要依据；针刺的关键在于，必须明白疾病何时可用刺法、何时不可用刺法、何时到了针刺已不能救治的三种程度。黄帝说：如何判断可刺与不可刺呢？伯高说：《兵法》说，作战时，敌方气焰正盛时，不可迎击其锐势，也不能冒昧地冲击敌方严整的阵势。《刺法》讲，热势炽盛时不可刺，大汗淋漓时不可刺，脉象模糊混乱时不可刺，脉象与病情不相符时不可刺。

针刺的时机

黄帝说：如何把握针刺的时机呢？伯高说：医术高明的医生，在疾病未发之前进行针刺；其次，在病虽发而邪气未盛时针刺；再次，在邪气已衰、正气欲复时针刺。医术低劣的医生，在邪气正旺时针刺，或针刺貌似强盛，实则虚弱的人，或对病情与脉象不相符的人进行针刺。所以，病势正盛时不能针刺，而在邪气开始衰退时进行针刺，必定会收到好的效果。所以医术高明的医生，在病发之前就进行针刺，而不是等到病发之后才针刺。

适合针刺的时机

- 在疾病没有发作之前
- 在疾病已经发作，但邪气不是很盛的时候
- 在邪气开始衰退，正气开始恢复的时候

针刺的关键在于要明白三种程度：疾病何时适合用刺法、何时不适合用刺法、何时到了针刺已不能救治的地步。

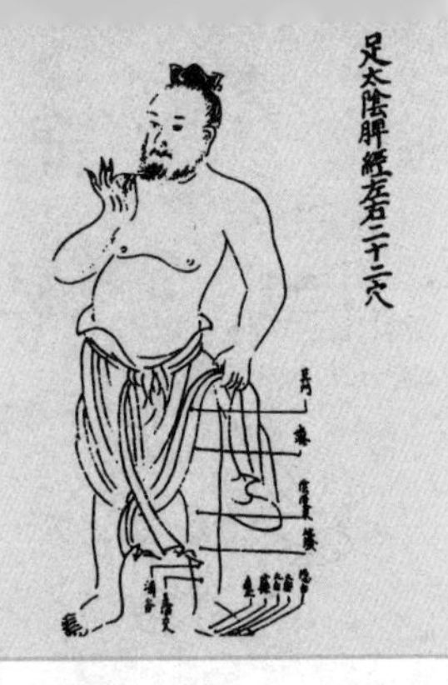

篇五十六

五味

食物的五味

本篇对食物治疗法进行了具体的说明，使人了解五谷、五果、五畜和五菜对于五脏的重要作用。食物是人体营养的主要来源，在选取食材的时候要尽量全面而均衡。

营卫的运行

黄帝说：五谷的气味进入人体后，如何区分呢？

伯高说：胃是五脏六腑的大海，所有的食物都要进入胃，五脏六腑都要接收胃所生成的精华物质。饮食各有归宿，酸味的物质，先进入肝；甜味的物质，先进入脾；苦味的物质，先进入心；辛味的物质，先进入肺；咸味的物质，先进入肾。水谷的精气、津液已在体内运行，营卫之气大为通畅，其余的物质就变成糟粕，依次向下传到大肠、膀胱，分别化为粪尿，排出体外。

黄帝说：营卫之气是怎样运行的呢？

伯高说：水谷入胃，其化生的精微部分，从胃中流出，到中、上两焦，灌溉五脏。分成两路而行，正是营气与卫气。水谷精纯的部分是营气，在脉中运行；水谷滑利的部分是卫气，在脉外运行。同时产生的大气，积聚于胸中，被称为“气海”。大气从肺中流出，沿着咽喉行走，呼则出，吸则入。天地的精气，从营卫、宗气和糟粕三个方面输出，所以人如果半天不进饮食，就会感到气衰，一天不进饮食，就会感到气少。

食物的五味

黄帝说：您能给我讲讲食物的五味是怎样的吗？

伯高说：请让我详细地讲述一下。五谷之中，粳米味甘，麻味酸，大豆味咸，小麦味苦，黄米味辛；五果之中，枣子味甘，李子味酸，栗子味

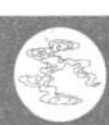

食物的多样化

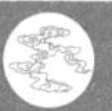

多样而均衡的食物才是最有利于人体的，五谷、五果、五畜和五菜都需要全面食用。

内经的配膳原则

五谷为养

谷类是养育人体的主食，是人体必需的碳水化合物与热量的主要来源。它一般是指黍、秫、麦、稻、豆五种。

五果为助

水果富含维生素、糖和有机酸等。饭后食用可助消化，同时也是平衡饮食的辅助食物。它一般是指枣、李、杏、栗、桃五种。

五菜为充

蔬菜富含多种微量元素和营养素，是饮食中不可缺少的辅助食品。它一般是指葵、韭、薤、藿、葱五种。

五畜为益

肉食多含高蛋白、高脂肪、高热量，而且所含人体必需的氨基酸齐全，是人体修补组织与增强抗病能力的重要营养物质。它一般是指牛、狗、羊、猪、鸡五种。

摩腹养生法

先搓热双手，然后双手相重叠，置于腹部，用掌心绕脐沿顺时针方向由小到大转摩36周，再逆时针方向由大到小转摩36周。这种方法能增加胃肠蠕动，理气消滞，增强消化功能和防治胃肠疾病。

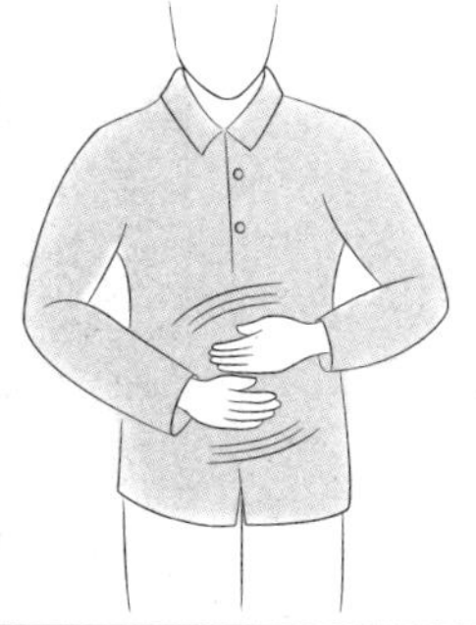

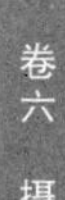

咸，杏子味苦，桃子味辛；五畜之中，牛肉味甘，狗肉味酸，猪肉味咸，羊肉味苦，鸡肉味辛；五菜之中，葵菜味甘，韭菜味酸，豆叶味咸，薤蒜味苦，大葱味辛。人对五味的适应情况，是由五色来决定的，脾土黄色，适应甘味；肝木青色，适应酸味；肾水黑色，适应咸味；心火赤色，适应苦味；肺金白色，适应辛味。以上五种情形，分别是五脏病变时所适宜的食物。脾脏病变，宜食粳米饭、牛肉、枣子、葵菜；心脏病变，宜食麦、羊肉、杏子、薤蒜；肾脏病变，宜食大豆、猪肉、栗子、豆叶；肝脏病变，宜食麻、狗肉、李子、韭菜；肺脏病变，宜食黄米、鸡肉、桃子、葱。

食物的禁忌

五脏之病，各有禁忌，肝脏病变忌辛，心脏病变忌咸，脾脏病变忌酸，肾脏病变忌甘，肺脏病变忌苦。肝脏发生病变后，脸色发青，肝病苦急，宜选食甘味食物以缓急，如粳米饭、牛肉、枣子、葵菜等；肺脏发生病变后，脸色发白，苦气向上逆行，应适当食用苦味食物，用以排泄病苦之气，如麦、羊肉、杏子、薤蒜等；脾脏发生病变后，脸色发黄，应选食咸味食物，如大豆、猪肉、栗子、豆叶等；心脏发生病变后，脸色发红，心病苦缓，宜选食酸味食物以收敛，如狗肉、麻、李子、韭菜等；肾脏发生病变后，脸色发黑，宜选食辛味食物，如黄米、鸡肉、桃子、葱等。

食物与养生

五味是指甘、酸、咸、苦、辛，不同的食物其味道各不相同，滋补的身体器官也大不一样。掌握下面列出的这些食物养生知识，对于保持身体健康是大有助益的。

1. 脾脏病变，宜食粳米饭、牛肉、枣子、葵菜
2. 心脏病变，宜食麦、羊肉、杏子、薤蒜
3. 肾脏病变，宜食大豆、猪肉、栗子、豆叶
4. 肝脏病变，宜食麻、狗肉、李子、韭菜
5. 肺脏病变，宜食黄米、鸡肉、桃子、葱

水胀

胀病的治疗

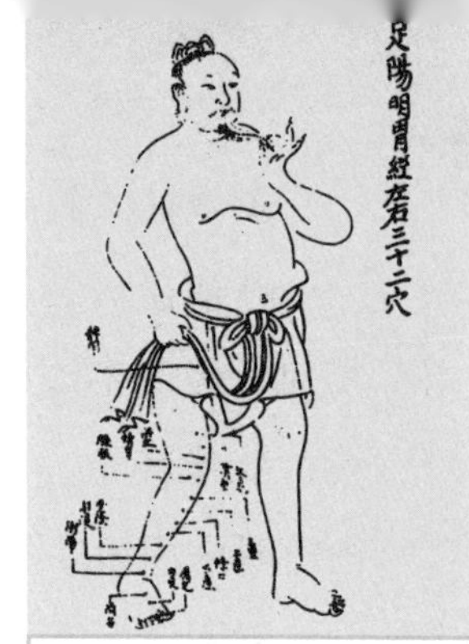

篇五十七

本篇说明了水胀、肤胀、鼓胀、肠覃和石瘕等证的病因和证候，以及诊断治疗。即使到了现代，这些观点对于相关疾病的防治还是有重要的意义。

胀病的区分

黄帝向岐伯问道：水胀与肤胀、鼓胀、肠覃、石瘕、石水，如何区别呢？

岐伯回答：患水胀病时，病人的下眼睑微肿，如刚睡醒状，颈部动脉跳动明显，时时咳嗽，大腿内侧寒冷，足胫部显得浮肿，腹部胀大。用手按压病人的腹部，随手而起，就像按在装水的皮袋子上一样，就是水胀病的证候。

黄帝说：如何诊断肤胀病呢？

岐伯说：肤胀病，是由寒邪侵入皮肤内而形成的。患肤胀病的人，腹部胀大，皮肤较厚，叩击时就像鼓一样中空不实，并有响声发出。按压病人腹部，放手后不能随手而起，但腹部的皮色无变化，这就是肤胀病的证候。

黄帝问：鼓胀病又如何呢？

岐伯说：鼓胀病人的腹部与全身都肿胀，大致情况与肤胀病一样，但患鼓胀病的人皮肤苍黄，腹部青筋暴起，这就是鼓胀病的证候。

肠覃病和石瘕病

黄帝问：肠覃病的表现是怎样的呢？

岐伯说：寒邪侵犯人体后，滞留在肠外，与卫气相搏，卫气被阻而不能正常运行，因此淤塞聚集，积久不去而附于肠外，并日渐滋长，产生了息肉，逐渐变大，用手按压患部很坚硬，推动时可移动，但妇女月经仍然按时到潮，这就是肠覃的证候。

黄帝说：石瘕病的表现是怎样的呢？

岐伯说：石瘕病生在胞宫内，寒邪侵犯子宫，使宫颈闭塞，气血凝滞不通。经血不能正常排出，便凝结成块而滞留于宫内日益增大，使腹部胀大，就像怀孕一样，会导致月经不能按时来潮。此病都发生在妇女身上，治疗时采用通导攻下法，引瘀血下行。

黄帝说：肤胀与鼓胀，可用针刺治疗吗？

岐伯说：先用针刺泻瘀血，再根据病情虚实来调理经脉，主要是刺去瘀血。

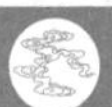

各种胀病的治疗

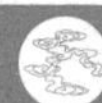

主要穴位与其功能

穴位	主要功能
脾俞	营养不良、肝脾肿大、胃部疾病、全身乏力、失眠
肝俞	失眠、肝病、视力减退、目眩、中风
三焦俞	肠鸣、腹泻、尿路感染、白带过多、腰痛、尿滞留
膈俞	神经衰弱、失眠、心悸不定、气喘
肺俞	呼吸系统功能失调、颈肩痛、皮肤病、幼儿疳积、肺虚自汗
膏肓	心跳、肋间神经痛、支气管炎、气喘、乏力、晕眩
天宗	肩周炎、胸痛、胁间神经痛、肩胛部疼痛
志室	腰痛、坐骨神经痛、腿肚抽筋，痛捏可增强精力
长强	治痔疮有特效，可增强精力
曲池	感冒、高血压、皮肤病、发热、中暑、上肢痛、眼疾、牙痛
尺泽	支气管炎、支气管哮喘、肺炎、咳嗽、皮肤瘙痒或干燥、肘关节内侧疼痛
手三里	胃脘痛、肠鸣、肠炎、腰背疼、牙痛

正文谈到的几种病的共同特点是腹部会胀大。而对于最常见的肤胀与鼓胀，有一个总的治疗方针，那就是先用针刺泻瘀血，再根据病情虚实来调理经脉。最关键的就是要把瘀血泻除掉。

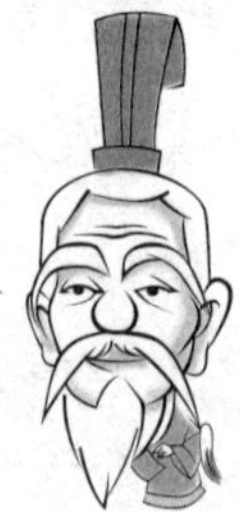

贼风

虚邪贼风的侵袭

本篇说明了突然发病的一些原因，除了贼风邪气外还有一些潜伏较久的因素。对于现代人而言，不要以为足不出户就不会得病，因为一些宿邪已经潜伏在体内，只要饮食不当或者情绪失调就会引发疾病。

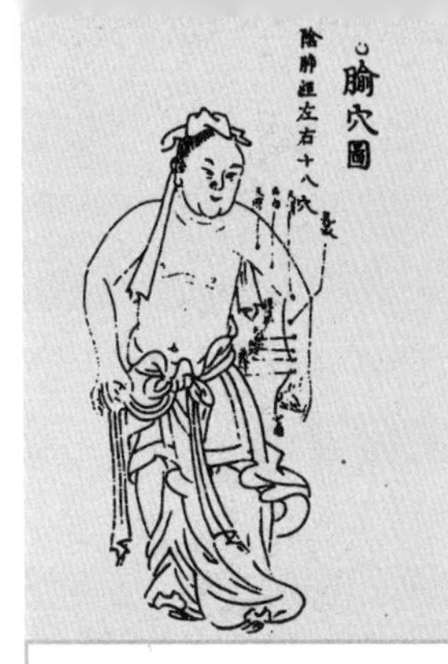

篇五十八

潜伏的病因

*黄帝说：先生常说虚邪贼风伤害人体，致人生病，但那些足不出户、安居于室内或遮挡严密的人，也会突然生病，这是为什么呢？*岐伯说：这是因为，他们平时就已经受到了虚邪贼风的侵袭，长久地积存于血脉和分肉之间，长期滞留而没有排出；或者因为从高处坠落，而使瘀血留滞于体内而发病，有时喜怒突发过度，或饮食不节，冷热失常，而导致腠理闭塞而不通，如果正当腠理开泄时，受到虚邪贼风的侵袭，使气血凝结，运行不畅，新感受的风寒与体内宿结的湿邪相搏，就形成了寒湿痹。又有因热而汗出，汗出于肌肤表层而腠理疏松，则易受风邪。所以没有遭受到虚邪贼风侵袭的人，也会因以上病因的积聚而发病。

*黄帝说：你所说的这些，病人都是知道的，但有的人，既未遭到邪风侵袭，又无忧愁恐惧，却突然生病，这是什么缘故呢？是因为有所鬼神作祟吗？*岐伯说：这是因为有宿邪潜伏于体内尚未发作，情志有所厌恶，或倾慕而不遂心，导致体内气血紊乱，与体内潜藏的宿邪相搏，所以突然发病。这种内在变化是极为细微的，没有明显的迹象，看不见，听不到，好像鬼神在作祟一样。

*黄帝说：用巫医祝祷的方法也能治好病，这又是为什么呢？*岐伯说：从前的巫师，能根据所掌握的治疗疾病的方法，在充分了解了病因之后，通过祝祷法治愈疾病。

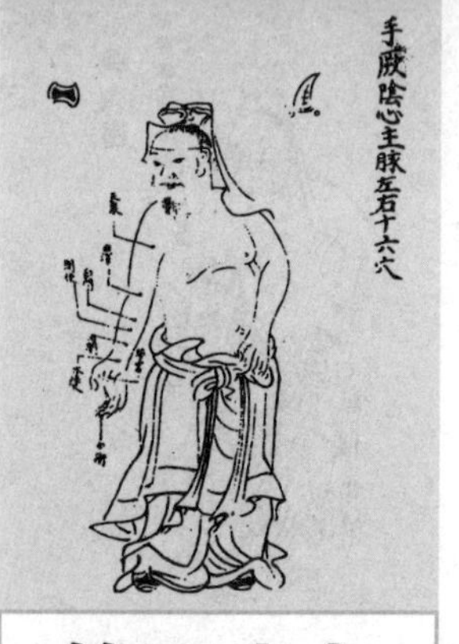

篇五十九

卫气失常

卫气失常的治疗

本篇叙述了卫气失常产生的病变和针刺的治疗方法，说明了诊断皮、肉、气血、筋、骨等病变时，必须注意身体各种类型、体型的变化。

卫气失常的治疗

黄帝说：卫气在胸腹之中留滞，运行受阻，积聚不通，使人的胸胁与胃脘胀满，发生喘息气逆等症状，应当怎样治疗呢？伯高说：对于气淤积在胸中的疾病，可取上部的腧穴进行治疗；对于淤积在腹中的疾病，可取下部的腧穴进行治疗；对于淤积在胸腹部，使胸腹胀满的，则取上下部及附近的穴位一起治疗。黄帝说：治疗时，应取哪些穴位呢？伯高说：治疗卫气聚集在胸中的病变，取足阳明胃经的人迎穴，任脉的天突穴和廉泉穴以泻；治疗卫气集结在腹中的病变，当取足阳明胃经的三里穴和气街穴以泻；治疗卫气聚集胸腹，而使上下都觉胀满的病变，当上取人迎穴、天突穴、廉泉穴等穴，下取三里穴、气街穴，以及季肋下一寸的章门穴以泻。对于病情严重的，采取鸡足刺法，正入一针，左右斜入二针。若病人的脉大而弦急，或脉绝不至，以及腹部皮肤肿急而紧张，就不能用针刺治疗。黄帝说：很好！

如何诊察皮肉、气血和筋骨疾病

黄帝问伯高：应该怎样诊察皮肉、气血、筋骨的疾病呢？伯高说：病色出现在两眉之间，缺少光泽的，则病在皮；口唇呈青、黄、赤、白、黑色的，病在肌肉；皮肤多汗而湿润的，则病在气血；目色呈现青、黄、赤、白、黑色的，则病在筋；两耳轮焦枯，阴暗不泽，像有尘垢的，则病在骨。黄帝说：病情的表现如何？应当如何治疗？伯高说：疾病的变化，是多种多样的。但皮有皮部分区，肉有结块突起之处，气血有所输往，骨有所连

古人论肥瘦

现代人在健身的时候对自己的身材非常重视，不妨考虑一下自己的体质是不是属于脂、膏和肉中的一种，这对于健身计划的安排有一定的帮助。

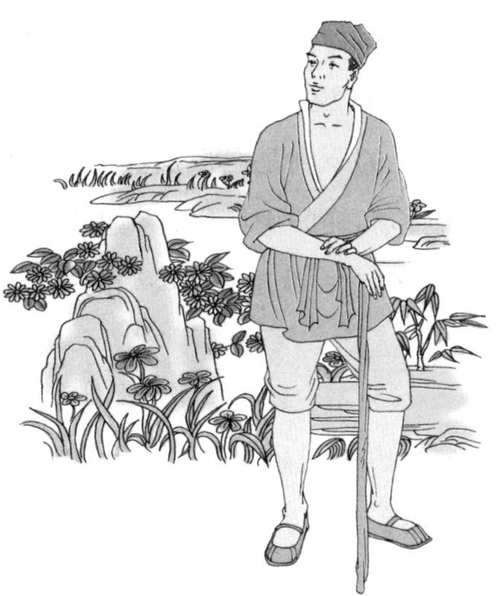

“脂”指的是肌肉肥厚丰满，肌肉坚实而身形较小。

“肉”指的是肌肉上下匀称地相连，身体宽大。

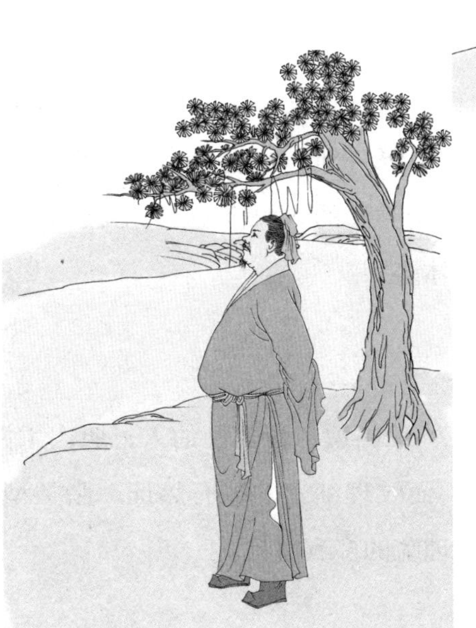

正常情况下，卫气能够顺畅地循行在人体内，不受阻碍。失常情况下，卫气在胸腹之中留滞，运行受阻，使人的胸胁胀满，导致喘息气逆等症状。

“膏”指的是肌肉不坚实，皮肤松缓，阳气充盛，腹部肌肉松软下垂。

属。黄帝说：我想知道其中的道理。伯高说：皮部分区，散布在四肢末端；肉的结块突起处，在上臂、下胫的手足六阳经的分肉之间，以及足少阴经循行通路上的分肉之间。气血的输送，在诸经的络穴，当气血留滞时，则络脉壅塞而高起。病在筋部的，无分其阴阳左右，只需候察疾病所在部位而加以针治；病在骨的，当取治骨的连属处，因为骨穴是接收髓液，而补益脑髓的。黄帝说：应当如何进行治疗呢？伯高说：由于疾病千变万化，针刺或深或浅，或浮或沉，不可胜数。其主要的原则是，根据病情和发病的部位进行针刺，病轻的浅刺，病重的深刺，病轻的用针少，病重的用针多。能随病情的变化而调理针刺时机，且治疗得当，就是医术高明的医生。

三种体型

黄帝问伯高：人体的肥瘦，身形的大小，体表的寒温，以及年龄的老、壮、少、小，是怎样区别的呢？伯高回答：年龄在五十岁以上的为老，二十岁以上的为壮，十八岁以下的为少，六岁以下的为小。

黄帝说：以什么标准来评定人体的肥与瘦呢？伯高说：人体有脂、膏、肉三种不同的类型。

黄帝说：应当如何区别人的脂、膏、肉三种类型呢？伯高说：肌肉丰厚坚实、皮肤丰满润泽是多脂的人，肉不丰厚坚实、皮肤松弛是多膏的人，皮肉紧紧粘连在一起是多肉的人。

黄帝说：人的身体有寒温的不同，如何加以区别呢？伯高说：膏类型的人肌肉濡润，若皮肤腠理粗糙，卫气就易外泄，故身体多寒；若皮肤腠理细腻，卫气就易收藏，故身体多热。脂类型的人肌肉坚实，皮肤腠理致密的，身体多热；皮肤腠理粗疏的，身体多寒。

体质的强弱

黄帝说：怎样区分人体质的强弱呢？伯高说：膏类型的人，肌肉柔滑，纹理粗疏，卫气容易外泄的多有寒证，而纹理细密的多有热证。脂类型的人，肌肉厚，纹理细密的多有热证，纹理疏的多有寒证。

根据体型来治疗

黄帝说：怎样区分人体的肥瘦大小呢？伯高说：膏类型的人，阳气充盛，皮肤弛缓，腹部肌肉松软下垂；肉类型的人，身体宽大；脂类型的人，肌肉坚实而身形较小。黄帝说：他们的气血情况是怎样的呢？伯高说：膏类型的人，阳气充盛，身体多热，就能耐寒；肉类型的人，多血，形体充盛；脂类型的人，血清，气滑利而少，身形不大。这就是脂、膏、肉三种人气血多少的概况，与一般人有所区别。

黄帝说：一般人的情况是怎样的呢？伯高说：一般人的皮、肉、脂、膏都比较均匀，血与气也保持平衡，没有偏多偏盛的情况，所以他们的身形不大不小很匀称，这就是一般人的情况。

黄帝说：好。应当如何对这三类人进行治疗？伯高说：首先必须分清三种不同的形体，以及其气血的多少和气的清浊，然后再根据具体病情进行治疗。所以说，膏类型的人腹肉下垂宽纵；肉类型的四肢都很宽大；脂类型的人脂肪虽然很多，但体型不大。

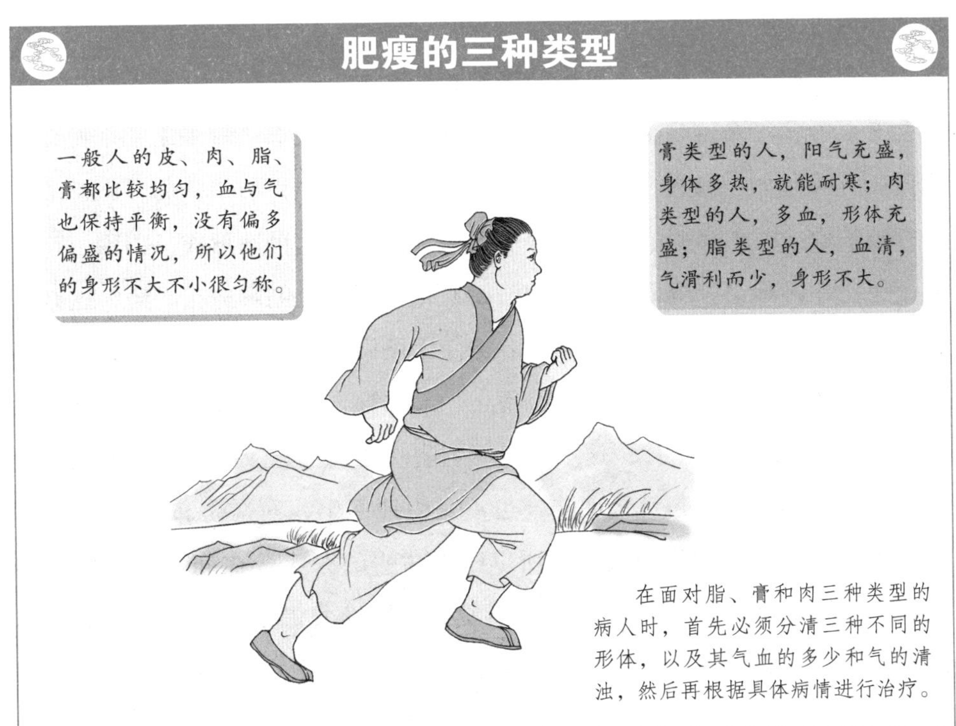

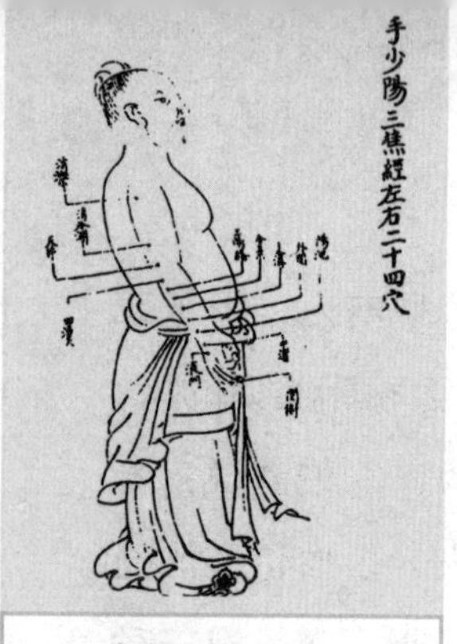

篇六十

玉版

痈疽等疾病的治疗

本篇叙述了痈疽的成因及其刺法的原则，指出了痈毒内陷和诸病脉证相反等十种逆证，这些逆证不宜用针刺治疗。针刺虽然可以治病救人，但是如果妄用针刺，使用不当，就会像兵器一样置人于死地，所以必须慎重。

痈疽是怎样形成的

黄帝说：我认为小针是细小的物体，夫子却说它上合于天，下合于地，中合于人，我认为这有些夸大，想听听其中的缘由。岐伯说：天能包罗万物，有什么比天更大呢？就对人体的作用而言，大于针的，唯有五种兵器。但五种兵器都是在战争中杀人的，而不是治病救人的。况且，人是天地的主人，怎么能不参合天地呢？治理人民之事，只有用针。针和五种兵器，谁的作用更大呢？

黄帝说：疾病发生的时候，有因喜怒无常、饮食不节引起的，阴气不足，阳气有余，营气血运行不畅，于是导致痈疽。营卫气血瘀滞不通，体内的阳热之气与病邪之气相搏，令肌肉腐败，化而未脓，这样的病，能用小针治疗吗？岐伯说：医术高明的医生及早进行治疗，不使这种病形成，因为一旦形成，想祛除就难了。故而两军交战，旗帜相望，刀光剑影遍布旷野，这必然是长久的策略，绝不是一天的计谋。能使臣民做到有令必行、有禁必止，将士们勇于冲锋陷阵、不畏牺牲，也不是一天的教育成果。如果等到身体已患有痈疽，才想到用针治疗，这不是离养生防病之道更远了吗？况且痈疽的发生、脓血的形成，不是从天而降，也不是由地而生，而是病邪侵犯人体后，未及时祛除，逐渐累积而成的。所以医术高明的医生，在痈疽没有形成之前，就能够防微杜渐，尽早治疗，不使疾病继续发展下去；而医术低劣的医生，不懂得早期防治，因而使病人遭受痈疽的痛苦。

黄帝说：如果痈疽已经形成，而事先没有预见到，已经化脓而无法看

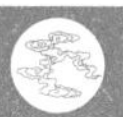

痈疽的治疗

痈疽对人体的危害极大，应该及早治疗，一旦形成了，应该用针挑破。

痈疽的成因

这种疾病是因喜怒无常、饮食不节引起的，阴气不足，阳气有余，营气血运行不畅，从而形成了痈疽。

治疗方法

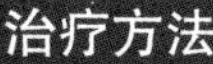

对于已经形成的痈疽，只能用砭石或铍针挑破痈疽，排出脓液来治疗。小针和大针都不太适合，用小针治疗，其效果不显著；用大针治疗，又会产生不良后果。

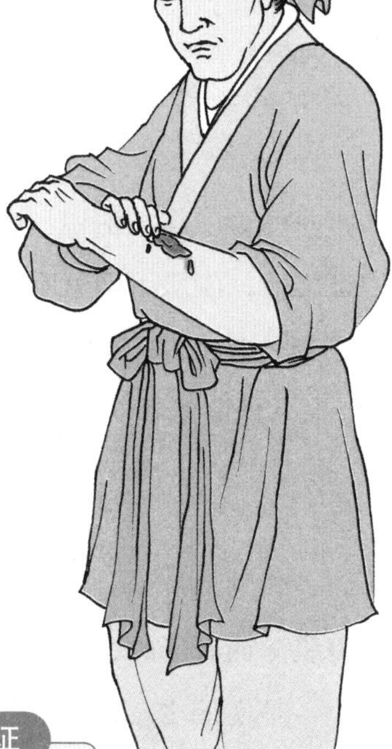

十五天内丧命的五种逆证

1. 腹腔胀满，身体发热，脉象细小；
2. 腹胀而肠鸣，腹泻，四肢逆冷，脉大；
3. 鼻子流血不止，脉大；
4. 咳嗽气喘，肌肉消瘦，小便尿血，脉小而强劲；
5. 咳嗽，形体消瘦，身体发热，脉小而急疾。

痈疽的五种逆证

1. 白眼球呈现青黑色，眼睛缩小；
2. 刚服下药就呕吐；
3. 腹痛且口渴难忍；
4. 肩颈不能灵活转动；
5. 声音嘶哑，面无血色。

痈疽的预防

痈疽并非从天而降，而是病邪侵犯人体后，未及时祛除，逐渐累积而成的。所以应在痈疽没有形成之前，防微杜渐，尽早治疗，把疾病消灭在萌芽状态。

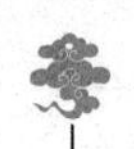

到，应该怎么办呢？岐伯说：痈疽脓已形成的，十死一生。所以医术高明的医生能早期诊断，及时治疗，不等疾病形成就把它消灭在萌芽状态，又将有效的治疗方法记载在竹帛上，使有才能的人继承，并世代相传下去，是为了使人民不再遭受痈疽的痛苦。

怎么治疗痈疽

黄帝说：痈疽已经化脓之后，就一定会危及生命吗？难道不能用小针放脓吗？岐伯说：用小针治疗，其效果不显著；用大针治疗，又会产生不良后果，所以对于已经形成的痈疽脓血，只能用砭石或铍针挑破痈疽，排出脓液来治疗。

黄帝说：如果痈疽已经化脓，还能治好吗？岐伯说：这主要取决于痈疽的顺逆情况。

黄帝说：我想听听是怎样的顺逆情况。岐伯说：患痈疽的人，白眼球呈现青黑色，眼睛缩小，这是逆证之一；刚服下药就呕吐，这是逆证之二；腹痛且口渴难忍，是逆证之三；肩颈不能灵活转动，是逆证之四；声音嘶哑，面无血色，是逆证之五。除了以上五种情况之外，其他的就是顺证了。

疾病的逆证

黄帝说：所有疾病都有逆顺，您能讲讲吗？岐伯说：腹腔胀满，身体发热，脉象细小，是逆证之一；腹胀满而有肠鸣，腹泻，四肢逆冷，脉大，是逆证之二；鼻子流血不止，脉大，是逆证之三；咳嗽气喘，肌肉消瘦，小便尿血，脉小而强劲，是逆证之四；咳嗽，形体消瘦，身体发热，脉小而急疾，是逆证之五。如果出现以上五种情况，不超过十五天人就会死亡。五逆的急证有，腹部胀大，形体消瘦，四肢逆冷，腹泻不止，是一逆；腹部胀大，大便带血，脉大而时有间歇，是二逆；咳嗽，小便尿血，形体消瘦，脉坚搏不止，是三逆；呕血，胸部胀满连及背部，脉小而劲，是四逆；咳嗽，呕吐，腹胀，脉绝不至，是五逆。凡出现以上五种逆证的，不到一天人就会死亡。如果医生对这些危象，不仔细审察而妄用针刺治疗，就叫作“逆治”。

黄帝说：您曾说过针的作用很大，能与天地相参，上应天文，下合地理，内与五脏相关联，外与六腑相贯通，人的二十八脉的经气有会合之处，

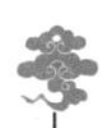

因而可以疏通经脉，宣导气血。而误用针刺，就会伤害人的性命，却不能将其救活。夫子，您能扭转这种局面吗？

不宜针刺的情形

岐伯说：针刺不当，会伤害人的性命；针刺恰当，也不能将死人救活。黄帝说：我认为这太不仁慈了，我想听听其具体的规律，以免用错误的方法施治于人。岐伯说：这个道理很清楚，结果也很明显，就像刀剑能杀人、饮酒过多能使人醉一样，不用分析，也可以知道。

黄帝说：我愿听听全部的道理。岐伯说：人所吸纳的精气，源于食物，食物先注入胃，所以胃是容纳食物、化生精微的所在。大海所蒸腾的云气，在天空浮游。胃所化生的气血，则在十二经脉的经隧中流动，所谓经隧就是连络五脏六腑的大络，如果在这些要害部位，逆着经气运行的方向针刺，就会泻掉真气而致人死亡。

黄帝说：经脉的要害部位，有多少不能针刺呢？岐伯说：针刺手阳明大肠经的五里穴，会使脏气运行至中途而停止。每脏的真气，大概误刺五次便会泻尽。所以若连续五次迎而夺之，就会使某一脏器的真气泻尽；连续泻二十五次，则五脏的真气都会耗竭，这就是所谓的劫夺了人的天真之气，所以病人并不是因本身的疾病而绝命。

黄帝说：您再详细地讲讲其中的道理吧。岐伯说：在气血出入门户的要害部位妄行针刺，若刺得浅，病人回到家中就会死亡；若刺得深，病人当场就会死亡。

黄帝说：您讲解得很全面，道理也很清楚，请允许我将其著录在玉版上，作为珍宝收藏，留传给后世，作为针刺治疗的禁忌，叫人们不要触犯。

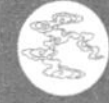

针刺要慎重

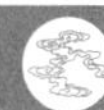

针的作用很大，可以治病救人，但使用不当也会使病人死亡。

正确地运用针刺	错误地运用针刺
可以疏通经脉，引导气血，保障五脏六腑的正常运行，还可以排泄邪气和脓血。	如果在人体经络的要害部位，逆着经气运行的方向针刺，就会泻掉真气而致人死亡。

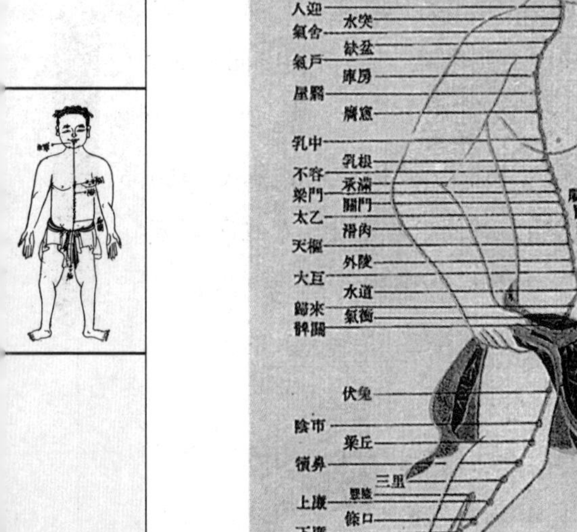

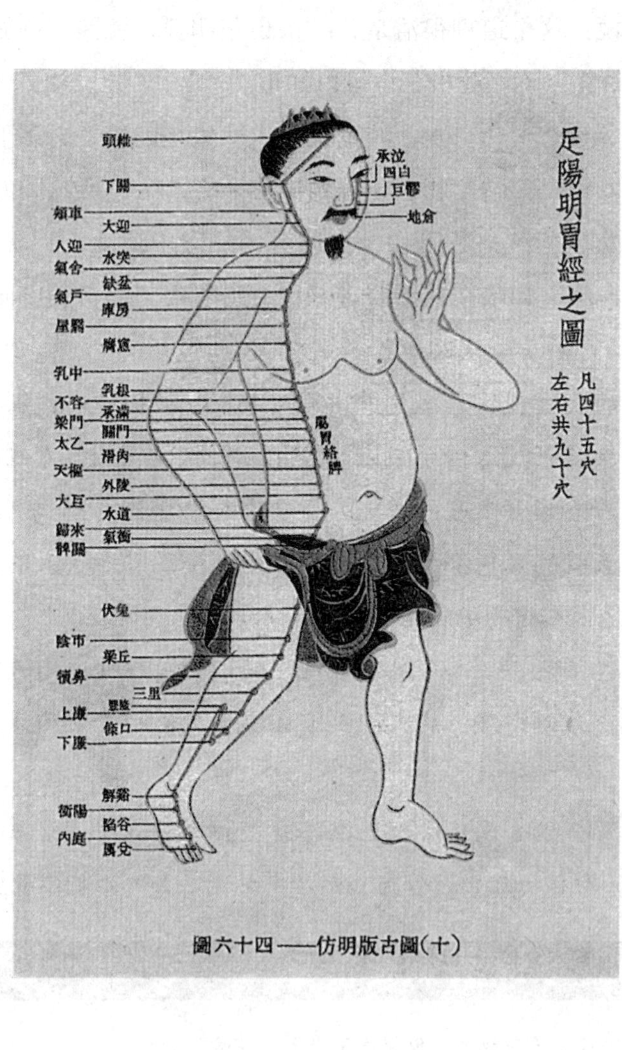
足陽明胃經之圖
凡四十五穴
左右共九十穴
頭維
下關
頰車
大迎
人迎
水突
氣舍
缺盆
氣戶
庫房
屋翳
膺窗
乳中
乳根
不容
承滿
梁門
關門
太乙
滑肉
天樞
外陵
大巨
水道
歸來
氣衝
髀關
伏兔
陰市
梁丘
犢鼻
三里
豐隆
上廉
條口
下廉
解谿
衝陽
陷谷
內庭
厲兌
承泣
四白
巨髎
地倉
腸胃絡脾

圖六十四——仿明版古圖(十)

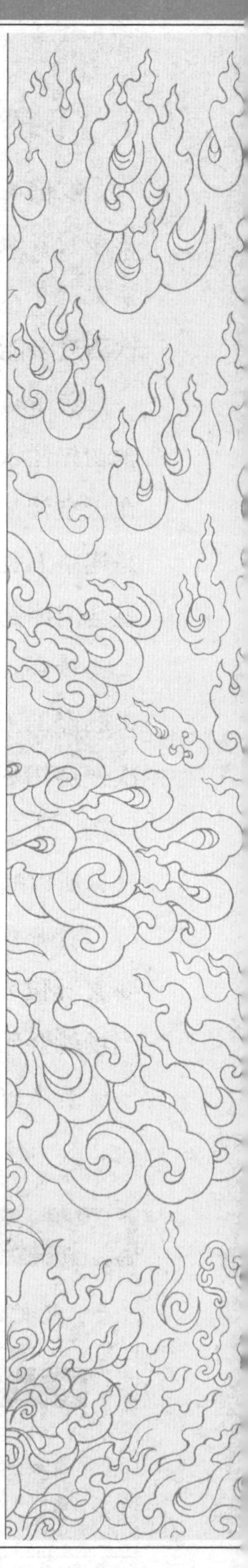

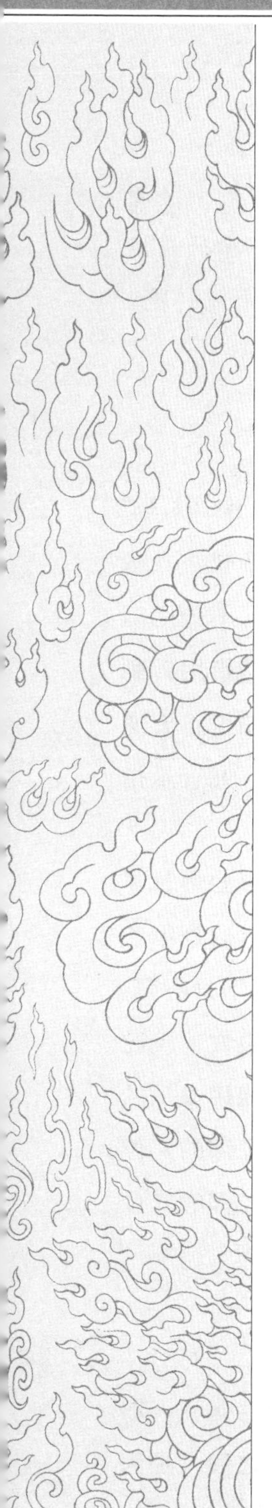

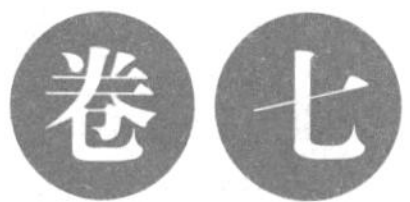

卷七

色诊

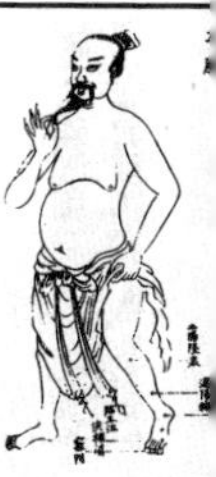

本卷重点介绍了在治疗之前对病人的观察和判断，例如金、木、水、火、土五种类型的人的划分。通过对人体表面“色”的观察，来确定机体健康与否、推断某一部位病变的诊断，即为色诊。同时，这种“色”并非一成不变，而是会随着外界的影响产生微妙的变化。

本卷内容提要

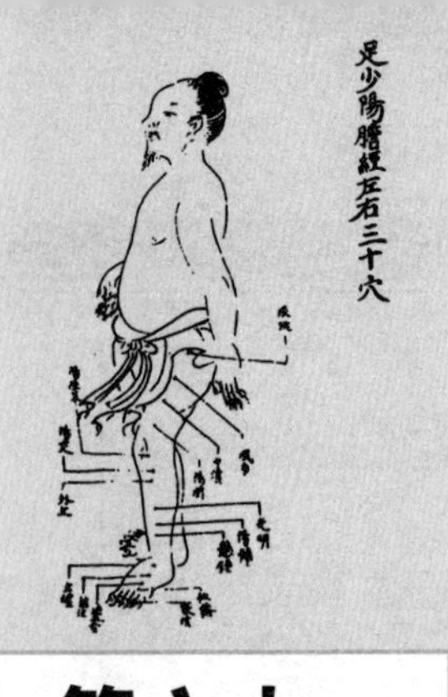

篇六十一

五禁

针刺的禁忌

本篇主要说明了一些针刺的禁忌原则，在禁日不能针刺其对应的部位，五种元气大虚的症状禁止用泻法针刺，脉象相反的五逆病症不能针刺。

针刺的五禁

黄帝问岐伯：我听说在运用针刺治疗时有五禁，那么什么叫作“五禁”呢？岐伯说：五禁就是凡遇到禁日，对某些部位禁止针刺。黄帝说：我听说针刺的禁忌有五夺。岐伯说：五夺就是指对于气血衰败的人，不能用泻法针刺。黄帝说：我听说针刺的禁忌有五过。岐伯说：五过就是指用针刺补泻，不能超过常度。黄帝说：我听说针刺的禁忌有五逆。岐伯说：五逆就是指疾病与脉象相反。黄帝说：我听说针刺有九宜。岐伯说：九宜是指明确并能恰当地应用九针的原理。

黄帝说：什么叫作“五禁”？我想具体知道在哪些时日对哪些部位不能进行针刺。岐伯说：天干与人身相应，甲乙日与头相应，所以遇到甲乙日时，不能对头部的腧穴施针，也不能用发蒙的针法刺耳内；丙丁日与肩、喉相应，所以遇到丙丁日时，不能用振埃的针法刺肩、喉及廉泉穴；戊己日与手足四肢相应，所以遇到戊己日时，不能深刺腹部，也不能用去爪的针法泻水；庚辛日与股膝相应，所以遇到庚辛日时，不能对股膝部的穴位进行针刺；壬癸日与足胫相应，所以遇到壬癸日时，不能对足胫部的穴位进行针刺。这就是“五禁”。

五夺和五逆

黄帝说：什么叫作“五夺”？岐伯说：五夺是指五种大虚的病症。形体消瘦，肌肉下陷，是为一夺；大失血之后，是为二夺；大汗之后，是为三夺；大泄之后，是为四夺；产后大出血，是为五夺。五夺都是元气大虚，

因而禁止用泻法治疗。

黄帝说：什么叫作“五逆”？岐伯说：热性病，脉象本应洪大，反见脉象静，汗出后，脉现躁动之象，是一逆；患泄泻的病人，脉象本应沉静，反见脉洪大，是二逆；身患痹证疼痛不移，隆起的肌肉溃烂，身体发热，而难以摸到一手或者两手的脉搏，是三逆；淫欲过度，阴液耗竭，形体消瘦，身体发热，肤色苍白，枯暗无光，出血严重，是四逆；因久发寒热，导致形体消瘦，脉象坚硬，是五逆。

针刺的禁忌

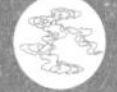

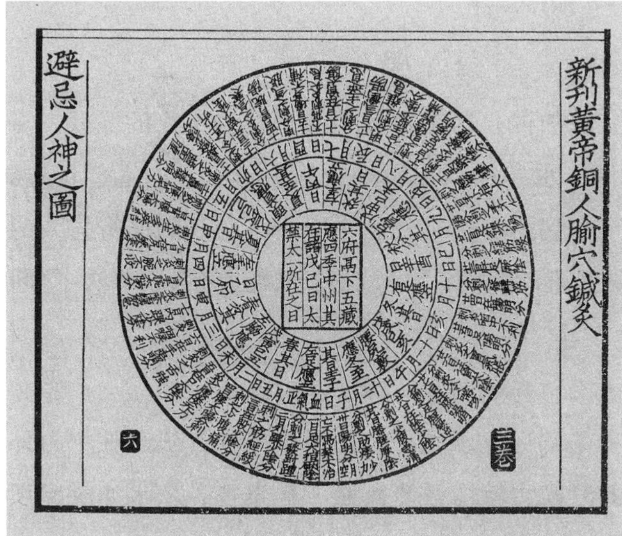

《铜人腧穴针灸图经》避忌人神之图

五禁指的是：

1. 甲乙日与头相应，所以遇到甲乙日时，不能对头部的腧穴施针，也不能用发蒙的针法刺耳内；

2. 丙丁日与肩、喉相应，所以遇到丙丁日时，不能用振埃的针法刺肩、喉及廉泉穴；

3. 戊己日与手足四肢相应，所以遇到戊己日时，不能深刺腹部，也不能用去爪的针法泻水；

4. 庚辛日与股膝相应，所以遇到庚辛日时，不能对股膝部的穴位进行针刺；

5. 壬癸日与足胫相应，所以遇到壬癸日时，不能对足胫部的穴位进行针刺。

五逆

指的是五种疾病与脉象相反的情形

1. 热病，脉象本应洪大，反见脉象静，汗出后，脉现躁动之象
2. 患泄泻的病人，脉象本应沉静，反见脉洪大
3. 身患痹证疼痛不移，隆起的肌肉溃烂，身体发热，难以摸到一手或两手的脉搏
4. 淫欲过度，阴液耗竭，形体消瘦，身体发热，肤色苍白，枯暗无光，出血严重
5. 因久发寒热，导致形体消瘦，脉象坚硬

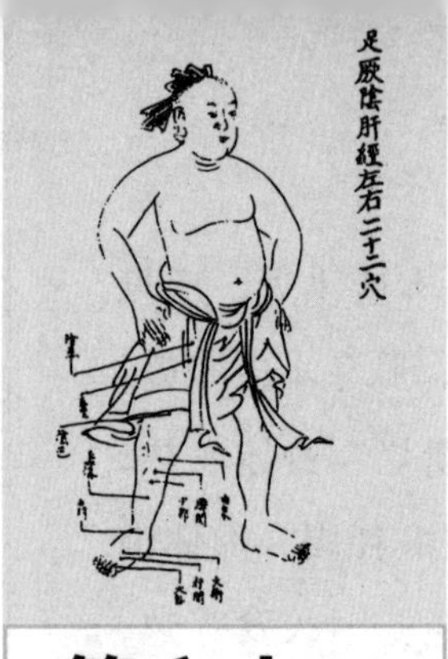

篇六十二

动输

脉搏的介绍

本篇说明了脉候的道理，及手太阴肺经、足阳明胃经和足少阴肾经脉搏跳动不止的原因，指出胃是五脏六腑之海，是经脉搏动营气的根本来源。

为什么脉搏会跳动不止

黄帝说：手足十二经脉之中，手太阴肺经、足少阴肾经、足阳明胃经的脉搏为何跳动不止呢？岐伯说：这是胃气与脉搏跳动不止的缘故。胃是五脏六腑所需营气的来源，水谷精微在胃中化生为清气，向上传送于肺，肺气又从手太阴肺经出发，到全身十二经脉中循行，肺气的循行与人的呼吸同时进行，所以一呼脉搏跳动两次，一吸脉搏也跳动两次，呼吸不停止，脉搏跳动也就不停止。

黄帝说：脉气经过手太阴肺经的寸口脉，当脉来时，脉气盛；当脉退时，脉气衰，其中蕴涵着怎样的道理呢？岐伯说：当脉气从内脏中向外流出，而后在经脉中运行的时候，就像弓箭离弦一样迅速，像水冲决堤坝一样迅猛，所以脉气在开始时是强盛的。上行到鱼际后，脉气渐趋弱小，只是借助这种衰微之势逆而上行，所以此时的脉气就较为衰弱了。

足阳明和足少阴经脉搏跳动的原因

黄帝说：是什么原因促使足阳明胃经的脉搏跳动不止呢？岐伯说：胃气上传于肺，其强悍之气上冲于头，沿着咽喉，上走空窍，又沿着眼系，入内连络于脑，再从额部流出，下行并会于足少阳胆经的客主人穴，再沿颊车会合于足阳明胃经，向下行于人迎穴，这就是胃气别出阳明而又合于阳明，使阳明脉搏跳动不止的原因。所以手太阴寸口脉与足阳明人迎脉上下贯通，跳动一致。故阳病而阳明脉反小的是逆证，阴病而太阴脉反大的也是逆证。所以在正常情

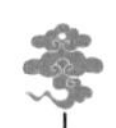

况下，寸口脉和人迎脉的跳动是协调一致的，静则都静，动则都动，就像牵引一根绳索一样互相牵连，如果任何一方偏盛或偏衰，就会发生疾病。

黄帝说：是什么原因使足少阴脉跳动不休呢？岐伯说：这是足少阴脉与冲脉并行的缘故。冲脉，十二经脉之海，与足少阴经的大络一同起源于肾下，从足阳明胃经的气街穴流出，沿着大腿内侧，向下斜行而进入腘中，再沿小腿内侧运行，与足少阴肾经会合，向下行于内踝的后面，再进入足下。又分出一条支脉，斜入内踝，出而入于足背，散属于足跗上，再沿大小趾之间，注入诸络脉之中，从而对足胫起到温养和保护的作用。这就是足少阴脉经常跳动不止的原因。

营卫之气怎样循行

黄帝说：营气和卫气的运行，是上下相互贯通，不断循环往复的。如果突然遭遇邪气侵害，或突受严寒侵袭，邪气滞留在四肢，就会使手足懈怠无力。营气、卫气在经脉内外运行，如果其循行道路及会合之处，都因外邪阻滞不通而导致运行失常，那么营卫之气是怎样往返循环的呢？岐伯说：四肢的末端是阴阳相会的地方，也是营气、卫气通行的大络。气街是营卫之气通行的必经路径。所以，如果邪气阻滞了小络脉，导致络脉不通，那么营卫之气便会通过四街大脉络得到贯通，四肢末端的络脉疏通后，则又会使气会合于四肢，周而复始，循环不止。

黄帝说：很好。“如环无端，莫知其纪，终而复始”，说的就是这个道理了。

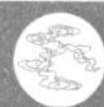

脉候的道理

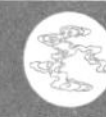

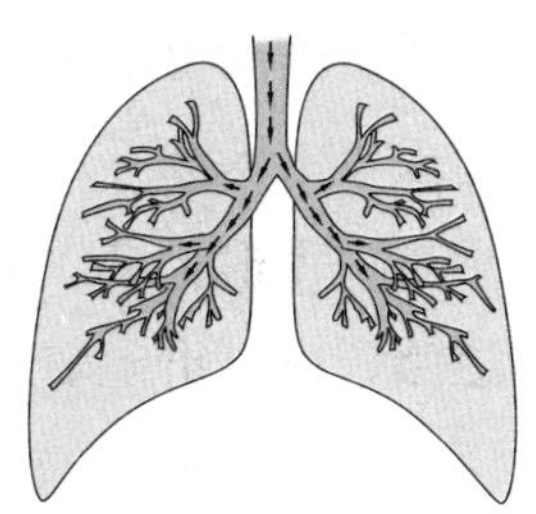

手太阴肺经、足阳明胃经和足少阴肾经脉搏跳动不止的根本原因是胃。胃是五脏六腑所需营气的来源，水谷精微在胃中化生为清气，向上传送于肺，肺气又从手太阴肺经出发，到全身十二经脉中循行，肺气的循行与人的呼吸同时进行，所以一呼脉搏跳动两次，一吸脉搏也跳动两次，呼吸不停止，脉搏跳动也不会停止。

人体的自动适应功能

如果邪气阻滞了四肢末端的络脉，导致络脉不通，那么营卫之气便会自动通过四街这样的路径运行。等络脉疏通之后，营卫之气又会合于四肢，周而复始，循环不止。

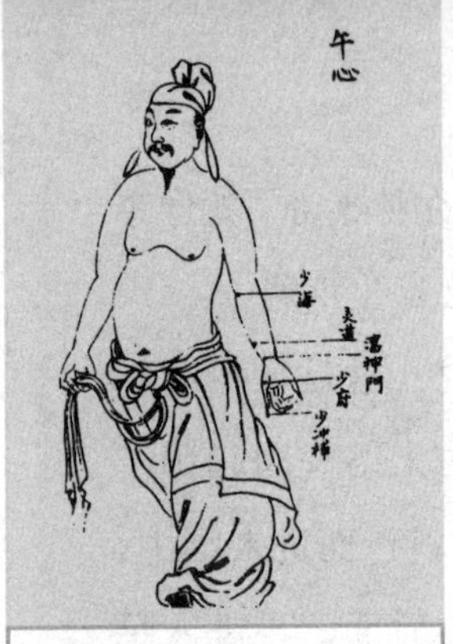

篇六十三

五味论

五味对人体的影响

本篇说明了五味影响五脏所产生的病变，饮食的五味对于人体有其有利的一面，但是食用过多就会对人体造成不利的影响。

五味同时影响生理和心理

黄帝问少俞：食物进入人体后，五味也分别进入脏腑中相应的经络，在此过程中也会导致五脏六腑产生病变。酸味进入筋，会因过量食用酸味，而导致小便不通；咸味进入血液，会因过量食用咸味，而使人口渴；辛味进入气分后，会因过量食用辛味，而使人产生空虚感；苦味进入骨骼后，会因过量食用苦味，而使人呕吐；甘味进入肌肉后，会因过量食用甘味，而使人心中烦闷。我只知道这些，但不明白其中的原因，请您讲解一下。少俞回答：酸味食物进入胃后，酸性收涩，只在上、中二焦运行，而不能迅速吸收，因而滞留在胃中。如果胃中调和，功能正常，就使酸味向下运行，并注入膀胱，因为膀胱的皮薄而且湿软，所以遇酸后就会卷曲收缩，从而使膀胱口不通，影响尿液通行，导致小便不通。由于前阴是诸筋聚集的地方，所以酸味进入胃后便沿着筋运行。

黄帝说：咸味善走血分，为什么多食用带有咸味的东西会使人口渴？少俞说："咸味入胃后，咸味之气向上运行到中焦，而后输注到血脉，再与血相合，和血一同运行，因而血与咸味相合并，会使血液变得浓稠，如果血液浓稠，就会促使胃中的水液注入血脉之中。如果胃中水液不足，就无法向上滋养咽部，这种缺水的状况，会导致咽部干焦、舌根干燥，所以就会感到口渴。因为血脉是中焦精微输送到周身的道路，血也出于中焦，所以咸味入胃后，出于中焦而走血分。"

辛味、苦味和甘味

黄帝说：辛味善走气分，为什么过食辛味的东西会使人心中空虚？少俞

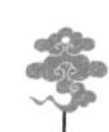

说：辛味入胃后，辛味之气运行到上焦，而上焦是将来自于中焦的水谷精微布散到体表的，所以过量食用姜、韭菜之类的辛味，就会熏蒸于上焦，从而影响营卫之气的运行。如果辛味在胃中留存时间过久，就会使人感到心中空虚。因为辛味与卫阳之气是一同运行的，所以辛味入胃后，会促使卫阳之气外出而流汗，辛味也随汗排泄于体外，这就是辛味走气的道理。

黄帝说：苦味善走骨，为什么过食苦味的东西会呕吐呢？少俞说：苦味入胃后，超过了五谷的气味，所以当苦味进入下脘后，会导致三焦通道闭塞不通。如果三焦不通，那么胃里的食物就不协调，从而使胃气上逆而形成呕吐。由于牙齿是骨的外路，苦味经过牙齿进入人体内，又随呕吐经由牙齿而出，所以说苦味走骨。

黄帝说：甘味善走肌肉，为什么过食甘味会使人烦闷？少俞说：甘味入胃后，导致胃气小而柔弱，不能向上运行到上焦，而经常与食物共同囤积于胃中，所以导致胃气柔润。如果胃气柔润，就会延缓气的运行，容易化湿而产生寄生虫，虫会随着食物的甘味而在胃中蠕动，所以使人烦闷。甘味可以入脾，而脾主肌肉，甘味外通于肌肉，所以说甘味善走肌肉。

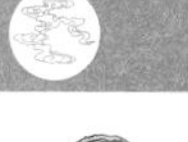

过量食用五味的后果

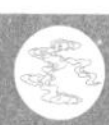

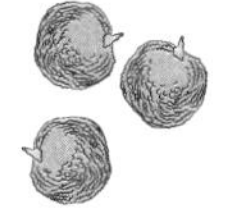

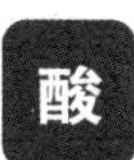

过量食用酸味，会导致小便不通。

原因：膀胱的皮薄而且湿软，所以遇酸后就会卷曲收缩，从而使膀胱口不通，影响尿液通行，导致小便不通。

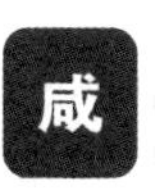

过量食用咸味，会使人口渴。

原因：咸味会导致胃中水液不足，无法向上滋养咽部，导致咽部干焦、舌根干燥，所以就会感到口渴。

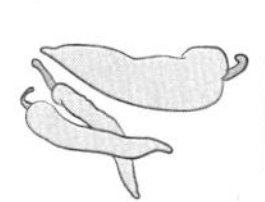

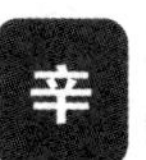

过量食用辛味，会使人产生空虚感。

原因：过量食用姜、韭菜之类的辛味，就会熏蒸于上焦，其气久留于心下，会使人感到心中空虚。

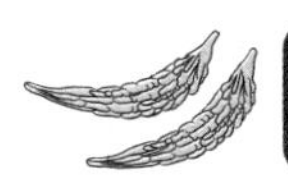

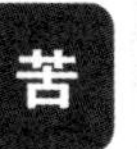

过量食用苦味，会使人呕吐。

原因：苦味进入下脘后，会导致三焦通道闭塞不通。如果三焦不通，那么胃里的食物就不协调，从而使胃气上逆而形成呕吐。

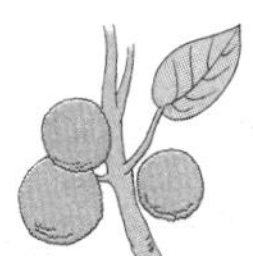

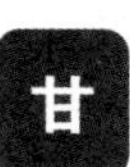

过量食用甘味，会使人心中烦闷。

原因：甘味导致胃气柔润，会延缓气的运行，容易化湿而产生寄生虫，虫会随着食物的甘味而在胃中蠕动，所以使人烦闷。

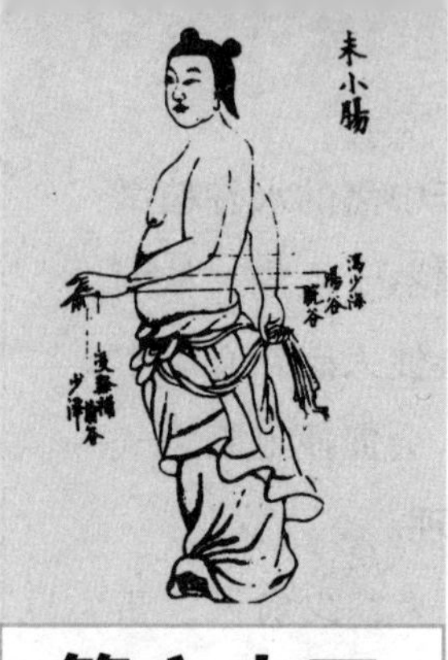

篇六十四

阴阳二十五人

二十五种类型的人

本篇阐述了阴阳五行、五音太少和阴阳属性，二十五种类型的人的特点以及易犯的疾病；叙述了气血盛衰出现在上部或下部的特点，以及如何候察气血的盛衰和脏腑的内在变化。

五形之人

黄帝说：听说人有阴、阳的不同，这是怎样区别的呢？伯高说：天地之间，六合之内，所有事物的变化，都离不开木、火、土、金、水五行，人也与五行相对应。人的二十五种类型与阴阳之人的五种类型是不同的。我已经知道阴阳五态就是指太阳之人、少阳之人、太阴之人、少阴之人、阴阳和平之人的五种类型，那么二十五种人的具体情况，以及气血的形成，分别候察，从人体表现而得知内部状况的情形是怎样的呢？

岐伯说：您问得详细极了！因为您所问的正是先师秘而不传的至道，即使是伯高，也不能完全明白其中的道理。黄帝离开座位，向后退几步，而后很恭敬地说：我听说，遇到可以传授的人而不传给他，是严重的损失，而得到了这种至道便随便泄露，将会遭到上天的厌弃。我迫切希望能得到这一至道，透彻地领悟它，而后将其密藏在金柜里，不敢随便宣扬。岐伯说：首先应探明木、火、土、金、水五种类型的人，然后分辨其五色的不同，再辨别以上五种人的差异，这样二十五种人的形态就具备了。黄帝说：请您详细地讲解。岐伯说：慎重啊！慎重！就让我给您详细地讲解吧。

木形人

岐伯说：木形的人，属于木音中的上角，就像东方的苍帝一样。这类人的形态特征是，皮肤呈苍色，头小面长，肩背宽大，身直，手足小，多有才能，好用心机，体力不强，经常为各种事务忧心劳神。这类人能忍受春

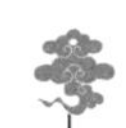

夏的温热，而不能忍受秋冬的寒凉，容易感邪而生病。这一类型的人，属于足厥阴肝经，其性格特征是柔美而稳重。禀受木气而不全的人有上、下、左、右四种类型，左上方是木音中属于大角一类的人，属于左足少阳经之上，其性格谦虚和蔼。左下方是木音中属于判角一类的人，属于左足少阳经之下，其性格刚正不阿。右上方是木音中属于钛角一类的人，属于右足少阳经之上，其性格意气昂扬。右下方是木音中属于左角一类的人，属于右足少阳经之下，其性格随和顺从。

火形人

岐伯说：火形的人，属于火音中的上徵，像南方的赤帝。这类人的形态特征是，皮肤呈红色，脊背宽广，颜面瘦小，头小，肩背髀腹各部发育均匀，手足小，步履稳健，心性急躁，走路时肩膀摇晃，肩背部肌肉丰满，有气魄，不看重钱财，缺少信用，常有思虑，分析问题快而透彻，脸色健康，性情暴躁，患暴病死亡而不能长寿。这类人能忍受春夏的温热，而不能忍受秋冬的寒凉，易在秋冬季节感受邪气而生病。这一类型的人，属于手少阴心经，其性格特征是诚实而守信。禀受火气而不全的人有上、下、左、右四种类型，左上方，在火音中属于质徵类型的人，属于左手太阳经之上，其人见识短浅。左下方，在火音中属于质判类型的人，属于左手太阳经之下，其性格乐观快乐、怡然自得。右上方，在火音中属于右徵类型的人，属于右手太阳经之上，其性格勇于上进而不甘落后。右下方，在火音中属于少徵类型的人，属于右手太阳经之下，其性格多疑。

土形人

岐伯说：土形的人，属于土音中的上宫，宛如中央的黄帝。这类人的形态特征是，皮肤呈黄色，面圆，头大，肩背部丰满健美，大腹，从大腿至足胫部健壮，手足小，肌肉丰满，全身上下各部位发育都很匀称，步履稳健，脚步落地很轻，人喜好安静，乐于助人，不依附于权势，善于团结人心。这类人能忍受秋冬的寒凉，而不能忍受春夏的温热，易在春夏季节感邪而生病。这一类型的人，属于足太阴脾经，具有诚实忠厚的性格特征。禀受土气而不全的人有上、下、左、右四类，左上方，在土音中属于大宫类型的人，属于

五形之人（一）

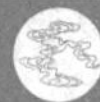

人也分为木、火、土、金、水五种类型，不同类型的人外部特点和易得的疾病都各不相同。天地之间，六合之内，所有事物的变化，都离不开木、火、土、金、水五行。

多愁善感的木形人 例如 **林黛玉**

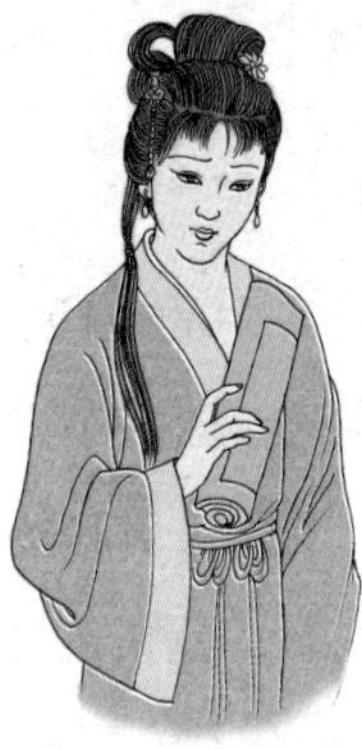

特征

皮肤呈苍色，头小面长，肩背宽大，身直，手足小，多有才能，好用心机，体力不强，经常为各种事务忧心劳神。

疾病抵抗力

能忍受春夏的温热，而不能忍受秋冬的寒凉，容易感邪而生病。

充满活力的火形人 例如 **孙悟空**

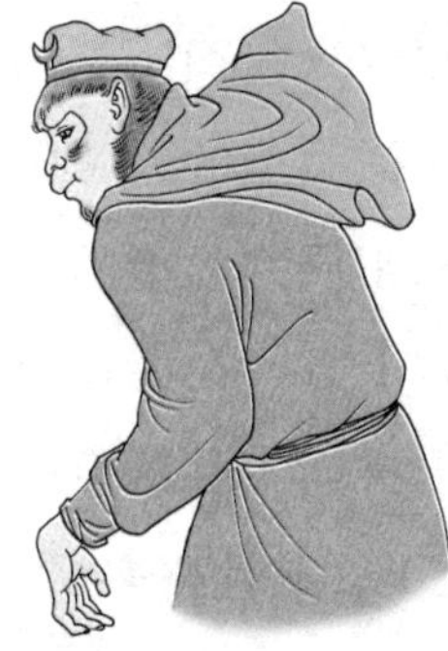

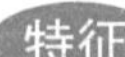

特征

皮肤呈红色，脊背宽广，颜面瘦小，手足小，步履稳健，心性急躁，走路时肩膀摇晃，有气魄，不看重钱财，分析问题快而透彻，脸色健康，性情暴躁，患暴病死亡而不能长寿。

疾病抵抗力

能忍受春夏的温热，而不能忍受秋冬的寒凉，易在秋冬季节感邪而生病。

大智若愚的土形人 例如 **张飞**

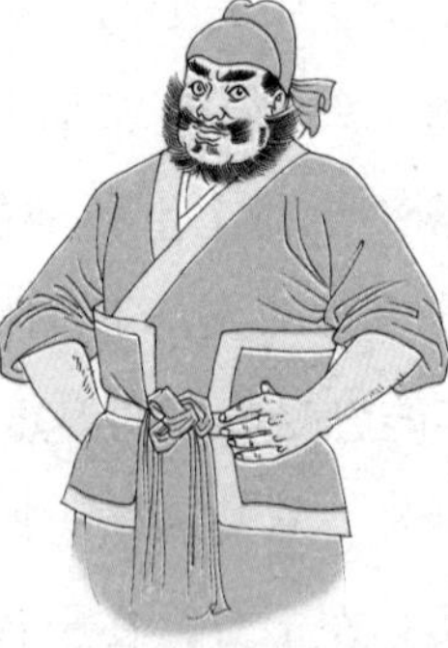

特征

皮肤呈黄色，面圆，头大，肩背部丰满健美，手足小，肌肉丰满，全身上下各部位发育都很匀称，步履稳健，脚步落地很轻，人喜好安静，乐于助人，不依附于权势，善于团结人心。

疾病抵抗力

能忍受秋冬的寒凉，而不能忍受春夏的温热，易在春夏季节感邪而生病。

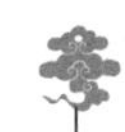

左足阳明经之上，其性格平和而温婉柔顺。左下方，在土音中属于加宫类型的人，属于左足阳明经之下，其性格端庄持重，神情喜悦。右上方，在土音中属于少宫类型的人，属于右足阳明经之上，其性格圆润婉转。右下方，在土音中属于左宫类型的人，属于右足阳明经之下，其性格勤勉好进。

金形人

岐伯说：金形的人，属于金音中的上商，好比西方的白帝。这类人的形态特征是，皮肤呈白色，面部呈方形，头小，肩背瘦小，腹小，手足小，足跟坚壮，其骨如同生在足踵外一样，行动轻快，禀性廉洁，性情急躁，能静能动，动则悍猛异常，适合做官吏。这类人能忍受秋冬的寒凉，而不能忍受春夏的温热，易在春夏季节感邪而生病。这一类型的人，属于手太阴肺经，其性格坚强不屈。禀金气而不全的人有上、下、左、右四类，左上方，在金音中属于钛商类型的人，属左手阳明经之上，其性格洁身自好。左下方，在金音中属于左商类型的人，属左手阳明经之下，其性格潇洒而美好。右上方，在金音中属于左商类型的人，属右手阳明经之上，其性格明辨是非。右下方，在金音中属于少商类型的人，属右手阳明经之下，其性格庄重严肃。

水形人

岐伯说：水形的人，属于水音中的上羽，就像北方的黑帝。这类人的形态特征是，皮肤呈黑色，面不平，头大，颊部较宽广，肩部瘦小，腹大，手足好动，行走时身体摇晃，尻尾部较长，脊背也长，不敬重人也不惧怕人，善于欺诈，容易被人杀害。这类人能忍受秋冬的寒凉，而不能忍受春夏的温热，易在春夏季节感邪而生病。这类人属于足少阴肾经，其性格心胸狭窄，品质卑下。禀水气而不全的人有上、下、左、右四类，右上方，在水形中属于大羽类型的人，属于右足太阳经之上，其性格扬扬自得。右下方，在水形中属于少羽类型的人，属于左足太阳经之下，其性格曲折而不直爽。左下方，在水音中属于众羽一类的人，属于右足太阳经之下，其性格清白洁净。左上方，在水音中属于桎羽类型的人，属于足太阳经之上，其性格安闲恬静。

以上木、火、土、金、水五种形态的人有二十五种变化，因各自具有不同的性格及形态特征，所以众人之间有大欺小、强凌弱的现象。

五形之人（二）

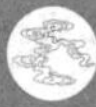

坚持原则的金形人

例如 **诸葛亮**

特征

皮肤呈白色，面部呈方形，头小，肩背瘦小，腹小，手足小，足跟坚壮，行动轻快，禀性廉洁，能静能动，动则悍猛异常，适合做官吏。

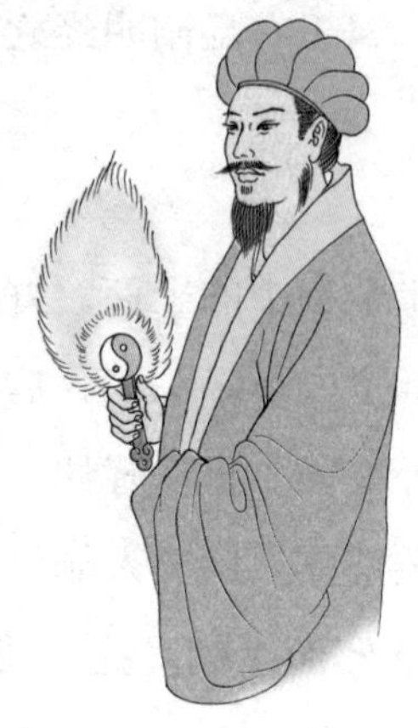

疾病抵抗力

能忍受秋冬的寒凉，而不能忍受春夏的温热，易在春夏季节感邪而生病。

高深莫测的水形人

例如 **曹操**

特征

皮肤呈黑色，面不平，头大，颊部较宽广，肩部瘦小，腹大，脊背也长，手足好动，行走时身体摇晃，不敬重，也不惧怕人，善于欺诈，容易被人杀害。

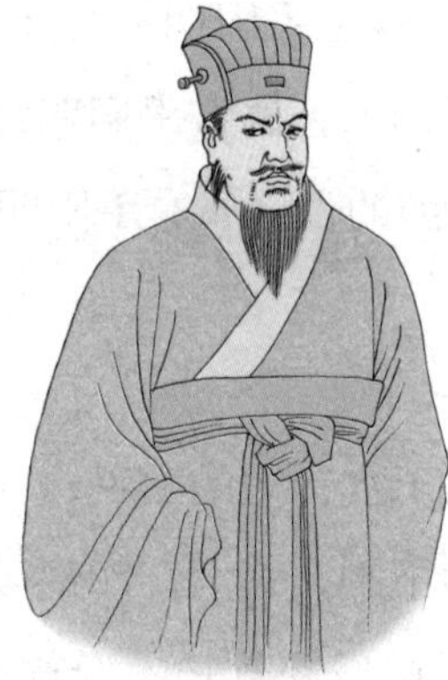

疾病抵抗力

能忍受秋冬的寒凉，而不能忍受春夏的温热，易在春夏季节感邪而生病。

五形人与年忌

五形之人如果形体与皮肤颜色不相称的话，要当心年忌。

年忌

按照五行相生相克的规律，或者形体的五行克制肤色的五行，或者肤色的五行克制形体的五行，每逢遇到年忌，再感受了病邪就会生病，如果疏忽大意，可能会有性命之忧。

年忌的计算

七岁是大忌之年，以后依次加九年，即十六岁、二十五岁、三十四岁、四十三岁、五十二岁、六十一岁都是大忌之年。

形体和肤色相克

黄帝说：有的人已经具备二十五种类型的形体特征，却未显现出相应的肤色，这是为什么呢？岐伯说：按照五行相生相克的规律，或者形体的五行克制肤色的五行，或者肤色的五行克制形体的五行，每逢遇到年忌相加，再感受了病邪就会生病，如果疏忽大意，就会有性命之忧。而形体与皮肤颜色相称，就会平安健康。

黄帝说：形体和肤色相互克制时，能够知道年忌吗？岐伯说：年忌的计算方法是，七岁是大忌之年，以后依次加九年，即十六岁、二十五岁、三十四岁、四十三岁、五十二岁、六十一岁都是大忌之年，不可不注重自己身体和精神的调养，否则极易感受邪气而生病，若稍有疏忽，就会危及生命。所以每逢这些年忌，都要特别注意调养，更不要做奸邪的事，就是这个意思。

黄帝说：先生说过，通过十二经脉在人体的上行循行，气血变化，可以观察到体表的现象，这是为什么呢？岐伯说：在人体上部运行的足阳明经脉，如果气血充足旺盛，那么两颊的胡须长而美；如果血少而气多，则胡须短；如果气少血多，则胡须少；如果气血都不充盛，则无胡须而且口角两旁的纹理较多。在人体下部运行的足阳明胃经，若血气充盛，则阴毛美而长，并可上至胸部；如果血多气少，则阴毛美而短，可上至脐部，行走时喜好高举两足，足趾肌肉较少，足部常感寒冷；如果血少气多，则容易长冻疮；如果血气皆不足，则无阴毛，即使有，也是稀少干枯的，易患肉软、气逆、麻痹等病。

气血与外表

岐伯说：在人体上部运行的足少阳经脉，若气血充足旺盛，则面颊连鬓美而长；血多气少的，则两颊连鬓美而短；如果血少气多，则少胡须；血、气都不充盛的，则无胡须。这类人感受寒湿之邪后，则易患痹证、骨痛、爪甲干枯等证。在人体下部运行的足少阳经脉，若气血充盛，则腿胫部的毛美而长，外踝附近的肌肉肥厚；血多气少的，则腿胫部的毛美且短，足外踝部的皮肤坚硬且厚；血少气多的，则腿胫部的毛较少，外踝部皮肤薄弱而软；血、气都少的，则腿胫部无毛，足外踝部瘦弱无肌肉。

在上部运行的足太阳经脉，若气血充盛，则眉毛清秀且长；如果血多气少，则眉毛干枯，面部多有细小的皱纹；血少气多的，则面部肌肉丰满；气血调和，则面色滋润秀丽。在下部运行的足太阳经脉，若血气充盛，则足跟部肌肉丰满、坚实；如果气少血多，则足跟部肌肉瘦弱、软弱无力；如果气血都不充盛的，则容易发生抽筋、足跟骨疼痛的病证。

手阳明经脉循行于上部，若血气充盛，则唇上胡须清秀而美；如果血少气多，则唇上胡须粗疏而没有光彩；血气都少，则唇无胡须。循行于下部的手阳明经脉，若血气充盛，则腋毛秀美，手掌鱼际部的肌肉经常温暖；若气血都虚弱，则手部肌肉消瘦、寒凉。

手少阳经脉循行于上部，若血气充盛，则眉毛美而且长，耳部明润；若血气都虚少，则耳部焦干，没有光彩。循行于下部的手少阳经脉，若气血充盛，则手部的肌肉厚实、温暖；如果气血都虚弱，则手部的肌肉瘦削、寒凉；气少血多的，则手部肌肉消瘦，而且脉络多。

手太阳经脉循行于上部，若血气充盛，则胡须多，面部丰满；若血气都不充足，则面部肌肉消瘦，面色发黑，暗淡无光。手太阳经脉循行于下部，若气血充盛，则手掌部肌肉丰满；若气血都少，则手掌部的肌肉消瘦、寒冷。

针刺五形人的法则

黄帝说：在针刺治疗时，针刺以上二十五种不同类型的人，有法则吗？岐伯说：眉毛清秀美好的人，是足太阳经脉气血充盛；眉毛稀疏无华的人，是足太阳经脉气血虚少；肌肉丰满而且润泽的人，是血气有余；肌肉丰满而无光泽的人，是气有余而血不足；肌肉消瘦而无光泽的人，是气血均不足。根据人体外在形体表现与体内气血的盈亏，便可得知疾病的虚实及病势的顺逆情况，这样就能做出恰当的治疗。

黄帝说：如何针刺三阴三阳十二经所患的病变？岐伯说：对寸口脉、人迎脉进行切脉，观察其阴阳气血的盛衰变化，再循按其经络所在的部位，以察有无气血凝涩不通的现象。若气血闭塞不通，则机体多有痛痹，严重时气血不能运行，以致脉道滞涩。此时，应采用针刺温补的方法，在其气血通调后才止针。对于气血凝滞于络道，而导致血脉闭塞不通的，应针刺放血，以消除瘀血。所以，对于邪气郁结在上的病证，应采取上病下取的

取穴方法，引导病气下行；凡是上部正气不足的，要采用推而扬之的针法，促使正气上行；若气迟迟不至没有针感，或是气行迟滞而中途滞留的，应刺其滞留之处，以使气上行。必须明确经脉循行路线，才能施行上述治疗方法。如果有寒热相争的痛证，就应根据阴阳偏盛的不同情况，补其不足，泻其有余，调理气血以达到平衡。若脉中虽有瘀滞而尚未凝结的，就应根据不同的情况给予治疗。总之，在熟悉二十五种人的外部特征，经脉上下气血的盛衰、闭塞或畅通等情况的基础之上，才能灵活运用针刺的各种方法和原则。

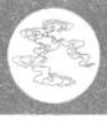

从面容看气血

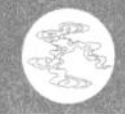

怎样从外表判断气血情况

肌肉丰满而且润泽的人，是血气有余；肌肉丰满而无光泽的人，是气有余而血不足；肌肉消瘦而无光泽的人，是气血均不足。

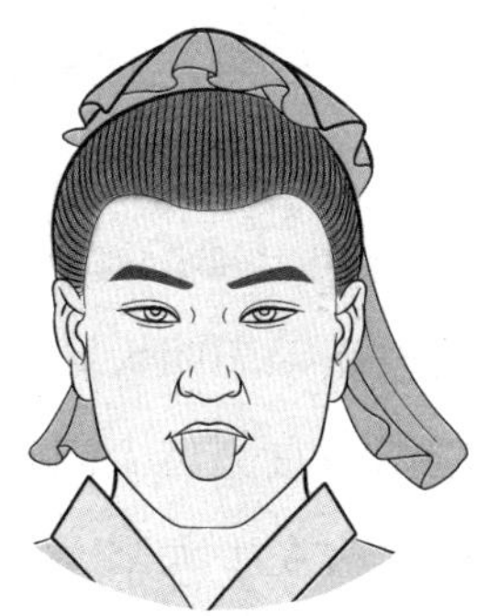

经脉与气血

在上部运行的足少阳经脉，若气血充足旺盛，则面颊连鬓美而长；血多气少的，则两颊连鬓美而短；如果血少气多，则少胡须；血、气都不充盛的，则无胡须。

在下部运行的足少阳经脉，若气血充盛，则腿胫部的毛美而长，外踝附近的肌肉肥厚；血多气少的，则腿胫部的毛美且短，足外踝部的皮肤坚硬且厚；血少气多的，则腿胫部的毛较少，外踝部皮肤薄弱而软；血、气都少的，则腿胫部无毛，足外踝部瘦弱无肌肉。

在上部运行的足太阳经脉，若气血充盛，则眉毛清秀且长；如果血多气少，则眉毛干枯，面部多有细小的皱纹；血少气多的，则面部肌肉丰满；气血调和，则面色滋润秀丽。

在下部运行的足太阳经脉，若血气充盛，则足跟部肌肉丰满、坚实；如果气少血多，则足跟部肌肉瘦弱、软弱无力；如果气血都不充盛的，则容易发生抽筋、足跟骨疼痛的病证。

手阳明经脉循行于上部，若血气充盛，则唇上胡须清秀而美；如果血少气多，则唇上胡须粗疏而没有光彩；血气都少，则唇无胡须。

循行于下部的手阳明经脉，若血气充盛，则腋毛秀美，手掌鱼际部的肌肉经常温暖；若气血都虚弱的，则手部肌肉消瘦、寒凉。

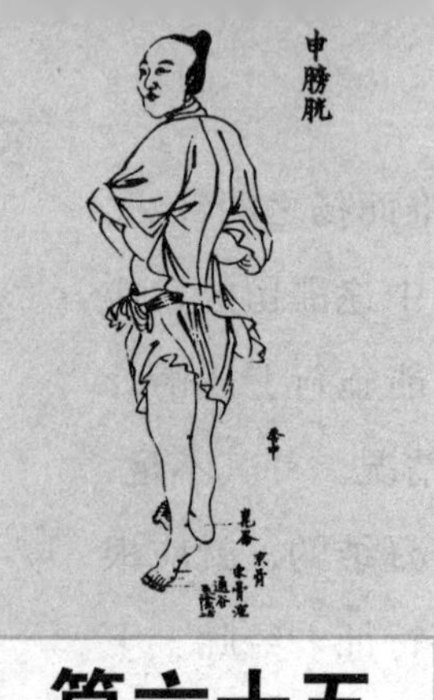

五音五味

五音与气血的联系

篇六十五

本篇说明了手足三阳经与五脏阴经的关系，同时用五味、五谷、五果和五畜来对应五色、五时；论述了须眉和面色与经脉气血的关系，指出了女人、宦官和天阉没有胡须的原因。

五音的区分

凡属火音中右徵、少徵类型的人，遭遇疾病时，应调治右侧手太阳小肠经上部；属金音中左商和火音中左徵类型的人，遭遇疾病时，应调治左侧手阳明大肠经上部；属火音中少徵与土音中大宫类型的人，遭遇疾病时，应调治左侧手阳明大肠经上部；属木音中右角、大角类型的人，遭遇疾病时，应调治右侧足少阳经下部；属火音中大徵、少徵之类的人，遭遇疾病时，应调治左手太阳经上部；属水音中众羽、少羽之类的人，遭遇疾病时，应调治右足侧太阳经下部；属金音中少商、右商之类的人，遭遇疾病时，应调治右侧手太阳经下部；属水音中桎羽、众羽之类的人，遭遇疾病时，应调治右侧足太阳经下部；属土音中少宫、大宫之类的人，遭遇疾病时，应调治右侧足阳明经下部；属木音中判角、少角之类的人，遭遇疾病时，应调治右侧足阳明经下部；属金音中钛商、上商类型的人，遭遇疾病时，应调治右侧足阳明胃经下部；属金音中钛商和木音中上角类型的人，遭遇疾病时，应调治左侧足太阳膀胱经下部。

对应关系

凡是属于火音中上徵、右徵之类的人，对应的是五谷中的麦、五畜中的羊、五果中的杏，在经脉为手少阴，五脏为心，五色为赤，五味为苦，在时为夏。凡是属于水音中上羽、大羽之类的人，对应的是五谷中的大豆、五畜中的猪、五果中的栗，在经脉为足少阴，五脏为肾，五色为黑，五味为咸，在时为冬。凡是属于土音中上宫、大宫之类的人，对应的是五谷中

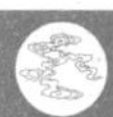

五音与人体

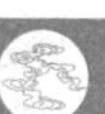

在阴阳五行理论中，五音、五味、五谷、五果、五畜、五色和五时等都是一一对应的。

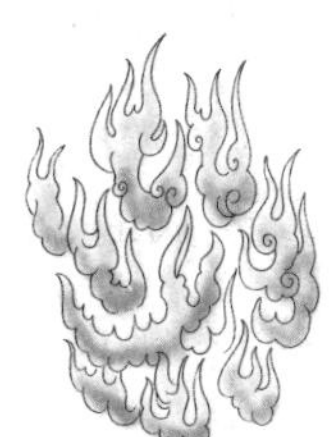

火音

凡是属于火音中上徵、右徵之类的人，对应的是五谷中的麦、五畜中的羊、五果中的杏，在经脉为手少阴，五脏为心，五色为赤，五味为苦，在时为夏。

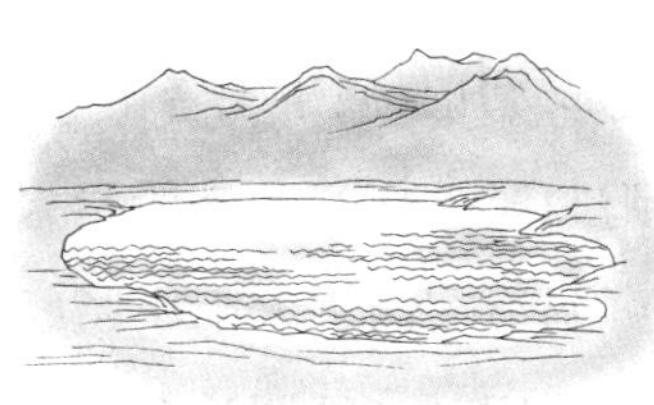

水音

凡是属于水音中上羽、大羽之类的人，对应的是五谷中的大豆、五畜中的猪、五果中的栗，在经脉为足少阴，五脏为肾，五色为黑，五味为咸，在时为冬。

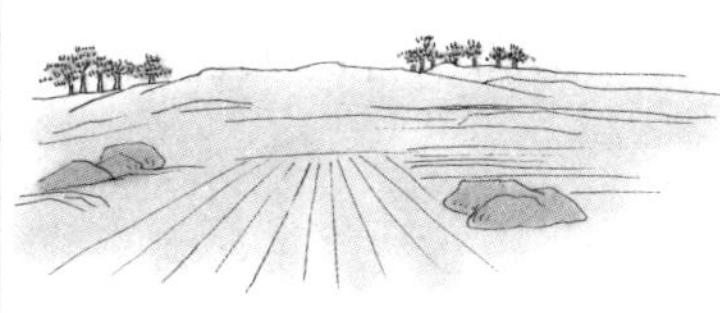

土音

凡是属于土音中上宫、大宫之类的人，对应的是五谷中的稷、五畜中的牛、五果中的枣，在经脉为足太阴，五脏为脾，五色为黄，五味为甘，在时为季夏。

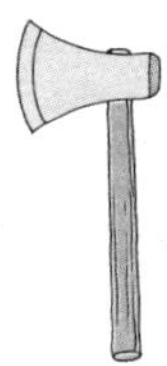

金音

凡是属于金音中上商、右商之类的人，对应的是五谷中的黍、五畜中的鸡、五果中的桃，在经脉为手太阴，五脏为肺，五色为白，五味为辛，五时为秋。

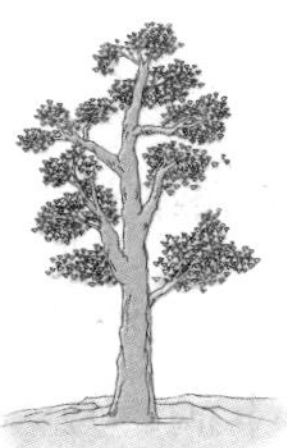

木音

凡是属于木音中上角、大角之类的人，对应的是五谷中的麻、五畜中的狗、五果中的李，在经脉为足厥阴，五脏为肝，五色为青，五味为酸，在时为春。

的稷、五畜中的牛、五果中的枣，在经脉为足太阴，五脏为脾，五色为黄，五味为甘，在时为季夏。凡是属于金音中上商、右商之类的人，对应的是五谷中的黍、五畜中的鸡、五果中的桃，在经脉为手太阴，五脏为肺，五色为白，五味为辛，在时为秋。凡是木音中属于上角、大角之类的人，对应的是五谷中的麻、五畜中的狗、五果中的李，在经脉为足厥阴，五脏为肝，五色为青，五味为酸，在时为春。

凡是属于土音的大宫和木音的上角类型的人，遭遇疾病时，可调治右侧足阳明胃经上部。凡是属于木音中左角、大角类型的人，遭遇疾病时，可调治左侧足阳明胃经上部。凡是属于水音中少羽、大羽类型的人，遭遇疾病时，可调治右侧足太阳膀胱经下部。凡是属于金音中左商、右商类型的人，遭遇疾病时，可调治左侧手阳明大肠经上部。凡是属于土音中加宫、大宫类型的人，遭遇疾病时，可调治左侧足少阳胆经上部。凡是属于火音的质判和土音的大宫类型的人，遭遇疾病时，可调治左侧手太阳小肠经下部。凡是属于木音中判角、大角类型的人，遭遇疾病时，可调治左侧足少阳胆经下部。凡是属于水音的大羽和木音的大角类型的人，遭遇疾病时，可调治右侧足太阳膀胱经上部。凡是属于木音的大角和土音的大宫类型的人，遭遇疾病时，可调治右侧足少阳经上部。

气血与胡须

右徵、少徵、质徵、上徵、判徵等五种都属于火音类型的人；右角、钛角、上角、大角、判角等五种都属于木音类型的人；右商、少商、钛商、上商、左商等五种都属于金音类型的人；少宫、上宫、大宫、加宫、左宫等五种都属于土音类型的人；众羽、桎羽、上羽、大羽、少羽等五种都属于水音类型的人。

*黄帝说：女性之所以没有胡须，是因为没有气血的缘故吗？*岐伯说：冲、任二脉，从胞中发端，又向上运行于脊背，是经脉和络脉汇聚的场所。运行在体表的，沿腹部右侧上行，在咽喉交会，其中的一条分支，从咽喉分出，环绕在口唇周围循行。如果气血俱旺，则肌肉丰满，皮肤润泽，且渗灌到皮肤而滋生毫毛。因女性每月都有月经排出体外，使得冲、任脉的气血不足以滋养口唇，所以女性不生胡须。

外表推断气血

黄帝说：男性中有人损伤了生殖器，造成阳萎，丧失了性功能，可他仍有胡须，这是为什么呢？宦官因受阉割，便不再生长胡须，这又是什么原因呢？请您讲讲。**岐伯说：宦官受阉割，是将睾丸切除，使得冲脉受伤，导致血外泄而不能恢复正常的运行，伤口愈合后皮肤干结。口唇周围得不到冲脉和任脉的气血滋养，所以就不再长胡须。**黄帝说：有的人是天阉，既不像女性般排月经，也不生胡须，这又是什么原因呢？**岐伯说：这是先天具有的性生理缺陷，冲、任二脉不充盛，外生殖器不健全，虽有气但血不足，不能向口唇周围提供滋养，所以不生胡须。**

黄帝说：讲得太好了！圣人能通晓万事万物，就像日月的光芒，又像擂鼓作响，听到声音，就能知道它的形状，除了先生您，谁还能明了这万事万物的道理呢？所以有才智的人，善于体察他人的颜色，如面色黄赤的，便知道其体内气血偏热；面色青白的，便知道其体内气血偏寒；面色黑的人，便知其多血少气；眉清目秀的人，是太阳经脉多血；须髯很长的人，是少阳经脉多血；胡须美的人，是阳明经脉多血。这是一般的规律。

人体内各经脉中气血多少的常理是，太阳经通常多血少气；少阳经通常多气少血；阳明经通常多血多气；厥阴经通常多气少血；少阴经通常多血少气；太阴经通常也是多血少气。这是先天的常数。

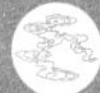

外表与气血

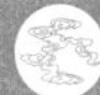

通过外表可以推断气血的情况。

外表	推断
面色黄赤	体内气血偏热
面色青白	体内气血偏寒
面色黑	多血少气
眉清目秀	太阳经脉多血
须髯很长	少阳经脉多血
胡须美	阳明经脉多血

经脉中气血的常理

太阳经通常多血少气；少阳经通常多气少血；阳明经通常多血多气；厥阴经通常多气少血；少阴经通常多血少气；太阴经通常也是多血少气。

女性为什么不长胡须

女性气有余而血不足，每月都有月经排出体外，使得冲、任脉的血气不足以滋养口唇，所以女性不生胡须。

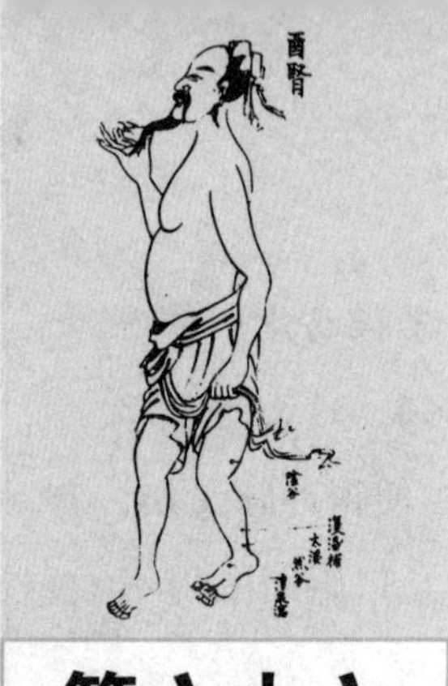

百病始生

疾病产生的原因

篇六十六

本篇把疾病产生的原因分为外来致病因素和精神致病因素，而人体的正气不足是主要原因，并详细解释了外来致病因素的传变次序。

致病的因素

黄帝向岐伯问道：任何疾病的产生，都因风、雨、寒、暑、凉、湿的侵袭，以及喜怒等情志的内在因素所致。若喜怒不加节制，就会使五脏受伤；遭遇风雨寒暑之邪，会使人体外部受伤。风雨的邪气，伤害人的上半身；寒湿的邪气，伤害人的下半身。人体上中下三个部位遭受的邪气各不相同，我想听闻其会通的道理。岐伯说：三种邪气伤害的部位是不同的，它们有的先发于阴分，有的先发于阳分，请让我说明其中的道理。凡喜怒不加节制，就会伤害人体的五脏，五脏属阴，五脏受伤则疾病起于阴分；寒湿风邪侵袭人体下部，会导致病起于下；风雨的邪气侵袭人体上部，会导致病起于上。这就是邪气致病的三个方面，至于邪气侵袭人体后引起的变化，是不可胜数的。

黄帝说：我对这些千变万化的病变不能尽数，所以向您请教，希望听闻其大道。岐伯说：风、雨、寒、热的邪气，如果不遇到身体虚弱的病人，一般不能单独伤人。如果突然遇到急风暴雨而没有生病的人，是因为其身体健壮，正气不虚，所以病邪是不能单独伤害人的身体的。凡是疾病，必定生成于人体虚弱，又遭受了邪气侵袭之时，只有两虚结合，才会产生疾病；如果身体强壮，肌肉坚实，四时之气也正常，即使遭受了邪风侵袭，也不一定会得病。凡是疾病的发生，既与四时之气的变化有关，又取决于身体强壮与否。邪气大都根据其不同的性质而侵袭人体的不同部位，再根据发病部位的不同来决定病名。人体可从纵向划分为上、下、中三部，又可从横向划分为表、里和半表里三部。

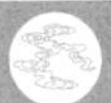

疾病的产生

疾病的产生分为外邪因素和情志因素，是外因和内因综合作用的结果。

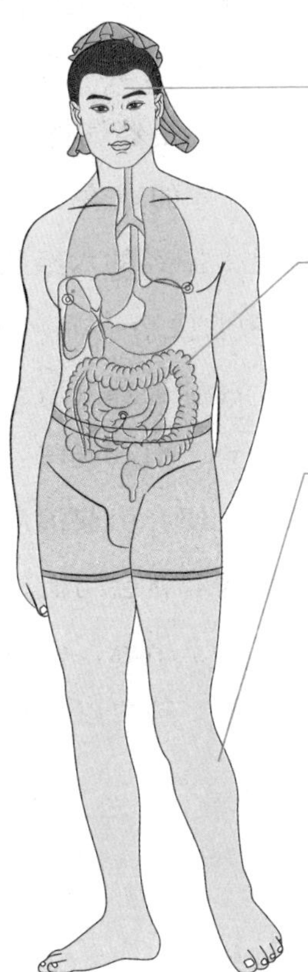

风雨的邪气侵袭人体上部，会导致病起于上。

喜怒不加节制，就会伤害人体的五脏，五脏属阴，五脏受伤则疾病起于阴分。

寒湿邪气侵袭人体下部，会导致病起于下。

邪气大都根据其不同的性质而侵袭人体的不同部位，再根据发病部位的不同来决定病名。人体可从纵向划分为上、下、中三部分，又可从横向划分为表、里和半表里三部分。

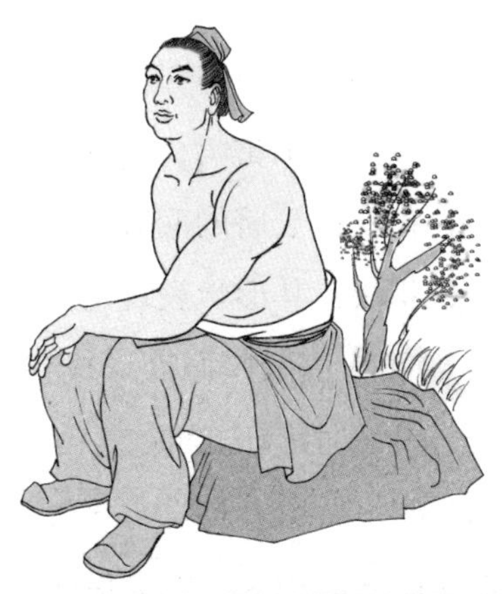

如果身体强壮，四时之气也正常，正气充足，即使遭受了邪风侵袭，也不一定会得病。

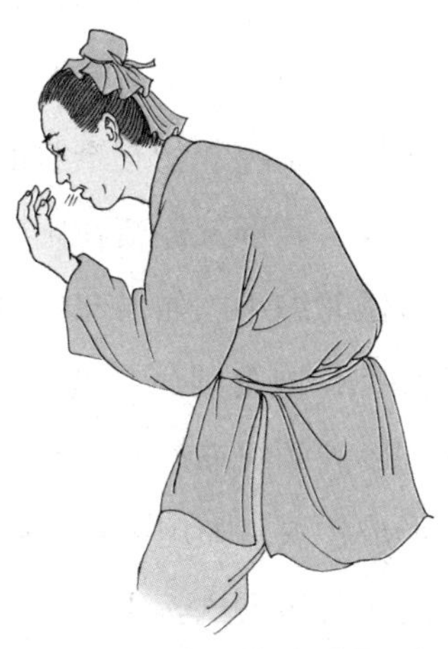

人体虚弱，又遭受了邪气侵袭，两虚结合，才会产生疾病。

邪气侵犯的顺序

岐伯说：邪气侵犯人体，必然从最表层的皮肤开始，若皮肤松弛，则腠理开泄，腠理开泄则邪气从毛孔进入，如果邪气向深处侵犯，则会出现恶寒战栗、毫毛悚然直立、皮肤疼痛的症状。倘若邪气滞留在体中，就会逐渐传到络脉，导致肌肉疼痛。疼痛时作时止，是邪气将从络脉向经脉转移。若病邪仍滞留在经脉中，就会出现恶寒和惊悸的现象。邪气继续留滞不去，传入输脉，又停留于输脉时，就会导致足太阳经的六经腧穴受病，阻隔六经之气，并使其不能通达于四肢，以致四肢关节疼痛，腰脊也强痛不适。邪气如再滞留不去，则传入脊内的冲脉，冲脉被邪气所犯，就会感到身体沉重疼痛。若邪气依旧不散，则会传入肠胃，引起肠鸣、腹胀。寒邪重的则肠鸣并排出不消化的食物，继而热邪盛，便会引起泻痢。若邪气仍留滞不去，传到肠胃膜原，留驻于血脉之中，病邪就会与血气凝结，日久成为积块。邪气侵犯人体后，或留于孙脉，或留于络脉，或留于经脉，或留于输脉，或留于伏冲之脉，或留于膂筋，或留于肠胃以外的膜原，上连于缓筋，邪气泛滥于人体的各个部位，是难以说完的。

积块形成的缘由

黄帝说：我想全面了解其中的缘由。岐伯说：邪气停留在孙络形成积块，其疼痛点上下往来，因积块停留在孙络，而孙络处于浅表又松弛，所以无力拘束积块，便使痛块在肠胃中间游动。有水时，会发出濯濯的声音，有寒时，则出现腹胀、雷鸣、相互牵引的声音；寒邪盛则腹部胀满雷鸣，并常有刀割一样的疼痛。若邪气停留在阳明经而形成积滞，积滞位于脐的两旁，饱食后增大，饥饿时缩小。如果邪气滞留于缓筋而形成积块，其形状表现与阳明经的积块相似，饱食则痛，饥则痛止。邪气留滞于肠胃部的膜原而形成积块，会牵连到肠外的缓筋疼痛，特点是饱食后不痛，饥饿时疼痛。邪气停留在伏冲脉而形成积块，如用手切按腹部，会有动感，放手后患者自觉有热气下行到两股间，犹如用热汤浇灌般。邪气停留在膂筋而形成积块，饱食后肠胃充实，用手摸不到积块的形状，饥饿时肠胃空虚，则可以摸到积块的形状。邪气停留在输脉而形成积块，会导致脉道闭塞不通，津液不能散布，孔窍干涸壅滞。这些就是邪气由内至外、从上到下的病证迹象。

积块的形成

黄帝说：积块开始发生及形成的情况是怎样的？岐伯说：积块发生于寒邪的侵入，伴随寒邪厥逆上行而形成。黄帝说：寒邪是怎样造成积病的？岐伯说：寒邪造成厥逆之气，先使足部痛滞，继而产生胫部寒冷，胫部寒冷会使血脉凝涩、血脉不通，则寒气上逆而进入肠胃，从而导致气机不通、肠胃胀满；肠胃胀满则使肠外的水液汁沫积聚不能消散，这样日复一日，便形成积病。又因突然暴饮暴食，而使肠胃经脉过于充盛，或因生活起居失常，或因用力过度，都可以伤害络脉。若上部的络脉受伤，则血向外溢，出现流鼻血的症状；若下部的络脉受伤，则血向内溢，出现大便出血的症状；如果肠胃的络脉受伤，则血溢于肠道外，若肠外有寒邪，肠外的水液汁沫与血液搏结，凝聚不散，就形成积块。此外，如果突然受到外来寒邪的侵袭，再加上忧愁思虑，或有郁结的愤懑，则使气机上逆，气机上逆会导致足六经气血运行不顺畅，从而导致阳气不通，使血液在内部凝结，不能布散，津液涩滞而形成积块。

五脏的病变

黄帝说：五脏的疾病是怎样形成的呢？岐伯说：愁思忧虑过度，则伤害心脏；形体受寒，再加饮食寒冷，就会使肺脏受到伤害；愤恨恼怒过度，则伤害肝脏；酒醉后行房事，汗出又吹风，则伤害脾脏；用力过度，或房事后汗出洗浴，则伤害肾脏。这就是内外上下三部的发病情况。

黄帝说：应怎样治疗这些疾病呢？岐伯说：仔细审查病痛所在的部位，就可以得知病变的所在，然后根据其病证的虚实，当补则用补法，当泻则用泻法，不要违背四时气候和脏腑相应的原则，这就是至高的治疗法度。

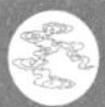

五脏的养生

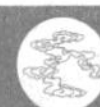

在现代人的日常生活中，只要稍加留心，就可以避免对五脏的很多伤害。

五脏容易得病的情况

愁思忧虑过度，则伤害心脏；形体受寒，再加饮食寒冷，则伤害肺脏；愤恨恼怒过度，则伤害肝脏；酒醉后行房事，汗出又吹风，则伤害脾脏；用力过度，或房事后汗出洗浴，则伤害肾脏。

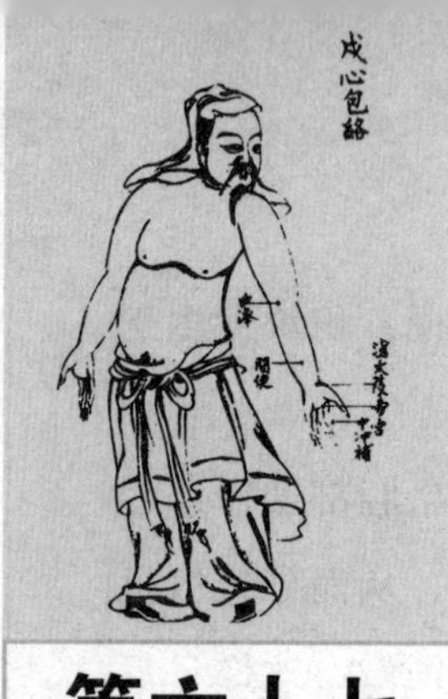

篇六十七

行针

针刺后的不同反应

本篇阐述了针刺后出现的六种不同反应及其原因，主要是各人体质不同，气血盛衰也有差异。

针刺的反应

黄帝向岐伯问道：我从夫子这里学习了九针的相关理论，在对百姓进行施治的过程中，看到他们的气血盛衰不同，对针刺的反应也有所不同。有的人在进针之前就有反应，有的在进针后马上就有反应，有的则在拔出针之后才有反应，还有人要经过数次针刺后才有反应，有的在针刺后产生晕针，有的数次针刺后病情反而加重。以上这六种针刺时的表现各不相同，我想听闻其中的道理。

岐伯说：重阳类型的人，易于激动，高度敏感，对针的反应很强烈。黄帝说：怎样才能判断哪些人是重阳类型的人呢？岐伯说："重阳类型的人，感情丰富，性情如火一样炽热，说话爽朗流利，走路时趾高气扬，心肺的脏气有余，阳气旺盛而滑利，情绪激扬，易于激动，所以在出针后得气快。

黄帝说：有些重阳类型的人，其精神并不易于激动，针刺时得气不快，这又是为什么？岐伯说：这种人虽然阳气炽盛，但阴气也盛。黄帝说：怎么知道这种人阳中有阴呢？岐伯说：多阳的人多心情愉悦，多阴的人多恼怒，但又很容易缓解，所以说这种类型的人阳中有阴。这种人阴阳离合困难，所以就不易激动，反应也不太强烈。

阴阳体质与针刺反应

黄帝说：有的患者对针刺很敏感，下针后很快得气，这是什么原因呢？岐伯说：这是因为他们阴阳协调，气血润泽畅通，所以进针后很快就出现得气的反应。

黄帝说：有的人在针拔出后才出现反应，这是为什么？岐伯说：这类人阴气多而阳气少，阴气的性质是下降，阳气的性质是上浮，因为其阴气偏盛，主收敛，出针后，阳气随针而上浮，才出现反应。

黄帝说：数次针刺才有反应，这又是为什么呢？岐伯说：为这种人多阴而少阳，神气沉潜很难激动，所以数次针刺后才有感觉。

黄帝说：针刺后为何会出现晕针呢？岐伯说：凡是针刺后出现晕针以及针刺数次后病情加重的，与人体阴阳二气偏于阴阳或经气沉浮无关，这都是医生拙劣的医术所致，与患者的体质无关。

针刺的反应

由于病人的体质和阴阳情况都不同，所以即使接受同样的针刺治疗也可能产生不一样的反应。

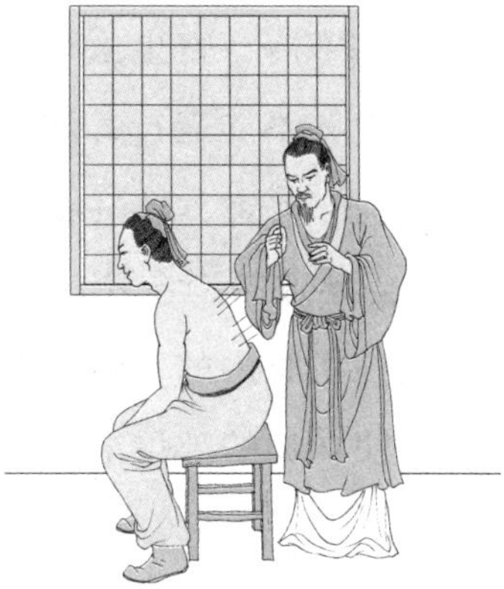

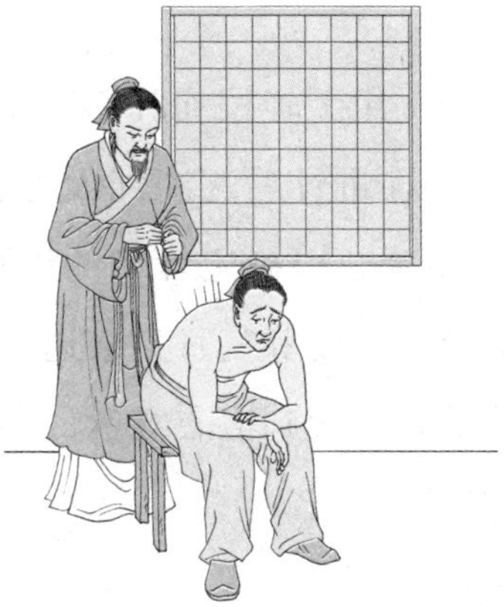

出针后得气快

1 重阳类型的人，心肺的脏气有余，阳气旺盛而滑利，情绪激扬，易于激动，所以在出针后得气快。

下针后很快得气

2 阴阳协调的人，气血润泽畅通，所以进针后很快就出现得气的反应。

针拔出后才有反应

3 这类人阴气多而阳气少，阴气的性质是下降，阳气的性质是上浮，因为其阴气偏盛，主收敛，出针后，阳气随针而上浮，才出现反应。

针刺时得气不快

4 阳中有阴的人，阴阳离合困难，所以就不易激动，反应也不太强烈。

数次针刺才有反应

5 这类人多阴而少阳，神气沉潜很难激动，所以数次针刺后才有感觉。

晕针

6 这都是医生拙劣的医术所致，与患者的体质无关。

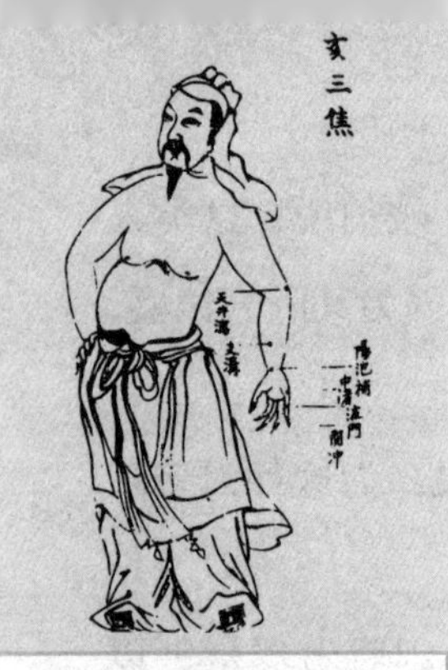

上膈

膈证的治疗

篇六十八

本篇阐述了“气为上膈”和“虫为下膈”的成因，同时也说明了治疗方法，针刺应该温针以祛其寒，再配合调理才能取得理想的疗效。

膈证的形成

黄帝说：气机郁结所形成的食物入胃后即吐的上膈，我已经知道了。但因为虫积在下而形成的下膈，食物后一天才吐出，我不明白其中的道理，请您详细地谈一谈。岐伯说：由于喜怒无常，饮食不加节制，寒温不调和，而使寒汁流注于肠中，寒汁流于肠就会使寄生虫感到寒冷，寄生虫受寒就会积聚不动，潜伏在下脘部，从而引起肠胃扩张，卫气不能运行，邪气独存于体内。人进食时，寄生虫上行觅食，从而使下脘部空虚，邪气就乘虚侵袭，形成积聚，天长日久，就形成内痈，内痈会导致肠道狭窄，传化不利。所以经过一天的时间，仍会吐出。痈肿发生在下脘内的，痈的部位较深；痈肿发生在下脘外的，痈的部位较浮浅，会使在痈的部位上的皮肤发热。

膈证的治疗

黄帝说：怎样针刺治疗这一病证呢？岐伯说：用手轻按痈肿部，注意痈肿的大小和发展的动向。先在痈肿周边浅刺，在进针后逐渐加大力度，如此反复而不能超过三次。再观察痈肿病位的沉浮，以确定针刺的深浅。针刺后，必须进行热熨，促使热气进入痈肿深处，迫使邪气日益衰退，痈肿就会消散。在治疗的同时，还应加以适当的护理，做到清心寡欲，心平气和，再服用咸苦的药物，以软坚化积，使食物得以消化。

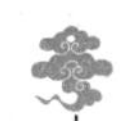

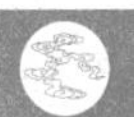

膈证的治疗

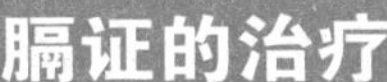

治疗方法

1	用手轻按痈肿部，注意痈肿的大小和发展的动向
2	先在痈肿周边浅刺，进针后逐渐加大力度，如此反复而不能超过三次
3	观察痈肿病位的沉浮，以确定针刺的深浅
4	针刺后，必须进行热熨
5	治疗的同时，还应加以适当的护理，做到清心寡欲，心平气和，再服用咸苦的药物

主要穴位与其功能

穴位	主要功能
神门	心神不宁、心绞痛、神经衰弱、健忘多梦、精神疾病、便秘、心脏病
阳池	糖尿病、神经痛、手部痛、手部关节炎
合谷	高血压、耳鸣、眼睛疲劳、发热头痛、盗汗自汗、感冒
梁丘	胃痉挛、痢疾、膝痛、坐骨神经痛
血海	妇女病、变形性膝关节炎症、贫血
陵泉	水肿、妇女病
足三里	能治百病，如胃酸过多、胃下垂、半身不遂、高血压、贫血、失眠等
解溪	便秘以及由此引起的头痛、膝痛、头面浮肿、下肢麻木、足踝关节酸痛
冲阳	过敏性体质、神经衰弱、食欲不振、脚痛
然谷	脚底痛、扁桃腺发炎、怕冷、生理不顺
委中	坐骨神经痛、腰痛、背痛、关节风湿痛、流鼻血、高血压
承山	小腿肌肉痉挛、坐骨神经痛、腰痛、痔疮、脱肛、便秘
三阴交	更年期综合征、泌尿系统疾病、生殖系统疾病、下肢内侧疾病
太溪	肾脏病、扁桃腺发炎、中耳炎、便秘、足部风湿疼痛
涌泉	生殖器官疾病、肾脏病、高血压、头痛头晕、咽痛失音、失眠、气喘、增强精力
太白	消化不良、脚部冰冷、消化系统病
足心	头晕目眩、五心烦热

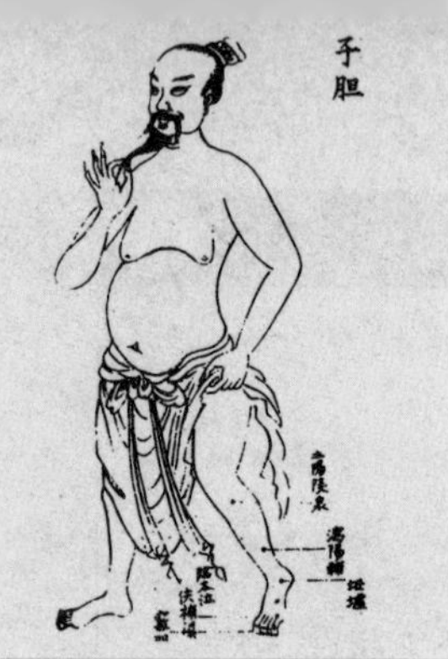

忧恚无言

失音的治疗

篇六十九

本篇论述了失音的病因和刺治的方法，说明了各发音器官的功能及其病理。因为以突然忧愤引起失音为论题，所以用忧恚无言作为篇名。

失音

黄帝向少师问道：有的人突然忧愁或愤怒，以致发不出声音，是哪一气血通道被阻塞了？哪一种气机不行，才使其发不出声音呢？我希望听闻其中的原因。少师回答：咽喉，下通于胃，是受纳水谷的必然通道；喉咙向下与肺相通，是气息出入的通路；会厌，在咽部和喉咙之间，是发声的门户；口唇是开启声音开合的两扇门；舌是发出声音语言的器官；悬壅垂是发声的关键；颃颡是口鼻气互通的孔窍；横骨受意识的控制，是舌头运动的枢机。所以，鼻涕外流不止的人，是颃颡不开，分气功能失常的缘故。会厌小而薄的人，则呼吸畅快，开闭利落，出气容易，言语流畅。会厌大而厚的人，则开合困难，出气迟缓，所以会口吃。突然失音的人，是由于会厌受到寒邪的侵袭，活动不自如，所以就发不出声音。

黄帝说：怎样用针刺治疗呢？岐伯说：足少阴肾经的经脉，沿着足部上行，连属于舌根部，并与横骨相连，在会厌部位终止。因此，针刺时，取足少阴肾经上连于会厌的血脉刺治，就会将浊气排出，因为会厌与任脉相连，所以再针刺任脉的天突穴，就会使会厌开合正常，恢复发声。

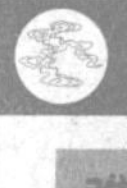

失音

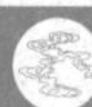

难字释义 “恚”是愤怒的意思，音 hui，四声。

失音的原因

突然失音的人，是由于会厌受到寒邪的侵袭，活动不自如，所以就发不出声音。

怎样治疗失音

针刺时，取足少阴肾经上连于会厌的血脉刺治，就会将浊气排出，因为会厌与任脉相连，所以再针刺任脉的天突穴，就会使会厌开合正常，恢复发声。

寒热

淋巴结核的治疗

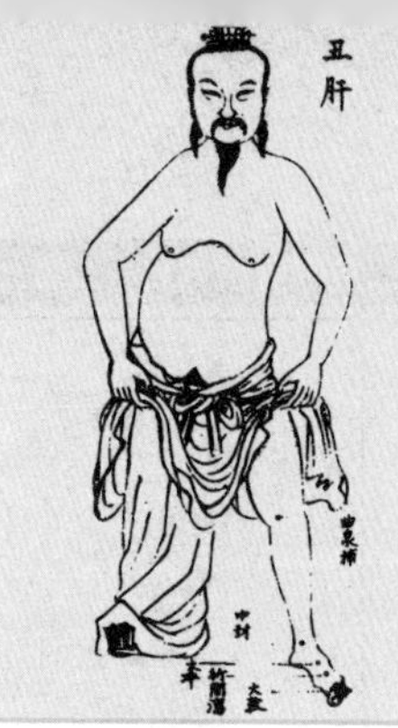

篇七十

本篇简要介绍了瘰疬病的形成原因和治疗方法，以及怎样判断患瘰疬者的病情。

瘰疬病

黄帝向岐伯问道：为什么时冷时热的瘰疬病，多发于颈项和腋下呢？岐伯说：这是鼠瘘病，是寒热的毒邪之气，聚集在经脉之中不能排出造成的。黄帝说：怎样消除呢？岐伯说：鼠瘘的病根在内脏，它形成的症状，上出于颈腋之间，如果毒邪只浅浮在血脉中，而尚未附着于肌肉，只要在浅表部位化成脓血，就比较容易祛除了。

黄帝说：如何治疗呢？岐伯说：首先要从根源消除体表的瘰疬，使毒气衰退，拔除寒热的根源。而后审察病邪所在的脏腑经脉，循经取穴，针刺时缓进缓出，使补泻得当，以祛除毒邪。如果瘰疬初起，其形小如麦粒，一次就能见效，三次就能痊愈。

黄帝说：如何判断患瘰疬者的生死呢？岐伯说：诊断时，翻看患者的眼皮进行观察，眼中会有红色的脉络，由上而下贯穿于瞳孔。若出现一条红色的脉络，一年之内必死；出现一条半的，一年半之内必死；出现两条的，两年之内必死；出现两条半的，两年半之内必死；出现三条的，三年之内必死。如果出现的红色脉络尚未贯穿瞳孔的，则还可以进行救治。

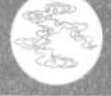

瘰疬病

时冷时热的瘰疬病	治疗方法
病根在内脏，它形成的症状，上出于颈腋之间。	1. 要从根源消除体表的瘰疬，使毒气衰退。 2. 针刺时缓进缓出，使补泻得当，以祛除毒邪。 3. 如果瘰疬初起，其形小如麦粒，一次就能见效，三次就能痊愈。

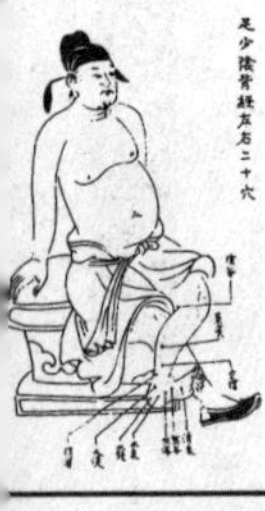

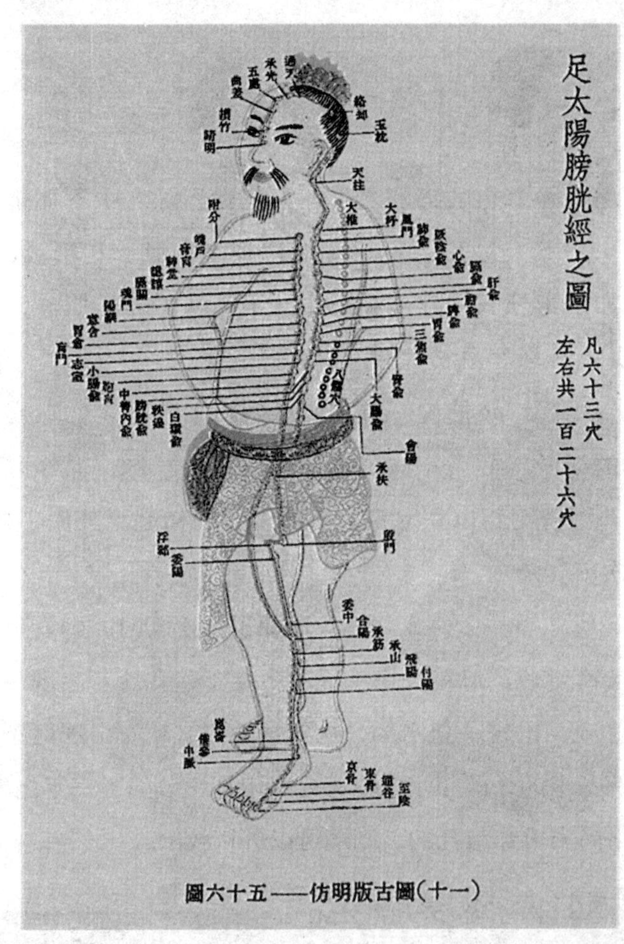

圖六十五——仿明版古圖(十一)

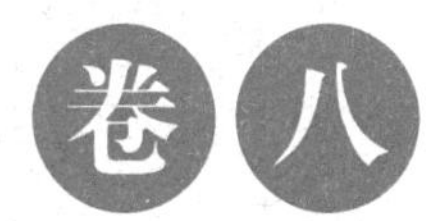

运气

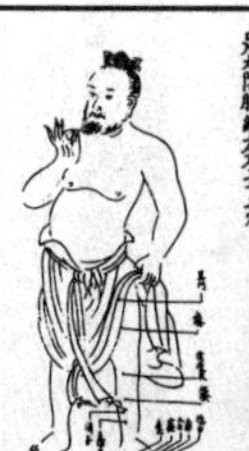

本卷以天文、气象、生物、物候、历法等多种学说来阐述自然气候变化规律对生物、人体生命的影响，反映出“人与天地相应”的中医整体观，突出了自然变化和人体生命活动的各种节律，并对各年气候变化和疾病流行情况进行了推测，据此确定预防疾病的措施。

本卷内容提要

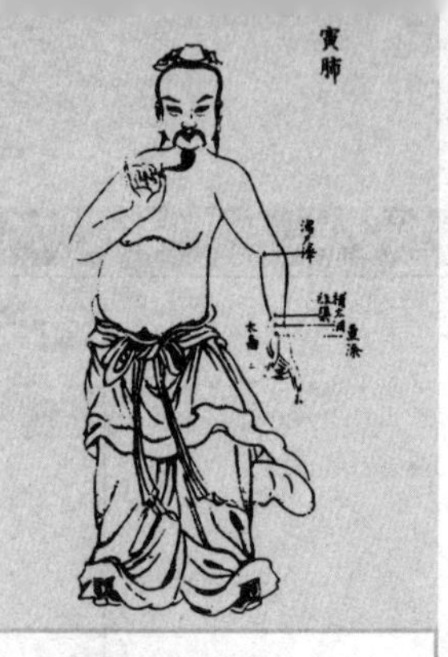

篇七十一

邪客

失眠的治疗

本篇论述了失眠的原因是内脏受邪气干扰，叙述了手太阴经和厥阴经的本经腧穴位及其补正泻邪的刺法。指出心为五脏六腑的主宰，不能容邪，容邪则伤人。

失眠

黄帝向伯高问道：邪气侵犯人体之后，有时会令人不能安睡，这是什么原因造成的呢？伯高说：食物进入胃中，被消化后，其糟粕、津液、宗气分为三条通道。宗气积聚在胸中，从喉咙中流出，通过心肺，变为呼吸之气。营气分泌津液，注入经脉中，化为血液，营养四肢，又向内灌注于五脏六腑，与昼夜百刻的计数相应。卫气滑利彪悍，流动迅猛，它首先在四肢、分肉、皮肤之中运行；白天从足太阳膀胱经出发，而后在人体的阳分运行，夜间由足少阴肾经开始，而后在阴分运行，在五脏六腑之间不停地运行。若邪气滞留于五脏六腑，就会限制卫气，从而使卫气仅能保护体表，只能行于阳分而不能入于阴分。由于卫气仅在阳分中运行，就导致在表的阳气偏盛，使阳跷脉气充盛，卫气不得入通于阴分，导致阴虚，所以人就不能闭目安睡。

黄帝说：说得好！应该怎样治疗这种病呢？伯高说：治疗它应采用补其不足，泻其有余的方法，以求调和虚实，协调阴阳之气，畅通其通路，从而使厥逆的邪气被消除，令病人服半夏汤一剂，使阳通利，这样便能够安然入眠。

半夏汤的做法

黄帝说：非常好！这种方法就像疏通管道，清除淤塞，使经络通畅，阴阳调和！希望您能把半夏汤的成分、制法和服用方法告诉我。伯高说：半夏汤，是用千里长流水八升，用勺搅拌，待其沉淀澄清后，取上面的清水五升，用芦苇做燃料，用大火煮沸；而后放入秫米一升、剖开的半夏五块，再用芦苇火慢慢地煎熬，使之浓缩成一升半，去掉药渣；每次服一小杯，每日三次，

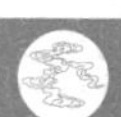

失眠的治疗

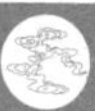

失眠的根本原因是内脏受邪气干扰，所以要用针法祛除邪气，再服用半夏汤就可以恢复睡眠。

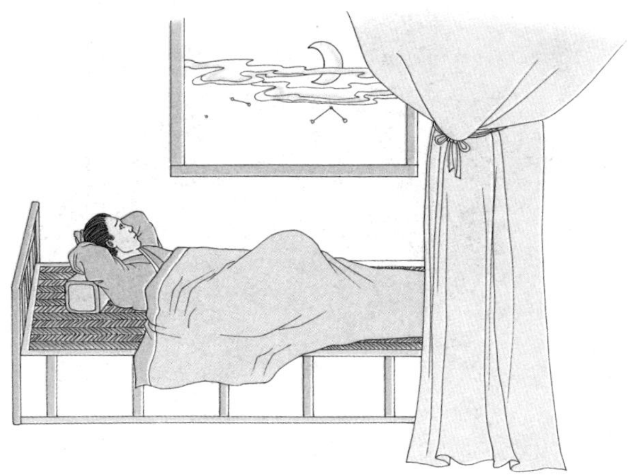

失眠的原因

若邪气滞留于五脏六腑，就会限制卫气，仅在阳分中运行，就导致阳气偏盛，使阳跷脉气充盛，卫气不得入通于阴分，导致阴虚，所以人就不能闭目安睡。

治疗原则

应采用补其不足，泻其有余的方法，以求调和虚实，协调阴阳之气，畅通其通路，从而使厥逆的邪气被消除，令病人服半夏汤一剂，这样便能够安然入睡。

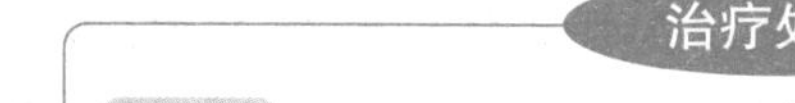

治疗处方

半夏汤 用千里长流水八升，用勺搅拌，待其沉淀澄清后，取上面的清水五升，用芦苇做燃料，用大火煮沸；而后放入秫米一升、剖开的半夏五块，再用芦苇火慢慢地煎熬，使之浓缩成一升半，去掉药渣。

然后逐次加量，以见效为度。如果刚产生疾病，服药后应立刻静卧，只要一出汗，病就会痊愈。即使得病时间较长，服三剂后也可以痊愈。

人体与自然界的对应

黄帝问伯高：我希望听闻人体的四肢百节与自然界相应的道理。

伯高回答说：天是圆的，地是方的，人头圆足方，与天地相应；天空中有日月，人有双眼；地上有九州，人有九窍；天有风雨阴晴，人有喜怒哀乐；天有雷电，人有声音；天有四季，人有四肢；天有五音，人有五脏；

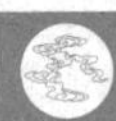

人体与自然界的对应

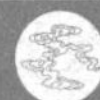

人体与自然界有着密切的对应关系。

山对应人体的肩和膝。
树木对应人体的筋膜。
河流对应人体的经脉。

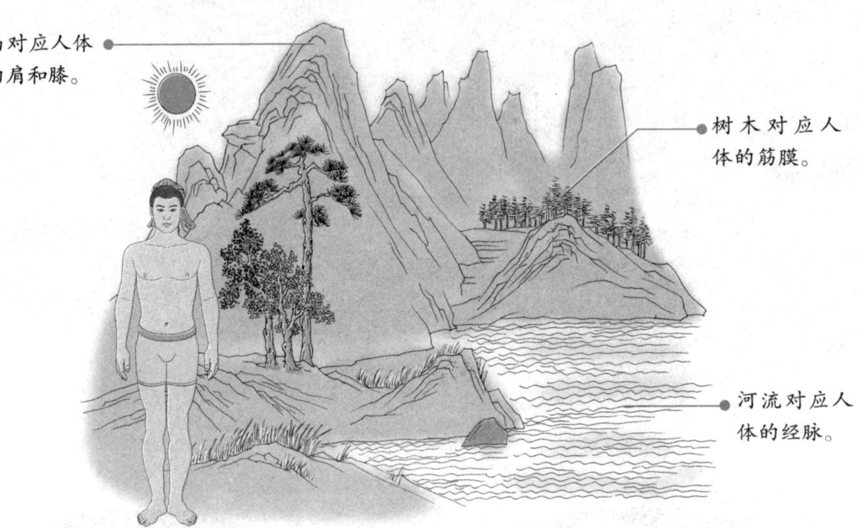

在古人看来，人体与自然的对应关系一方面是数目上的抽象对应，例如地上的九州对应人的九窍、四季对应人的四肢、十天干对应人的十个手指等。另一方面是形象化的对应，例如地有高山，人有肩、膝；地有深谷，人有腋窝、膝窝；地面上有十二条大河流，人有十二条主要的经脉；地有泉水流动，人有卫气运行；地有丛生的百草，人有遍布的毫毛；天有昼夜，人有起卧；天有列星，人有牙齿；地有小山，人有小关节；地有山石，人有高骨；地有树木成林，人有筋膜密布；地有城镇等人群会集的地方，人有肌肉隆起的部位。

天有六律，人有六腑；天有冬夏，人有寒热；天有十干，人的手指有十；地有十二支，人的两足十趾和阴茎、睾丸相加，是十二；女子缺少两节，但能怀孕，也是十二；天有阴阳交感，人有夫妻相配；一年有三百六十五日，人有三百六十五个关节；地有高山，人有肩、膝；地有深谷，人有腋窝、膝窝；地面上有十二条大河流，人有十二条主要的经脉；地有泉水流动，人有卫气运行；地有丛生的百草，人有遍布的毫毛；天有昼夜，人有起卧；天有列星，人有牙齿；地有小山，人有小关节；地有山石，人有高骨；地有树木成林，人有筋膜密布；地有城镇等人群会集的地方，人有肌肉隆起的部位；一年有十二个月，人体四肢有十二个大关节；大地有四季内寸草不生的荒地，人也有终身不能生育的人。以上都是人体与自然界相感应的道理。

黄帝问岐伯：我希望听闻用针的技术、进针的原理、纵舍的道理，以及用手指拉开皮肤，开泄腠理而不伤皮肉的手法。还有经脉的曲折，运行的部位，以及其在经气流注的过程中，从何而出，到何而止，在哪里运行缓慢，在哪里运行迅

疾，从哪里汇入，又从哪里进入六腑，所有这些经脉运行的情况，我都希望了解。另外，在经脉的别出之处，阳经是怎样从腧穴别出而入阴经，阴经又是怎样别出而入阳经的？它们是通过哪条道路而畅通的？我希望全部明白其中的道理。

手太阴经脉

岐伯说：您所提的问题，已经将针法的要理全部囊括于其中了。黄帝说：请您向我具体地阐述吧。岐伯说：手太阴经脉，从手大拇指的尖端出发，向内曲折沿赤白肉际，到达大拇指根节后部的太渊穴，经气流注于此而形成寸口部位的动脉，再向外曲折，向上行至本节下，又转而向内行走，和诸阴络在鱼际部会合，因为几条阴脉都于此输注，所以其脉气流动滑利，而后潜伏在壅骨之下，再向外曲折，在寸口部浮出并循经上行，到达肘内侧的大筋之下的尺泽穴，又向内曲折上行，通过上臂内侧进入腋下，向内曲行走入肺中。这就是手太阴肺经从胸至手的顺行路径。

心主手厥阴经，从手的中指尖端流出，曲折而向内，沿中指内侧向上运行，又流注于掌中，而后伏行在尺骨和横骨之间，再向外曲出于两筋的中间、腕关节骨肉交界处，其脉气流动滑利，在腕部上行二寸后，又曲折向外而行于两筋之间，向上抵达肘内侧，再注入小筋之下，流注于两骨的会合处，再向上注于胸中，向内结络于心脉。

为什么手少阴经无腧穴

黄帝说：为什么唯独手少阴心经没有腧穴？岐伯说：手少阴心经是向内连通心脏的经脉。心是五脏六腑的主宰，又是精神的会合处，其脏坚固，外邪不得侵入。若邪气侵犯并损伤心脏，就会导致心脏受伤而神气散失，神气散失，人就会死亡。因此，凡是各种病邪侵犯心脏的，其邪气均在心包络上。包络，是心主之脉，能够代替心脏经受邪气，若取其腧穴，就可以用针刺治疗心病。因而唯独手少阴心经没有腧穴。

黄帝说：手少阴心经没有腧穴，它不会患病吗？岐伯说：其在外的手少阴经脉有病，而在内的心脏没有病，所以当其患病时，只取其掌后锐骨之端的神门穴治疗。其余经脉的出入曲折与否，运行的缓急与否，都与手太阴、心主二脉的运行情况相似。所以当手少阴心经有病时，可取少阴本经的神门穴进行治疗，当病邪侵入心包时，当取心主本经的腧穴治疗，并应根据经气

的虚实缓急，分别调治。邪气盛的用泻法，正气虚的用补法，这样使邪气得以消除，真气得以坚固，这是符合人的生理及自然变化规律的。

持针纵舍

黄帝说：持针纵舍是怎样的呢？岐伯说：首先必须明确十二经的起止，皮肤的寒热，脉象的盛衰、滑涩。如果脉象滑利而盛大，表明病情日趋严重。如果脉象虚陷而细，表明病人患病已久。如果脉象洪大而涩，表明患有痛痹；如果表里俱伤，气血皆败，寸口脉和人迎脉表现大体一致，就说明病难治，不宜针刺。凡是胸腹和四肢还在发热的，是病邪没有消退所致，千万不可停止治疗；其热势已退的，表明邪气已去，病势已经痊愈。通过诊察病人的皮肤，可以察知肌肉的坚实和脆薄，脉象的大小、滑涩，皮肤的寒温、干燥及湿润；并观察眼目显现出的五色，以分辨五脏病变，判断病患的生或死；观察血络在外部反映出的色泽，可以诊知寒热痛痹等证。

针刺的操作

黄帝说：对于针刺治疗的操作和穴位的选取，我尚未得其精髓。岐伯说：持针的原则，必须要端正态度，平和心情。首先应了解病情的虚实，再确定如何施行缓急补泻的方法，用左手把握确定骨骼的位置，右手循穴用针，不可用力过猛，以防肌肉突然收缩而裹针。用泻法时，必须垂直下针；用补法出针时，必须闭其针孔，并用辅助行针的手法，以导引其气，使邪气消散，真气得以坚守。

黄帝说：拉展皮肤，使腠理开泄的刺法，又是怎样操作的呢？岐伯说：用手按住分肉的穴位，在穴位正下方的皮肉处施针，用力轻微缓慢地进针，并保持针尖与皮肤垂直，这样做会使神气不致散乱，而邪气得以祛除。

八虚

黄帝问：人体的肘窝、腋窝、髋窝、膝窝是八个气血经常流注的部位，叫作“八虚”，通过它们，可诊察哪些疾病呢？岐伯回答说：八虚是五脏在体外的表现，能诊察五脏的病变。

黄帝说：具体应怎样诊察？岐伯说：如果肺与心有邪气，则邪气会随其经脉流注于两肘窝；如果肝有邪气，则邪气随其经脉流注于两腋窝；如果脾有邪气，则邪气随其经脉流注于两髀；如果肾有邪气，则邪气随其经脉流注于两腘。以上八虚，都是四肢关节屈伸的枢纽，是真气和血络游行的重要处所，因此邪气和恶血不能滞留在这里，一旦停留，就会损伤筋脉、骨节，使关节不得屈伸，以致发生拘挛。

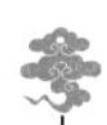

针刺的技巧

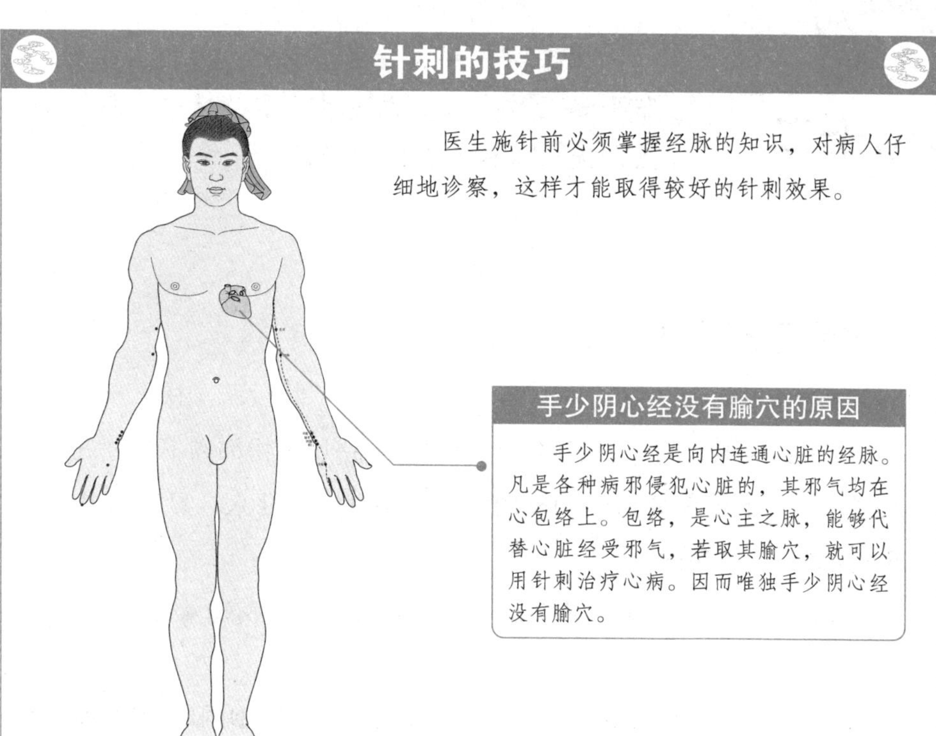

医生施针前必须掌握经脉的知识，对病人仔细地诊察，这样才能取得较好的针刺效果。

手少阴心经没有腧穴的原因

手少阴心经是向内连通心脏的经脉。凡是各种病邪侵犯心脏的，其邪气均在心包络上。包络，是心主之脉，能够代替心脏经受邪气，若取其腧穴，就可以用针刺治疗心病。因而唯独手少阴心经没有腧穴。

脉象的观察

如果脉象滑利而盛大，表明病情日趋严重。如果脉象虚陷而细，表明病人患病已久。如果脉象大而涩，表明病人患有痛痹；如果表里俱伤，气血皆败，寸口脉和人迎脉表现大体一致，就说明病难治，不宜针刺。

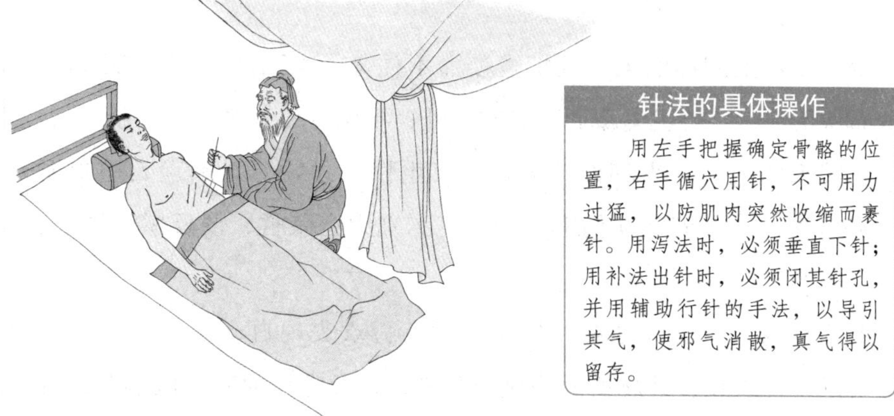

针法的具体操作

用左手把握确定骨骼的位置，右手循穴用针，不可用力过猛，以防肌肉突然收缩而裹针。用泻法时，必须垂直下针；用补法出针时，必须闭其针孔，并用辅助行针的手法，以导引其气，使邪气消散，真气得以留存。

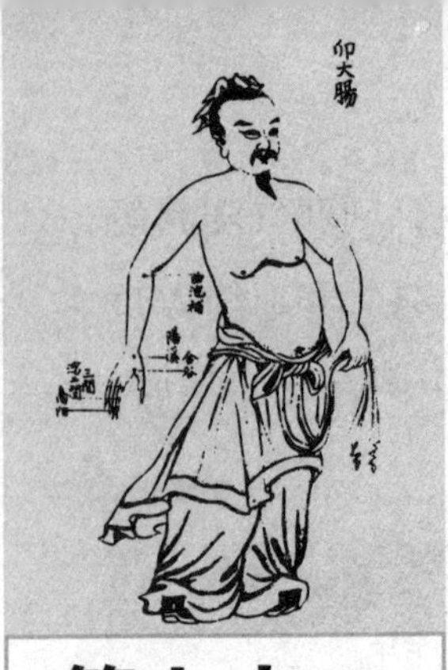

篇七十二

通天

阴阳五种类型的人

本篇将人分成太阴、少阴、太阳、少阳、阴阳平和五种类型，说明其体质、性格上的不同特点，提出了因人施治的法则。

阴阳五态之人

黄帝问少师：我听说人有阴阳之分，什么叫“阴人”，什么叫“阳人”呢？少师说：天地之间，上下四方六合之内，一切事物都离不开“五”，人也不例外。人不仅仅分为阴和阳两类，言阴性、阳性人，只能谈其大概，是很难用言语说清楚的。

黄帝说：我想听听其中的大意。贤人和圣人是否阴阳兼备，处事不偏不倚呢？

少师说：人大致可分为太阴、少阴、太阳、少阳、阴阳平和五种类型。这五种类型的人，其外在形态不同，内在筋骨的强弱、气血的盛衰也各有差异。

五种人的特点

黄帝说：可以讲讲他们的不同特点吗？

少师说：太阴型的人，性情贪婪而不仁义，表面谦虚而内心阴险，好索取而从不奉献，心机内藏而不显露于外，不识时务，惯于后发制人。

少阴型的人，贪小利而暗藏贼心，生性好忌妒，看到别人遭受损失，就幸灾乐祸，经常搞破坏伤害他人，见到别人有荣誉，便反感气愤，心怀忌妒，从不知恩图报。

太阳型的人，志大才疏，好说大话，喜欢表现自己，没有实际能力，喜好空谈，喜欢在公共场所表明雄心壮志，经常哗众取宠，做事不顾后果，

阴阳五态之人（一）

阴阳五态之人是根据阴阳禀赋和心理情性来划分的，治疗这五种人要采用不同的治疗方法。

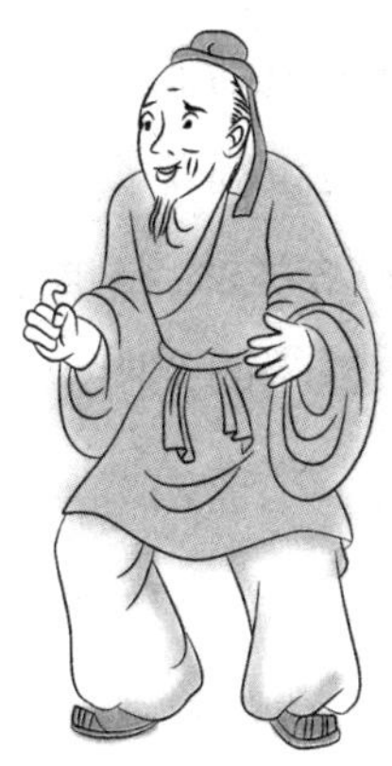

太阴型的人 肤色黑，佯装谦虚，身体本来高大，却卑躬屈膝，故作低下姿态，吝啬，城府比较深。

治疗方法 体质多阴而少阳，其血液浓浊混沌，卫气运行滞涩，阴阳不调，筋缓而皮厚，如果不采用迅速泻其阴分的方法，就不能使其病情好转。

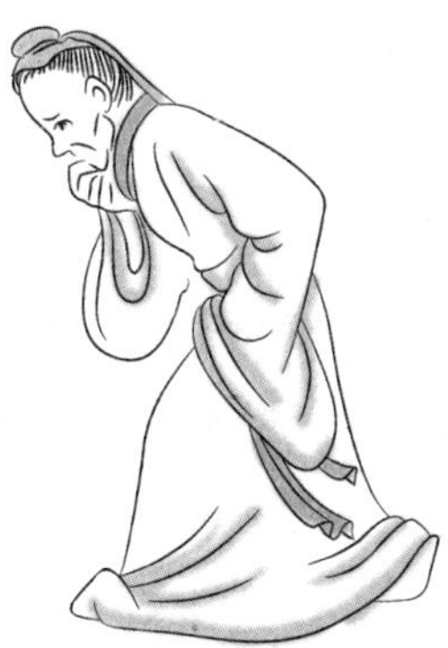

少阴型的人 外貌看似清高，实则鬼鬼祟祟，深藏害人之心，站立时躁动不安，走路时向前俯身。

治疗方法 必须审察后再调治，否则极易造成血液脱失和经气败坏的疾病。因而，须详察阴阳盛衰的情况以进行调治。

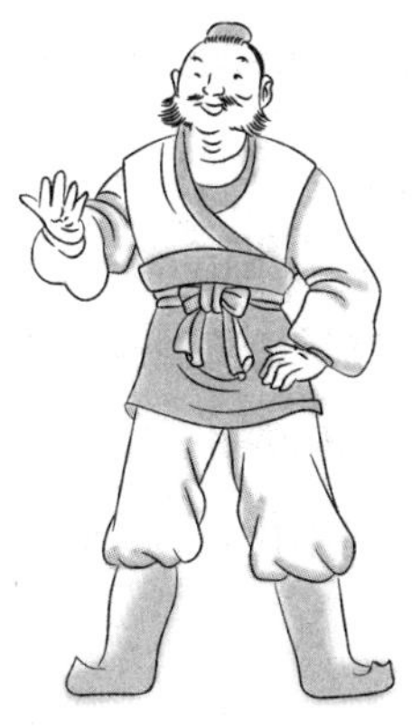

太阳型的人 外表扬扬自得，骄傲自满，经常挺胸腆腹，极度高傲自负，妄自尊大。

治疗方法 必须谨慎地调治，切勿再泻其阴，只可单泻其阳。如果阳气过度耗损，就容易导致阳气外脱而使人发狂；如果阴阳都过度消耗，就会出现暴死或不知人事的情况。

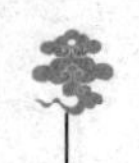

自以为是，常意气用事，纵然屡遭失败，也不知悔改。

少阳型的人，做事精细，自尊心很强，甚至达到了自负的程度，稍做小官便骄傲自满，好张扬，善交际，公关能力强，喜欢出头露面，不愿默默无闻。

阴阳平和的人，起居喜爱安闲，无所谓恐惧，也无所谓欣喜，顺应事物发展变化的规律，遇事不与人争，善于适应变化，地位高却很谦逊，靠说服而不是用压制的手段治人，具有很好的教化人心和治理社会的能力。

古代善用针灸的人，就是根据人的这五种形态来施治的，阴阳偏盛的用泻法，阴阳偏虚的用补法。

治疗方法

黄帝说：应当怎样治疗这五种形态的人呢？

少师说：太阴型的人，体质多阴而少阳，其阴血浓浊混沌，卫气运行滞涩，阴阳不调，筋缓而皮厚，如果不采用迅速泻其阴分的方法，就不能使其病情好转。

少阴型的人，阴多阳少，胃小肠大，导致六腑功能不协调，足阳明胃经的脉气衰弱，手太阳小肠经的脉气盛大，所以必须审察后再调治，否则极易造成血液脱失和经气败坏的疾病。因而，须详察阴阳盛衰的情况以进行调治。

太阳型的人，阳太多而阴少，必须谨慎地调治，切勿再泻其阴，只可单泻其阳。如果阳气过度耗损，就容易导致阳气外脱而使人发狂；如果阴阳都过度消耗，就会出现暴死或不知人事的情况。

少阳型的人，阳多而阴少，经脉小而络脉大，由于血脉深藏在中而气潜伏在外，所以治疗时应充实其阴经，而泻其阳络。如果单独泻其阳络太过，就会使其阳气快速衰竭而中气不足，病就很难治愈。

阴阳平和的人，阴阳之气相协调，血脉和顺，在治疗时，应谨慎地诊察其阴阳的变化、邪正的虚实、病患的容貌和仪表，再推断其脏腑、经脉、气血的有余或不足。凡邪气亢盛的，就用泻法；正气不足的，就用补法；如果没有明显的病症，就从本经取治。以上就是调和阴阳时，必须根据五种不同类型的人的特征加以施治。

黄帝说：假如从来没有遇到过这五种形态的人，忽然相遇，又不知道其平日的举止行为，应怎样区别呢？少师说：一般人是不具备这五种类型的人的特征的，所以这五种类型的人之中不包括“阴阳二十五人”。因为五态之人和一般人是不相同的。

五类人的区分

黄帝说：该怎样辨别这五种类型的人呢？少师说：太阴型的人，肤色极其阴沉黑暗，佯装谦虚，身体本来高大，可是却卑躬屈膝，故作低下姿态，而并非真有佝偻病；少阴型的人，外貌看似清高，实则鬼鬼祟祟，深藏害人之心，站立时躁动不安，走路时向前俯身；太阳型的人，外表扬扬自得，骄傲自满，经常挺胸腆腹，极度高傲自负，妄自尊大；少阳型的人，站立时喜欢向后仰头，行走时身体摇摆不定，常常双手反挽在背后；阴阳平和的人，雍容稳重，从容不迫，态度谦逊公正，待人和颜悦色，目光慈祥和善，言行举止条理分明而不错乱，被称为“有德行的人”。

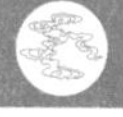

阴阳五态之人（二）

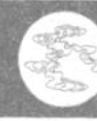

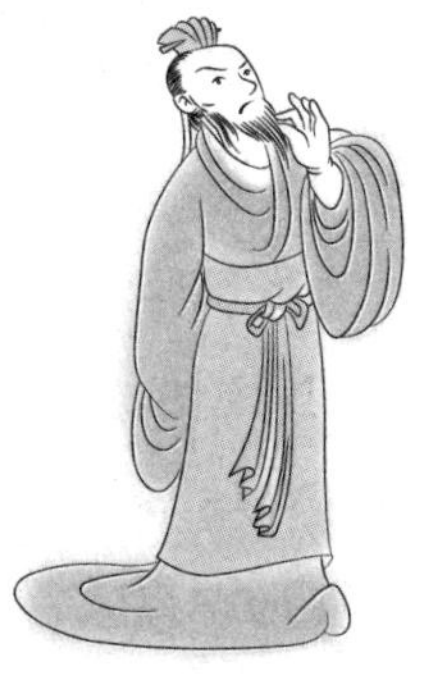

少阳型的人 站立时喜欢向后仰头，行走时身体摇摆不定，常常双手反挽在背后。

治疗方法 由于血脉深藏在中而气潜伏在外，所以治疗时应充实其阴经，而泻其阳络。如果单独泻其阳络太过，就会促使其阳气快速衰竭而中气不足，病就很难治愈。

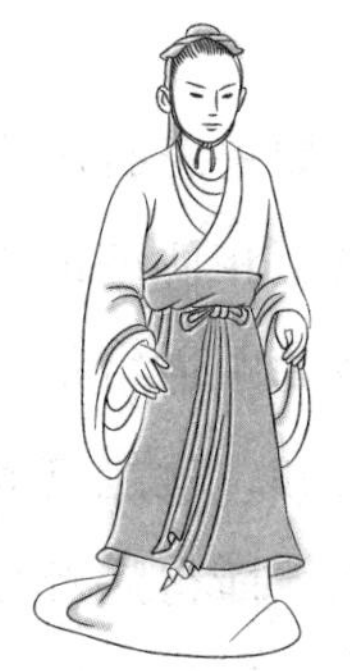

阴阳平和的人 雍容稳重，从容不迫，态度谦逊公正，待人和颜悦色，目光慈祥和善，言行举止条理分明而不错乱，被称为“有德行的人”。

治疗方法 凡邪气亢盛的，就用泻法；正气不足的，就用补法；如果没有明显的病症，就从本经取治。

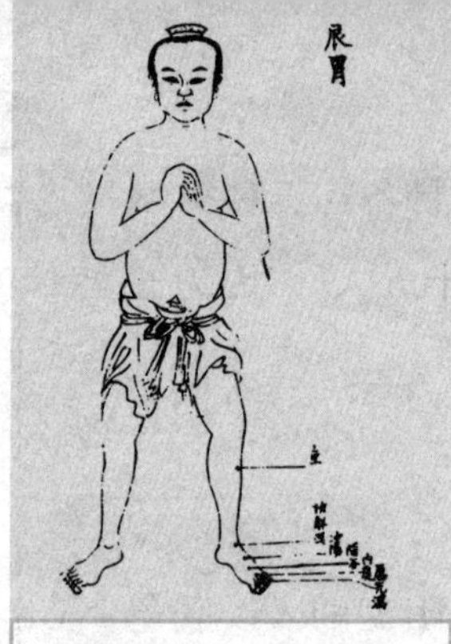

官能

针刺之前的准备

篇七十三

本篇说明针刺之前必须注意人体的阴阳、左右、上下、表里、顺逆等，了解疾病的寒热和虚实，以此确定针灸补泻的治法。

针刺知识的总结

黄帝对岐伯说：我听您讲了很多关于九针的知识，多到不可胜数，我将其归纳整理，而成为一个系统的纲纪。我讲给您听，如果有错误的地方，就请指出，以便加以改正，使之长久流传，并使后人免受疾病的危害。要传授给能担当大道的人，而不能随便传给不可靠的人。岐伯再拜稽首说：让我来恭听圣王之道吧。

黄帝说：针刺治病的道理在于，必须知道五脏六腑行气所在的部位，区别其阴阳表里，以知其气血的多少、脉气在周身运行的逆顺情况，及气血出入交会的腧穴，而后才能根据病情做出适当的治疗。

还应懂得如何排解郁结，知道补虚泻实的手法，以及各经经气上下交通的腧穴，更要明确认识经脉在人体内相连接的通路，审察疾病所在的部位，诊察病人感受风雨侵犯的部位及原因，掌握腧脉运行的路径，并要严谨地调理气机，明确经脉循行的线路以及左右支络相交会的部位。

病情的诊断

如果病人患有寒热相争的疾病，就应调和阴阳；如果患有虚实难辨的疾病，就应明确诊断，以使其通调平治；如果患左右不相协调的疾病，就应用缪刺法，左病刺右，右病刺左；只有明确了病情的顺逆特征，才能预知顺者可治，逆者不可治；如果脏腑阴阳不偏而能协和，就能判断其疾病起色之时。推究疾病产生的本末，观察其寒热的变化，懂得病邪侵入、转化的部位，针刺治疗时就不会发生危险。如果能了解九针的不同性能，那

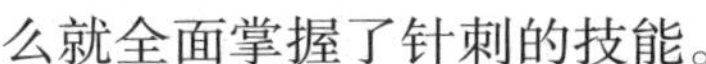
么就全面掌握了针刺的技能。

明白手足十二经的井、荥、输、经、合五输穴的主治范围，就可以恰当地运用慢快的补泻针法，通晓经脉运行的屈伸出入。人体的阴阳两个方面，与五行相合。五脏六腑，配属于阴阳五行，也各有功能。四时八节的风，都有阴阳之分，各自从一定的部位侵犯人体，都会在面部的一定部位显现出不同的色泽。五脏六腑的病变，可以通过观察疼痛部位，结合面部显现的颜色，来判断其寒湿属性和病经所在。

取穴与针刺

审察皮肤的寒温滑涩，就能了解病邪所在的部位。横膈膜上为心肺，属阳；下为肝脾肾，属阴，所以审察膈的上下，就可推知病气的所在。先掌握经脉循行的路径，再施针，并根据具体病情，正确地取穴治疗。治疗正气不足的虚证，用针宜少而进针要慢，刺到一定深度后，应长时间留针，使正气徐徐入内。如果高热在上半身，就当推热下行，使下和于阴。如果高热在下，就应引热上行，以使邪气排出体外。治疗时要分先后，先痛的应当先治，寒邪在表的，应当留针以补阳，助阳以胜寒；寒邪入里的，应当取合穴以泻寒；凡病有不宜用针刺的，应改用灸法治疗；上部气不足的，应“推而扬之”，使其气充盛；下部气不足的，应“积而从之”，采用留针法，使正气充实其下；阴阳都虚的，当用灸法治疗；寒气厥而上逆，导致

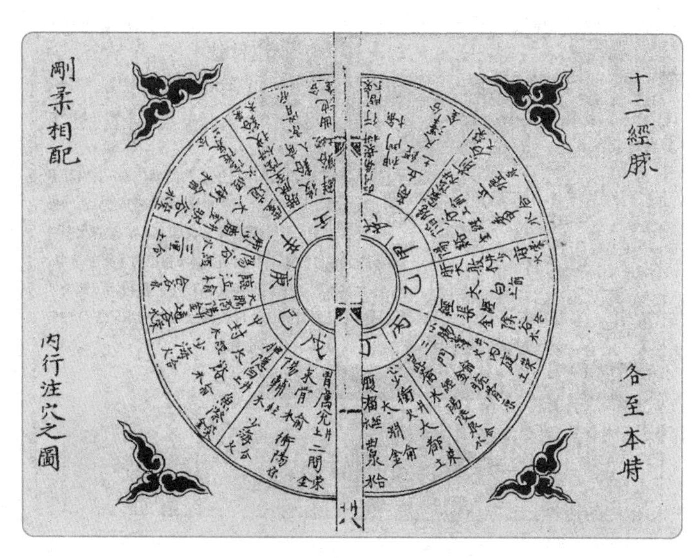

《子午流注针经》针法图

用针刺治疗疾病，有相应的章法和原则，必须要上观日月星辰的运行规律，下察四时节气的正常与否，以避免邪气的侵袭。只有了解了天时的宜忌，才能谈论针治的意义。还要明白手足十二经的井、荥、输、经、合五输穴的主治范围，才可以恰当地运用补泻针法。

阳气大虚，或者骨侧的肌肉下陷，或者寒冷感已经超过两膝的，就应当取足阳明胃经的三里穴，并用灸法治疗；阴络所过之处，寒邪侵入而滞留在内的，或寒邪由络脉深入内脏的，当用针推散其寒邪；对于经脉下陷的，应当用灸法治疗；对于脉络坚实凝结的，也应当用艾灸治疗。如果不知道病痛所在的确切部位，就应当灸阳跷脉的申脉穴和阴跷脉的照海穴，男子取阳跷，女子取阴跷；如果男子取阴跷，女子取阳跷，就是犯了治疗上的错误，这是良医所忌讳的。掌握了上述道理，用针的道理也就完备了。

用针刺治疗疾病，必然有相应的章法和原则。上观日月星辰的运行规律，下察四时节气的正常与否，以避免邪气的侵袭。注意观察百姓，审察其虚实之证，千万不要触犯病邪。遇到风雨灾害，遭受天灾或饥荒时，假如医生不能做到以上几点，就会使病情加重。所以只有了解了天时的宜忌，才能谈论针治的意义；要继承古人的成就，并在现在的实践中加以检验，只有仔细观察微妙广大的大道，才可以通晓明辨变化无穷的疾病。医术低劣的医生不注意这些道理，医术高明的医生却很重视它。如果不了解其中的道理，就会认为名医是借助神力进行医治。

针刺的手法

邪气伤害人体，发病时会战栗，身体振动。正邪伤害人体，发病时仅面色有轻微的改变，身体并无异样，此时邪气似有似无，若存若亡，症状

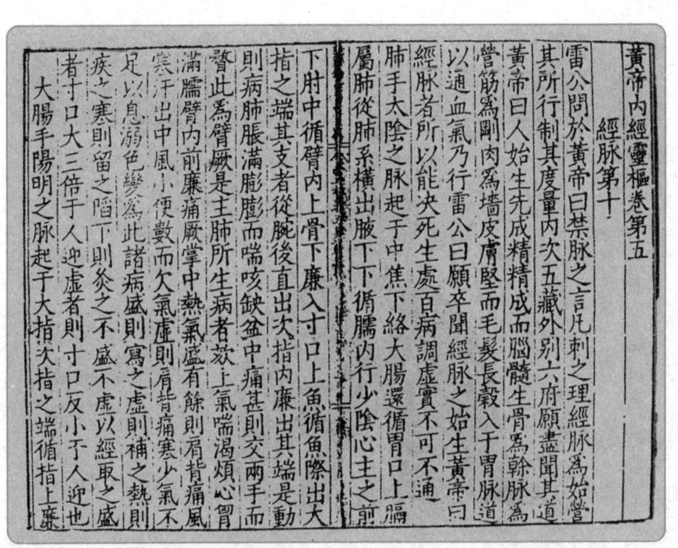
黃帝內經靈樞卷第五
經脈第十
雷公問於黃帝曰禁脈之言凡刺之理經脈爲始營
其所行制其度量內次五藏外別六府願盡聞其道
黃帝曰人始生先成精精成而腦髓生骨爲幹脈爲
營筋爲剛肉爲墻皮膚堅而毛髮長穀入于胃脈道
以通血氣乃行雷公曰願卒聞經脈之始生黃帝曰
經脈者所以能決死生處百病調虛實不可不通
肺手太陰之脈起于中焦下絡大腸還循胃口上膈
屬肺從肺系橫出腋下下循臑內行少陰心主之前
下肘中循臂內上骨下廉入寸口上魚循魚際出大
指之端其支者從腕後直出次指內廉出其端是動
則病肺脹滿膨膨而喘咳缺盆中痛甚則交兩手而
瞀此爲臂厥是主肺所生病者欬上氣喘渴煩心胸
滿臑臂內前廉痛厥掌中熱氣盛有餘則肩背痛風
寒汗出中風小便數而欠氣虛則肩背痛寒少氣不
足以息溺色變爲此諸病盛則寫之虛則補之熱則
疾之寒則留之陷下則灸之不盛不虛以經取之盛
者寸口大三倍于人迎虛者則寸口反小于人迎也
大腸手陽明之脈起于大指次指之端循指上廉

《灵枢》明刊影宋本

日本内经学会藏

在本篇里，作者直抒胸臆，说明了《黄帝内经》的写作目的。由于关于针刺的知识纷繁复杂，其中也有不少谬误，作者将其归纳整理，使之成为一个系统的理论，长久流传，使后人免受疾病的危害。这些理论只可以传授给能担当大道的人，不能随便传给不可靠的人。

非常不明显，也不易把握病人的确切病情。

所以医术高明的医生在疾病发生的初期，就根据脉气的变化进行治疗；而医术低劣的医生，只有在疾病形成后，才知道该如何治疗，这样会导致病人形体衰败。所以医生在用针时，必须要知道脉气运行的部位，再守候其出入的门户，审时度势，掌握调理气机的方法，该补还是该泻，手法上应快还是应慢，以及如何取穴等，都有一定的法度。如用泻法，则须采用圆活流利的手法，逼近病处并捻转针身，如此，就能使正气得以流通。快进针，慢出针，从而引导邪气外出。进针时，针尖应迎着经气的运行方向；出针时，要摇大针孔，以使邪气快速外泄。如用补法，则手法必须沉稳，精神从容恬静，首先按摩皮肤，令病人舒缓，看准穴位，用左手按引，使周围平展，以引动经气；右手推循着皮肤，轻轻地捻转，慢慢入针。刺入时，针身必须端正，施术者要静心安神，耐心地等候气至。气至后要稍微留针，待经气流通后，应马上出针，随即在穴位皮肤上揉按，掩闭针孔，使真气仅留存于内而不外泄。总之，用针的关键，在于专注神志。”

医术的传授

雷公问黄帝:《针论》说：针刺理论，遇到合适的人才可传授，不合适的人就不能传授。那么，你怎样判断合适与否呢？黄帝说：根据每个人的特点，在治疗实践中观察他的品德和能力，就可以判断他是否合适。

雷公说：我想听闻各观其能而分别用之的道理。黄帝说：眼睛明亮的人，可以让他辨别五色；听觉敏锐的人，可以让他分辨声音；口齿伶俐、思维敏捷的人，可以让他传达言论；言语徐缓、行动安静、心细手巧的人，可以让他使用针灸，以调理气血的顺逆，观察阴阳的盛衰，从事处方配药的细致工作；举止柔和、心平气和的人，可以让他做按摩导引，以运行气血的方法进行治疗；生性好忌妒，口舌恶毒且轻视别人的人，可以让他唾痈肿、咒邪病；手足生硬狠毒，常常损坏器物的人，可以让他按摩积聚，解除痹痛。如此依据每个人的具体才能，发挥他们的特长，才能顺利施行各种治疗方法，并将其推行下去，名声才会流传开来。如果用人不当，不仅不能成功，还会埋没夫子的名声。“遇到合适的人，才能传授给他，不遇到合适的人就不能轻易传授”，就是这个道理。判断人是否手狠，可以让

他按压乌龟，把乌龟放在器皿下，让他用手按在器皿上，每天按一次。手狠的人按五十天，乌龟就会死；而手不狠的人，即使按五十天，乌龟依旧活着。

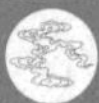

医术的传授

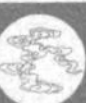

医术要传授给合适的人才，而判断合适与否，需要根据每一个人的特点，在治疗实践中观察他的品德和能力。

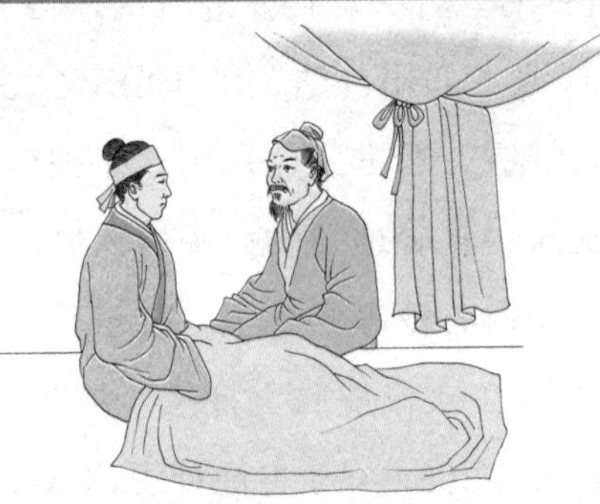

色诊师

眼睛明亮的人，可以让他辨别五色。

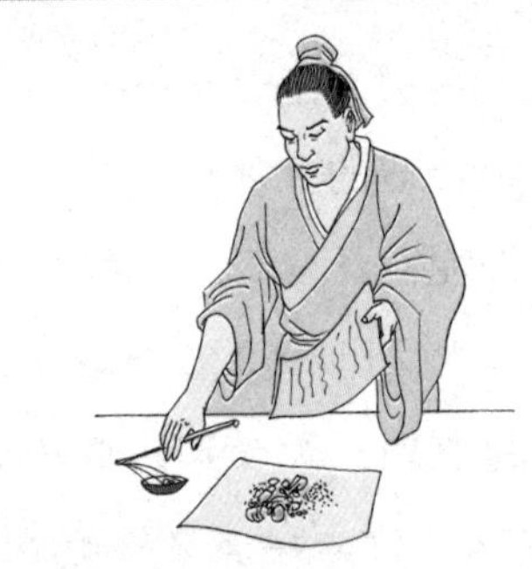

药剂师

言语徐缓、行动安静、心细手巧的人，可以让他学习针灸，以调理气血的顺逆，观察阴阳的盛衰，从事处方配药的细致工作。

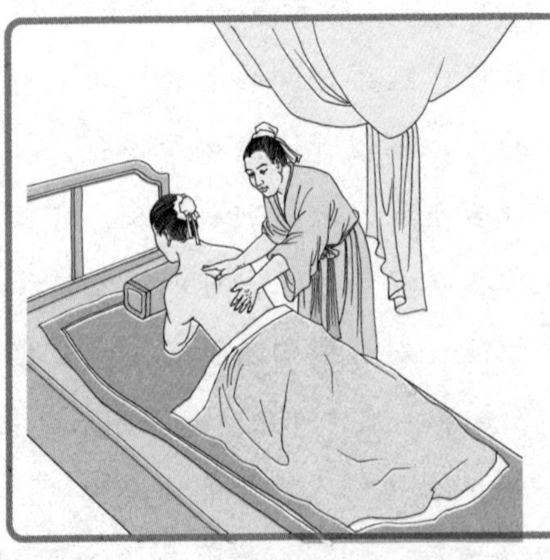

按摩师

举止柔和、心平气和的人，可以让他学习按摩导引，以运行气血的方法进行治疗。

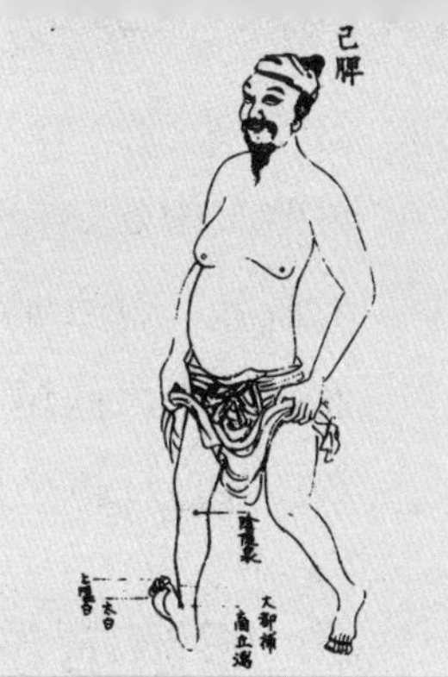

篇七十四

论疾诊尺

尺肤的利用

本篇阐述从尺肤部位的滑涩、大小、寒热等不同变化推知疾病的虚实、寒热、表里、上下的方法。另外，也论述了妇科病和小儿病的诊断方法。

尺肤的诊察

黄帝向岐伯问道：我不想通过望色、切脉，而只想通过查看手肘、手腕，利用诊察尺肤的方法来诊断病情，从外在表现而得知内在病因，那么该怎样诊察尺肤呢？岐伯说：仔细诊察尺肤的紧急或迟缓、高大或瘦削、滑利或晦涩，肌肉的坚实与脆弱，就能确定疾病了。

如果病人的眼泡微微浮肿，就像刚刚睡醒的样子，颈部人迎脉搏动有力，时常咳嗽，用手按压患者的手足背部，会凹陷不起，具备以上条件的，就是风水肤胀的证候。

尺肤表面滑润而有光泽的，是风病；尺肤肌肉松弛软弱，而且身体倦怠、四肢懈惰的，是不易治愈的寒热虚劳病；尺肤滞涩而不润滑的，是风痹；尺肤粗糙不滋润，就像干枯的鱼鳞的，是脾土虚衰、水饮不化的溢饮病；尺肤灼热，且脉盛大而躁动不安的，是温病；若脉盛大而滑利的，是将祛除病邪、治愈疾病的征兆；尺肤冷，脉象细小而无力的，是泄泻或气虚病；尺肤热而灼手，且先热后寒的，是寒热病的证候；尺肤先寒冷，但久按之后又发热的，也是寒热病的征兆。

如果只是肘部皮肤发热，就表明主腰以上的部位发热；如果只是手部皮肤发热，就表明主腰以下的部位发热。这是肘部与腰上相应，手部与腰下相应的缘故。如果肘关节前皮肤发热，就表明胸前两侧发热；如果肘关节后部发热，就表明主肩背部发热；如果手臂中部发热，就说明腰腹部发热；如果肘后缘以下三四寸的部位发热，说明肠中有虫；如果掌心发热，

说明腹中发热；如果掌心发凉，说明腹中发冷；如果手鱼际部白肉有青色的血脉，就表明胃中有寒；如果尺肤灼热且人迎脉盛大，是热证，当主失血；如果尺肤坚大，人迎脉反而很小，就表明其气虚，假若再伴有烦闷症状，并且日趋严重的，就会在短时间内致人死亡。

眼睛的诊察

眼睛发红，说明病在心；眼睛见白色，病在肺；眼睛见青色，病在肝；眼睛见黄色，病在脾；眼睛见黑色，病在肾；如果眼睛见黄色并杂有他色，以致不能分辨的，则病在胸中。

诊察眼睛时，眼中赤色络脉从上向下延伸的，说明病在足太阳膀胱经；从下向上延伸的，说明病在足阳明胃经；从目外眦向内延伸的，说明病在足少阳胆经。

诊察寒热往来的病证时，如果病人眼中有赤色络脉自上而下贯穿瞳孔的，见一条赤脉的，一年就死；有一条半赤脉的，一年半就死；有两条赤脉的，两年就死；有两条半赤脉的，两年半死；有三条赤脉的，三年就死。

诊察龋齿疼痛时，按压交叉环绕于口周边的阳明脉，有病变的部位必定单独发热，病在左侧的左边热，病在右侧的右边热，病在上的上热，病在下的下热。

诊察血脉时，如果皮肤上有很多红色血脉的，是热证；多青色血脉的，是痛证；多黑色血脉的，是久痹；若有很多赤、青、黑色血脉的，是寒热病。出现身体疼痛、肤色发黄、牙垢色黄、指甲也泛黄的，是患有黄疸病。如果出现嗜卧、小便黄赤、脉象弱小而晦涩、不思饮食的症状，就是危险的征兆。

如果有些病人，其腕部的寸口脉与颈部人迎脉的搏动力量相等，浮沉表现又相一致，那么就说明其患有难以治愈的疾病。

如果掌后尺骨侧凹陷部位的神门穴，搏动明显增强的，是怀孕的征象。

婴儿患病时，如果其头发蓬乱且向上竖起，是不治之症；如果耳部络脉色青而隆起，是抽搐、腹痛的病证；如果大便呈青绿色且有乳瓣，是患有脾胃虚寒、完谷不化的飧泄病，加之脉细小无力，手足冰冷，则很难治愈；假如脉象细小，手足温热，就是容易治愈的飧泄病。

四季变化引发的疾病

春、夏、秋、冬四季变化的规律是：阴盛至极则转变为阳，阳盛至极则转变为阴。这是因为阴主寒，而阳主热，所以寒过盛就会转变为热，热过盛就会转变为寒。因而寒能生热，热也能生寒，这是阴阳变化的规律。所以，如果在冬季被寒所伤而未发病，到春天就会引发温热病；如果在春季被风所伤而未发病，到夏天就引发痢疾病；如果在夏季被暑气所伤而未发病，到秋天就会引发疟疾；如果在秋季被湿邪所伤，到冬天就容易咳嗽。这就是感受风邪后，依照春、夏、秋、冬的四时变化引发的各种疾病。”

根据尺肤诊断疾病

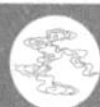

仔细诊察尺肤的急缓、大小、滑利或晦涩，肌肉的坚实与脆弱，就能确定是哪种疾病。

1 尺肤表面滑润而有光泽的，是风病

2 尺肤肌肉松弛软弱，而且身体倦怠、四肢懈惰的，是不易治愈的寒热虚劳病

3 尺肤滞涩而不润滑的，是风痹

4 尺肤粗糙不滋润，就像干枯的鱼鳞的，是脾土虚衰、水饮不化的溢饮病

5 尺肤灼热，且脉盛大而躁动不安的，是温病

6 若脉盛大而滑利的，是将祛除病邪、治愈疾病的征兆

7 尺肤冷，脉象细小而无力的，是泄泻或气虚病

四时变化引发的疾病

在冬季被寒所伤而未发病  到春天就会引发温热病

在春季被风所伤而未发病  到夏天就会引发痢疾病

如果在夏季被暑气所伤而未发病  到秋天就会引发疟疾

如果在秋季被湿邪所伤 → 到冬天就容易咳嗽

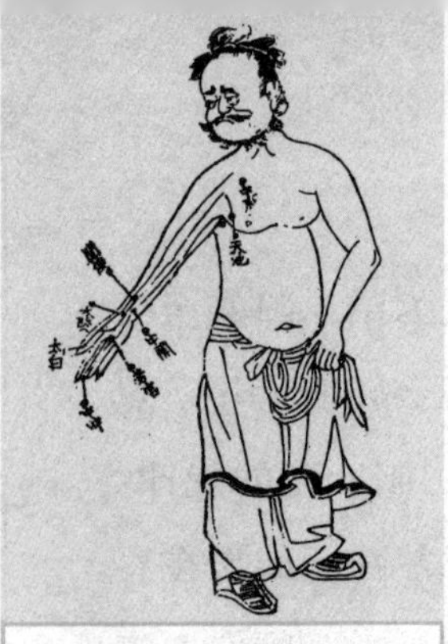

刺节真邪

五节刺法的介绍

篇七十五

本篇论述了五节刺法的取穴及其治疗的针法，也说明了刺无邪的作用、刺法及其病理，详述了正气、真气与邪气的关系。

五节刺法

黄帝问岐伯：我听说刺法有五节，是怎样的呢？岐伯回答道：刺法中的五节，一叫“振埃”、二叫“发蒙”、三叫“去爪”、四叫“彻衣”、五叫“解惑”。黄帝说：您所说的五节刺法，我尚未明白其中的道理。岐伯说：所谓振埃的刺法，就是针刺外经，是用来治疗阳病的；所谓发蒙的刺法，就是针刺六腑的腧穴，是用来治疗六腑的疾病的；所谓去爪的刺法，就是针刺关节支络；所谓彻衣的刺法，就是遍刺六腑的别络；解惑的刺法，就是明了阴阳变化，泻其有余，补其不足，使其相互变化，以求阴阳相对平和，从而达到治愈疾病的目的。

振埃

黄帝说：先生说五节刺法中的振埃，是用针刺外经，用来治疗阳病的，我不太懂得其中的意思，请您详细地解释一下。岐伯说：振埃的刺法，就是治疗阳气上逆，导致胸部胀满，以致气喘吁吁，要抬肩、瞪眼睛才能呼吸等病症的，或者胸气上逆，导致病患气喘吁吁，只能坐而不能平卧，害怕尘土和烟熏，一遇烟尘就会加重病势，使得咽喉噎塞，呼吸不利而有窒息感。治疗这种疾病，疗效非常显著，其收效比振落尘埃还要快，因而称之为“振埃法”。黄帝说：您讲得非常好！治疗时，应取什么穴位呢？岐伯说：取手太阳小肠经的天容穴。

黄帝说：如果病人咳嗽气逆，气机不得伸展，言语困难且胸部疼痛，那么，在这种情况下，怎样取穴呢？岐伯说：取任脉的廉泉穴。

黄帝说：针刺这两个穴位时，有什么规定吗？岐伯说：针刺天容穴时，进针不要超过一寸。针刺廉泉穴时，血脉通了就要停止针刺。黄帝说：很好！

发蒙

黄帝说：五节刺法中的发蒙，我尚未明白其中的含义。发蒙的刺法，是治疗耳朵听不到声音、眼睛看不见物体的疾病的，先生说用这个刺法刺六腑的腧穴，以治疗腑病，那么，针刺哪个腧穴能产生这样的作用呢？我想听闻其中的道理。岐伯说：你问得妙极了。这正是针刺中的最高技术，要心领神会，很难用语言和文字表达清楚。发蒙的意思，就是说其疗效比启蒙发聩还要快。

黄帝说：您说得太好了！下面您详细地讲讲吧。岐伯说：用这种刺法治疗疾病，时间必须选在中午，要对手太阳小肠经的听宫穴进行针刺，使针感传达到瞳孔，并将针气的声响传到耳朵，这就是针刺腑腧的作用。

黄帝说：非常好！怎样才能使耳朵听到声音呢？岐伯说：针刺听宫穴时，用手紧紧捏住两个鼻孔，并迅速闭口，同时努腹鼓气，促使气上走入耳目，这样就会使耳朵听到针刺的响声。

黄帝说：很好！这真是于无形之中，控制针感的传布；不必用眼睛看，就能收到明显的疗效。真是得心应手，出神入化啊！

去爪

黄帝说：五节刺法中的去爪法，先生说是要用针刺关节支络，我希望详细地听听。岐伯说：腰脊是人体较大的关节。下肢和足胫部，是人体行走和站立时的主要器官和支撑。阴茎、睾丸是身体中的枢机，是精液外泄的通道，也是津液输出的路径。如果饮食不节制，喜怒过度，就会引起津液内溢并积存在阴囊内，导致水道闭而不通，阴囊水肿日益增大，限制人的俯仰、行动，甚至不能行走。这是有水积存在内，上不能通畅气机，下不能排出小便所致。治疗这种病，要用铍针放水。治疗此种外形显露、不能藏匿、不能遮蔽的阴囊水肿病，就好像剪去多余的指甲一样，所以叫“去爪”。黄帝说：太好了！

五节刺法

这五种刺法都有一个非常形象化的名字，疗效都比较显著。

振埃

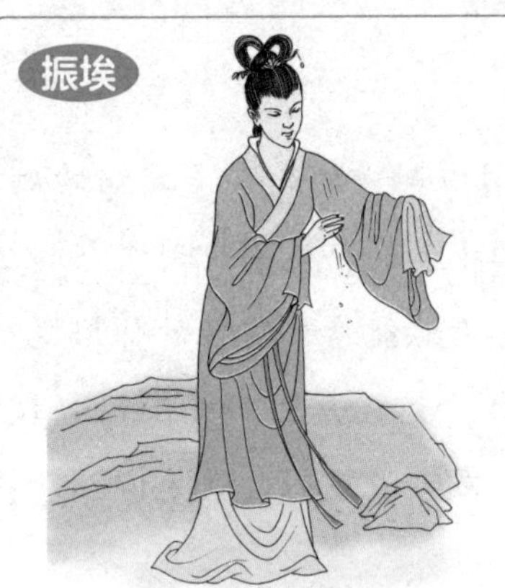

振埃的刺法，用来治疗阳气上逆导致的胸部胀满，以致气喘吁吁，呼吸不顺，有窒息感。

发蒙

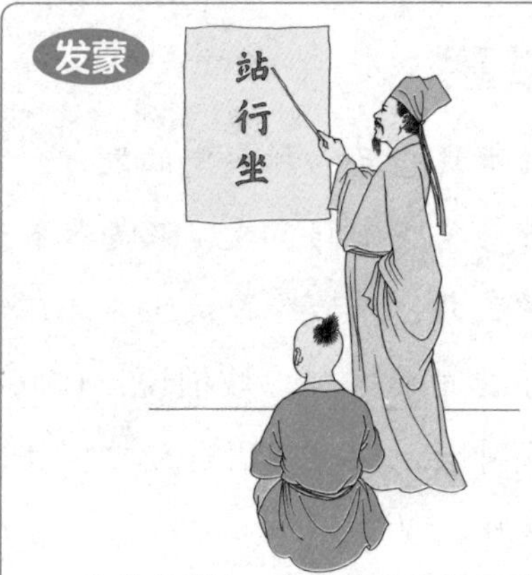

发蒙的刺法，是治疗耳朵听不到声音、眼睛看不见物体这类疾病的，用这个刺法刺六腑的腧穴，以治疗腑病。

去爪

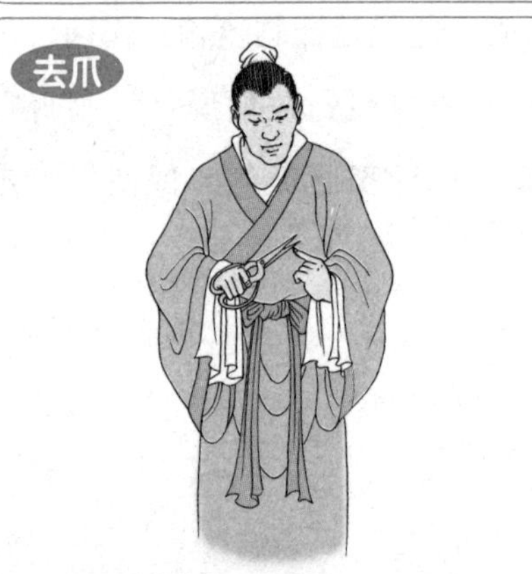

去爪法是要针刺关节支络，并用铍针放水，治疗外形显露的阴囊水肿病。

彻衣

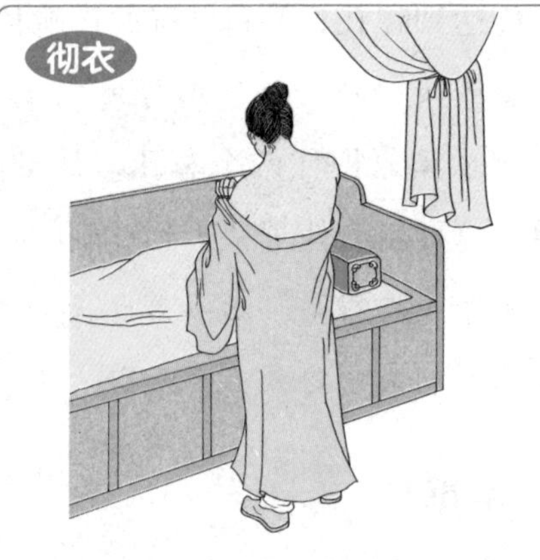

彻衣法治疗的是阳气有余而阴气不足导致的病证，内热与外热相搏。

解惑

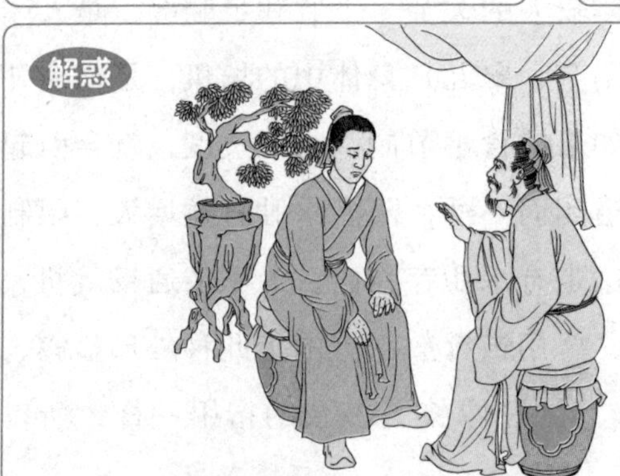

解惑法是要通晓调和阴阳的方法，补其不足，泻其有余，使虚实相互转移变化。

彻衣

黄帝说：五节刺法中的彻衣法，先生说是刺诸阳经的奇穴，并没有固定的部位，我愿意听闻您更详细的讲解。岐伯说：这是阳气有余而阴气不足所导致的病证。如果人体内阴气不足，就会引起内热；如果阳气有余，就会产生外热。内热与外热相搏，就像怀抱炭火一样热，因此，害怕接近衣物等棉帛制品，更不愿让人靠近自己的身体，甚至因怕热而不敢坐席。这是腠理闭塞，汗不得出，热邪无法外散导致的，通常会引发舌焦、唇枯、咽喉干燥、肌肉枯瘦，只想饮水，不计较饮食好坏的病症。

黄帝说：对于这种病，应怎样取穴治疗呢？岐伯说：首先取手太阴肺经的天府穴和足太阳膀胱经的大杼穴，分别针刺三次，再刺膀胱经的中膂俞以泻热邪。然后补足太阴脾和手太阴肺经，使病人出汗，待热退汗液减少，病就好了，其见效之速，比脱掉衣服还要快，因而叫作“彻衣”。黄帝说：讲得太好了！

解惑

黄帝说：五节刺法中的解惑法，先生说要通晓调和阴阳的方法，补其不足，泻其有余，使虚实相互转移变化，那么怎样才能解除迷惑呢？岐伯说：人体一旦得了中风偏枯之类的疾病，就会使血脉偏虚。虚指正气不足，实指邪气有余，时常感到身体左右轻重不对称，既不能倾斜反侧，也不能辗转俯卧，更严重的会出现神志模糊，以致无法分辨东南西北的症状，还会出现忽轻忽重、反复多变、颠倒无常的现象，比一般神志迷惑的病更严重。黄帝说：很对！如何治疗呢？岐伯说：应当泻去有余的邪气，补充不足的正气，使阴阳协调，用这种方法治病，其效果比解除迷惑还要快捷。黄帝说：非常好！我要把这些理论记录下来，藏在灵兰之室，很好地保存起来，决不敢轻易将其泄露出去。

怎么治疗五邪

黄帝说：我听说有刺五邪法，何谓五邪呢？岐伯说：病有痈邪，有实邪，有虚邪，有热邪，有寒邪，合称为“五邪”。

黄帝说：那么，如何用针刺法治疗五邪呢？

岐伯说：针刺五邪的方法，一般有五条。痹热病，应消去其痹热；对肿聚不散的病，应使其消散；对寒痹，应当劝其阳热以温行血气；对于体虚的病人，应当补益阳气，以使其强壮；对于邪气盛大的病人，必须祛除其邪气。我下面将给您讲解具体的方法。

痈邪

凡是刺痈邪，不可在病势初期的时候，迎其锐势妄用铍针排脓，而应当耐心调治，这样在痈毒化脓前就可治愈；如病患部位已化脓，就应改换不同的方法进行针刺，使邪毒不能固定聚集在一定的部位，从而达到消散邪毒的目的。所以无论阳经还是阴经发生痈肿，都要取本经的腧穴进行治疗。

实邪

凡是刺大邪，也就是实邪，要采用泻法，逐渐泻去有余的邪气，从而使邪势渐趋衰弱。治疗时，为了开通正气运行的通路，就要针刺出邪气，这样肌肉就亲附致密，待邪气泻去后，肌肉腠理就会恢复功能。因为实邪多在三阳，所以应刺诸阳经分肉间的穴位。

虚邪

凡是小邪，也就是虚邪，多分布在分肉间。其针刺方法是，必须壮大其真气，补充不足的正气，从而使邪气不能为害。还要观察邪气的所在，在邪气未深入时，迎而夺之，这样就能聚拢远近的真气，从而使正气充足，邪气也就不得入侵了。治疗时，针刺不要太过，因为这样会损伤正气，所以刺小穴时，应针刺分肉间的穴位。

热邪

凡是刺热邪，就要使邪气散于人体外，让身体变凉，在热邪排出后，不再发热，疾病也就被治愈了。针刺时，应当用疏泄的手法，为邪气疏通道路，开辟门户，使邪气得出，病就可以痊愈。

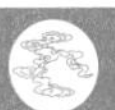
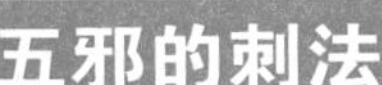

五邪的刺法

五邪包括痈邪、实邪、虚邪、热邪和寒邪，需要采用不同的针刺策略。

刺痈邪 → 用铍针 → 应当耐心调治，这样在痈毒化脓前就可治愈；如病患部位已化脓，就应改换不同的方法进行针刺，使邪毒不能固定聚集在一定的部位，从而达到消散邪毒的目的。

刺实邪 → 用锋针 → 采用泻法，逐渐泻去有余的邪气，从而使邪势渐趋衰弱。治疗时，为了开通正气运行的通路，就要针刺出邪气，这样肌肉就亲附致密，待邪气泻去后，肌肉腠理就会恢复功能。

刺虚邪 → 用员利针 → 必须壮大其真气，补充不足的正气，从而使邪气不能为害。还要观察邪气的所在，在邪气未深入时，迎而夺之，这样就能聚拢附近的真气，从而使正气充足，邪气也就不能入侵了。

刺热邪 → 用镵针 → 针刺时，应当用疏泄的手法，为邪气疏通道路，开辟门户，使邪气出来，病就可以痊愈。

刺寒邪 → 用毫针 → 逐日温养正气，采用徐进疾出法，得气后迅速出针。出针后，应当按揉针孔，使其快速闭合，以防真气外散。

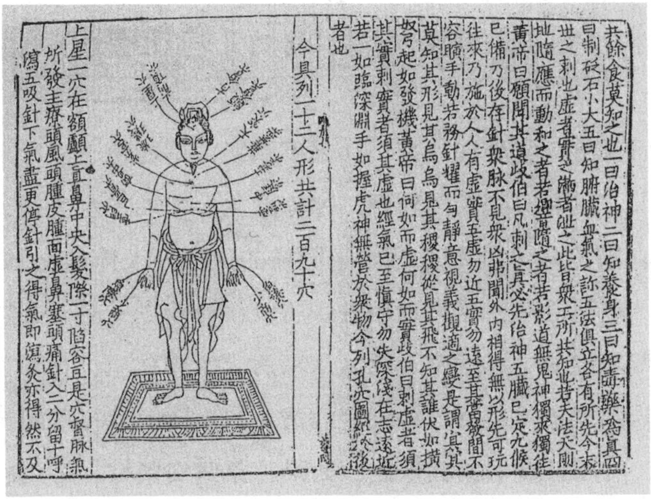

《太平圣惠方》

宋 王怀隐等 日本静嘉堂文库藏

这部医学巨著广泛收集了宋代以前的针方、医药方书及民间验方，内容丰富。该书首先阐明了诊断脉法，其次叙述了治疗法则，然后按类分述各科病证的病因、病理、方药，是一部具有完整理论体系的医书。《太平圣惠方》不仅对中国医药的发展有深远的影响，而且还传至国外。

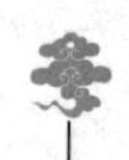

寒邪

凡是刺寒邪，应逐日温养正气，采用徐进疾出法，得气后迅速出针。出针后，应当按揉针孔，使其快速闭合，以防真气外散。这样可使神气恢复正常，精气逐渐变得旺盛，从而调和虚实，真气也就被封存于体内了。

黄帝说：针刺五邪，选用什么针具比较合适呢？岐伯说：刺痈邪用铍针，刺大邪用锋针，刺小邪用员利针，刺热邪用镵针，刺寒邪用毫针。

解结

我再谈谈关于解结的理论。人与天地相适应，与四季气候的变化相符。依据人与天地相参的道理，才能够谈论解结。只有下面有水湿之处，上面才会生长芦苇、菖蒲之类的东西。根据这个道理，观察人体外形的强弱，就可以知道体内气血的多少。而阴阳的变化，就是寒暑的变化。在酷暑季节，因为地面的水分被蒸发而上升，转化为云雨，所以草木根茎的水分就减少了。

体温与针刺

而人体由于受热气的熏蒸，也会使阳气浮现在外，从而导致皮肤弛缓，腠理开泄，血气衰弱减少，汗液被大量地排出，致使皮肤柔滑湿润。在天气寒冷之时，大地冻结，水结成冰，人体的阳气也就潜伏在体内，此时人体皮肤紧密，腠理闭合，汗液不出，血气强盛，肌肉坚紧而涩。在严寒之下，即使是善于游水行舟的人，也不能在冰封的冰面上往来；善于开垦土地的人，也不易凿开冰冻的土地；同样，善于用针的人，也不能治愈四肢厥逆的病证。

只是血脉因寒冷而凝结，坚聚如冰冻，往来不顺畅，不能使它立即柔软，所以行舟游水的人，只有等到天气转暖，冰冻融化后才能在水上行舟或游水，大地也只有在解冻后才能挖凿。出于同样的道理，人体的血脉，只有在阳气运行，血脉疏通之后，才可以用针。所以在治疗厥逆时，必须先用温熨的方法，以调和经脉，在两掌、两腋、两肘、两脚、项、脊等关节交会处熨灸，使血脉恢复正常运行。再观察病情，如果脉气运行滑润流畅，是卫气浮于体表，可用针刺法使其恢复；如果脉象坚实紧密，可用破坚散结的办法，等待厥逆之气下行以后，才可停针。凡是用针刺治疗邪气

凝聚的方法，就是解结。

解结的针刺方法

用针治病，关键在于调节气机，由于人气来源于水谷，水谷之气首先积聚在胃中。从胃中化生的营气和卫气运行在一定的通路中，留存于胸中的宗气为气海，向下运行的部分又流注于气街穴，其上行的部位进入呼吸道中，所以当足部厥逆时，宗气就不能自气街沿足阳明胃经下行，从而导致脉中的血液凝滞而停留。如果不先采用艾灸调和气血，就不能取穴针刺。所以用针治病，必须先查看其经络的虚实，再用手循行切按，弹动其经脉，寻找到应指而搏动的部位，就取穴针刺。如果六经经脉调和，身体就会健康，即使有病，也能自我治愈。如果某一经脉上实下虚，经气不通，必定是横络的壅盛之气侵犯正经，使经气不通畅所致，治疗时，应找出疾病所在的部位，再使用泻法针刺，这就是解结的针刺方法。

腰以上寒冷而腰以下发热的，先针刺项部足太阳膀胱经的穴位，要长时间留针，针刺后还要温熨项部和肩胛部，使得热气上下相合，才能止针，这就是“推而上之”法。如果人体腰以上发热而腰以下寒冷的，当观察在下部经络上下陷的虚脉，再取穴针刺，使阳气下行而后止针，这是“引而下之”的针刺法。

凡是遍体高热，热极发狂时就会出现妄见、妄闻、妄言等症状的，应查看足阳明胃经及其络脉的虚实情况，再取穴针刺治疗。虚的用补法，有瘀血而属实证的用泻法。令病人仰卧，医者在病人的头前，用两手的拇指和食指夹按病人颈部的动脉，夹持时间要长一些，还应用卷而按切的手法，向下推至缺盆，一再重复上述动作，直到热退才止，这就是所谓的“推而散之”的方法。

黄帝说：有一条经脉上发生几十种病症的，或成痈，或疼痛，或恶寒，或发热，或发痒，或成痹痛，或麻木不仁，证候表现很多，这是什么原因造成的呢？岐伯说：这些都是病邪所致。

气的三种类型

黄帝说：我听说气有三种类型，有真气，有正气，有邪气。那么，什么

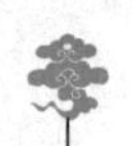

叫“真气”？岐伯说：所谓真气，就是禀受于先天的精气，与后天的谷气相结合，以充养全身。所谓正气，又叫“正风”，是指与季节相适应的正常气候，产生于符合季节的时令，不是实风，也不是虚风。所谓邪气，又称为“虚风”，是在不知不觉中伤害人体的贼风，其中伤人体深陷，且不能自行消散。而正风中伤人体，部位比较表浅，与人体的真气接触后，就能自行

寒气与热气

天气的寒与热影响着人的皮肤，也影响着针刺的效果。

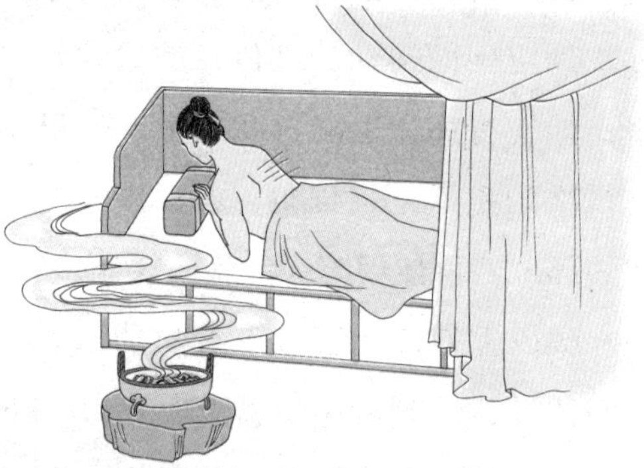

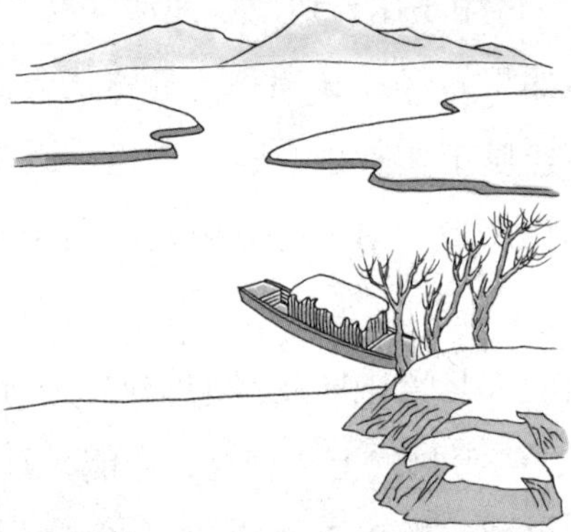

寒气

在严寒的天气，河流结了冰，船只都无法开动，只有等到天气转暖，冰冻融化后才能在水上行舟。

推而上之

腰以上寒冷而腰以下发热的，先针刺项部足太阳膀胱经的穴位，要长时间留针，针刺后还要温熨项部和肩胛部，使得热气上下相合，才能止针。

热气

天气寒冷的情况下，人体的阳气就潜伏在体内，此时人体皮肤紧密，腠理闭合，汗液不出，血气强盛，肌肉紧而涩。要进行针刺，必须先用温熨的方法。

引而下之

腰以上发热而腰以下寒冷的，应当观察下部经络上下陷的虚脉，再取穴针刺，使阳气下行，而后止针。

三气

- **真气**：是指禀受于先天的精气，与后天的谷气相结合，以充养全身
- **正气**：又叫“正风”，是指与季节相适应的正常气候，产生于符合季节的时令
- **邪气**：又叫“虚风”，是在不知不觉中伤害人体的贼风，容易深陷，且不能自行消散

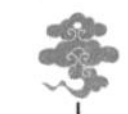

消散。因为正风来势较柔弱，不能战胜体内的真气，所以就自行消散了。

虚邪贼风侵犯人体，就会使人出现寒战、畏冷、毫毛竖起、腠理开泄等症状。如果邪气深入，以致侵害骨骼，就会形成骨痹；搏结于筋，就会形成痉挛；搏结于脉中，就会使血脉闭塞不通，而转变为痈；搏结于腠肉，就与卫气相搏，阳盛时出现热象，阴盛时就会出现寒象。

邪气如何侵犯全身

由于寒邪偏盛，就会迫使真气离开，从而使身体虚弱，体虚则阳气不足，身体就会呈现出虚寒的症状。如果搏结于皮肤之间，与卫气相搏而发散于外，使得腠理开泄，从而导致毫毛动摇、脱落；如果邪气在肌腠间往来运行，就会使皮肤发痒；如果邪气留滞而不消散，就会形成痹证；如果卫气滞涩而不通畅，就会出现麻木不仁的症状。

若虚邪贼风侵犯身体一侧，且侵犯部位较深，积存居于营卫二气之中，如果营卫稍衰，真气就会消散，而使邪气单独停留于内，就会引起半身不遂。若邪气留在浅表部位，就会导致血脉不和，从而引起半身疼痛的症状。

如果虚邪侵犯人体部位较深，使寒与热相互搏结，并且长久停留在体内而不去，那么，寒胜于热时，就会出现骨节疼痛、肌肉枯萎的病症；而热胜于寒时，肌肉就会腐烂，进而化脓，更严重的会向内发展而伤及骨骼，从而导致骨骼被侵蚀，而成为“骨蚀”；如果疾病发生在筋上，就会使筋屈曲而不得伸展，邪气久留其中，从而形成筋瘤；如果邪气聚集并归于内，卫气也留而不复出，致使津液久留，在肠胃中与邪气相合，就会形成肠瘤，如果发展较慢，要在几年后才能形成，用手触按，其肠瘤质地柔软；如果邪气聚集而归于内，就会导致津液停留不运行，如果这时再被邪气伤害，就会逐渐加重气血凝结的程度，连续地积聚就会形成瘖瘤，用手按压，有坚硬感；如邪气聚集并停留在深层的骨部，邪气就会侵袭骨部而致病，其聚集的病位逐日增大，从而形成骨瘤；如果邪气聚集在肌肉而气归于内，邪气停留不去，受内热时，就转化为脓，无热时就成为肉瘤的疾病。凡是由邪气导致的疾病，其发病部位不固定，但都有各自的名称。

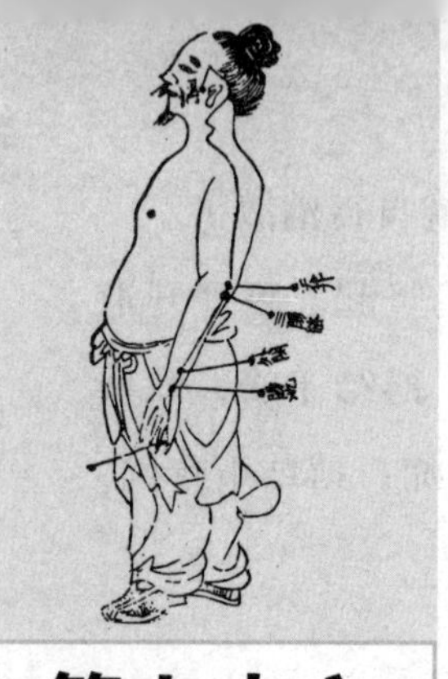

篇七十六

卫气行

卫气运行的周期

本篇说明了卫气在人体经脉日夜运行的五十周期，并与天时地理、时间空间及古代的漏刻相配合，并阐述了根据卫气在人体内运行的时刻来针灸的方法。

卫气的运行呼应着天象

黄帝问岐伯：我想听闻卫气的运行、出入及会合的情况。岐伯说：一年有十二个月，一日有十二个时辰，子居北方，午居南方，成直线为经；卯居东方，酉居西方，成横线为纬。周天共有二十八星宿，分别位于东、南、西、北方向。而天空中每一个方向各有七个星宿。房宿在东方，昴宿在西方，两者相连为纬；虚宿在北方，张宿在南方，两者相连为经。因此，从东方的房宿，经过南方，再到西方的毕宿，属于阳；从西方的昴宿，经过北方，而到东方的心宿，属于阴。阳主白天，阴主夜间。所以卫气的运行，一日一夜当中，在全身运行五十个周次，白天行于阳分二十五周，夜晚行于阴分二十五周，并环绕运行于五脏之间。

循行线路

由于卫气昼行于阳，夜行于阴，因此在黎明，早上四五点钟的时候，卫气在阴分已运行了二十五个周次，出于目，当眼睛睁开之时，卫气就开始从目内眦上行至头部，并沿着项后足太阳膀胱经下行，再沿着背部向下，循行手太阳经，下行至手小指外侧的少泽穴。其中散行的一条，从目外眦别出，向下沿着手太阳小肠经运行，下行至手的小拇指的外侧之端。另一条散行的，从目外眦别出，沿着足少阳胆经下行，到足的小拇趾和第四趾间，再向上沿手少阳三焦经之分，下行到手的小拇指和无名指间的关冲穴。其中另行的上行至耳前，合于颔部经脉，注入足阳明胃经而后下行，抵达

足背，进入小拇趾的中间。还有另一条散行的分支，从耳下沿手阳明大肠经下行，进入手大拇指、食指之间的商阳穴，再进入手掌间。其运行到足部的卫气，注入足心，又从内踝行出，从足少阴肾经行至阴分，沿着足少阴经分出的阴脉向上行，再上行以合于目，交会于足太阳经的睛明穴，这是卫气运行的一周。

卫气运行时间的计算

当白天太阳运行一舍，即一星宿的时间时，卫气在人身运行一又十分之八周；当白日运行二舍时，卫气在人身运行了三又十分之六周；白日运行三宿时，卫气在人身运行了五又十分之四周；白日运行四宿，卫气在人身运行了七又十分之二周；白日运行五宿，卫气在人身运行了九周；白日运行六宿，卫气在人身运行了十又十分之八周；白日运行七宿，卫气在人身运行了十二又十分之六周；白日运行十四宿，卫气在人身运行了二十五又十分之二周。此时，卫气运行于阳已到达终点，由白天转入夜间，卫气也由阳分进入阴分。刚进入阴分时，卫气从足少阴肾经流注于肾脏，再由肾脏注入心脏，又由心脏进入肺脏，再从肺脏到达肝脏，又由肝脏注入脾脏，最后从脾脏再注到肾脏，正是一周的运转。所以，夜间太阳运行一舍的时间，卫气在人身的阴分也运行一又十分之八周，和在阳分运行二十五周相同。卫气出于目内眦而进入阳分。阴分阳分一天一夜，卫气本应运行五十周，可是按照每宿卫气运行一又十分之八周来计算，卫气共运行五十周又十分之四，行于阳分的多出十分之二周，同样，行于阴分的也多出十分之二周，因而，人们睡和醒的时间，存在早晚的差异，这是余数不尽的缘故。

根据卫气的运行施针

黄帝说：卫气在人身当中，上下循行往来的时间不同，怎样才能等待恰当的时机施针呢?

伯高说：根据太阴阳的时分多少的不同，昼夜有长短的差异，春夏秋冬四季，也有一定的分界。因而昼夜长短也存在一定的条理，可以将日出时间作为纲纪，以夜尽昼出为开始，作为卫气行于阳分的开始。以铜壶滴漏来计时，一昼夜的水漏下一百刻，二十五刻恰好是半个白昼的度数，是阳分五十

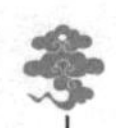

阴分五十多一半的度数，而卫气就是按照这个时间而运行不止的。到了日落时分，白昼结束，根据日出日入时间的度数，来确定昼与夜的分野，再根据昼夜长短来判断卫气的出入情况，作为针刺候气的准绳，来给人治病。针刺

卫气的循行

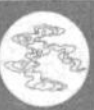

周天共有二十八星宿，分别位于东、南、西、北方向。而天空中每一个方向各有七个星宿。从东方的房宿，经过南方，再到西方的毕宿，属于阳；从西方的昴宿经过北方而到东方的心宿，属于阴。

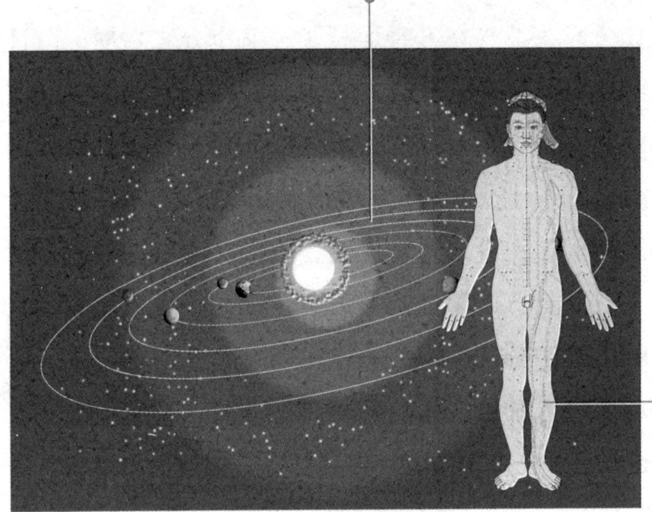

卫气一昼夜当中在全身运行五十个周次，白天行于阳分二十五周，夜晚行于阴分二十五周，并环绕运行于五脏之间。

卫气循行一周的路线

卫气开始从目内眦上行至头部，并沿着项后足太阳膀胱经下行，再沿着背部向下，循行手太阳经，下行至手小指外侧的少泽穴。

散行的一条，从目外眦别出，向下沿着手太阳小肠经运行，下行至手的小拇指的外侧之端。

另一条散行的，从目外眦别出，沿着足少阳胆经下行，到足的小拇趾和第四趾间，再向上沿手少阳三焦经之分，下行到关冲穴。其中另行的上行至耳前，合于颔部经脉，注入足阳明胃经而后下行，抵达足背，进入小拇趾的中间。

另一条散行的分支，从耳下沿手阳明大肠经下行，进入商阳穴，再进入手掌间。其运行到足部的卫气，注入足心，又从内踝行出，从足少阴肾经行至阴分，沿着足少阴经分出的阴脉向上行，再上行以合于目，交会于睛明穴。

时，要谨慎地等待其气的到来，然后再下针，只有这样，疾病才可如期而愈。

若失去了时机，则任何疾病都难以治愈。所以对于实证，要迎其气之来而针刺，是泻法；对于虚证，要随其气之后而针刺，是补法。这就是邪气运行的盛衰去留，诊候疾病的虚实而针刺的道理。所以谨慎地等候并观察气的所在，然后进行针刺，就叫作“逢时”。病在三阳经的，必须诊候气在阳分时才可针刺；病在三阴经，必须诊候气在阴分时才可针刺。

通过铜壶滴漏估算卫气位置

从平旦开始，铜壶滴漏水下一刻的时间（约十四分二十四秒），卫气在手足太阳经中运行；水下二刻，卫气在手足少阳经中运行；水下三刻，卫气在手足阳明经中运行；水下四刻，卫气在足少阴肾经中运行；水下五刻，卫气在手足太阳经中运行；水下六刻，卫气在手足少阳经中运行；水下七刻，卫气在手足阳明经中运行；水下八刻，卫气在足少阴肾经中运行；水下九刻，卫气在手足太阳经中运行；水下十刻，卫气在手足少阳经中运行；水下十一刻，卫气在手足阳明经中运行；水下十二刻，卫气在足少阴肾经中运行；水下十三刻，卫气在手足太阳经中运行；水下十四刻，卫气在手足少阳经中运行；水下十五刻，卫气在手足阳明经中运行；水下十六刻，卫气在足少阴肾经中运行；水下十七刻，卫气在手足太阳经中运行；水下十八刻，卫气在手足少阳经中运行；水下十九刻，卫气在手足阳明经中运行；水下二十刻，卫气在足少阴肾经中运行；水下二十一刻，卫气在手足太阳经中运行；水下二十二刻，卫气在手足少阳经中运行；水下二十三刻，卫气在手足阳明经中运行；水下二十四刻，卫气在足少阴肾经中运行；水下二十五刻，卫气在手足太阳经中运行，这是半日中卫气运行于全身的度数。

卫气的运行规律

从房宿到毕宿，水下五十刻，日行半个周天，是白昼；从昴宿到心宿，水下五十刻，又运转半个周天，是黑夜。两者相合，就为一整周天，每运转一宿，水就会下三又七分之四刻的时间。《大要》说，“通常日行每到上一宿刚过，下一宿刚开始时，卫气恰好运行在手足太阳经。”因而，在日行一宿的时间里，卫气遍行了三阳经和阴分的足少阴肾经，卫气总是这样永

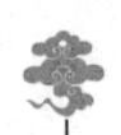

不停息地运行着，与自然规律相呼应。卫气的运行，虽然度量起来有些复杂，但却是有条不紊的，当它周而复始，经过一昼一夜，铜壶滴漏水下百刻的时候，人的卫气也恰好在体内运行五十个周次。

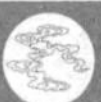

判断卫气的所在

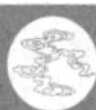

掌握卫气的运行规律对于施针有着重要的参考价值。

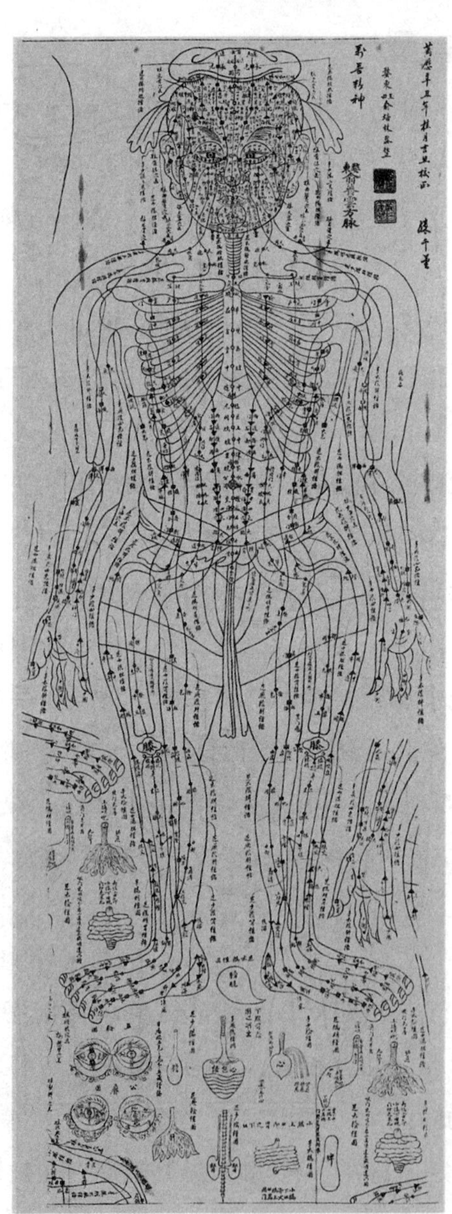

《经络相法》附铜人图

清 俞培林 法国国家图书馆藏

卫气就运行在这纷繁复杂的经脉之间，虽然看起来眼花缭乱，但是循行规律还是有条不紊的。卫气就是这样永不停息地运行着，呼应着昼夜的更替。

了解卫气循行规律的意义

了解了卫气的循行路线，再结合铜壶滴漏显示的时间，就可以准确地判断出卫气运行的位置。这对于有些虚实疾病的治疗是至关重要的，对于实证，要迎其气之来而针刺，用泻法；对于虚证，是随其气之后而针刺，用补法。针刺的时辰也有讲究，病在三阳经的，必须等卫气在阳分时才可针刺；病在三阴经的，必须等卫气在阴分时才可针刺。

所谓“逢时”，指的就是谨慎地等候并观察卫气的所在，然后进行针刺。

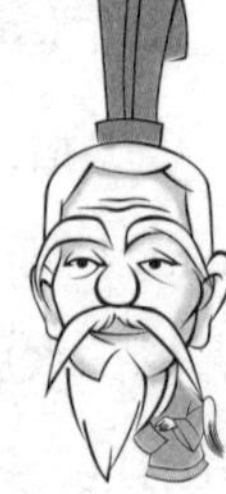

九宫八风

虚风对人体的影响

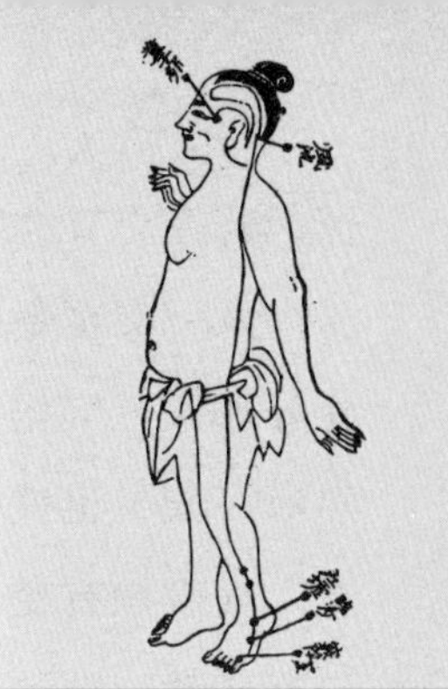

篇七十七

本篇以太一、北辰、玉帝之尊位为中心，论述了天文、气象、地理、方位、实风、虚风对人体的影响。

节气的交替

太一北极星、紫微星座、至尊玉皇大帝之位，是测定方位的中心，北斗七星围绕它旋转，是标定方向的指针，每年自东向西依次运行，从冬至开始，斗柄居于壬子癸正北方的叶蛰宫，主冬至、小寒、大寒三个节气，共四十六天；期满后的次日，交至立春，就移居丑艮寅东北方的天留宫，主立春、雨水、惊蛰三个节气，共四十六天；期满的次日，时交至春分，就移居至甲卯乙正东方的仓门宫，主春分、清明、谷雨三个节气，共计四十六天；期满的次日，时交立夏，就移居至辰巽巳东南方的阴洛宫，主立夏、小满、芒种三个节气，共四十五天；期满的次日，时交夏至，就移居丙午丁正南方的上天宫，主夏至、小暑、大暑三个节气，共计四十六天；期满的次日，时交立秋，就移居至未坤申西南方的玄委宫，主立秋、处暑、白露三个节气，共计四十六天；期满的次日，时交秋分，就移居庚酉辛正西方的仓果宫，主秋分、寒露、霜降三个节气，共四十六天；期满的次日，时交立冬，就移居戌乾亥西北方的新洛宫，主立冬、小雪、大雪三个节气，共四十五天；期满的次日，重新回居叶蛰宫，就又到了冬至日。

征兆

太一从一宫转向下一宫的第一天，也就是每逢交节的日子，必有风雨出现，如果当天风调雨顺，就是吉祥的象征，这一年都会风调雨顺，五谷丰登，人民安居乐业，很少患病。如果在交节之前出现风雨，是多涝的象征；若在交节之后出现风雨，则是多旱的征兆。

太一交至冬至那天，气候如有变动，预示着国君会有不测；太一交至春分那天，气候如有变动，预示着国相会有不测；太一交至中宫土旺主令的那一天，也就是寄居于四隅的立春、立夏、立秋、立冬各自交节的那些天，气候如有变动，预示着大小官吏会有不测；太一交至秋分那天，气候如有变动，预示着将军会有不测；太一交至夏至那天，气候如有变动，预示着百姓会有不测。所谓气候有变动，是说太一在四正之节，也就是二分、二至，以及土旺用事的交节之日，如果气候突变，会出现大风折木、飞沙走石的现象。通过这种突变，就可以推测患病者的身份，能够定吉凶。

风向

还应观察风向，以此作为预测的依据。凡是风来自当令的方位，与季节气候相适应的，叫作“实风”，主生长，养育万物；凡是风来自于和当令相对的方位，与时令季节相反的，就是“虚风”，可以伤害人体，主摧残，是伤害万物的邪风。应适时回避这种虚风，所以那些有较高修养的人，就深知回避虚邪贼风的道理，就像躲避箭矢一样，使外邪不能内侵。

太一北极星移步，居于天极中宫，成为定向的中心坐标，根据斗星七星旋转的指向，可以确定八风的方位，以推测气象的吉凶。从南方来的风，叫作“大弱风”，内可侵入心，外则侵于血脉，其气主热性病；从西南方来的风，叫作“谋风”，内可侵入脾，外则侵于肌肉，其气主衰弱病；从西方来的风，叫作“刚风”，内可侵入肺，外则侵于皮肤，其气主燥病；从西北方来的风，叫作“折风”，内可侵入小肠，外则侵于手太阳经脉。若手太阳脉气竭绝，则为阴寒之气充盈流溢；若脉气闭塞，则为结聚不通，会使人突然死亡；从北方来的风，叫作“大刚风”，内可侵入于肾，外则侵于骨骼与肩背的膂筋部位，其气主寒性病；从东北方来的风，叫作“凶风”，内可侵入大肠，外则侵于两胁腋骨下和肢节等处；从东方来的风，叫作“婴儿风”，内可侵入肝脏，外则侵于筋的相结处，其气主湿性病；从东南来的风，叫作“弱风”，内可侵入胃腑，外则侵于肌肉，其气主身体沉重的病。

以上所说的八风，凡是从时令季节相反而来的都是虚邪，能够使人生病，与人息息相通。如果人体虚衰，又逢天气三虚乘年之衰、逢月之空和

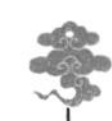

失时之和，内外相交，就容易得暴病而突然死亡。如果三虚之中只犯一虚，就会引发疲劳困倦、寒热相间等症；如果在雨湿的地方，感受了雨湿之气，就会患痿病。所以圣人，回避风邪侵袭，就好像躲避矢石一样。如若不然，既逢三虚，又中邪风，就会突然倒地，或患半身不遂之类的病症。

八种虚风

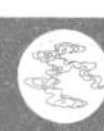

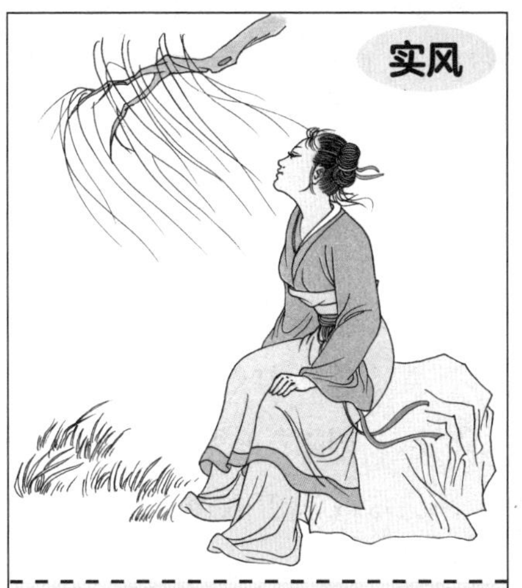

凡是风来自当令的方位，与季节气候相适应的，叫作“实风”，主生长，养育万物。

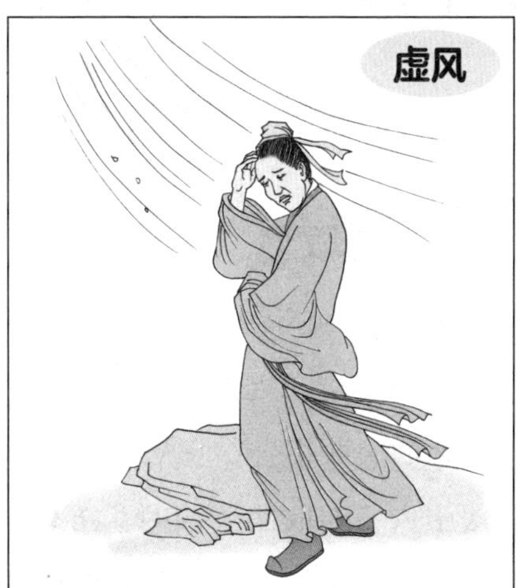

凡是风来自于和当令相对的方位，与时令季节相反的，就是“虚风”，可以伤害人体，主摧残，是伤害万物的邪风。

八风的方位

北　大刚风：内可侵入肾，外则侵入骨骼与肩背的膂筋部位，其气主寒性病。

东北　凶风：内可侵入大肠，外则侵于两胁腋骨下和肢节等处。

东　婴儿风：内可侵入肝脏，外则侵于筋的相结处，其气主湿性病。

东南　弱风：内可侵入胃腑，外则侵于肌肉，其气主身体沉重的病。

南　大弱风：内可侵入心，外则侵于血脉，其气主热性病。

西南　谋风：内可侵入脾，外则侵于肌肉，其气主衰弱病。

西　刚风：内可侵入肺，外则侵于皮肤，其气主燥病。

西北　折风：内可侵入小肠，外则侵于手太阳经脉。

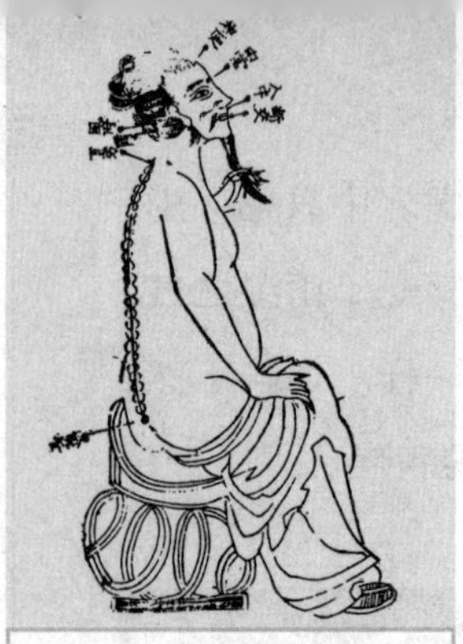

篇七十八

九针论

九针的功能

本篇叙述了九针的形状、性能以及和数字的对应关系。另外，以五脏为中心，联系周身各组织器官，说明了生理功能和病理变化的详情。最后指出在针刺三阳、三阴经脉时要根据其特点加以治疗。

九针的取名

黄帝说：我听您讲解了关于九针的知识后，感觉其博大精深，但尚未能彻底领悟，请问九针原理是怎样产生的？其名称从何而来？岐伯说：九针与天地的大数相合，它从一开始，到九终止。一取法于天，二取法于地，三取法于人，四取法于四时，五取法于五音，六取法于六律，七取法于七星，八取法于八风，九取法于九州。

黄帝说：为什么以九来对应九针呢？岐伯说：这是圣人开天立地的数理，从一到九，九州分野的数字。九与九相乘，等于八十一，便创立了音律的黄钟之数，因而九针正与此数相应。

对应关系

一就是天，天属阳。在人体五脏中是肺脏，因肺在脏腑中的位置最高，是五脏六腑的华盖。皮肤，是肺在外表的会合，属于阳分的浅表部。因此制造了镵针，其针头大而针尖锐利如箭头，利于浅刺而不能深刺，用于治疗病邪在浅表层的疾病，起到排泄阳气、解表退热的作用。

二就是地，地属土，在人体与肌肉相应。为治疗肌肉的病，制造了圆针，其针身圆直如竹管状，针尖椭圆如卵，用以治疗邪在肌肉的病。针刺时不致损伤分肉，以防分肉受损，脾气竭绝。

三就是人，人的生命之所以形成，是因为从血脉中吸收了营养，因而制造了鍉针，其针身大，针尖圆而钝，可用来按压穴位，疏通血脉，引导正

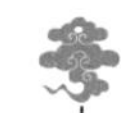

气，并使之得以充实，使邪气自然外出，不至于过深而引邪内陷。

四就是四时，如果四时八方的风邪，侵入人体经脉，就会导致血脉淤结，从而形成顽疾。因而制造了锋针，其针身长直似圆柱，针尖锋利，可用来泻除热邪，刺络放血，从而消除顽疾。

五就是五音，位于一和九两个数的中间，是冬天、夏天间的节气。一代表冬至一阳初生之时，月建在子。九代表夏至阳气极盛之时，月建在午，五在二者中间。如果人体阴阳相离，寒热相争，两气搏聚，就会导致气血凝滞而不消散，进而成为痈脓。因而制造了铍针，其针尖扁而锋锐如剑，可用来刺破痈疽，排除脓血。

六就是六律，六律与四季中的十二月及人体十二经脉相协调。当虚邪贼风侵袭人体的经络时，会使气血拥堵闭塞，而暴发痹证。因而制成了员利针，其针尖状似马尾，圆而锐，针身略粗，适于治疗急性病证。

七就是北斗七星，人通身的七窍，犹如天空中密布的繁星，如果外邪从孔窍侵入经脉间，滞留不去，形成痛痹。因而制成了毫针，其针尖纤细如蚊虻的嘴。针刺时，要静候其气，慢慢地进针，轻微提插，要长时间留针，使正气得以充实，邪气得以消散，真气也会随之恢复。出针后，应继续调养身体。

八就是八方的风，与人体肱部和股部的肩、肘、髋、膝八大关节相应。如果四时八节的虚邪贼风侵入人体的骨缝、腰背、关节及腠理之间，就会成为深邪的痹证。因而制成了长针，其针身较长，针尖锋利，可以用来治疗邪深日久的痹证。

九就是九野，与人体周身关节骨缝和皮肤相应。如果邪气继续深入，充溢于人体，就会引发风水浮肿、水液留滞、关节肿大的疾病。因而制成了大针，其针形如杖，针身粗大，针锋微圆，可以通利关节，运转大气，排泄关节内积滞的水气。

九针的尺寸

黄帝说：针的长短有一定的标准吗？

岐伯说：第一种是镵针，模仿巾针的式样，其针头较大，其末端为半寸左右，形状尖锐突出，像箭头一样，针长一寸六分，主治热在头、身的

疾病，可以用来浅刺皮肤，以便泻去热邪；第二种是员针，仿照絮针的式样，其针身圆直如竹管状，针尖椭圆如卵，长一寸六分，主治邪在分肉之间的疾病；第三种是鍉针，仿照黍米的形状，其针头圆而微尖，针长三寸半，用来按摩经脉，促使气血流通，排出邪气。

九针的对应关系

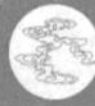

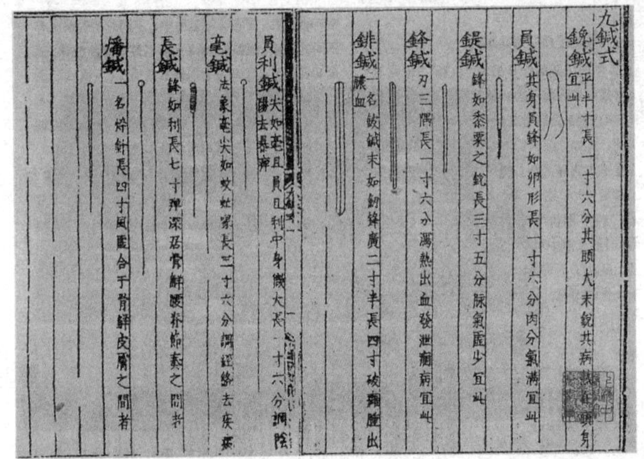

九鍼式
鑱鍼 平半寸長一寸六分其頭大末銳其病熱在頭身宜此
員鍼 其身員鋒如卵形長一寸六分肉分氣滿宜此
鍉鍼 鋒如黍粟之銳長三寸五分脈氣虛少宜此
鋒鍼 刃三隅長一寸六分瀉熱出血發泄痼病宜此
鈹鍼 一名鈹鍼末如劍鋒廣二寸半長四寸破癰腫出膿血
員利鍼 尖如氂且員且利中身微大長一寸六分調陰陽去暴痺
毫鍼 法象毫尖如蚊虻喙長三寸六分調經絡去疾[illegible]
長鍼 鋒如利長七寸痺深居骨解腰脊節腠之間者
燔鍼 一名焠針長四寸風虛合于骨解皮膚之間者

《针灸节要》九针图

明 高武

“九”是古人最重视的一个数字，圣人发明了天地的数理，从一到九为基本数，据此建立了九州的分野，所以九针对应着“九”这个数字。

名称	对应关系	用途
镵针	天	利于浅刺而不能深刺，用于治疗病邪在浅表层的疾病，起到排泄阳气、解表退热的作用
员针	地	用以治疗邪在肌肉的病。针刺时不致损伤分肉，以防分肉受损，脾气竭绝
鍉针	人	用来按压穴位，疏通血脉，引导正气，并使之得以充实，使邪气自然外出，不至于过深而引邪内陷
锋针	四时	可用来泻除热邪，刺络放血，从而消除顽疾
铍针	五音	用来刺破痈疽，排除脓血
员利针	六律	适于治疗急性病证
毫针	七星	如果外邪从孔窍侵入经脉间，滞留不去，形成痛痹，就要用毫针来治疗
长针	八风	可以用来治疗邪深日久的痹证
大针	九州	可以用来通利关节，运转大气，排泄关节内积滞的水气

第四种是锋针，也是仿照絮针的式样而成，针身硬直，状如圆柱形，针尖锐利，长一寸六分，主要用来泻热，刺络放血；第五种是铍针，其状似宝剑，宽二分半，长四寸，主治由于寒热相争而形成的较大的痈脓，起到排脓的作用；第六种是员利针，针形细长如马尾，针尖稍大，针身较小，用于深刺，长一寸六分，主治痈证和痹证；第七种是毫针，纤细如毫毛，长一寸六分，主治邪在络的寒热痛痹；第八种是长针，仿照缝衣针，长七寸，主治邪深病久的痹证；第九种是大针，仿照锋针制成，但针长，微圆，如同拐杖，长四寸，主治因关节积水成肿的病证。

以上所述，就是九针的大小及长短的法度。

人体与九野的对应

黄帝说：人体各部怎样与自然界的九野相对应？

岐伯说：请让我谈谈身形与九野相合的情况吧。春夏属阳，阳气从左升，所以左足与东北方的艮宫相应，在节气上，应于立春，所值日正当戊寅日、己丑日；左胁与正东方的震宫相应，在节气上，应于春分，所值日正当乙卯日；左手与东南方的巽宫相应，在节气上，应于立夏，所值日正当戊辰日、己巳日；前胸、咽喉、头面与正南方的离宫相应，在节气上，应于夏至，所值日正当丙午日；右手与西南方的坤宫相应，在节气上，应于立秋，所值日正当戊申日、己未日；右胁与正西方的兑宫相应，在节气上，应于秋分，所值日正当辛酉日；右足与西北方的乾宫相应，在节气上，应于立冬，所值日正当戊戌日、己亥日；腰、尾骶、下窍与正北方的坎宫相应，在节气上，应于冬至，所值日正当壬子日；六腑和肝、脾、肾三脏，都在膈下腹中的部位，与大禁的日期相应，为太一移居中宫所在之日，以及各戊、己日。掌握了人体九个部位与九个方位相对应的关系，就可以推测八方当令节气，及与人体相应的各个部位。凡是不宜针刺的日期，就叫作“天忌日”。

如何治疗五种形志的人

形体安逸、精神苦闷的人，其病在经脉，治疗时，宜用艾灸和针刺；形体劳累，但精神快乐的人，其病在于筋，应当用温熨导引法；形体安逸、精神愉悦的人，其病在肌肉，治疗时，要用针刺和砭石；形体劳苦、精神

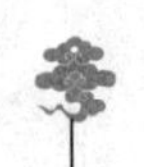

抑郁的人，其病多在咽喉，宜用味甘的药物加以调治；虽然屡受惊恐，但筋脉气血通畅的，其病多为肌肉麻痹不仁，治疗时用按摩法和药酒。这就是五种形志的人生病时的治法。

五脏之气失调的病症有，心气不舒，嗳气；肺气不利，咳嗽；肝气郁结，多语；脾气不和，吞酸；肾气衰疲，哈欠频频。六腑之气失调的病症：胆气不舒，易怒；胃气上逆，呃逆呕吐；大肠、小肠功能失常，泄泻；膀胱气虚，遗尿；下焦不通，水肿。

五味入胃，各有其归属的脏腑，酸味入肝，辛味入肺，苦味入心，甘味入脾，咸味入肾，淡味入胃。这就是五味所入的脏腑。

五脏的疾病

五脏的精气相并产生的疾病有，精气侵于肝，则肝气郁结，而生忧虑；精气侵于心，则喜笑不止；精气侵于肺，则肺气郁结，而生悲哀；精气侵于肾，则时常恐惧；精气侵于脾，则易生畏惧。这是五脏精气相并而产生的病症。

五脏各有所恶，肝厌恶风，心厌恶热，肺厌恶寒冷，肾厌恶干燥，脾厌恶潮湿。这就是五脏厌恶的五气。

五脏化生五液，心脏主化生汗液；肝脏主化生泪液；肺脏主化生涕液；肾脏主化生唾液；脾脏主化生涎液。这是五脏化生的五液。

五种疲劳过度而产生的损伤，久视伤心血，久卧伤肺气，久坐伤肌肉，久立伤骨骼，久行伤筋。这是五种为久劳所伤的病症。

五味的走向，酸味走筋，辛味走气，苦味走血，咸味走骨，甘味走肉。这就是五味的走向。

饮食的五种禁忌，病在筋的，不能多食酸味；病在气的，不能多食辛味；病在骨的，不能多食咸味；病在血的，不能多食苦味；病在肉的，不宜多食甘味。即使有嗜好，也不可吃得过多，必须加以节制。

五脏与邪气

五脏阴阳病位及季节各不相同，因为肾为阴脏，主骨，所以多发病于骨骼；因为心为阳脏，主血，所以多发病于血脉；因为饮食五味多伤害脾脏，所以多发为精气不足；阳虚而病，多发生在冬季；阴虚而病，多发生在夏季。

五脏与养生

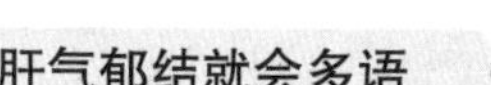

症状	脏	精气所侵
肝气郁结就会多语	肝	精气侵于肝，则肝气郁结，而生忧虑
心气不舒就会嗳气	心	精气侵于心，则喜笑不止
肺气不利就会咳嗽	肺	精气侵于肺，则肺气郁结，而生悲哀
肾气衰疲就会哈欠频频	肾	精气侵于肾，则时常恐惧
脾气不和就会吞酸	脾	精气侵于脾，则易生畏惧

五伤

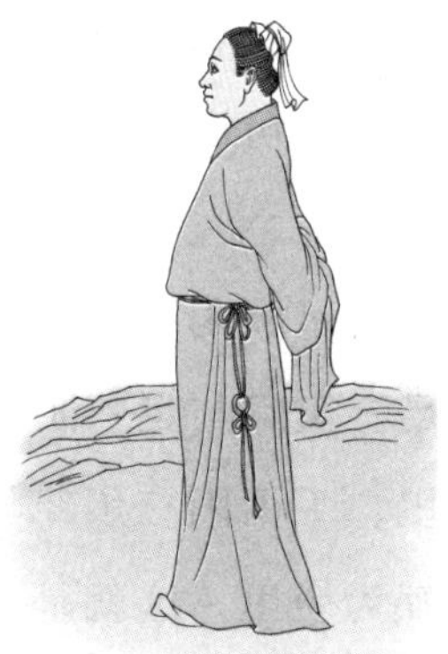

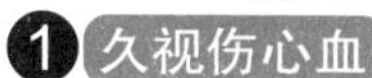

❶ 久视伤心血

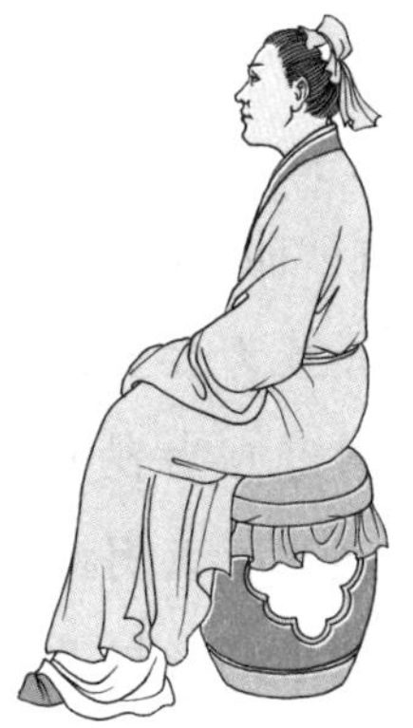

❷ 久坐伤肌肉

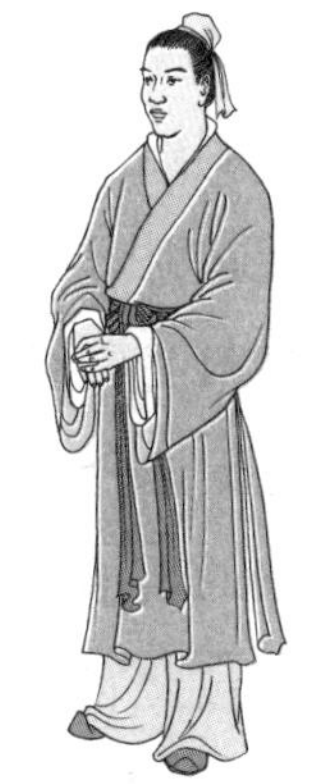

❸ 久立伤骨骼

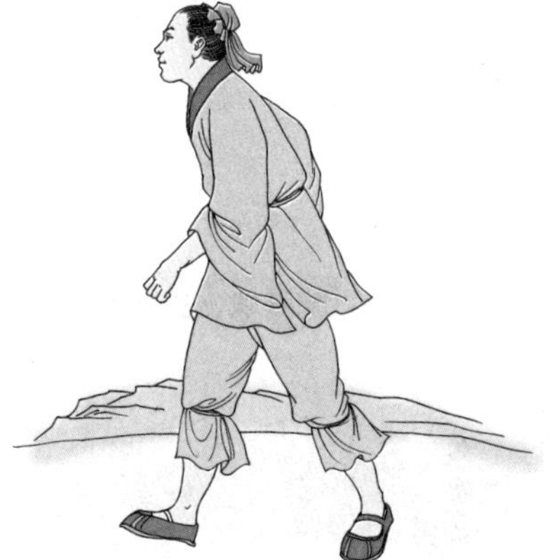

❹ 久行伤筋

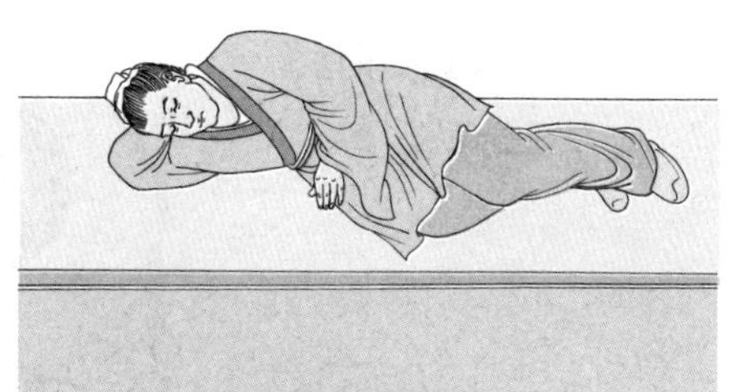

❺ 久卧伤肺气

邪气侵扰五脏产生的病变：邪气入阳分，能使人的神志受扰而产生狂证；邪气入阴分，能产生血脉凝涩，从而引发血痹；邪气入阳分，与阳相搏，就会引起癫疾；邪气入阴分，与阴相搏，会产生喑哑；阳气入阴分，病人安静沉默；阳气上逆，由阴出阳，病人则易怒。

五脏各有所藏的精神活动，心藏神，肺藏魄，肝藏魂，脾藏意，肾藏志和精。

五脏所主的部位，心主血脉，肺主皮毛，肝主筋，脾主肌肉，肾主骨骼。

经脉的血气情况

阳明经多血多气，太阳经多血少气，少阳经多气少血，太阴经多血少气，厥阴经多血少气，少阴经多气少血。所以针刺阳明经时，宜出气出血；针刺太阳经时，只出血，不能出气；针刺少阳经时，只能出气，不能出血；针刺太阴经时，只能出血，不能出气；针刺厥阴经时，只可出血，不可出气；针刺少阴经时，只可出气，而不能出血。

足阳明胃经与足太阴脾经互为表里，足少阳胆经与足厥阴肝经互为表里，足太阳膀胱经与足少阴肾经互为表里，这就是足三阳经与足三阴经表里相配的情形。手阳明大肠经与手太阴肺经互为表里，手少阳三焦经与手厥阴心包经互为表里，手太阳小肠经与手少阴心经互为表里，这就是手三阴经与手三阳经表里相配的情形。

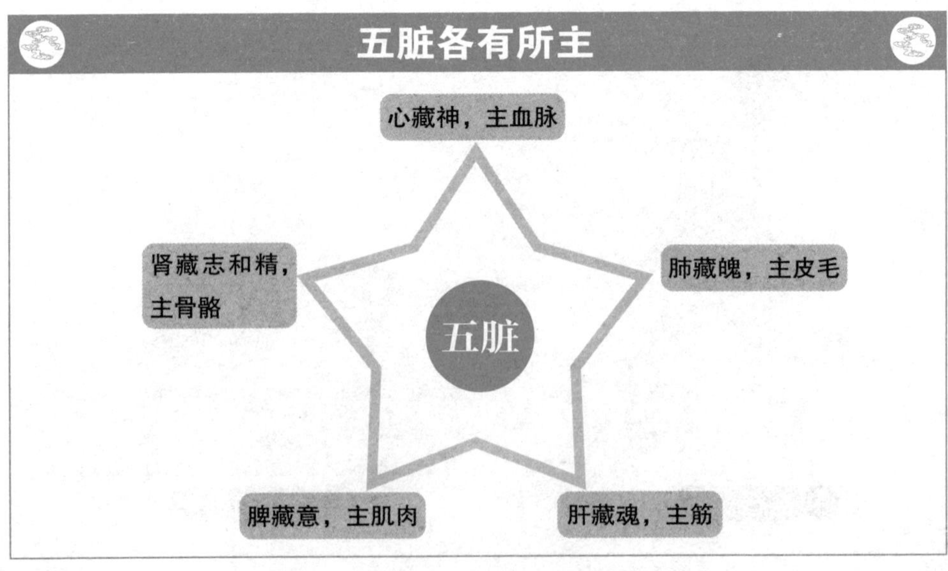

岁露论
疟疾的治疗

本篇指出疟疾的病机及其发作时间与外感风邪不同，阐释了三虚、三实的概念，说明了外邪在疾病发生中的作用。

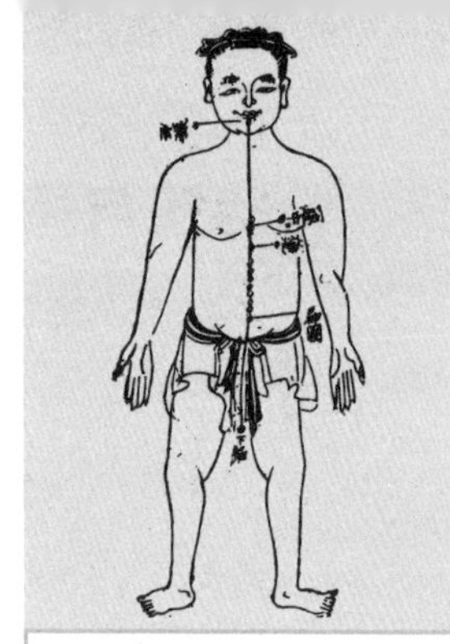

篇七十九

疾病的发作时间

黄帝向岐伯问道：医经上曾说，"如果夏天被暑气所伤，到秋天就会生疟疾。"疟疾会在特定的时间发作，这是什么原因呢？

岐伯说：引发疟疾的邪气从风府穴侵入人体，沿脊柱两旁的肌肉下行。而卫气在运行一日一夜后，合于风府穴，并沿着脊柱逐日下行一节，因而卫气与邪气相遇的时间，就会晚一天，所以，疟疾的发作时间也随之向后推移。每当卫气侵入脊背，运行于风府穴时，腠理就会开泄，从而导致邪气侵入，并与卫气相搏而产生疟病，所以疟疾发作的时间，日益推迟。当卫气运行至风府穴后，每日都沿脊柱向下运行一节，二十一日后，就下行到尾骶骨。第二十二天，进入脊内，流注于伏冲脉。运行九天后，又转为上行，从左右两缺盆中间流出，因为其气上行并逐日升高，所以发病的时间也将至。此时，邪气入内，与五脏相搏结，并向内压迫五脏，与膜原相横连，因为邪气入内很深，运行的路径较远，运行周期较长，所以疟疾不能每天发作，而是要积至第二天才发病。

黄帝说：每当卫气运行到风府时，腠理就开泄，从而导致邪气乘虚而入。卫气运行是有一定规律的，它每日沿脊柱向下行一节，所以并不是时刻都停留在风府穴处，为什么疟疾还会发作呢？岐伯说：这是因为风邪侵入人体，从来就没有固定的部位，所以一旦卫气运行到邪气所在之处，就必然会使腠理开泄，因而凡是邪气滞留的地方，就是病发的所在。

疟疾与风邪的区别

黄帝说：讲得太好了！感受风邪所致的病与疟疾，病证相似而属同类，但为什么感受风邪的病证，可以持续存在，而疟疾的发作却有间歇呢？岐伯说：这是因为风邪常停留在它侵入的部位，而疟疾的邪气是沿着经络深入，搏结于内的，所以当卫气运行至疟邪所在之处时，就会引起抗御病邪的反应，疟疾才会发作。黄帝说：是的！

黄帝向少师问道：听说四时八风对于人的伤害，有寒暑的不同。气候寒冷时，皮肤致密，腠理闭塞；气候炎热时，皮肤就会松弛，腠理就打开。在这种情况下，虚邪贼风就在此时侵入人体，还是遇到四时八节反常的气候，才会伤人呢？

少师回答说：不是这样。虚邪贼风伤人没有固定的时间，但必须在腠理开泄时，才能乘虚而入。邪气侵入深，病情就严重，发病也就越急暴。若在皮肤腠理闭合时，邪气侵入，只能在浅表部位停留，发病也相对迟缓。

月相与邪气入侵

黄帝说：有时气候寒温适宜，腠理没有打开，也会突然发病，这是为什么呢？少师说：您不知道邪气入侵的规律吗？即使在正常情况下，腠理的开闭缓急，也是有一定时间的。黄帝说：您能讲讲吗？少师说：人与自然界密切相关，与日月的运行相适应。所以当十五月满时，海水就会向西涌，形成大潮。而在此时，人体的气血也会充盛，肌肉充实，皮肤致密，毛发坚固，腠理闭合，皮脂多，污垢也多。在这种情况下，即使遇到虚邪贼风的侵袭，其侵入的部位也浅而不深。到了月缺之时，海水向东涌盛，形成大潮，人体的气血也渐趋衰落，卫气减退，外表虽存，但肌肉瘦削，皮肤松弛，腠理打开，毛发脱落，皮肤光滑滋润，皮脂灰尘随之剥落。这个时候，如果遇到虚邪贼风的侵袭，则侵入的部位就较深，发病也较剧烈而迅速。

黄帝说：突然死亡，或者突然生病，是什么原因造成的呢？少师回答：本来就虚弱的人，又遇到三虚的情况，就会内外相困，因而会猝死、暴病。如果遇到三实的环境，邪气就不能伤人了。

黄帝说：请您讲讲三虚的情况。少师说：正值岁气不及，又遇到月缺无

光，以及四时失和，就易感受虚邪贼风，这叫作“三虚”。所以不了解三虚致病的理论，即使有相当丰富的医学知识，也只能是医术低劣的医生。

邪气的侵入规律

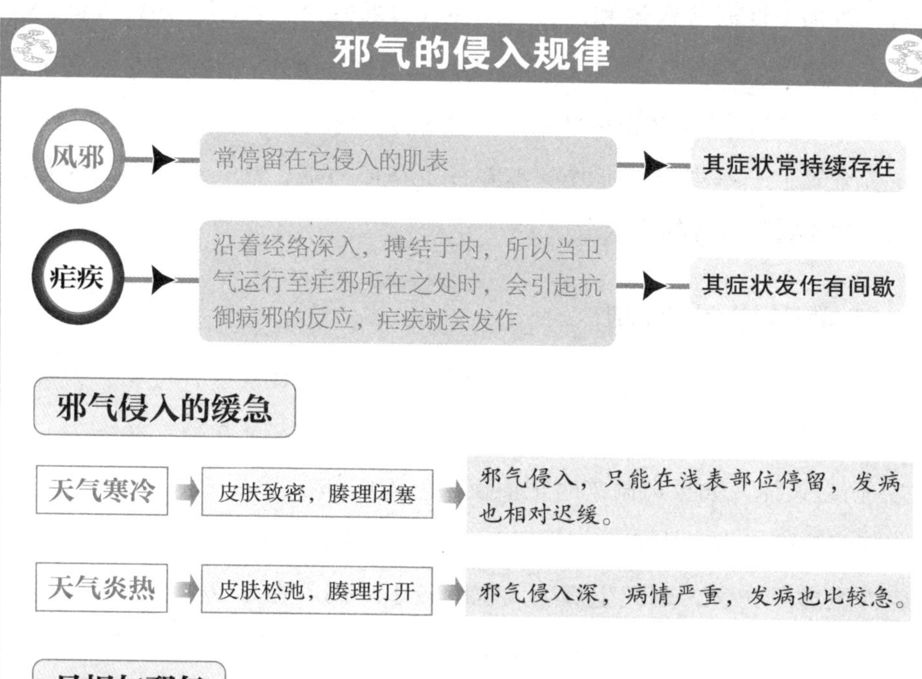

月相与邪气

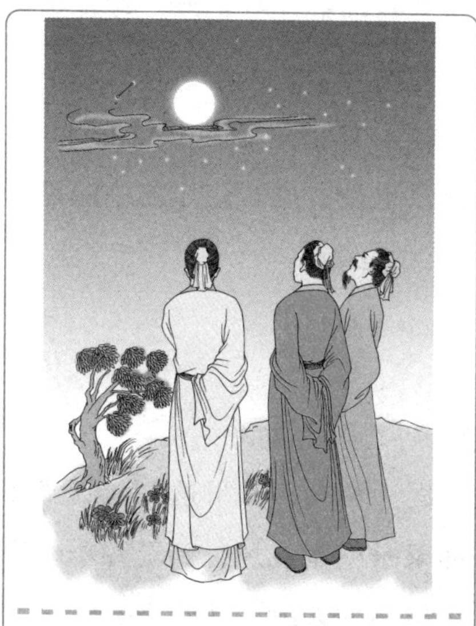

月满时，人体的气血也会充盛，皮肤致密，腠理闭合。在这种情况下，即使遇到虚邪贼风的侵袭，其侵入的部位也比较浅。

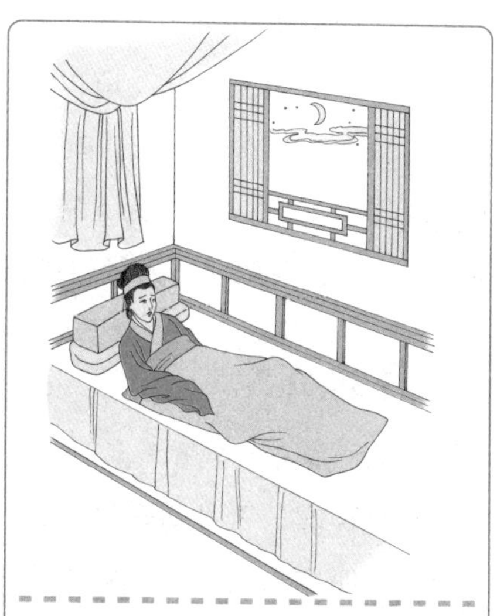

月缺之时，人体的气血也渐趋衰落，卫气减退，皮肤松弛，腠理打开。这个时候，如果遇到虚邪贼风的侵袭，则侵入的部位就较深，发病也较剧烈而迅速。

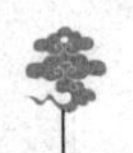

三实

黄帝说：三实又是怎样的呢？少师说：正值岁气旺盛之年，又逢月满之时，再加上四时气候调和，那么即使有虚邪贼风，也不能伤害人体，这就是“三实”。黄帝说：非常好！说理也很透彻！请允许我将其保存在金匮中，命名为“三实”。然而这只是您一个人的理论。

黄帝说：一年当中，有许多人都得了相同的病，这是什么原因呢？少师说：这是四时八节的气候造成的。

气候引发的疾病

黄帝说：应该怎样观察呢？少师说：要在冬至观察这种气象，观察太一位于叶蛰宫。那一天，必定有风雨。如果风雨从南方来，就称为“虚风”，伤害人体。如果风雨来时正值夜半，人们都在室内安睡，邪气无法侵入，因而就很少有人生病。如果风雨在白昼来临，由于人们多在室外活动，就容易被虚风伤害，因此生病的人也就较多。倘若在冬季感受了虚邪，那么邪气就会由肾深入骨，潜伏在体内而形成伏邪。到了立春，阳气升发，腠理打开，伏邪就会伺机发动。如果在立春日，又有西方刮来的风，那么万民都会被这种虚风所伤，这样就导致伏邪与新邪相互搏结，积存留滞在经脉之中，从而引发疾病。所以在风雨无常的季节，人们就易患病。一年之内出现的这种异常的气候，就叫作“岁露”。如果一年之中气候调和，或很少出现异常气候，人们就不易发病，死亡也少；倘若一年之中贼风邪气出现较多，寒温不调和，人就容易患病，死亡也多。

正月的征兆

黄帝说：虚邪贼风害人的轻重是怎样的？怎样来判断呢？

少师回答说：正月初一这一天，太一居天留宫，如果这一天刮西北风而不下雨，那么人们多有因病而亡的；如果黎明刮北风，到了春季，病患的死亡人数就多；如果黎明有北风刮过，患病的人就多达约十分之三；如果中午刮北风，到了夏天，会有很多人病死；如果傍晚刮北风，到了秋天，人多病死；如果这一整天都刮北风，就会流行大病，约有十分之六的人会死亡。正月初一这天，如果风从南方来，就叫作“旱乡”；风从西方来，

就叫作“白骨”，疾病会波及全国范围，导致大面积死亡。这一天风从东方来，震撼房屋，飞沙走石，给人们造成严重的灾难。如果这一天风从东南方来，患病的人到春天就会死。如果正月初一这一天，气候温和，没有刮风，就是丰收的征兆，粮价低，得病的人很少；如果这一天，天气寒冷而有风，就是歉收的征兆，粮价高，得病的人很多。这就是通过正月初一的风向，预测当年虚邪伤人的情况。

二月的丑日，如果不刮风，人们就多得心腹不适的疾病；三月的戌日，如果天气不温暖，人们容易生寒热病；四月的巳日，如果天气不热，人们就多患瘅病；十月的申日，如果天气不寒冷，暴死的人就多。以上所说的风，指的都是能摇撼房屋、折断树木、飞沙走石的狂风，能使人毫毛竖起、腠理打开，致使人患病的邪风。

虚邪的发作

三虚

正值岁气不及，又遇到月缺无光，以及四时失和，就易感受虚邪贼风。

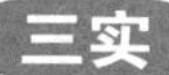

三实

正值岁气旺盛之年，又逢月满的时候，加上四时气候调和，那么即使有虚邪贼风，也不能伤害人体。

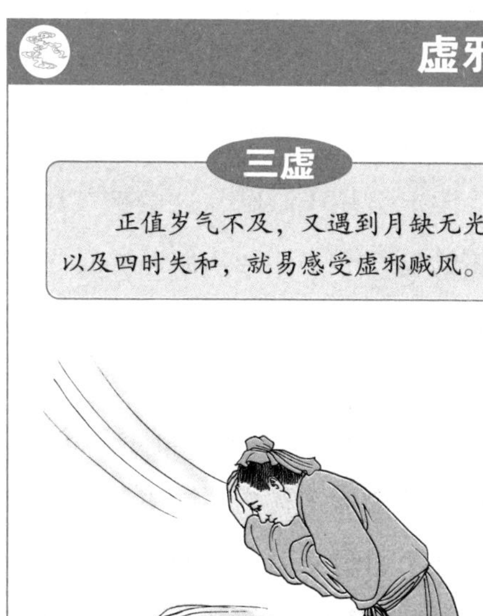

在冬季受了虚邪，邪气就会由肾深入骨，潜伏在体内而形成伏邪。到了春天，阳气升发，腠理打开，伏邪就会伺机发动。如果在立春日，又有西方刮来的风，被这种虚风所伤，导致伏邪与新邪相互搏结，积存在经脉之中，从而引发疾病。

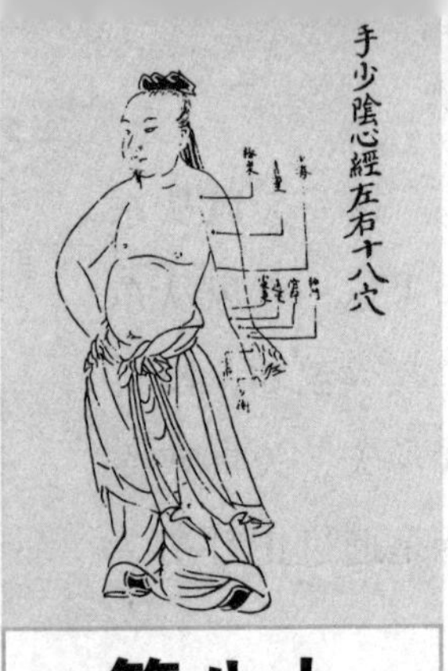

篇八十

大惑论

眩惑的治疗

本篇阐述了登高眩惑及健忘、易饥、嗜睡和不眠等证的异常表现，论述了其病理及治疗方法。说明了眼睛源于五脏六腑之精。

登高眩惑

黄帝问岐伯：我曾经登上很高的清冷之台，当走到台的中间向四面观望时，就会害怕得俯下身前行，还会头昏眼花，精神迷乱。我私下里很诧异，同时也非常奇怪，尽管闭目宁神，独自思索，安心定气，想镇静下来，也久久不能解除，心总跳得厉害，头也晕得难受。即使我披散开头发，蹲在台阶上，但当我又向下俯视时，仍长时间眩晕不止。但是有时又毫不畏惧，能独自登上高台，这是什么原因导致的呢？

岐伯回答说：人体五脏六腑的精气，向上会注于眼睛，这些精气注入眼睛，从而使人具有视觉能力。五脏六腑的精气会集而形成眼睛，骨之精气会集而成瞳子，筋之精气会集而成黑眼珠，血之精气会集而成血络，气之精气会集而成白眼珠，肌肉之精气会集而成眼胞。集合了筋、骨、血、气等精气，与脉络相连而成为目系，向上连属于脑，向后从项部中间流出。如果项部中邪，又正值人体虚弱之时，邪气就会深入体内，随眼睛与人脑相联系。邪气进入脑后，就会产生脑转，并牵引目系急，因而出现头晕目眩的症状。这是由于邪气伤害了内脏的精气，使其不能灌注于全身，以致精气耗散，而产生“视歧”。所谓视歧，就是把一个东西看成两个。眼目，是五脏六腑精华的会集处，也是营、卫、魂、魄经常运行的地方，也是反映神气的部位。所以过度疲劳时，就会使魂魄散乱，意志紊乱。眼的瞳仁、黑眼珠属于阴，白眼球、赤脉属于阳，只有阴脏和阳脏的精气相互协调，才能使眼睛清晰视物。目能视物，主要是受心的支配，这是因为心主藏神。

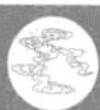

一些生活疾病的产生

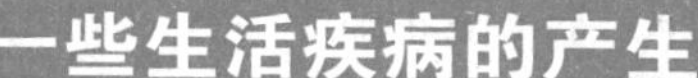

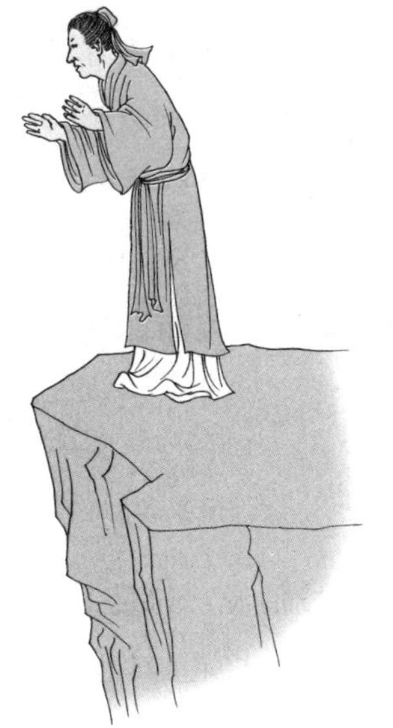

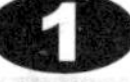

为什么登高会眩晕

目能视物，主要是受心的支配，这是因为心主藏神。所以人精神散乱时，阴阳精气便不能协调。人在居高临下的时候，突然看到异乎寻常的情景，就会心神散乱，魂魄不宁，因而产生眩晕感。

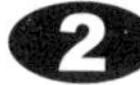

为什么会健忘

这是由于上气不足，下气有余，也就是肠胃气实，而心肺气虚引起的。如果心肺气虚，那么营气和卫气就滞留在肠胃之间，如果长时间不能上行，就容易健忘。

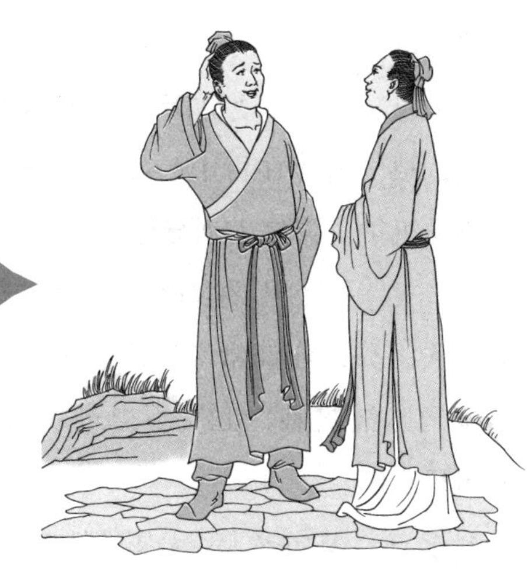

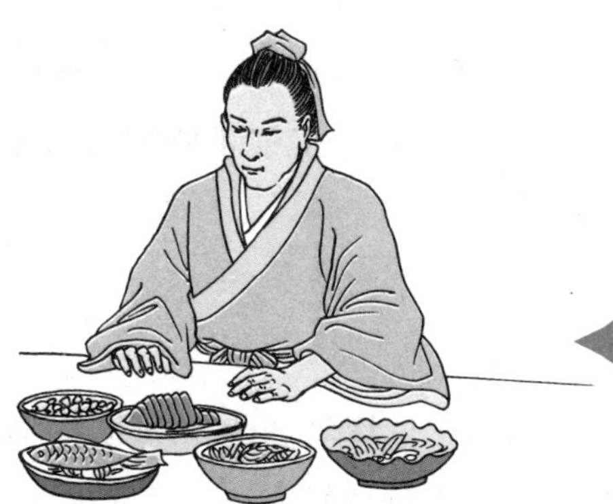

3

为什么容易饥饿却不想吃东西

精气由脾运送，热气留存在胃中，如果胃热过甚，就会增强消化水谷的能力，所以人就容易饥饿。由于胃气上逆，所以就不想吃东西了。

所以人精神散乱时，阴阳精气便不能协调。因此，人在居高临下的时候，突然看到异物，就会心神散乱，魂魄不宁，因而产生眩晕感。

黄帝说：我对您所说的有些质疑。我每次去东苑登高游览，都会头晕目眩，但离开后就恢复正常了。难道我只有到东苑才会劳神吗？为什么会出现这种奇怪现象呢？岐伯说：并非如此。人心里虽然喜爱，但精神上却有所厌恶，如果突然之间不适应，就会使精神紊乱，从而引起视觉失常而发生眩晕。而等到离开之后，精神意识就转移了，因而能恢复正常。对于这种情况，较轻的称为“迷”，较重的称为“惑”。

几种常见疾病

黄帝说：有些人健忘，这是什么原因呢？岐伯说：这是上气不足，下气有余，也就是肠胃气实，而心肺气虚所引起的。如果心肺气虚，那么营气和卫气就滞留在肠胃之间，如果长时间不能上行，就容易健忘。

黄帝说：有些人易饥饿，却不想吃东西，这是为什么？岐伯说：精气由脾运送，热气留存在胃中，如果胃热过甚，就会增强消化水谷的能力，所以人就容易饥饿。胃气上逆导致胃脘堵塞，所以就不想吃东西了。

黄帝说：有些人有病而不能安卧，这又是为什么？岐伯说：这是卫气不能进入阴分，而经常滞留在阳分的缘故。卫气滞留在阳分，则阳气充盛，阳跷脉的脉气偏盛，卫气不得进入阴分，导致阴气虚而不能收敛阳，所以不能闭目入睡。

黄帝说：有些人因病而将两目闭合，不想看东西，这是怎么形成的呢？岐伯说：这是因为卫气滞留在阴分，不能在阳分运行，滞留在阴分，则阴气偏盛，阴气偏盛，就会使阴跷脉的脉气满溢。卫气不能进入阳分，就会导致阳虚，所以愿意闭目而不欲视物。

嗜睡的解析

黄帝说：有些人嗜睡，这是为什么？岐伯说：这是这些人肠胃体积较大，皮肤涩滞，肌肉之间又不滑利的缘故。由于肠胃较大，卫气滞留的时间就较长；皮肤涩滞，分肉之间不滑利，卫气运行也就缓慢。白天，卫气在阳分运行；夜间，卫气在阴分运行。

当卫气在阳分行尽时，人就要睡觉；在阴分行尽时，人就会醒来。胃肠较大，卫气运行和停留的时间长，皮肤涩滞，肌肉不滑利，卫气运行就迟缓，从而使卫气在阴分中长时间停留，导致阳气内敛，精神不振，因而人就嗜睡。如果肠胃体积小，皮肤光滑，肌肉滑利，卫气在阳分中停留的时间长，所以人就少睡眠。

黄帝说：有些人不经常嗜睡，而是偶尔出现嗜睡现象，这是什么造成的呢？岐伯说：这是因为邪气停留在上焦，使上焦闭塞，气行不通畅，如果吃饱后又饮水，就会使卫气较长时间停留在阴分，而不能向外传达于阳分，人就会突然嗜睡。

黄帝说：说得太好了！该怎么治疗邪气引起的疾病呢？岐伯说：首先应当明确邪气所在的脏腑，再祛除轻微的疾病，然后调理气机，再采用补虚泻实的方法进行治疗。必须先了解患者身心的劳累与安逸情况，才能采用适当的疗法。

睡眠与卫气

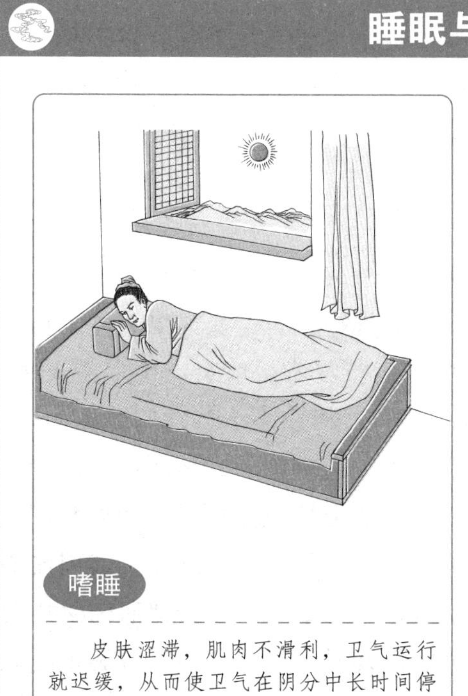

嗜睡

皮肤涩滞，肌肉不滑利，卫气运行就迟缓，从而使卫气在阴分中长时间停留，导致阳气内敛，精神不振，因而人就嗜睡。

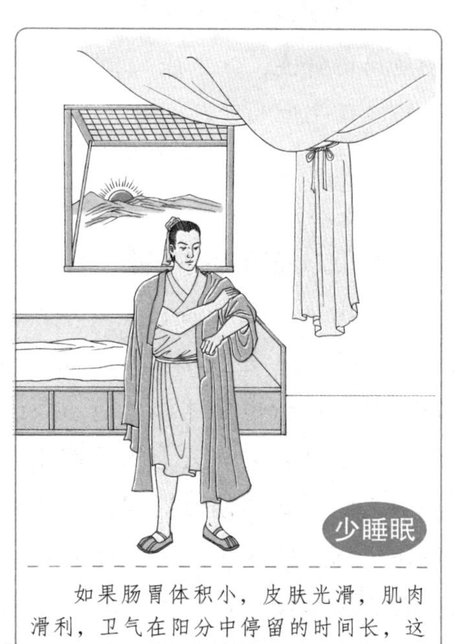

少睡眠

如果肠胃体积小，皮肤光滑，肌肉滑利，卫气在阳分中停留的时间长，这种人就很少睡眠。

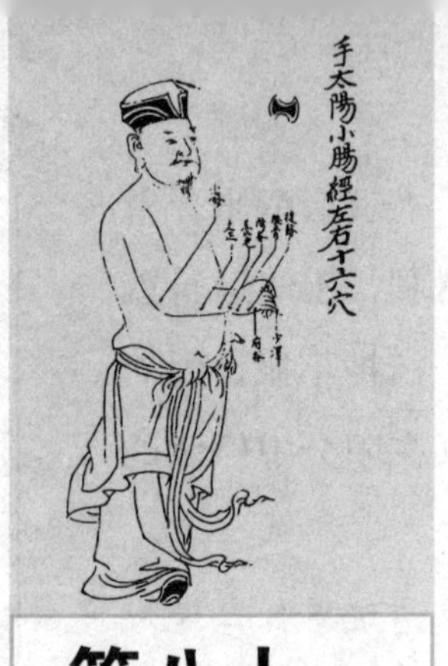

痈疽

疮证的病理

篇八十一

本篇说明了人体经脉气血的运行和痈疽的形成病因、病机，最后指出了痈与疽的区别，针对十八种痈疽的治疗，提出了外治、内服、砭石、熏蒸和开刀截除等方法。

痈疽的形成

黄帝说：我听说肠胃受纳谷气，向上传达到上焦，转化为卫气，用来滋润分肉，营养骨节，通利腠理。到中焦就化成营气，像雾露一样从上而下注入溪谷，并渗入孙络，与津液调和后，就变化成红色的血液。血行和顺，就先注满络脉，络脉被充满后，又注入经脉。这样，精气滋养了阴阳经脉，又随着呼吸运行于全身。营卫之气有规律地，周而复始地运行。发病后，要先按脉，再调治。用泻法治疗实证，可以减退邪气，但不可泻之太过，否则会使正气不足。使用泻法时，宜快速出针，这样才能泻去邪气。如果使用留针法，就不能泻邪，病情也不会及时好转。用补法，也可以消除虚弱的现象，但如果补之太过，则会助长邪势。只有血气调和，才能使形神正常。对于血气平衡的原理，我已经了解了，但还不知道痈疽产生的原因，及其痊愈或恶化的时间，如何预测呢？我愿意听闻其中的道理？

岐伯说：经脉运行不止，与天地运动的规律相符合。如果天体运行失常，就会出现日食和月食；如果地上河流运行异常，就会产生旱涝灾害，以致草木不长，五谷不生，道路不通，人们不相往来，百姓们流离失所。人体气血的运行也是这样，请让我谈谈其中的道理吧。人体的血脉，营卫之气运行不息，上与天上的星宿相应，下与地上的河流相应。如果寒邪侵入经络之中，就会使血滞涩，致使经脉堵塞，卫气壅积，气血不能周流而聚集在局部，便成为痈肿。如果寒邪化热，热毒壅盛，就会使肌肉腐烂化脓。而如果脓液不得外泄，就会腐烂筋膜而伤骨，骨受伤后，骨髓也随之消耗。如果痈肿不在骨节空隙，就无法排泄，会使营血虚耗，筋骨、肌肉得不到荣养，则经脉受损，热毒深入，又伤害五脏。五脏受伤严重，人就会死亡。

痈疽的种类

黄帝说：我想全面地了解痈疽的形状、忌日和名称。岐伯说：痈发在咽喉，叫作“猛疽”。患猛疽后如不及时治疗，就易化脓，脓液不外泄，堵塞咽喉，半天就死亡。已化为脓的，刺破排脓，再配合猪油冷服，三天后可治愈。

发在颈部的痈，叫作“夭疽”。夭疽外形肿大，颜色赤黑。不及时治疗，热毒就会下移，侵入腋窝，在前面可伤及任脉，在内可熏蒸肝肺，如果肝肺受熏蒸，十几天就会致人死亡。

由于阳热亢盛，滞留于颈部，消铄脑髓的，叫作“脑铄”。这种病人经常郁郁不乐，项部疼痛如针刺，再出现心中烦躁的症状，就是死证。

生在肩臂部的痈，叫作“疵痈”，其颜色赤黑，应尽快治疗，要使病人汗出至足，才不会伤害五脏，在痈发后的四五日，应迅速用艾灸治。

生在腋下，色赤而坚硬的疽，叫作“米疽”。应用细长的砭石稀疏地砭刺，再涂上油，六天后能治愈，无需包扎。如果痈肿坚硬而不溃烂，应尽快治疗。

生在胸部的疽，叫作“井疽”。其状像大豆，在刚开始的三四天里，如不及时治疗，邪毒就下移入腹，七天内就会死亡。

生在胸前两侧的疽，叫作“甘疽”。皮色发青，状似谷粒或瓜蒌，常有恶寒发热的症状，应迅速治疗，以消除寒热，否则，十年之后，仍是死证，死后才溃脓。

生在胁部的疽，叫作“败疵”。所谓败疵，是女子所得的一种病。如果误用灸法，就会化为大痈。治疗时，应注意其内有生肉，如小豆般大小，当用菱草、连翘的草和根各一升，加入一斗六升水煮汁，熬取三升，趁热饮下，饮后多穿衣物，坐在热锅上熏蒸，使汗出至足后就可痊愈。

生在股胫部的疽，叫作“股胫疽”。其形状没有明显的改变，化脓后向内腐蚀到骨，如不赶快治疗，三十天后便死亡。

生在尾骶骨部的疽，名叫“锐疽”。其色赤，坚硬而大，应迅速治疗，否则，三十天后就会死亡。

生在大腿内侧的疽，叫作“赤施”。若不及时治疗，六十天内就会死亡。假如两大腿内侧同时发生，而未及时治疗，十天内就会死亡。

痈疽的症状和危害性

生在膝部的疽，叫作“疵痈”。其外形大，皮色不变，伴有寒热症状，坚硬如石，不能用砭石刺破它，若误用砭石则死。必须等到它柔软后，才

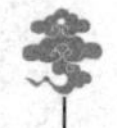

痈疽的形成与类别

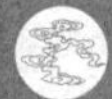

痈疽的产生类似于江河淤塞。

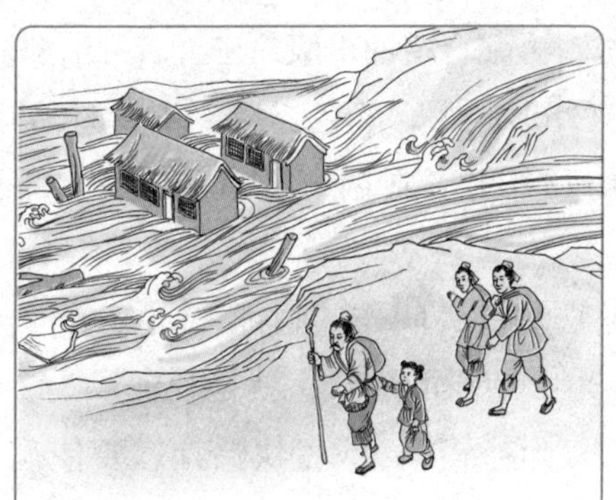

地上河流如果淤塞或泛滥，就会水涝成灾，以致草木不长，五谷不生，道路不通，人们不相往来，百姓们流离失所。

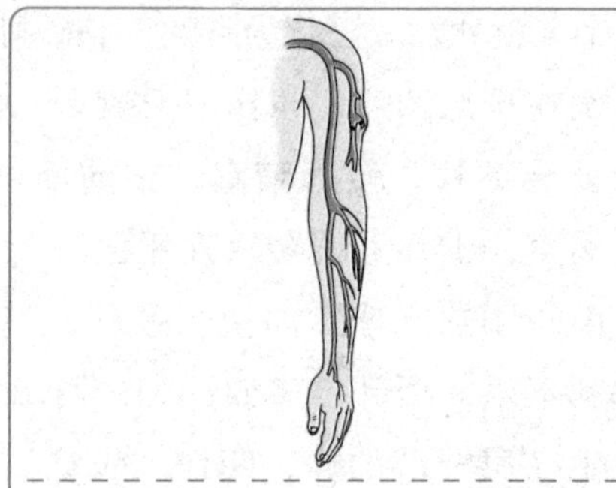

如果寒邪侵入经络之中，就会使血滞涩，致使经脉堵塞，卫气壅积，气血不能周流而是聚集在局部，便成为痈肿。如果寒邪化热，热毒壅盛，就会使肌肉腐烂化脓。

痈疽的类别表

名称	部位	症状
猛疽	咽喉	患猛疽后如不及时治疗，就易化脓，脓液不外泄，堵塞咽喉，半天就死亡
夭疽	颈部	夭疽外形肿大，颜色赤黑
脑铄	脑髓	这种病人经常郁郁不乐，项部疼痛如针刺，也会出现心中烦躁的症状
疵痈	肩臂部	其颜色赤黑
米疽	腋下	色赤而坚硬
井疽	胸部	其状像大豆，在刚开始的三四天里，如不及时治疗，邪毒就下移入腹，七天内就会死亡
甘疽	胸侧	皮色发青，状似谷粒或瓜蒌，常有恶寒发热的症状
败疵	胁部	其内有生肉，如小豆般大小
股胫疽	股胫部	其形状没有明显的改变，化脓后向内腐蚀到骨，如不赶快治疗，三十天后便死亡
锐疽	尾骶骨部	其色赤，坚硬，而且比较大
赤施	大腿内侧	若不及时治疗，六十天内就会死亡

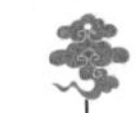

能用砭石将其刺破并排脓，这样才能治愈。

凡是痈疽生在关节部位，且上下左右相对称的，都是难治之症。如生在阳分，一百天后就会死亡；生在阴分，三十天内便会死亡。

生在足胫部的疽，叫作“兔啮”。其色红，向内深入到骨，应及时治疗，否则会有生命危险。

生在内踝部位的疽，叫作“走缓”。形状像痈而皮色不变，治疗时，应经常用砭石刺其肿处，以消退寒热，才不会致人死亡。

生在足心、足背的疽，叫作“四淫”。外形如大痈，如不及时治疗，一百天内就会致人死亡。

生在足旁的疽，叫作“厉痈”。外形不大，刚生时如小拇指般大小，一旦出现，就应及时治疗。一定要去除其黑色部分，如不能消除，就会加重病情。若不及时治疗，一百天内就会死亡。

生在足趾的疽，叫作“脱痈”。如果出现赤黑色，就表明毒气极重，是不治的死证；如不呈现赤黑色，就表明毒气较轻，还能治愈。如治疗后病势仍不减轻，应迅速截掉足趾，否则毒气内攻于脏腑，必死无疑。

痈和疽的区别

*黄帝说：痈和疽有什么区别？*岐伯说：营卫之气，积留在经脉之中，迫使血液凝滞而不能循环运行，导致卫气受阻不能通畅，而郁结发热。邪热过热不止，就会使肌肉腐烂、化脓。但其热毒不能内陷，因而不会使骨髓焦枯，也不会损伤五脏，这是“痈”。

*黄帝说：那么，什么叫作“疽”呢？*岐伯说：热毒亢盛过甚，向下陷入肌肤，使筋髓枯竭，又向内侵害五脏，耗竭血气，以致痈肿部分的筋骨和肌肉全都腐坏，这是“疽”。疽证的患部皮色枯暗，坚硬如牛颈上的皮；痈的患部，皮薄而光亮。这就是痈和疽的区别。

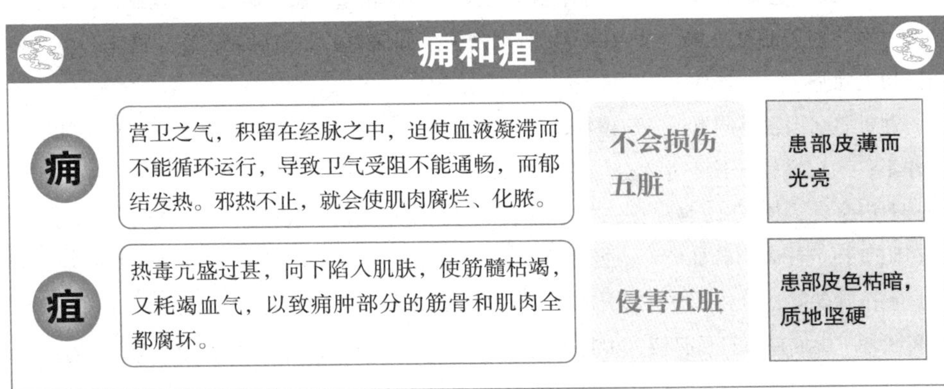

附录

《黄帝内经·灵枢》原文

九针十二原　第一

黄帝问于岐伯曰：余子万民，养百姓，而收其租税。余哀其不给，而属有疾病。余欲勿使被毒药，无用砭石，欲以微针通其经脉，调其血气，营其逆顺出入之会。令可传于后世，必明为之法。令终而不灭，久而不绝，易用难忘，为之经纪。异其章，别其表里，为之终始，令各有形，先立《针经》。愿闻其情。

岐伯答曰：臣请推而次之，令有纲纪，始于一，终于九焉。请言其道。小针之要，易陈而难入。粗守形，上守神。神乎神，客在门。未睹其疾，恶知其原？刺之微，在速迟。粗守关，上守机。机之动，不离其空。空中之机，清静而微。其来不可逢，其往不可追。知机之道者，不可挂以发；不知机道，叩之不发。知其往来，要与之期。粗之暗乎，妙哉！工独有之。往者为逆，来者为顺，明知逆顺，正行无问。逆而夺之，恶得无虚？追而济之，恶得无实？迎之随之，以意和之，针道毕矣。

凡用针者，虚则实之，满则泄之，宛陈则除之，邪胜则虚之。《大要》曰：徐而疾则实，疾而徐则虚。言实与虚，若有若无。察后与先，若存若亡。为虚与实，若得若失。虚实之要，九针最妙。补泻之时，以针为之。泻曰：必持内之，放而出之，排阳得针，邪气得泄。按而引针，是谓内温，血不得散，气不得出也。补曰：随之，意若妄之，若行若按，如蚊虻止，如留如还，去如弦绝，令左属右，其气故止，外门以闭，中气乃实。必无留血，急取诛之。持针之道，坚者为宝，正指直刺，无针左右，神在秋毫，属意病者，审视血脉，刺之无殆。方刺之时，必在悬阳，及与两卫，神属勿去，知病存亡。血脉者，在腧横居，视之独澄，切之独坚。

九针之名，各不同形：一曰镵针，长一寸六分；二曰员针，长一寸六分；三曰鍉针，长三寸半；四曰锋针，长一寸六分；五曰铍针，长四寸，广二分半；六曰员利针，长一寸六分；七曰毫针，长三寸六分；八曰长针，长七寸；九曰大针，长四寸。镵针者，头大末锐，去泻阳气；员针者，针如卵形，揩摩分间，不得伤肌肉，以泻分气；鍉针者，锋如黍粟之锐，主按脉勿陷，以致其气；锋针者，刃三隅，以发痼疾；铍针者，末如剑锋，以取大脓；员利针者，尖如氂，且员且锐，中身微大，以取暴气；毫针者，尖如蚊虻喙，静以徐往，微

以久留之而养，以取痛痹；长针者，锋利身长，可以取远痹；大针者，尖如梃，其锋微员，以泻机关之水也。九针毕矣。

夫气之在脉也，邪气在上；浊气在中，清气在下，故针陷脉则邪气出，针中脉则浊气出，针太深则邪气反沉，病益。故曰：皮肉筋脉，各有所处，病各有所宜，各不同形，各以任其所宜。无实无虚，损不足而益有余，是谓甚病，病益甚。取五脉者死，取三脉者恇。夺阴者死，夺阳者狂。针害毕矣。刺之而气不至，无问其数；刺之而气至，乃去之，勿复针。针各有所宜，各不同形，各任其所为。刺之要，气至而有效，效之信，若风之吹云，明乎若见苍天。刺之道毕矣。

黄帝曰：愿闻五脏六腑所出之处。

岐伯曰：五脏五腧，五五二十五腧；六腑六腧，六六三十六腧。经脉十二，络脉十五。凡二十七气，以上下。所出为井，所溜为荥，所注为输，所行为经，所入为合。二十七气所行，皆在五腧也。节之交，三百六十五会。知其要者，一言而终；不知其要，流散无穷。所言节者，神气之所游行出入也，非皮肉筋骨也。

睹其色，察其目，知其散复；一其形，听其动静，知其邪正。右主推之，左持而御之，气至而去之。凡将用针，必先诊脉，视气之剧易，乃可以治也。五脏之气已绝于内，而用针者反实其外，是谓重竭。重竭必死，其死也静。治之者辄反其气，取腋与膺。五脏之气已绝于外，而用针者反实其内，是谓逆厥。逆厥则必死，其死也躁。治之者反取四末。刺之害，中而不去，则精泄；不中而去，则致气。精泄则病益甚而恇，致气则生为痈疡。

五脏有六腑，六腑有十二原，十二原出于四关，四关主治五脏。五脏有疾，当取之十二原。十二原者，五脏之所以禀三百六十五节之会也。五脏有疾也，应出十二原，而原各有所出，明知其原，睹其应，而知五脏之害矣。

阳中之少阴，肺也，其原出于太渊，太渊二。阳中之太阳，心也，其原出于大陵，大陵二。阴中之少阳，肝也，其原出于太冲，太冲二。阴中之至阴，脾也，其原出于太白，太白二。阴中之太阴，肾也，其原出于太溪，太溪二。膏之原，出于鸠尾，鸠尾一。肓之原，出于脖胦，脖胦一。凡此十二原者，主治五脏六腑之有疾者也。胀取三阳，飧泄取三阴。

今夫五脏之有疾也，譬犹刺也，犹污也，犹结也，犹闭也。刺虽久，犹可拔也；污虽久，犹可雪也；结虽久，犹可解也；闭虽久，犹可决也。或言久疾之不可取者，非其说也。夫善用针者，取其疾也，犹拔刺也，犹雪污也，犹解结也，犹决闭也。疾虽久，犹可毕也。言不可治者，未得其术也。

刺诸热者，如以手探汤；刺寒清者，如人不欲行。阴有阳疾者，取之下陵三里。正往无殆，气下乃止，不下复始也。疾高而内者，取之阴之陵泉；疾高而外者，取之阳之陵泉也。

本输　第二

黄帝问于岐伯曰：凡刺之道，必通十二经络之所终始，络脉之所别处，五输之所留，六腑之所与合，四时之所出入，五脏之所溜处，阔数之度，浅深之状，高下所至。愿闻其解。

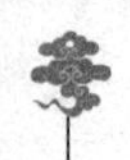

岐伯曰：请言其次也。肺出于少商，少商者，手大指端内侧也，为井木；溜于鱼际，鱼际者，手鱼也，为荥；注于太渊，太渊，鱼后一寸陷者中也，为腧；行于经渠，经渠，寸口中也，动而不居，为经；入于尺泽，尺泽，肘中之动脉也，为合。手太阴经也。

心出于中冲，中冲，手中指之端也，为井木；溜于劳宫，劳营，掌中中指本节之内间也，为荥；注于大陵，大陵，掌后两骨之间方下者也，为腧；行于间使，间使之道，两筋之间，三寸之中也，有过则至，无过则止，为经；入于曲泽，曲泽，肘内廉下陷者之中也，屈而得之，为合。手少阴也。

肝出于大敦，大敦者，足大指之端及三毛之中也，为井木；溜于行间，行间，足大指间也，为荥；注于太冲，太冲，行间上二寸陷者之中也，为腧；行于中封，中封，内踝之前一寸半，陷者之中，使逆则宛，使和则通，摇足而得之，为经；入于曲泉，曲泉，辅骨之下，大筋之上也，屈膝而得之，为合。足厥阴也。

脾出于隐白，隐白者，足大指之端内侧也，为井木；溜于大都，大都，本节之后，下陷者之中也，为荥；注于太白，太白，腕骨之下也，为输；行于商丘，商丘，内踝之下，陷者之中也，为经；入于阴之陵泉，阴之陵泉，辅骨之下，陷者之中也，伸而得之，为合。足太阴也。

肾出于涌泉，涌泉者，足心也，为井木；溜于然谷，然谷，然骨之下者也，为荥；注于太溪，太溪，内踝之后，跟骨之上，陷中者也，为输；行于复留，复留，上内踝二寸，动而不休，为经；入于阴谷，阴谷，辅骨之后，大筋之下，小筋之上也，按之应手，屈膝而得之，为合。足少阴经也。

膀胱出于至阴，至阴者，足小指之端也，为井金；溜于通谷，通谷，本节之前外侧也，为荥；注于束骨，束骨，本节之后，陷中者也，为腧；过于京骨，京骨，足外侧大骨之下，为原；行于昆仑，昆仑，在外踝之后，跟骨之上，为经；入于委中，委中，腘中央，为合；委而取之。足太阳也。

胆出于窍阴，窍阴者，足小指次指之端也，为井金；溜于侠溪，侠溪，足小指次指之间也，为荥；注于临泣，临泣，上行一寸半陷者中也，为腧；过于丘墟，丘墟，外踝之前，下陷者中也，为原；行于阳辅，阳辅，外踝之上，辅骨之前，及绝骨之端也，为经；入于阳之陵泉，阳之陵泉，在膝外陷者中也，为合，伸而得之。足少阳也。

胃出于厉兑，厉兑者，足大指内次指之端也，为井金；溜于内庭，内庭，次指外间也，为荥；注于陷谷，陷谷者，上中指内间上行二寸陷者中也，为腧；过于冲阳，冲阳，足跗上五寸陷者中也，为原；摇足而得之，行于解溪，解溪，上冲阳一寸半陷者中也，为经；入于下陵，下陵，膝下三寸，胻骨外三里也，为合；复下三里三寸为巨虚上廉，复下上廉三寸为巨虚下廉也；大肠属上，小肠属下，足阳明胃脉也。大肠小肠，皆属于胃。是足阳明也。

三焦者，上合手少阳，出于关冲，关冲者，手小指次指之端也，为井金；溜于液门，液门，小指次指之间也，为荥；注于中渚，中渚，本节之后陷者中也，为腧；过于阳池，阳池，在腕上陷者之中也，为原；行于支沟，支沟，上腕三寸，两骨之间陷者中也，为经；入于天井，天井，在肘外大骨之上陷者中也，为合，屈肘乃得之；三焦下腧，在于足大指之

前，少阳之后，出于腘中外廉，名曰委阳，是太阳络也，手少阳经也。三焦者，足少阳、太阳之所将，太阳之别也，上踝五寸，别入贯腨肠，出于委阳，并太阳之正，入络膀胱，约下焦。实则闭癃，虚则遗溺；遗溺则补之，闭癃则泻之。

小肠者，上合手太阳，出于少泽，少泽，小指之端也，为井金；溜于前谷，前谷，在手外廉本节前陷者中也，为荥；注于后溪，后溪者，在手外侧本节之后也，为腧；过于腕骨，腕骨在手外侧腕骨之前，为原；行于阳谷，阳谷，在锐骨之下陷者中也，为经；入于小海，小海，在肘内大骨之外，去端半寸陷者中也，伸臂而得之，为合。手太阳经也。

大肠上合手阳明，出于商阳，商阳，大指次指之端也，为井金；溜于本节之前二间，为荥；注于本节之后三间，为腧；过于合谷，合谷，在大指歧骨之间，为原；行于阳溪，阳溪，在两筋间陷者中也，为经；入于曲池，在肘外辅骨陷者中也，屈臂而得之，为合。手阳明也。

是谓五脏六腑之腧，五五二十五腧，六六三十六腧也。六腑皆出足之三阳，上合于手者也。

缺盆之中，任脉也，名曰天突；一次任脉侧之动脉，足阳明也，名曰人迎；二次脉，手阳明也，名曰扶突；三次脉，手太阳也，名曰天窗；四次脉，足少阳也，名曰天容；五次脉，手少阳也，名曰天牖；六次脉，足太阳也，名曰天柱；七次脉，项中央之脉，督脉也，名曰风府。腋内动脉，手太阴也，名曰天府；腋下三寸，手心主也，名曰天池。

刺上关者，呿不能欠；刺下关者，欠不能呿 。刺犊鼻者，屈不能伸；刺两关者，伸不能屈。

足阳明，挟喉之动脉也，其腧在膺中。手阳明，次在其腧外，不至曲颊一寸。手太阳，当曲颊。足少阳，在耳下曲颊之后。手少阳，出耳后，上加完骨之上。足太阳，挟项大筋之中发际。阴尺动脉，在五里，五腧之禁也。

肺合大肠，大肠者，传道之腑。心合小肠，小肠者，受盛之腑。肝合胆，胆者，中精之腑。脾合胃，胃者，五谷之腑。肾合膀胱，膀胱者，津液之腑也。少阳属肾，肾上连肺，故将两脏。三焦者，中渎之腑也，水道出焉，属膀胱，是孤之腑也。是六腑之所与合者。

春取络脉诸荥大经分肉之间，甚者深取之，间者浅取之。夏取诸腧孙络肌肉皮肤之上。秋取诸合，余如春法。冬取诸井诸腧之分，欲深而留之。此四时之序，气之所处，病之所舍，藏之所宜。转筋者，立而取之，可令遂已。痿厥者，张而刺之，可令立快也。

小针解　第三

所谓易陈者，易言也。难入者，难著于人也。粗守形者，守刺法也。上守神者，守人之血气，有余不足，可补泻也。神客者，正邪共会也。神者，正气也，客者，邪气也。在门者，邪循正气之所出入也。未睹其疾者，先知邪正，何经之疾也。恶知其原者，先知何经之病，所取之处也。

刺之微，在数迟者，徐疾之意也。粗守关者，守四肢而不知血气正邪之往来也。上守

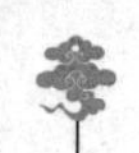

机者，知守气也。机之动，不离其空中者，知气之虚实，用针之徐疾也。空中之机，清净以微者，针以得气，密意守气勿失也。其来不可逢者，气盛不可补也。其往不可追者，气虚不可泻也。不可挂以发者，言气易失也。扣之不发者，言不知补泻之意也，血气已尽而气不下也。

知其往来者，知气之逆顺盛虚也。要与之期者，知气之可取之时也。粗之暗者，冥冥不知气之微密也。妙哉！工独有之者，尽知针意也。往者为逆者，言气之虚而小，小者，逆也。来者为顺者，言形气之平，平者，顺也。明知逆顺，正行无问者，言知所取之处也。迎而夺之者，泻也；追而济之者，补也。

所谓虚则实之者，气口虚而当补之也。满则泄之者，气口盛而当泻之也。宛陈则除之者，去血脉也。邪胜则虚之者，言诸经有盛者，皆泻其邪也。徐而疾则实者，言徐内而疾出也。疾而徐则虚者，言疾内而徐出也。言实与虚，若有若无者，言实者有气，虚者无气也。察后与先，若亡若存者，言气之虚实，补泻之先后也，察其气之已下，与常存也。为虚与实，若得若失者，言补者佖然若有得也，泻则怳然若有失也。

夫气之在脉也，邪气在上者，言邪气之中人也高，故邪气在上。浊气在中者，言水谷皆入于胃，其精气上注于肺，浊溜于肠胃，若寒温不适，饮食不节，而病生于肠胃，故命曰浊气在中也。清气在下者，言清湿地气之中人也，必从足始，故曰清气在下也。针陷脉，则邪气出者，取之上。针中脉，则浊气出者，取之阳明合也。针太深，则邪气反沉者，言浅浮之病，不欲深刺也，深则邪气从之入，故曰反沉也。皮肉筋脉，各有所处者，言经络各有所主也。取五脉者死，言病在中，气不足，但用针尽大泻其诸阴之脉也。取三脉者恇，言尽泻三阳之气，令病人恇然不复也。夺阴者死，言取尺之五里五往者也。夺阳者狂，正言也。

睹其色，察其目，知其散复，一其形，听其动静者，言上工知相五色于目，有知调尺寸小大缓急滑涩，以言所病也。知其邪正者，知论虚邪与正邪之风也。右主推之，左持而御之者，言持针而出入也。气至而去之者，言补泻气调而去之也。调气在于终始一者，持心也。节之交三百六十五会者，络脉之渗灌诸节者也。

所谓五脏之气，已绝于内者，脉口气，内绝不至，反取其外之病处，与阳经之合，有留针以致阳气，阳气至，则内重竭，重竭则死矣；其死也，无气以动，故静。所谓五脏之气，已绝于外者，脉口气，外绝不至，反取其四末之输，有留针以致其阴气，阴气至，则阳气反入，入则逆，逆则死矣；其死也，阴气有余，故躁。所以察其目者，五脏使五色循明，循明则声章。声章者，言声与平生异也。

邪气脏腑病形　第四

黄帝问于岐伯曰：邪气之中人也，奈何？

岐伯答曰：邪气之中人高也。

黄帝曰：高下有度乎？

岐伯曰：身半已上者，邪中之也；身半已下者，湿中之也。故曰：邪之中人也，无有

常。中于阴则溜于腑，中于阳则溜于经。

黄帝曰：阴之与阳也，异名同类，上下相会，经络之相贯，如环无端。邪之中人，或中于阴，或中于阳，上下左右，无有恒常，其故何也？

岐伯曰：诸阳之会，皆在于面。中人也，方乘虚时，及新用力，若饮食汗出，腠理开，而中于邪。中于面则下阳明，中于项则下太阳，中于颊则下少阳，中于膺背两胁亦中其经。

黄帝曰：其中于阴，奈何？

岐伯曰：中于阴者，常从臂胻始。夫臂与胻，其阴皮薄，其肉淖泽，故俱受于风，独伤其阴。

黄帝曰：此故伤脏乎？岐伯答曰：身之中于风也，不必动脏。故邪入于阴经，则其脏气实，邪气入而不能客，故还之于腑。故中阳则溜于经，中阴则溜于腑。

黄帝曰：邪之中人脏，奈何？

岐伯曰：愁忧恐惧则伤心，形寒寒饮则伤肺。以其两寒相感，中外皆伤，故气逆而上行。有所堕坠，恶血留内，若有所大怒，气上而不下，积于胁下则伤肝。有所击仆，若醉入房，汗出当风则伤脾。有所用力举重，若入房过度，汗出浴水则伤肾。

黄帝曰：五脏之中风，奈何？

岐伯曰：阴阳俱感，邪气乃往。

黄帝曰：善哉。

黄帝问于岐伯曰：首面与身形也，属骨连筋，同血合于气耳。天寒则裂地凌冰，其卒寒，或手足懈惰，然而其面不衣，何也？

岐伯答曰：十二经脉，三百六十五络，其血气皆上于面而走空窍，其精阳气上走于目而为睛，其别气走于耳而为听，其宗气上出于鼻而为臭，其浊气出于胃走唇舌而为味。其气之津液皆上熏于面，而皮又厚，其肉坚，故热甚，寒不能胜之也。

黄帝曰：邪之中人，其病形何如？

岐伯曰：虚邪之中身也，洒淅动形；正邪之中人也微，先见于色，不知于身，若有若无，若亡若存，有形无形，莫知其情。

黄帝曰：善哉。

黄帝问于岐伯曰：余闻之，见其色，知其病，命曰明；按其脉，知其病，命曰神；问其病，知其处，命曰工。余愿闻见而知之，按而得之，问而极之，为之奈何？

岐伯答曰：夫色脉与尺之相应也，如桴鼓影响之相应也，不得相失也。此亦本末根叶之殊候也，故根死则叶枯矣。色脉形肉不得相失也，故知一则为工，知二则为神，知三则神且明矣。

黄帝曰：愿卒闻之。

岐伯答曰：色青者，其脉弦也；赤者，其脉钩也；黄者，其脉代也；白者，其脉毛也；黑者，其脉石也。见其色而不得其脉，反得其相胜之脉则死矣；得其相生之脉则病已矣。

黄帝问于岐伯曰：五脏之所生，变化之病形，何如？

岐伯答曰：先定其五色五脉之应，其病乃可别也。

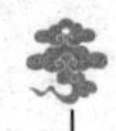

黄帝曰：色脉已定，别之奈何？

岐伯曰：调其脉之缓急、小大、滑涩，而病变定矣。

黄帝曰：调之奈何？

岐伯答曰：脉急者，尺之皮肤亦急；脉缓者，尺之皮肤亦缓；脉小者，尺之皮肤亦减而少；脉大者，尺之皮肤亦贲而起；脉滑者，尺之皮肤亦滑；脉涩者，尺之皮肤亦涩。凡此变者，有微有甚。故善调尺者，不待于寸；善调脉者，不待于色。能参合而行之者，可以为上工，上工十全九；行二者为中工，中工十全七；行一者为下工，下工十全六。

黄帝曰：请问脉之缓急、小大、滑涩之病形，何如？

岐伯曰：臣请言五脏之病变也。心脉急甚者，为瘛疭；微急，为心痛引背，食不下。缓甚，为狂笑；微缓，为伏梁，在心下，上下行，时唾血。大甚，为喉吤；微大，为心痹引背，善泪出。小甚，为善哕；微小，为消瘅。滑甚，为善渴；微滑，为心疝引脐，小腹鸣。涩甚，为瘖；微涩，为血溢，维厥，耳鸣，巅疾。

肺脉急甚，为癫疾；微急，为肺寒热，怠惰、咳唾血、引腰背胸，若鼻息肉不通。缓甚，为多汗；微缓，为痿瘘、偏风，头以下汗出，不可止。大甚，为胫肿；微大，为肺痹，引胸背，起恶日光。小甚，为泄；微小，为消瘅。滑甚，为息贲上气；微滑，为上下出血。涩甚，为呕血；微涩，为鼠瘘，在颈支腋之间，下不胜其上，其应善痠矣。

肝脉急甚，为恶言；微急，为肥气，在胁下，若覆杯。缓甚，为善呕；微缓，为水瘕痹也。大甚，为内痈，善呕，衄；微大，为肝痹，阴缩，咳引小腹。小甚，为多饮；微小，为消瘅。滑甚，为㿗疝；微滑，为遗溺。涩甚，为溢饮；微涩，为瘛挛筋痹。

脾脉急甚，为瘛疭；微急，为膈中，食饮入而还出，后沃沫。缓甚，为痿厥；微缓，为风痿，四肢不用，心慧然若无病。大甚，为击仆；微大，为疝气，腹里大脓血，在肠胃之外。小甚，为寒热；微小，为消瘅。滑甚，为㿗癃。微滑，为虫毒蛕蝎，腹热。涩甚，为肠㿗；微涩，为内㿗，多下脓血。

肾脉急甚，为骨癫疾；微急，为沉厥，奔豚，足不收，不得前后。缓甚，为折脊；微缓，为洞，洞者，食不化，下嗌还出。大甚，为阴痿；微大，为石水，起脐已下至小腹，腄腄然，上至胃脘，死不治。小甚，为洞泄；微小，为消瘅。滑甚，为癃㿗；微滑，为骨痿，坐不能起，起则目无所见；涩甚，为大痈；微涩，为不月，沉痔。

黄帝曰：病之六变，刺之奈何？

岐伯答曰：诸急者多寒，缓者多热，大者多气少血，小者血气皆少，滑者阳气盛、微有热，涩者多血少气、微有寒。是故刺急者，深内而久留之；刺缓者，浅内而疾发针，以去其热；刺大者，微泻其气，无出其血；刺滑者，疾发针而浅内之，以泻其阳气而去其热；刺涩者，必中其脉，随其逆顺而久留之，必先按而循之，已发针，疾按其痏，无令其血出，以和其脉；诸小者，阴阳形气俱不足，勿取以针，而调以甘药也。

黄帝曰：余闻五脏六腑之气，荥输所入为合，令何道从入，入安连过？愿闻其故。

岐伯答曰：此阳脉之别入于内，属于腑者也。

黄帝曰：荥输与合，各有名乎？

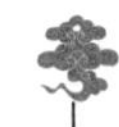

岐伯答曰：荥输治外经，合治内腑。

黄帝曰：治内腑奈何？

岐伯曰：取之于合。

黄帝曰：合各有名乎？

岐伯答曰：胃合于三里，大肠合入于巨虚上廉，小肠合入于巨虚下廉，三焦合入于委阳，膀胱合入于委中央，胆合入于阳陵泉。

黄帝曰：取之奈何？

岐伯答曰：取之三里者，低跗取之；巨虚者，举足取之；委阳者，屈伸而索之；委中者，屈而取之；阳陵泉者，正竖膝，予之齐，下至委阳之阳取之；取诸外经者，揄申而从之。

黄帝曰：愿闻六腑之病。

岐伯答曰：面热者，足阳明病；鱼络血者，手阳明病；两跗之上脉竖陷者，足阳明病。此胃脉也。

大肠病者，肠中切痛而鸣濯濯，冬日重感于寒即泄，当脐而痛，不能久立。与胃同候，取巨虚上廉。

胃病者，腹䐜胀，胃脘当心而痛，上支两胁，膈咽不通，食饮不下，取之三里也。

小肠病者，小腹痛，腰脊控睾而痛，时窘之后，当耳前热，若寒甚，若独肩上热甚，及手小指次指之间热，若脉陷者，此其候也。手太阳病也，取之巨虚下廉。

三焦病者，腹气满，小腹尤坚，不得小便，窘急，溢则水，留即为胀，候在足太阳之外大络，大络在太阳少阳之间，亦见于脉，取委阳。

膀胱病者，小腹偏肿而痛，以手按之，即欲小便而不得，肩上热若脉陷，及足小指外廉及胫踝后皆热。若脉陷，取委中央。

胆病者，善太息，口苦，呕宿汁，心下澹澹恐人将捕之，嗌中吤吤然，数唾。在足少阳之本末，亦视其脉之陷下者灸之，其寒热者取阳陵泉。

黄帝曰：刺之有道乎？

岐伯答曰：刺此者，必中气穴，无中肉节，中气穴则针游于巷，中肉节即皮肤痛。补泻反则病益笃，中筋则筋缓，邪气不出，与其真相搏，乱而不去，反还内著。用针不审，以顺为逆也。

根结　第五

岐伯曰：天地相感，寒暖相移，阴阳之道，孰少孰多？阴道偶，阳道奇，发于春夏，阴气少，阳气多，阴阳不调，何补何泻？发于秋冬，阳气少，阴气多，阴气盛而阳气衰，故茎叶枯槁，湿雨下归，阴阳相移，何泻何补？

奇邪离经，不可胜数，不知根结，五脏六腑，折关败枢，开阖而走，阴阳大失，不可复取。九针之玄，要在终始。故能知终始，一言而毕，不知终始，针道咸绝。

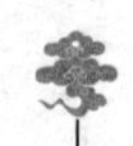

太阳根于至阴，结于命门。命门者，目也。阳明根于厉兑，结于颡大者，颡大者，钳耳也。少阳根于窍阴，结于窗笼。窗笼者，耳中也。太阳为开，阳明为阖，少阳为枢。故开折，则肉节渎，而暴病起矣，故暴病者，取之太阳，视有余不足。渎者，皮肉宛膲而弱也。阖折，则气无所止息，而痿疾起矣。故痿疾者，取之阳明，视有余不足。无所止息者，真气稽留，邪气居之。枢折，即骨繇而不安于地。故骨繇者，取之少阳，视有余不足，骨繇者，节缓而不收。所谓骨繇者，摇故也。当穷其本也。

太阴根于隐白，结于太仓。少阴根于涌泉，结于廉泉。厥阴根于大敦，结于玉英，络于膻中。太阴为开，厥阴为阖，少阴为枢。故开折，则仓廪无所输，膈洞，膈洞者，取之太阴，视有余不足。故开折者，气不足而生病也。阖折，即气绝而喜悲，悲者，取之厥阴，视有余不足。枢折，则脉有所结而不通，不通者，取之少阴，视有余不足。有结者，皆取之。

足太阳根于至阴，溜于京骨，注于昆仑，入于天柱、飞扬也。

足少阳根于窍阴，溜于丘墟，注于阳辅，入于天容、光明也。

足阳明根于厉兑，溜于冲阳，注于下陵，入于人迎、丰隆也。

手太阳根于少泽，溜于阳谷，注于少海，入于天窗、支正也。

手少阳根于关冲，溜于阳池，注于支沟，入于天牖、外关也。

手阳明根于商阳，溜于合谷，注于阳豁，入于扶突、偏历也。

此所谓十二经者，盛络皆当取之。

一日一夜五十营，以营五脏之精，不应数者，名曰狂生。所谓五十营者，五脏皆受气。持其脉口，数其至也。五十动而不一代者，五脏皆受气。四十动一代者，一脏无气；三十动一代者，二脏无气；二十动一代者，三脏无气；十动一代者，四脏无气；不满十动一代者，五脏无气。予之短期，要在《终始》。所谓五十动而不一代者，以为常，以知五脏之期。予之短期者，乍数乍疏也。

黄帝曰：逆顺五体者，言人骨节之小大，肉之坚脆，皮之厚薄，血之清浊，气之滑涩，脉之长短，血之多少，经络之数。余已知之矣，此皆布衣匹夫之士也。夫王公大人，血食之君，身体柔脆，肌肉软弱，血气慓悍滑利。其刺之徐疾，浅深多少，可得同之乎？

岐伯答曰：膏粱菽藿之味，何可同也。气滑即出疾，其气涩则出迟，气悍则针小而入浅，气涩则针大而入深，深则欲留，浅则欲疾。以此观之，刺布衣者深以留之，刺大人者微以徐之，此皆因气慓悍滑利也。

黄帝曰：形气之逆顺，奈何？

岐伯曰；形气不足，病气有余，是邪胜也，急泻之。形气有余，病气不足，急补之。形气不足，病气不足，此阴阳气俱不足也。不可刺之。刺之，则重不足，重不足则阴阳俱竭，血气皆尽，五脏空虚，筋骨髓枯，老者绝灭，壮者不复矣。形气有余，病气有余，此谓阴阳俱有余也，急泻其邪，调其虚实。故曰有余者泻之，不足者补之，此之谓也。

故曰：刺不知逆顺，真邪相搏。满而补之，则阴阳四溢，肠胃充郭，肝肺内䐜，阴阳相错。虚而泻之，则经脉空虚，血气竭枯，肠胃聂辟，皮肤薄著，毛腠夭膲，予之死期。故曰：用针之要，在于知调阴与阳，调阴与阳。精气乃光，合形与气，使神内藏。故曰：上工

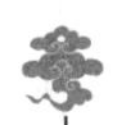

平气，中工乱脉，下工绝气危生。故曰：下工不可不慎也。必审五脏变化之病，五脉之应，经络之实虚，皮之柔粗，而后取之也。

寿夭刚柔　第六

黄帝问于少师曰：余闻人之生也，有刚有柔，有弱有强，有短有长，有阴有阳，愿闻其方。

少师答曰：阴中有阴，阳中有阳，审知阴阳，刺之有方，得病所始，刺之有理，谨度病端，与时相应。内合于五脏六腑，外合于筋骨皮肤，是故内有阴阳，外亦有阴阳。在内者，五脏为阴，六腑为阳；在外者，筋骨为阴，皮肤为阳。故曰病在阴之阴者，刺阴之荥输；病在阳之阳者，刺阳之合；病在阳之阴者，刺阴之经；病在阴之阳者，刺络脉。故曰病在阳者命曰风，病在阴者命曰痹，阴阳俱病命曰风痹。病有形而不痛者，阳之类也；无形而痛者，阴之类也。无形而痛者，其阳完而阴伤之也，急治其阴，无攻其阳；有形而不痛者，其阴完而阳伤之也，急治其阳，无攻其阴。阴阳俱动，乍有形，乍无形，加以烦心，命日阴胜其阳，此谓不表不里，其形不久。

黄帝问于伯高曰：余闻形气，病之先后、外内之应，奈何？

伯高答曰：风寒伤形，忧恐忿怒伤气。气伤脏，乃病脏。寒伤形，乃应形。风伤筋脉，筋脉乃应。此形气外内之相应也。

黄帝曰：刺之奈何？

伯高答曰：病九日者，三刺而已；病一月者，十刺而已。多少远近，以此衰之。久痹不去身者，视其血络，尽出其血。

黄帝曰：外内之病，难易之治，奈何？

伯高答曰：形先病而未入脏者，刺之半其日；脏先病而形乃应者，刺之倍其日。此外内难易之应也。

黄帝问于伯高曰：余闻形有缓急，气有盛衰，骨有大小，肉有坚脆，皮有厚薄，其以立寿夭，奈何？

伯高答曰：形与气相任则寿，不相任则夭；皮与肉相裹则寿，不相裹则夭；血气经络胜形则寿，不胜形则夭。

黄帝曰：何谓形之缓急？

伯高答曰：形充而皮肤缓者则寿，形充而皮肤急者则夭。形充而脉坚大者顺也，形充而脉小以弱者气衰，衰则危矣。若形充而颧不起者骨小，骨小则夭矣。形充而大肉䐃坚而有分者肉坚，肉坚则寿矣；形充而大肉无分理不坚者肉脆，肉脆则夭矣。此天之生命，所以立形定气而视寿夭者。必明乎此立形定气，而后以临病人，决死生。

黄帝曰：余闻寿夭，无以度之。

伯高答曰：墙基卑，高不及其地者，不满三十而死；其有因加疾者，不及二十而死也。

黄帝曰：形气之相胜，以立寿夭奈何？

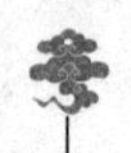

伯高答曰：平人而气胜形者寿；病而形肉脱，气胜形者死，形胜气者危矣。

黄帝曰：余闻刺有三变，何谓三变？

伯高答曰：有刺营者，有刺卫者，有刺寒痹之留经者。

黄帝曰：刺三变者，奈何？

伯高答曰：刺营者，出血；刺卫者，出气；刺寒痹者，内热。

黄帝曰：营卫寒痹之为病，奈何？

伯高答曰：营之生病也，寒热少气，血上下行。卫之生病也，气痛时来时去，怫忾贲响，风寒客于肠胃之中。寒痹之为病也，留而不去，时痛而皮不仁。

黄帝曰：刺寒痹内热，奈何？

伯高答曰：刺布衣者，以火焠之。刺大人者，以药熨之。

黄帝曰：药熨奈何？

伯高答曰：用淳酒二十斤，蜀椒一斤，干姜一斤，桂心一斤，凡四种，皆㕮咀，渍酒中。用棉絮一斤，细白布四丈，并内酒中。置酒马矢煴中，盖封涂，勿使泄。五日五夜，出布绵絮，曝干之，干复渍，以尽其汁。每渍必晬其日，乃出干。干，并用滓与绵絮，复布为复巾，长六七尺，为六七巾。则用之生桑炭炙巾，以熨寒痹所刺之处，令热入至于病所，寒复炙巾以熨之，三十遍而止。汗出以巾拭身，亦三十遍而止。起步内中，无见风。每刺必熨，如此病已矣，此所谓内热也。

官针　第七

凡刺之要，官针最妙。九针之宜，各有所为；长短大小，各有所施也。不得其用，病弗能移。病浅针深，内伤良肉，皮肤为痈。病深针浅，病气不泻，支为大脓。病小针大，气泻太甚，疾必为害；病大针小，气不泄泻，亦复为败。失针之宜，大者泻，小者不移，已言其过，请言其所施。

病在皮肤无常处者，取以镵针于病所，肤白勿取。病在分肉间，取以员针于病所。病在经络痼痹者，取以锋针。病在脉气少，当补之者，取以鍉针，于井荥分输。病为大脓者，取以铍针。病痹气暴发者，取以员利针。病痹气痛而不去者，取以毫针。病在中者，取以长针。病水肿不能通关节者，取以大针。病在五脏固居者，取以锋针。泻于井荥分输，取以四时。

凡刺有九，以应九变。一曰输刺。输刺者，刺诸经荥输脏腧也。二曰远道刺。远道刺者，病在上，取之下，刺腑腧也。三曰经刺。经刺者，刺大经之结络经分也。四曰络刺。络刺者，刺小络之血脉也。五曰分刺。分刺者，刺分肉之间也。六曰大泻刺。大泻刺者，刺大脓以铍针也。七曰毛刺。毛刺者，刺浮痹皮肤也。八曰巨刺。巨刺者，左取右，右取左。九曰焠刺。焠刺者，刺燔针则取痹也。

凡刺有十二节，以应十二经。一曰偶刺。偶刺者，以手直心若背，直痛所，一刺前，一刺后，以治心痹。刺此者，傍针之也。二曰报刺。报刺者，刺痛无常处也，上下行者；直

内，无拔针，以左手随病所，按之，乃出针，复刺之也。三曰恢刺。恢刺者，直刺傍之，举之前后，恢筋急，以治筋痹也。四曰齐刺。齐刺者，直入一，傍入二；以治寒气小深者。或曰三刺。三刺者，治痹气小深者也。五曰扬刺。扬刺者，正内一，傍内四，而浮之；以治寒气之博大者也。六曰直针刺。直针刺者，引皮乃刺之；以治寒气之浅者也。七曰输刺。输刺者，直入直出，稀发针而深之；以治气盛而热者也。八曰短刺。短刺者，刺骨痹，稍摇而深之，致针骨所，以上下摩骨也。九曰浮刺。浮刺者，傍入而浮之；以治肌急而寒者也。十曰阴刺。阴刺者，左右率刺之，以治寒厥，中寒厥，足踝后少阴也。十一曰傍针刺。傍针刺者，直刺傍刺各一，以治留痹，久居者也。十二曰赞刺。赞刺者，直入直出，数发针而浅之，出血，是谓治痈肿也。

脉之所居，深不见者，刺之；微内针，而久留之，以致其空脉气也。脉下浅者，勿刺；按绝其脉，乃刺之；无令精出，独出其邪气耳。所谓三刺则谷气出者，先浅刺绝皮，以出阳邪；再刺则阴邪出者，少益深，绝皮致肌肉，未入分肉间也；已入分肉之间，则谷气出。故《刺法》曰：始刺浅之，以逐邪气，而来血气；后刺深之，以致阴气之邪；最后刺极深之，以下谷气。此之谓也。故用针者，不知年之所加，气之盛衰，虚实之所起，不可以为工也。

凡刺有五，以应五脏。一曰半刺。半刺者，浅内而疾发针，无针伤肉，如拔毛状；以取皮气，此肺之应也。二曰豹文刺。豹文刺者，左右前后，针之中脉为故；以取经络之血者，此心之应也。三曰关刺。关刺者，直刺左右，尽筋上；以取筋痹，慎无出血，此肝之应也。或曰渊刺，一曰岂刺。四曰合谷刺。合谷刺者，左右鸡足，针于分肉之间；以取肌痹，此脾之应也。五曰输刺。输刺者，直入直出，深内之至骨；以取骨痹，此肾之应也。

本神　第八

黄帝问于岐伯曰：凡刺之法，先必本于神。血、脉、营、气、精、神，此五脏之所藏也。至其淫泆离脏则精失，魂魄飞扬，志意恍乱，智虑去身者，何因而然乎？天之罪与？人之过乎？何谓德、气、生、精、神、魂、魄、心、意、志、思、智、虑？请问其故。

岐伯答曰：天之在我者，德也；地之在我者，气也。德流气薄而生者也。故生之来谓之精，两精相搏谓之神，随神往来者谓之魂，并精而出入者谓之魄，所以任物者谓之心，心之所忆谓之意，意之所存谓之志，因志而存变谓之思，因思而远慕谓之虑，因虑而处物谓之智。

故智者之养生也，必顺四时而适寒暑，和喜怒而安居处，节阴阳而调刚柔，如是则僻邪不至，长生久视。

是故怵惕思虑者则伤神，神伤则恐惧，流淫而不止。因悲哀动中者，竭绝而失生。喜乐者，神惮散而不藏。愁忧者，气闭塞而不行。盛怒者，迷惑而不治。恐惧者，神荡惮而不收。

心，怵惕思虑则伤神，神伤则恐惧自失，破䐃脱肉，毛悴色夭，死于冬。

脾，愁忧不解则伤意，意伤则悗乱，四肢不举，毛悴色夭，死于春。

肝悲哀动中则伤魂，魂伤则狂忘不精，不精则不正，当人阴缩而挛筋，两胁骨不举，毛悴色夭，死于秋。

肺喜乐无极则伤魄，魄伤则狂，狂者意不存人，皮革焦，毛悴色夭，死于夏。

肾盛怒而不止则伤志，志伤则喜忘其前言，腰脊不可以俯仰屈伸，毛悴色夭，死于季夏。

恐惧而不解则伤精，精伤则骨痠痿厥，精时自下。是故五脏主藏精者也，不可伤，伤则失守而阴虚，阴虚则无气，无气则死矣。是故用针者，察观病人之态，以知精神魂魄之存亡，得失之意，五者以伤，针不可以治之也。

肝藏血，血舍魂。肝气虚则恐，实则怒。脾藏营，营舍意。脾气虚则四肢不用，五脏不安，实则腹胀，经溲不利。心藏脉，脉舍神。心气虚则悲，实则笑不休。肺藏气，气舍魄。肺气虚，则鼻塞不利，少气；实则喘喝，胸盈仰息。肾藏精，精舍志，肾气虚则厥，实则胀，五脏不安。必审五脏之病形，以知其气之虚实，谨而调之也。

终始　第九

凡刺之道，毕于《终始》。明知终始，五脏为纪，阴阳定矣。阴者主脏，阳者主腑。阳受气于四末，阴受气于五脏。故泻者迎之，补者随之。知迎知随，气可令和。和气之方，必通阴阳。五脏为阴，六腑为阳。传之后世，以血为盟。敬之者昌，慢之者亡。无道行私，必得夭殃。

谨奉天道，请言终始！终始者，经脉为纪。持其脉口人迎，以知阴阳，有余不足，平与不平。天道毕矣。所谓平人者不病。不病者，脉口人迎应四时也，上下相应而俱往来也，六经之脉不结动也，本末之寒温之相守司也，形肉血气必相称也。是谓平人。少气者，脉口人迎俱少而不称尺寸也。如是者，则阴阳俱不足。补阳则阴竭，泻阴则阳脱。如是者，可将以甘药，不可饮以至剂。如是者，弗灸。不已者，因而泻之，则五脏气坏矣。

人迎一盛，病在足少阳；一盛而躁，病在手少阳。人迎二盛，病在足太阳；二感而躁，病在手太阳。人迎三盛，病在足阳明；三盛而躁，病在手阳明。人迎四盛，且大且数，名曰溢阳，溢阳为外格。脉口一盛，病在足厥阴；一盛而躁，在手心主。脉口二盛，病在足少阴；二盛而躁，在手少阴。脉口三盛，病在足太阴；三盛而躁，在手太阴。脉口四盛，且大且数者，名曰溢阴，溢阴为内关。内关不通，死不治。人迎与太阴脉口俱盛四倍以上，命名关格。关格者，与之短期。

人迎一盛，泻足少阳而补足厥阴，二泻一补，日一取之，必切而验之，疏取之上，气和乃止。人迎二盛，泻足太阳，补足少阴，二泻一补，二日一取之，必切而验之，疏取之上，气和乃止。人迎三盛，泻足阳明而补足太阴，二泻一补，日二取之，必切而验之，疏取之上，气和乃止。脉口一盛，泻足厥阴而补足少阳，二补一泻，日一取之，必切而验之，疏而取之上，气和乃止。脉口二盛，泻足少阴而补足太阳，二补一泻，二日一取之，必切而验之，疏取之上，气和乃止。脉口三盛，泻足太阴而补足阳明，二补一泻，日二取之，必切而

验之，疏而取之上，气和乃止。所以日二取之者，太阴主胃，大富于谷气，故可日二取之也。人迎与脉口俱盛三倍以上，命曰阴阳俱溢，如是者不开，则血脉闭塞，气无所行，流淫于中，五胜内伤。如此者，因而灸之，则变易而为他病矣。

凡刺之道，气调而止。补阴泻阳，音气益彰，耳目聪明。反此者，血气不行。

所谓气至而有效者，泻则益虚。虚者，脉大如其故而不坚也。坚如其故者，适虽言快，病未去也。补则益实。实者，脉大如其故而益坚也。夫如其故而不坚者，适虽言快，病未去也。故补则实，泻则虚。痛虽不随针，病必衰去。必先通十二经脉之所生病，而后可得传于终始矣。故阴阳不相移，虚实不相倾，取之其经。

凡刺之属，三刺至谷气。邪僻妄合，阴阳易居。逆顺相反，沉浮异处。四时不得，稽留淫泆。须针而去。故一刺则阳邪出，再刺则阴邪出，三刺则谷气至，谷气至而止。所谓谷气至者，已补而实，已泻而虚，故以知谷气至也。邪气独去者，阴与阳未能调，而病知愈也。故曰补则实，泻则虚。痛虽不随针，病必衰去矣。

阴盛而阳虚，先补其阳，后泻其阴而和之。阴虚而阳盛，先补其阴，后泻其阳而和之。

三脉动于足大指之间，必审其实虚。虚而泻之，是谓重虚。重虚，病益甚。凡刺此者，以指按之。脉动而实且疾者则泻之，虚而徐者则补之。反此者，病益甚。其动也，阳明在上，厥阴在中，少阴在下。膺腧中膺，背腧中背。肩髆虚者，取之上。重舌，刺舌柱以铍针也。手屈而不伸者，其病在筋；伸而不屈者，其病在骨。在骨守骨，在筋守筋。

泻一方实，深取之，稀按其痏，以极出其邪气；补一方虚，浅刺之，以养其脉，疾按其痏，无使邪气得入。邪气来也紧而疾，谷气来也徐而和。脉实者，深刺之，以泄其气；脉虚者，浅刺之，使精气无得出，以养其脉，独出其邪气。刺诸痛者，其脉皆实。

故曰：从腰以上者，手太阴阳明皆主之；从腰以下者，足太阴阳明皆主之。病在上者下取之，病在下者高取之，病在头者取之足，病在足者取之腘。病生于头者头重，生于手者臂重，生于足者足重。治病者先刺其病所从生者也。

春，气在毛；夏，气在皮肤；秋，气在分肉；冬，气在筋骨。刺此病者各以其时为齐。故刺肥人者，以秋冬之齐；刺瘦人者，以春夏之齐。病痛者，阴也。痛而以手按之不得者，阴也，深刺之。痒者，阳也，浅刺之。病在上者，阳也；病在下者，阴也。

病先起阴者，先治其阴而后治其阳；病先起阳者，先治其阳而后治其阴。刺热厥者，留针，反为寒；刺寒厥者，留针，反为热。刺热厥者，二阴一阳；刺寒厥者，二阳一阴。所谓二阴者，二刺阴也；一阳者，一刺阳也。久病者，邪气入深。刺此病者，深内而久留之，间日而复刺之。必先调其左右，去其血脉。刺道毕矣。

凡刺之法，必察其形气。形肉未脱，少气而脉又躁，躁疾者，必为缪刺之。散气可收，聚气可布。深居静处，占神往来；闭户塞牖，魂魄不散。专意一神，精气之分，毋闻人声，以收其精，必一其神，令志在针。浅而留之，微而浮之，以移其神，气至乃休。男内女外，坚拒勿出。谨守勿内，是谓得气。

凡刺之禁：新内勿刺，新刺勿内。已醉勿刺，已刺勿醉。新怒勿刺，已刺勿怒。新劳勿刺，已刺勿劳。已饱勿刺，已刺勿饱。已饥勿刺，已刺勿饥。已渴勿刺，已刺勿渴。大惊大

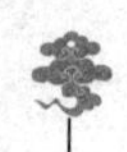

怒，必定其气，乃刺之。乘车来者，卧而休之，如食顷乃刺之。出行来者，坐而休之，如行十里顷乃刺之。

凡此十二禁者，其脉乱气散，逆其营卫，经气不次。因而刺之，则阳病入于阴，阴病出为阳，则邪气复生。粗工勿察，是谓伐身。形体淫泆，乃消脑髓，津液不化，脱其五味，是谓失气也。

太阳之脉，其终也，戴眼、反折、瘛疭，其色白，绝皮乃绝汗，绝汗，则终矣。少阳终者，耳聋，百节尽纵，目系绝，目系绝，一日半则死矣。其死也，色青白，乃死。阳明终者，口目动作，喜惊，妄言，色黄.其上下之经盛而不行，则终矣。少阴终者，面黑，齿长而垢，腹胀闭塞，上下不通，而终矣。厥阴终者，中热嗌干，喜溺心烦，甚则舌卷，卵上缩，而终矣。太阴终者，腹胀闭，不得息，气噫，善呕，呕则逆，逆则面赤，不逆则上下不通，上下不通，则面黑皮毛燋，而终矣。

经脉　第十

雷公问于黄帝曰:《禁服》之言，凡刺之理，经脉为始。营其所行，制其度量。内次五脏，外别六腑。愿尽闻其道。

黄帝曰:人始生，先成精，精成而脑髓生;骨为干，脉为营，筋为刚，肉为墙;皮肤坚而毛发长。谷入于胃，脉道以通，血气乃行。

雷公曰:愿卒闻经脉之始生。

黄帝曰:经脉者，所以能决死生，处百病，调虚实，不可不通。

肺手太阴之脉，起于中焦，下络大肠，还循胃口，上膈属肺。从肺系横出腋下，下循臑内，行少阴心主之前，下肘中，循臂内，上骨下廉，入寸口，上鱼，循鱼际，出大指之端;其支者，从腕后直出次指内廉，出其端。

是动则病肺胀满，膨膨而喘咳，缺盆中痛，甚则交两手而瞀，此为臂厥。是主肺所生病者，咳，上气喘渴，烦心胸满，臑臂内前廉痛厥，掌中热。气盛有余，则肩背痛，风寒，汗出中风，小便数而欠。气虚，则肩背痛寒，少气不足以息，溺色变。为此诸病，盛则泻之，虚则补之，热则疾之，寒则留之，陷下则灸之，不盛不虚，以经取之。盛者寸口大三倍于人迎，虚者则寸口反小于人迎也。

大肠手阳明之脉，起于大指次指之端，循指上廉，出合谷两骨之间，上入两筋之中，循臂上廉，入肘外廉，上臑外前廉，上肩，出髃骨之前廉，上出于柱骨之会上，下人缺盆络肺，下膈属大肠;其支者，从缺盆上颈贯颊，入下齿中，还出挟口，交人中，左之右，右之左，上挟鼻孔。

是动则病齿痛颈肿。是主津液所生病者，目黄，口干，鼽衄，喉痹，肩前臑痛，大指次指痛不用。气有余，则当脉所过者热肿;虚，则寒栗不复。为此诸病，盛则泻之，虚则补之，热则疾之，寒则留之，陷下则灸之，不盛不虚，以经取之。盛者人迎大三倍于寸口，虚者人迎反小于寸口也。

胃足阳明之脉，起于鼻之交頞中，旁纳太阳之脉，下循鼻外，入上齿中，还出挟口，环唇，下交承浆，却循颐后下廉，出大迎，循颊车，上耳前，过客主人，循发际，至额颅；其支者，从大迎前下人迎，循喉咙，入缺盆，下膈，属胃，络脾；其直者，从缺盆下乳内廉，下挟脐，入气街中；其支者，起于胃口，下循腹里，下至气街中而合，以下髀关，抵伏兔，下膝膑中，下循胫外廉，下足跗，入中指内间；其支者，下廉三寸而别，下入中指外间；其支者，别跗上，入大指间，出其端。

是动则病洒洒振寒，善伸，数欠，颜黑，病至则恶人与火，闻木声则惕然而惊，心欲动，独闭户塞牖而处，甚则欲上高而歌，弃衣而走，贲响腹胀，是为骭厥。是主血所生病者，狂瘧，温淫汗出，鼽衄，口喎，唇胗，颈肿，喉痹，大腹水肿，膝膑肿痛，循膺、乳、气街、股、伏兔、骭外廉、足跗上皆痛，中指不用。气盛，则身以前皆热，其有余于胃，则消谷善饥，溺色黄。气不足，则身以前皆寒栗，胃中寒则胀满。为此诸病，盛则泻之，虚则补之，热则疾之，寒则留之，陷下则灸之，不盛不虚，以经取之。盛者，人迎大三倍于寸口；虚者，人迎反小于寸口也。

脾足太阴之脉，起于大指之端，循指内侧白肉际，过核骨后，上内踝前廉，上踹内，循胫骨后，交出厥阴之前，上膝股内前廉，入腹属脾络胃，上膈，挟咽，连舌本，散舌下；其支者，复从胃，别上膈，注心中。

是动则病舌本强，食则呕，胃脘痛，腹胀善噫，得后与气，则快然如衰，身体皆重。是主脾所生病者，舌本痛，体不能动摇，食不下，烦心，心下急痛，溏、瘕泄、水闭，黄疸，不能卧，强立，股膝内肿、厥，足大指不用。为此诸病，盛则泻之，虚则补之，热则疾之，寒则留之，陷下则灸之，不盛不虚，以经取之。盛者，寸口大三倍于人迎；虚者，寸口反小于人迎也。

心手少阴之脉，起于心中，出属心系，下膈络小肠；其支者，从心系上挟咽，系目系；其直者，复从心系却上肺，下出腋下，下循臑内后廉，行手太阴心主之后，下肘内，循臂内后廉，抵掌后锐骨之端，入掌内后廉，循小指之内出其端。

是动则病嗌干心痛，渴而欲饮，是为臂厥。是主心所生病者，目黄胁痛，臑臂内后廉痛厥，掌中热痛。为此诸病，盛则泻之，虚则补之，热则疾之，寒则留之，陷下则灸之，不盛不虚，以经取之。盛者，寸口大再倍于人迎；虚者，寸口反小于人迎也。

小肠手太阳之脉，起于小指之端，循手外侧上腕，出踝中，直上循臂骨下廉，出肘内侧两筋之间，上循臑外后廉，出肩解，绕肩胛，交肩上，入缺盆络心，循咽下膈，抵胃属小肠；其支者，从缺盆循颈上颊，至目锐眦，却入耳中；其支者，别颊上䪼抵鼻，至目内眦，斜络于颧。

是动则病嗌痛颔肿，不可以顾，肩似拔，臑似折。是主液所生病者，耳聋、目黄、颊肿，颈、颔、肩、臑、肘、臂外后廉痛。为此诸病，盛则泻之，虚则补之，热则疾之，寒则留之，陷下则灸之，不盛不虚，以经取之。盛者，人迎大再倍于寸口；虚者，人迎反小于寸口也。

膀胱足太阳之脉，起于目内眦，上额交巅；其支者，从巅至耳上角；其直者，从巅入络

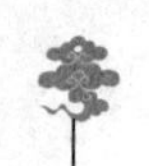

脑，还出别下项，循肩髆内，挟脊抵腰中，入循膂，络肾属膀胱；其支者，从腰中下挟脊贯臀，入腘中；其支者，从髆内左右，别下，贯胛，挟脊内，过髀枢，循髀外，从后廉下合腘中，以下贯踹内，出外踝之后，循京骨，至小指外侧。

是动则病冲头痛，目似脱，项似拔，脊痛，腰似折，髀不可以曲，腘如结，踹如裂，是为踝厥。是主筋所生病者，痔、疟、狂、癫疾，头颇项痛，目黄、泪出、鼽衄，项、背、腰、尻、腘、踹、脚皆痛，小指不用。为此诸病，盛则泻之，虚则补之，热则疾之，寒则留之，陷下则灸之，不盛不虚，以经取之。盛者，人迎大再倍于寸口；虚者，人迎反小于寸口也。

肾足少阴之脉，起于小指之下，邪走足心，出于然谷之下，循内踝之后，别入跟中，以上踹内，出腘内廉，上股内后廉，贯脊，属肾，络膀胱；其直者，从肾上贯肝膈，入肺中，循喉咙，挟舌本；其支者，从肺出络心，注胸中。

是动则病饥不欲食，面如漆柴，咳唾则有血，喝喝而喘，坐而欲起，目䀮䀮，如无所见，心如悬，若饥状；气不足则善恐，心惕惕，如人将捕之，是为骨厥。是主肾所生病者，口热舌干，咽肿上气，嗌干及痛，烦心，心痛，黄疸，肠澼，脊股内后廉痛，痿厥嗜卧，足下热而痛。为此诸病，盛则泻之，虚则补之，热则疾之，寒则留之，陷下则灸之，不盛不虚，以经取之。灸则强食生肉，缓带披发，大杖重履而步。盛者，寸口大再倍于人迎；虚者，寸口反小于人迎者。

心主手厥阴心包络之脉，起于胸中，出属心包络，下膈，历络三焦；其支者，循胸出胁，下腋三寸，上抵腋，下循臑内，行太阴少阴之间，入肘中，下臂行两筋之间，入掌中，循中指出其端；其支者，别掌中，循小指次指出其端。

是动则病手心热，臂肘挛急，腋肿，甚则胸胁支满，心中澹澹大动，面赤目黄，喜笑不休。是主脉所生病者，烦心心痛，掌中热。为此诸病，盛则泻之，虚则补之，热则疾之，寒则留之，陷下则灸之，不盛不虚，以经取之。盛者，寸口大一倍于人迎；虚者，寸口反小于人迎也。

三焦手少阳之脉，走于小指次指之端，上出两指之间，循手表腕，出臂外两骨之间，上贯肘，循臑外，上肩，而交出足少阳之后，入缺盆，布膻中，散络心包，下膈，循属三焦；其支者，从膻中上出缺盆，上项，系耳后直上，出耳上角，以屈下颊至䪼；其支者，从耳后入耳中，出走耳前，过客主人前，交颊，至目锐眦。

是动则病耳聋浑浑焞焞，嗌肿喉痹。是主气所生病者，汗出，目锐眦痛，颊痛，耳后肩臑肘臂外皆痛，小指次指不用。为此诸病，盛则泻之，虚者补之，热则疾之，寒则留之，陷下则灸之，不盛不虚，以经取之。盛者，人迎大一倍于寸口；虚者，人迎反小于寸口也。

胆足少阳之脉，起于目锐眦，上抵头角，下耳后，循颈行手少阳之前，至肩上，却交出手少阳之后，入缺盆；其支者，从耳后入耳中，出走耳前，至目锐眦后；其支者，别锐眦，下大迎，合于手少阳，抵于䪼，下加颊车，下颈合缺盆，以下胸中，贯膈络肝属胆，循胁里，出气街，绕毛际，横入髀厌中；其直者，从缺盆下腋，循胸过季胁，下合髀厌中，以下循髀阳，出膝外廉，下外辅骨之前，直下抵绝骨之端，下出外踝之前，循足跗上，入小指次

指之间；其支者，别跗上，入大指之间，循大指歧骨内出其端，还贯爪甲，出三毛。

是动则病口苦，善太息，心胁痛，不能转侧，甚则面微有尘，体无膏泽，足外反热，是为阳厥。是主骨所生病者，头痛颔痛，目锐眦痛，缺盆中肿痛，腋下肿，马刀侠瘿，汗出振寒，疟，胸、胁、肋、髀、膝外至胫绝骨外踝前及诸节皆痛，小指次指不用。为此诸病，盛则泻之，虚则补之，热则疾之，寒则留之，陷下则灸之，不盛不虚，以经取之。盛者，人迎大一倍于寸口；虚者，人迎反小于寸口也。

肝足厥阴之脉，起于大趾丛毛之际，上循足跗上廉，去内踝一寸，上踝八寸，交出太阴之后，上腘内廉，循股阴入毛中，过阴器，抵小腹，挟胃属肝络胆，上贯膈，布胁肋，循喉咙之后，上入颃颡，连目系，上出额，与督脉会于巅；其支者，从目系下颊里，环唇内；其支者，复从肝别贯膈，上注肺。

是动则病腰痛不可俯仰，丈夫㿗疝，妇人少腹肿，甚则嗌干，面尘脱色。是主肝所生病者，胸满呕逆，飧泄狐疝，遗溺闭癃。为此诸病，盛则泻之，虚则补之，热则疾之，寒则留之，陷下则灸之，不盛不虚，以经取之。盛者，寸口大一倍于人迎；虚者，寸口反小于人迎也。

手太阴气绝，则皮毛焦。太阴行气，温于皮毛者也。故气不荣，则皮毛焦；皮毛焦，则津液去皮节；津液去皮节者，则爪枯毛折；毛折者，则毛先死。丙笃丁死，火胜金也。

手少阴气绝，则脉不通。少阴者，心脉也；心者，脉之合也。脉不通，则血不流；血不流，则髦色不泽。故其面黑如漆柴者，血先死。壬笃癸死，水胜火也。

足太阴气绝者，则脉不荣肌肉。唇舌者，肌肉之本也。脉不荣，则肌肉软；肌肉软，则舌萎，人中满；人中满，则唇反；唇反者，肉先死。甲笃乙死，木胜土也。

足少阴气绝，则骨枯。少阴者，冬脉也，伏行而濡骨髓者也。故骨不濡，则肉不能著也；骨肉不相亲，则肉软却；肉软却，故齿长而垢，发无泽；发无泽者，骨先死。戊笃已死，土胜水也。

足厥阴气绝，则筋绝。厥阴者，肝脉也；肝者，筋之合也；筋者，聚于阴器，而脉络于舌本也。故脉弗荣，则筋急；筋急，则引舌与卵。故唇青、舌卷、卵缩，则筋先死。庚笃辛死，金胜木也。

五阴气俱绝，则目系转，转则目运。目运者，为志先死。志先死，则远一日半死矣。六阳气绝，则阴与阳相离，离则腠理发泄，绝汗乃出。故旦占夕死，夕占旦死。

经脉十二者，伏行分肉之间，深而不见；其常见者，足太阴过于外踝之上，无所隐故也。诸脉之浮而常见者，皆络脉也。六经络手阳明少阳之大络，起于五指间，上合肘中。饮酒者，卫气先行皮肤，先充络脉，络脉先盛，故卫气已平，营气乃满，而经脉大盛。脉之卒然动者，皆邪气居之，留于本末，不动则热。不坚则陷且空，不与众同，是以知其何脉之动也。

雷公曰：何以知经脉之与络脉异也?

黄帝曰：经脉者常不可见也，其虚实也，以气口知之。脉之见者，皆络脉也。

雷公曰：细子无以明其然也。

黄帝曰：诸络脉皆不能经大节之间，必行绝道而出，入复合于皮中，其会皆见于外。故诸刺络脉者，必刺其结上。甚血者虽无结，急取之以泻其邪而出其血，留之发为痹也。凡诊络脉，脉色青则寒且痛，赤则有热。胃中寒，手鱼之络多青矣；胃中有热，鱼际络赤。其暴黑者，留久痹也；其有赤有黑有青者，寒热气也；其青短者，少气也。凡刺寒热者皆多血络。必间日而一取之，血尽而止，乃调其虚实。其小而短者少气，甚泻之则闷，闷甚则仆，不得言。闷则急坐之也。

手太阴之别，名曰列缺。起于腕上分间，并太阴之经直入掌中，散入于鱼际。其病实，则手锐掌热；虚，则欠㰦，小便遗数。取之，去腕半寸。别走阳明也。

手少阴之别，名曰通里。去腕一寸半，别而上行，循经入于咽中，系舌本，属目系。其实则支隔，虚则不能言。取之掌后一寸。别走太阳也。

手心主之别，名曰内关。去腕二寸，出于两筋之间，别走少阳。循经以上，系于心，包络心系。实则心痛，虚则为烦心。取之两筋间也。

手太地阳之别，名曰支正。上腕五寸，内注少阴；其别者，上走肘，络肩髃。实则节弛肘废，虚则生肬，小者如指痂疥。取之所别也。

手阳明之别，名曰偏历。去腕三寸，别入太阴；其别者，上循臂，乘肩髃，上曲颊偏齿；其别者，入耳，合于宗脉。实则龋齿耳聋，虚则齿寒痹隔。取之所别也。

手少阳之别，名曰外关。去腕二寸，外绕臂，注胸中，合心主。病实则肘挛，虚则不收。取之所别也。

足太阳之别，名曰飞阳。去踝七寸，别走少阴。实则鼽窒，头背痛；虚则鼽衄。取之所别也。

足少阳之别，名曰光明。去踝五寸，别走厥阴，下络足跗。实则厥，虚则痿躄，坐不能起。取之所别也。

足阳明之别，名曰丰隆。去踝八寸，别走太阴；其别者，循胫骨外廉，上络头项，合诸经之气，下络喉嗌。其病气逆则喉痹瘁瘖。实则狂癫，虚则足不收，胫枯。取之所别也。

足太阴之别，名曰公孙。去本节之后一寸，别走阳明；其别者，入络肠胃。厥气上逆则霍乱。实则肠中切痛，虚则鼓胀。取之所别也。

足少阴之别，名曰大钟。当踝后绕跟，别走太阳；其别者，并经上走于心包，下贯腰脊。其病气逆则烦闷，实则闭癃，虚则腰痛。取之所别者也。

足厥阴之别，名曰蠡沟。去内踝五寸，别走少阳；其别者，经股上睾，结于茎。其病气逆则睾肿卒疝。实则挺长，虚则暴痒。取之所别也。

任脉之别，名曰尾翳。下鸠尾，散于腹。实则腹皮痛，虚则痒搔。取之所别也。

督脉之别，名曰长强。挟膂上项，散头上，下当肩胛左右，别走太阳，入贯膂。实则脊强，虚则头重。高摇之，挟脊之有过者。取之所别也。

脾之大络，名曰大包。出渊腋下三寸，布胸胁。实则身尽痛，虚则百节尽皆纵。此脉若罗络之血者，皆取之脾之大络脉也。

凡此十五络者，实则必见，虚则必下。视之不见。求之上下。人经不同，络脉异所别也。

经别　第十一

黄帝问于岐伯曰：余闻人之合于天道也，内有五脏，以应五音、五色、五时、五味、五位也；外有六腑，以应六律，六律建阴阳诸经，而合之十二月、十二辰、十二节、十二经水、十二时、十二经脉者，此五脏六腑之所以应天道。夫十二经脉者，人之所以生，病之所以成，人之所以治，病之所以起。学之所始，工之所止也。粗之所易，上之所难也。请问其离合出入，奈何？

岐伯稽首再拜曰：明乎哉问也！此粗之所过，上之所息也，请卒言之。

足太阳之正，别入于腘中；其一道，下尻五寸，别入于肛，属于膀胱，散之肾，循膂，当心入散；直者，从膂，上出于项，复属于太阳。此为一经也。足少阴之正，至腘中，别走太阳而合，上至肾，当十四椎，出属带脉；直者，系舌本，复出于项，合于太阳。此为一合。或以诸阴之别，皆为正也。

足少阳之正，绕髀入毛际，合于厥阴；别者，入季胁之间，循胸里属胆，散之肝，上贯心，以上挟咽，出颐颔中，散于面，系目系，合少阳于外眦也。足厥阴之正，别跗上，上至毛际，合于少阳，与别俱行。此为二合也。

足阳明之正，上至髀，入于腹里，属胃，散之脾，上通于心，上循咽，出于口，上頞䪼，还系目系，合于阳明也。足太阴之正，上至髀，合于阳明，与别俱行，上络于咽，贯舌中。此为三合也。

手太阳之正，指地，别于肩解，入腋走心，系小肠也。手少阴之正，别入于渊腋两筋之间，属于心，上走喉咙，出于面，合目内眦。此为四合也。

手少阳之正，指天，别于巅，入缺盆，下走三焦，散于胸中也。手心主之正，别下渊腋三寸，入胸中，别属三焦，出循喉咙，出耳后，合少阳完骨之下，此为五合也。

手阳明之正，从手循膺乳，别于肩髃，入柱骨，下走大肠，属于肺，上循喉咙，出缺盆，合于阳明也。手太阴之正，别入渊腋少阴之前，入走肺，散之大肠，上出缺盆，循喉咙，复合阳明。此六合也。

经水　第十二

黄帝问于岐伯曰：经脉十二者，外合于十二经水，而内属于五脏六腑。夫十二经水者，其有大小、深浅、广狭、远近各不同，五脏六腑之高下、大小，受谷之多少，亦不等，相应奈何？夫经水者，受水而行之，五脏者，合神气魂魄而藏之；六腑者，受谷而行之，受气而扬之；经脉者，受血而营之。合而以治，奈何？刺之深浅，灸之壮数，可得闻乎？

岐伯答曰：善哉问也！天至高，不可度；地至广，不可量。此之谓也。且夫人生于天地之间，六合之内，此天之高、地之广也，非人力之所能度量而至也。若夫八尺之士，皮肉在此，外可度量切循而得之，其死可解剖而视之。其脏之坚脆，腑之大小，谷之多少，脉之长短，血之清浊，气之多少，十二经之多血少气，与其少血多气，与其皆多血气，与其皆少血

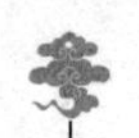

气，皆有大数。其治以针艾，各调其经气，固其常有合乎。

黄帝曰：余闻之，快于耳，不解于心，愿卒闻之。

岐伯答曰：此人之所以参天地而应阴阳也，不可不察。足太阳外合清水，内属膀胱，而通水道焉；足少阳外合于渭水，内属于胆；足阳明外合于海水，内属于胃；足太阴外合于湖水，内属于脾；足少阴外合于汝水，内属于肾；足厥阴外合于渑水，内属于肝；手太阳外合于淮水，内属于小肠，而水道出焉；手少阳外合于漯水，内属于三焦；手阳明外合于江水，内属于大肠；手太阴外合于河水，内属于肺。手少阴外合于济水，内属于心；手心主外合于漳水，内属于心包。凡此五脏六腑十二经水者，外有源泉，而内有所禀，此皆内外相贯，如环无端，人经亦然。故天为阳，地为阴，腰以上为天，腰以下为地。故海以北者，为阴；湖以北者，为阴中之阴；漳以南者，为阳；河以北至漳者，为阳中之阴；漯以南至江者，为阳中之太阳。此一隅之阴阳也，所以人与天地相参也。

黄帝曰：夫经水之应经脉也，其远近浅深，水血之多少，各不同，合而以刺之，奈何？

岐伯答曰：足阳明，五脏六腑之海也，其脉大血多，气盛热壮；刺此者，不深弗散，不留不泻也。足阳明，刺深六分，留十呼；足太阳，深五分，留七呼。足少阳，深四分，留五呼；足太阴，深三分，留四呼；足少阴，深二分，留三呼。足厥阴，深一分，留二呼。手之阴阳，其受气之道近，其气之来疾，其刺深者，皆无过二分；其留，皆无过一呼。其少长大小肥瘦，以心撩之，命曰法天之常。灸之亦然。灸而过此者得恶火，则骨枯脉涩；刺而过此者，则脱气。

黄帝曰：夫经脉之小大，血之多少，肤之厚薄，肉之坚脆，及腘之大小，可为量度乎？

岐伯答曰：其可为度量者，取其中度也，不甚脱肉而血气不衰也。若失度之人，痟瘦而形肉脱者，恶可以度量刺乎。审切循扪按，视其寒温盛衰而调之，是谓因适而为之真也。

经筋　第十三

足太阳之筋，起于足小指，上结于踝，邪上结于膝，其下循足外踝，结于踵，上循跟，结于腘，其别者，结于踹外，上腘中内廉，与腘中并上结于臀，上挟脊，上项；其支者，别入结于舌本；其直者，结于枕骨，上头下颜，结于鼻；其支者，为目上网，下结于烦；其支者，从腋后外廉，结于肩髃；其支者，入腋下，上出缺盆，上结于完骨；其支者，出缺盆，邪上出于烦。其病小指支跟肿痛，腘挛，脊反折，项筋急，肩不举，腋支，缺盆中纽痛，不可左右摇。治在燔针劫刺，以知为数，以痛为输。名曰仲春痹也。

足少阳之筋，起于小指次指，上结外踝，上循胫外廉，结于膝外廉；其支者，别起外辅骨，上走髀，前者结于伏兔之上，后者结于尻；其直者，上乘䏚季胁，上走腋前廉，系于膺乳，结于缺盆；直者，上出腋，贯缺盆，出太阳之前，循耳后，上额角，交巅上，下走颔，上结于烦；支者，结于目眦，为外维。其病小指次指支转筋，引膝外转筋，膝不可屈伸，腘筋急，前引髀，后引尻，即上乘䏚季胁痛，上引缺盆膺乳颈，维筋急，从左之右，右目不开，上过右角，并跻脉而行，左络于右，故伤左角，右足不用，命曰维筋相交。治在燔针劫

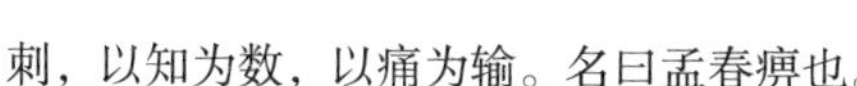

刺，以知为数，以痛为输。名曰孟春痹也。

足阳明之筋，起于中三指，结于跗上，邪外上加于辅骨。上结于膝外廉，直上结于髀枢，上循胁，属脊；其直者，上循骭，结于膝，其支者，结于外辅骨，合少阳，其直者，上循伏兔，上结于髀，聚于阴器，上腹而布，至缺盆而结，上颈，上挟口，合于頄，下结于鼻，上合于太阳，太阳为目上网，阳明为目下网；其支者，从颊结于耳前。其病足中指支，胫转筋，脚跳坚，伏兔转筋，髀前肿，㿗疝，腹筋急，引缺盆及颊，卒口僻，急者目不合，热则筋纵，目不开。颊筋有寒，则急引颊移口，有热则筋弛纵缓，不胜收，故僻。治之以马膏，膏其急者，以白酒和桂，以涂其缓者，以桑钩钩之，即以生桑灰置之坎中，高下以坐等，以膏熨急颊，且饮美酒，噉美炙肉，不饮酒者，自强也，为之三拊而已。治在燔针劫刺，以知为数，以痛为输。名曰季春痹也。

足太阴之筋，起于大指之端内侧，上结于内踝；其直者，络于膝内辅骨，上循阴股，结于髀，聚于阴器，上腹，结于脐，循腹里，结于肋，散于胸中；其内者，著于脊。其病足大指支内踝痛，转筋痛，膝内辅骨痛，阴股引髀而痛，阴器纽痛，下引脐两胁痛，引膺中脊内痛。治在燔针劫刺，以知为数，以痛为输。命曰孟秋痹也。

足少阴之筋，起于小指之下，并足太阴之筋，邪走内踝之下，结于踵，与太阳之筋合，而上结于内辅之下，并太阴之筋而上循阴股，结于阴器，循脊内挟膂，上至项，结于枕骨，与足太阳之筋合。其病足下转筋，及所过而结者皆痛及转筋。病在此者，主痫瘛及痉，在外者不能俯，在内者不能仰。故阳病者腰反折不能俯，阴病者不能仰。治在燔针劫刺，以知为数，以痛为输，在内者熨引饮药。发数甚者，死不治。名曰仲秋痹也。

足厥阴之筋，起于大指之上，上结于内踝之前，上循胫，上结内辅之下，上循阴股，结于阴器，络诸筋。其病足大指支内踝之前痛，内辅痛，阴股痛转筋，阴器不用，伤于内则不起，伤于寒则阴缩入，伤于热则纵挺不收。治在行水，清阴气。其病转筋者，治在燔针劫刺，以知为数，以痛为输。命曰季秋痹也。

手太阳之筋，起于小指之上，结于腕，上循臂内廉，结于肘内锐骨之后，弹之应小指之上，入结于腋下；其支者，后走腋后廉，上绕肩胛，循颈，出走太阳之前，结于耳后完骨；其支者，入耳中；直者，出耳上，下结于颔，上属目外眦。其病小指支肘内锐骨后廉痛，循臂阴，入腋下，腋下痛，腋后廉痛，绕肩胛引颈而痛，应耳中鸣痛，引颔，目瞑良久，乃得视，颈筋急，则为筋瘘颈肿。寒热在颈者，治在燔针劫刺，以知为数，以痛为输。其为肿者，复而锐之。本支者，上曲牙，循耳前，属目外眦，上颔，结于角。其痛当所过者，支转筋。治在燔针劫刺，以知为数，以痛为输。名曰仲夏痹也。

手少阳之筋，起于小指次指之端，结于腕，中循臂，结于肘，上绕臑外廉，上肩走颈，合手太阳；其支者，当曲颊，入系舌本；其支者，上曲牙，循耳前，属目外眦，上乘颔，结于角。其病当所过者即支转筋，舌卷。治在燔针劫刺，以知为数，以痛为腧。名曰季夏痹也。

手阳明之筋，起于大指次指之端，结于腕，上循臂，上结于肘外，上臑，结于髃；其支者，绕肩胛，挟脊，直者，从肩髃上颈；其支者，上颊，结于頄，直者，上出手太阳之前，上左角，络头，下右颔。其病当所过者，支痛及转筋，肩不举，颈不可左右视。治在燔针劫

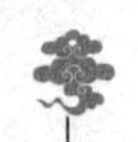

刺，以知为数，以痛为输，名曰孟夏痹也。

手太阴之筋，起于大指之上，循指上行，结于鱼后，行寸口外侧，上循臂，结肘中，上臑内廉，入腋下，出缺盆，结肩前髃，上结缺盆，下结胸里，散贯贲，合贲下，抵季胁。其病当所过者，支转筋，痛甚成息贲，胁急吐血。治在燔针劫刺，以知为数，以痛为输。名曰仲冬痹也。

手心主之筋，起于中指，与太阴之筋并行，结于肘内廉，上臂阴，结腋下，下散前后挟胁；其支者，入腋，散胸中，结于贲。其病当所过者，支转筋，前及胸痛，息贲。治在燔针劫刺，以知为数，以痛为输。名曰孟冬痹也。

手少阴之筋，起于小指之内侧，结于锐骨，上结肘内廉，上入腋，交太阴，挟乳里，结于胸中，循贲，下系于脐。其病内急，心承伏梁，下为肘网。其病当所过者，支转筋，筋痛。治在燔针劫刺，以知为数，以痛为输。其成伏梁唾血脓者，死不治。经筋之病，寒则反折筋急，热则筋弛纵不收，阴痿不用。阳急则反折，阴急则俯不伸。焠刺者，刺寒急也，热则筋纵不收，无用燔针。名曰季冬痹也。

足之阳明，手之太阳，筋急则口目为噼，眦急不能卒视，治皆如右方也。

骨度　第十四

黄帝问于伯高曰：《脉度》言经脉之长短，何以立之？

伯高曰：先度其骨节之大小、广狭、长短，而脉度定矣。

黄帝曰：愿闻众人之度，人长七尺五寸者，其骨节之大小长短，各几何？

伯高曰：头之大骨围二尺六寸，胸围四尺五寸，腰围四尺二寸。发所覆者，颅至项尺二寸，发以下至颐长一尺。君子终折。

结喉以下至缺盆中长四寸，缺盆以下至髑骬长九寸，过则肺大，不满肺小。髑骬以下至天枢长八寸，过则胃大，不及则胃小。天枢以下至横骨长六寸半，过则回肠广长，不满则狭短。横骨长六寸半，横骨上廉以下至内辅之上廉长一尺八寸，内辅之上廉以下至下廉长三寸半，内辅下廉下至内踝长一尺三寸，内踝以下至地长三寸，膝腘以下至跗属长一尺六寸，跗属以下至地长三寸。故骨围大则太过，小则不及。

角以下至柱骨长一尺，行腋中不见者长四寸。腋以下至季胁长一尺二寸，季胁以下至髀枢长六寸，髀枢以下至膝中长一尺九寸，膝以下至外踝长一尺六寸，外踝以下至京骨长三寸，京骨以下至地长一寸。

耳后当完骨者广九寸，耳前当耳门者广一尺三寸，两颧之间相去七寸，两乳之间广九寸半，两髀之间广六寸半。足长一尺二寸，广四寸半。肩至肘长一尺七寸，肘至腕长一尺二寸半，腕至中指本节长四寸，本节至其末长四寸半。

项发以下至背骨长二寸半，膂骨以下至尾骶二十一节长三尺，上节长一寸四分分之一，奇分在下，故上七节至于膂骨，九寸八分分之七。此众人骨之度也，所以立经脉之长短也。是故视其经脉之在于身也，其见浮而坚，其见明而大者，多血，细而沉者，多气也。

五十营　第十五

黄帝曰：余愿闻五十营，奈何？

岐伯答曰：天周二十八宿，宿三十六分，人气行一周，千八分。日行二十八宿，人经脉上下、左右、前后二十八脉，周身十六丈二尺，以应二十八宿。

漏水下百刻，以分昼夜。故人一呼，脉再动，气行三寸；一吸，脉亦再动，气行三寸。呼吸定息，气行六寸；十息，气行六尺，日行二分；二百七十息，气行十六丈二尺，气行交通于中，一周于身，下水二刻，日行二十五分。五百四十息，气行再周于身，下水四刻，日行四十分。二千七百息，气行十周于身，下水二十刻，日行五宿二十分；一万三千五百息，气行五十营于身，水下百刻，日行二十八宿，漏水皆尽，脉终矣。所谓交通者，并行一数也。故五十营备，得尽天地之寿矣，凡行八百一十丈也。

营气　第十六

黄帝曰：营气之道，内谷为宝。谷入于胃，乃传之肺，流溢于中，布散于外。精专者行于经隧，常营无已，终而复始，是谓天地之纪。故气从太阴出注手阳明，上行注足阳明，下行至跗上，注大指间，与太阴合，上行抵髀。从脾注心中，循手少阴，出腋下臂，注小指，合手太阳，上行乘腋出䪼内，注目内眦，上巅下项，合足太阳，循脊下尻，下行注小指之端，循足心注足少阴，上行注肾，从肾注心，外散于胸中；循心主脉，出腋下臂，出两筋之间，入掌中，出中指之端，还注小指次指之端，合手少阳；上行注膻中，散于三焦，从三焦注胆，出胁注足少阳，下行至跗上，复出跗，注大指间，合足厥阴，上行至肝，从肝上注肺，上循喉咙，入颃颡之窍，究于畜门。其支别者，上额循巅下项中，循脊入骶，是督脉也。络阴器，上过毛中，入脐中，上循腹里，入缺盆，下注肺中，复出太阴。此营气之所行也，逆顺之常也。

脉度　第十七

黄帝曰：愿闻脉度。

岐伯答曰：手之六阳，从手至头，长五尺，五六三丈。手之六阴，从手至胸中，三尺五寸，三六一丈八尺，五六三尺，合二丈一尺。足之六阳，从足上至头，八尺，六八四丈八尺。足之六阴，从足至胸中，六尺五寸，六六三丈六尺，五六三尺，合三丈九尺。跻脉从足至目，七尺五寸，二七一丈四尺，二五一尺，合一丈五尺。督脉任脉各四尺五寸，二四八尺，二五一尺，合九尺。凡都合一十六丈二尺，此气之大经隧也。经脉为里，支而横者为络，络之别者为孙。盛而血者，疾诛之。盛者泻之，虚者饮药以补之。

五脏常内阅于上七窍也。故肺气通于鼻，肺和，则鼻能知臭香矣。心气通于舌，心和，则舌能知五味矣。肝气通于目，肝和，则目能辨五色矣。脾气通于口，脾和，则口能知五谷

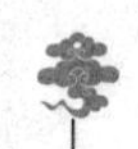

矣。肾气通于耳，肾和，则耳能闻五音矣。五脏不和，则七窍不通；六腑不和，则留为痈。故邪在腑，则阳脉不和，阳脉不和，则气留之，气留之，则阳气盛矣。阳气太盛，则阴脉不利，阴脉不利，则血留之，血留之，则阴气盛矣。阴气太盛，则阳气不能荣也，故曰关；阳气太盛，则阴气弗能荣也，故曰格；阴阳俱盛，不得相荣，故曰关格。关格者，不得尽期而死也。

黄帝曰：跻脉安起安止？何气荣也？

岐伯答曰：跻脉者，少阴之别，起于然骨之后，上内踝之上，直上循阴股入阴，上循胸里入缺盆，上出人迎之前，入頄，属目内眦，合于太阳、阳跻而上行，气并相还，则为濡目，气不荣则目不合。

黄帝曰：气独行五脏，不荣六腑，何也？

岐伯答曰：气之不得无行也，如水之流行不休。故阴脉荣其脏，阳脉荣其腑，如环之无端，莫知其纪，终而复始。其流溢之气，内溉脏腑，外濡腠理。

黄帝曰：跻脉有阴阳，何脉当其数？

岐伯答曰：男子数其阳，女子数其阴，当数者为经，其不当数者为络也。

营卫生会　第十八

黄帝问于岐伯曰：人焉受气？阴阳焉会？何气为营？何气为卫？营安从生？卫于焉会？老壮不同气，阴阳异位，愿闻其会。

岐伯答曰：人受气于谷。谷入于胃，以传于肺，五脏六腑，皆以受气。其清者为营，浊者为卫。营在脉中，卫在脉外。营周不休，五十而复大会。阴阳相贯，如环无端。卫气行于阴二十五度，行于阳二十五度，分为昼夜。故气至阳而起，至阴而止。故曰：日中而阳陇为重阳，夜半而阴陇为重阴。故太阴主内，太阳主外。各行二十五度，分为昼夜。夜半为阴陇，夜半后而为阴衰，平旦阴尽，而阳受气矣。日中为阳陇，日西而阳衰。日入阳尽，而阴受气矣。夜半而大会，万民皆卧，命曰合阴。平旦阴尽而阳受气。如是无已，与天地同纪。

黄帝曰：老人之不夜瞑者，何气使然？少壮之人不昼瞑者，何气使然？

岐伯答曰：壮者之气血盛，其肌肉滑，气道通，营卫之行，不失其常，故昼精而夜瞑。老者之气血衰，其肌肉枯，气道涩，五脏之气相搏，其营气衰少而卫气内伐，故昼不精，夜不瞑。

黄帝曰：愿闻营卫之所行，皆何道从来？

岐伯答曰：营出于中焦，卫出于下焦。

黄帝曰：愿闻三焦之所出。

岐伯答曰：上焦出于胃上口，并咽以上，贯膈而布胸中，走腋，循太阴之分而行，还至阳明，上至舌，下足阳明。常与营俱行于阳二十五度，行于阴亦二十五度，一周也。故五十度而复大会于手太阴矣。

黄帝曰：人有热，饮食下胃，其气未定，汗则出，或出于面，或出于背，或出于身半，

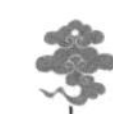

其不循卫气之道而出，何也?

岐伯曰：此外伤于风，内开腠理，毛蒸理泄，卫气走之，固不得循其道。此气慓悍滑疾，见开而出，故不得从其道，故命曰漏泄。

黄帝曰：愿闻中焦之所出。

岐伯答曰：中焦亦并胃中，出上焦之后。此所受气者，泌糟粕，蒸津液，化其精微，上注于肺脉，乃化而为血。以奉生身，莫贵于此。故独得行于经隧，命曰营气。

黄帝曰：夫血之与气，异名同类，何谓也?

岐伯答曰：营卫者，精气也；血者，神气也。故血之与气，异名同类焉。故夺血者无汗，夺汗者无血。故人生有两死，而无两生。

黄帝曰：愿闻下焦之所出。

岐伯答曰：下焦者，别回肠，注于膀胱，而渗入焉。故水谷者，常并居于胃中，成糟粕而俱下于大肠，而成下焦。渗而俱下，济泌别汁，循下焦而渗入膀胱焉。

黄帝曰：人饮酒，酒亦入胃，谷未熟而小便独先下，何也?

岐伯答曰：酒者，熟谷之液也，其气悍以清，故后谷而入，先谷而出焉。

黄帝曰：善。余闻上焦如雾，中焦如沤，下焦如渎，此之谓也。

四时气　第十九

黄帝问于岐伯曰：夫四时之气，各不同形。百病之起，皆有所生。灸刺之道，何者为定?

岐伯答曰：四时之气，各有所在，灸刺之道，得气穴为定。故春取经、血脉、分肉之间，甚者深刺之，间者浅刺之。夏取盛经孙络，取分间，绝皮肤；秋取经腧，邪在腑，取之合。冬取井荥，必深以留之。

温疟，汗不出，为五十九痏。风瘃肤胀，为五十七痏。取皮肤之血者，尽取之。飧泄，补三阴之上，补阴陵泉，皆久留之，热行乃止。转筋于阳，治其阳；转筋于阴，治其阴，皆卒刺之。

徒瘃，先取环谷下三寸，以铍针针之，已刺而筩之，而内之，入而复之，以尽其瘃，必坚。来缓则烦悗，来急则安静。间日一刺之，瘃尽乃止。饮闭药，方刺之时，徒饮之。方饮无食，方食无饮，无食他食，百三十五日。

著痹不去，久寒不已，卒取其三里。肠中不便，取三里，盛泻之，虚补之。疠风者，素刺其肿上，已刺，以锐针针其处，按出其恶气，肿尽乃止。常食方食，无食他食。

腹中常鸣，气上冲胸，不能久立，邪在大肠，刺肓之原、巨虚上廉、三里。小腹控睾，引腰脊，上冲心，邪在小肠者，连睾系，属于脊，贯肝肺，络心系。气盛则厥逆，上冲肠胃，熏肝，散于肓，结于脐。故取之肓原以散之，刺太阴以予之，取厥阴以下之，取巨虚下廉以去之，按其所过之经以调之。

善呕，呕有苦，长太息，心中憺憺，恐人将捕之，邪在胆，逆在胃，胆液泄则口苦，胃

气逆则呕苦，故曰呕胆。取三里以下胃气逆，刺少阳血络以闭胆逆，却调其虚实，以去其邪。饮食不下，膈塞不通，邪在胃脘。在上脘则刺抑而下之，在下脘则散而去之。

小腹痛肿，不得小便，邪在三焦约，取之太阳大络，视其络脉与厥阴小络结而血者，肿上及胃脘，取三里。

睹其色，察其目，知其散复者，视其目色，以知病之存亡也。一其形，听其动静者，持气口人迎，以视其脉。坚且盛且滑者，病日进；脉软者，病将下；诸经实者，病三日已。气口候阴，人迎候阳也。

五邪　第二十

邪在肺，则病皮肤痛，寒热，上气喘，汗出，咳动肩背。取之膺中外腧，背三节五脏之傍。以手疾按之，快然，乃刺之；取之缺盆中，以越之。

邪在肝，则两胁中痛，寒中，恶血在内，行善掣节，时脚肿。取之行间，以引胁下；补三里，以温胃中；取血脉，以散恶血；取耳间青脉，以去其掣。

邪在脾胃，则病肌肉痛。阳气有余，阴气不足，则热中善饥；阳气不足，阴气有余，则寒中肠鸣腹痛；阴阳俱有余，若俱不足，则有寒有热。皆调于三里。

邪在肾，则病骨痛，阴痹。阴痹者，按之而不得，腹胀腰痛，大便难，肩背颈项痛，时眩。取之涌泉、昆仑，视有血者，尽取之。

邪在心，则病心痛，喜悲，时眩仆。视有余不足而调之其输也。

寒热病　第二十一

皮寒热者，不可附席，毛发焦，鼻槁腊，不得汗。取三阳之络，以补手太阴。

肌寒热者，肌痛，毛发焦而唇槁腊，不得汗。取三阳于下，以去其血者，补足太阴以出其汗。

骨寒热者，病无所安，汗注不休。齿未槁，取其少阴于阴股之络；齿已槁，死不治。骨厥亦然。

骨痹，举节不用而痛，汗注烦心。取三阴之经，补之。

身有所伤，血出多，及中风寒，若有所堕坠，四支懈惰不收，名曰体惰。取其小腹脐下三结交。三结交者，阳明，太阴也，脐下三寸，关元也。

厥痹者，厥气上及腹。取阴阳之络，视主病也。泻阳补阴经也。

颈侧之动脉人迎，人迎，足阳明也，在婴筋之前。婴筋之后，手阳明也，名曰扶突。次脉，足少阳脉也，名曰天牖。次脉，足太阳也，名曰天柱。腋下动脉，臂太阴也，名曰天府。

阳迎头痛，胸满不得息，取之人迎。暴瘖气鞕，取扶突与舌本出血。暴聋气蒙，耳目不明，取天牖。暴挛痫眩，足不任身，取天柱。暴瘅内逆，肝肺相搏，血溢鼻口，取天府。此

为天牖五部。

臂阳明有入烦遍齿者，名曰大迎，下齿龋取之。臂恶寒补之，不恶寒泻之。足太阳，有入烦遍齿者，名曰角孙，上齿龋取之，在鼻与烦前。方病之时，其脉盛，盛则泻之，虚则补之。一曰取之出鼻外。

足阳明有挟鼻入于面者，名曰悬颅，属口，对入系目本，视有过者取之。损有余，益不足，反者益甚。足太阳有通项入于脑者，正属目本，名曰眼系。头目苦痛取之，在项中两筋间，入脑乃别。阴跻阳跻，阴阳相交，阳入阴，阴出阳，交于目锐眦，阳气盛则瞋目，阴气盛则瞑目。

热厥取足太阴、少阳，皆留之。寒厥取足阳明、少阴于足，皆留之。

舌纵涎下，烦悗，取足少阴。振寒洒洒，鼓颔，不得汗出，腹胀烦悗，取手太阴。刺虚者，刺其去也；刺实者，刺其来也。

春取络脉，夏取分腠，秋取气口，冬取经输。凡此四时，各以时为齐。络脉治皮肤，分腠治肌肉，气口治筋脉，经输治骨髓、五脏。

身有五部：伏兔一；腓二，腓者，腨也；背三；五脏之腧四；项五。此五部有痈疽者，死。

病始手臂者，先取手阳明，太阴而汗出。病始头首者，先取项太阳而汗出，病始足胫者，先取足阳明而汗出。臂太阴可汗出，足阳明可汗出。故取阴而汗出甚者，止之于阳；取阳而汗出甚者，止之于阴。

凡刺之害：中而不去则精泄，不中而去则致气。精泄则病甚而恇，致气则生为痈疽也。

癫狂　第二十二

目眦外决于面者，为锐眦。在内近鼻者，为内眦。上为外眦，下为内眦。

癫疾始生，先不乐，头重痛，视举目赤，甚作极，已而烦心，候之于颜。取手太阳、阳明、太阴，血变而止。

癫疾始作，而引口啼呼者，候之手阳明、太阳。左强者，攻其右；右强者，攻其左，血变而止。癫疾始作，先反僵，因而脊痛，候之足太阳、阳明、太阴、手太阳，血变而止。

治癫疾者，常与之居，察其所当取之处。病至，视之有过者泻之，置其血于瓠壶之中，至其发时，血独动矣；不动，灸穷骨二十壮。穷骨者，骶骨也。

骨癫疾者，颇齿诸腧、分肉皆满而骨居，汗出烦悗；呕多沃沫，气下泄，不治。

筋癫疾者，身倦挛急脉大，刺项大经之大杼脉；呕多沃沫，气下泄，不治。

脉癫疾者，暴仆，四肢之脉皆胀而纵。脉满，尽刺之出血，不满，灸之挟项太阳，灸带脉于腰，相去三寸，诸分肉本输。呕多沃沫，气下泄，不治。

癫疾者，疾发如狂者，死不治。

狂始生，先自悲也，喜忘、苦怒、善恐者，得之忧饥。治之取手太阴、阳明，血变而止，及取足太阴、阳明。狂始发，少卧不饥，自高贤也，自辩智也，自尊贵也，善骂詈，日

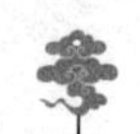

夜不休。治之取手阳明、太阳、太阴、舌下、少阴。视之盛者，皆取之，不盛，释之也。

狂言、惊、善笑、好歌乐，妄行不休者，得之大恐。治之取手阳明、太阳、太阴。狂，目妄见、耳妄闻，善呼者，少气之所生也。治之取手太阳、太阴、阳明、足太阴、头、两颇。狂者多食，善见鬼神，善笑而不发于外者，得之有所大喜。治之取足太阴、太阳、阳明，后取手太阴、太阳、阳明。狂而新发，未应如此者，先取曲泉左右动脉，及盛者见血，有顷已；不已，以法取之，灸骨骶二十壮。

风逆暴四肢肿，身漯漯，唏然时寒，饥则烦，饱则善变。取手太阴表里，足少阴、阳明之经。肉清，取荥，骨清，取井、经也。

厥逆为病也，足暴清，胸若将裂，肠若将以刀切之，烦而不能食，脉大小皆涩。暖取足少阴，清取足阳明。清则补之，温则泻之。厥逆腹胀满，肠鸣，胸满不得息，取之下胸二胁，咳而动手者，与背腧，以手按之，立快者，是也。

内闭不得溲，刺足少阴、太阳与骶上，以长针。气逆则取其太阴、阳明、厥阴，甚取少阴、阳明动者之经也。

少气，身漯漯也，言吸吸也，骨痠体重，懈惰不能动，补足少阴。短气，息短不属，动作气索，补足少阴，去血络也。

热病　第二十三

偏枯，身偏不用而痛，言不变，志不乱，病在分腠之间，巨针取之。益其不足，损其有余，乃可复也。痱之为病也，身无痛者，四肢不收，智乱不甚，其言微知，可治；甚则不能言，不可治也。病先起于阳，后入于阴者，先取其阳，后取其阴，浮而取之。

热病三日，而气口静、人迎躁者，取之诸阳，五十九刺，以泻其热而出其汗，实其阴以补其不足者。身热甚，阴阳皆静者，勿刺也。其可刺者，急取之，不汗出则泄。所谓勿刺者，有死征也。

热病七日、八日，脉口动，喘而眩者，急刺之，汗且自出，浅刺手大指间。

热病七日、八日，脉微小，病者溲血，口中干，一日半而死。脉代者，一日死。热病已得汗出，而脉尚躁，喘且复热，勿刺肤，喘甚者，死。热病七日、八日，脉不躁，躁不散数，后三日中有汗。三日不汗，四日死，未曾汗者，勿腠刺之。

热病先肤痛，窒鼻充面，取之脉，以第一针，五十九。苛轸鼻，索皮于肺，不得索之火。火者，心也。

热病先身涩，倚而热，烦悗，干唇，口嗌，取之脉，以第一针，五十九；肤胀，口干，寒汗出，索脉于心，不得索之水。水者，肾也。

热病，嗌干多饮，善惊，卧不能安，取之肤肉，以第六针，五十九；目眦青，索肉于脾，不得索之木。木者，肝也。

热病面青脑痛，手足躁，取之筋间，以第四针，于四逆；筋躄，目浸，索筋于肝，不得索之金。金者，肺也。

热病数惊，瘛瘲而狂，取之脉，以第四针，急泻有余者。癫疾毛发去，索血于心，不得索之水。水者，肾也。

热病身重骨痛，耳聋而好瞑，取之骨，以第四针，五十九，刺骨；病不食，啮齿，耳青，索骨于肾，不得索之土。土者，脾也。

热病不知所痛，耳聋，不能自收，口干，阳热甚，阴颇有寒者，热在髓，死不可治。

热病头痛，颞颥目瘳脉痛，善衄，厥热病也。取之以第三针，视其有余不足。

热病体重，肠中热，取之以第四针，于其腧及下诸指间，索气于胃络，得气也。

热病挟脐急痛，胸胁满，取之涌泉与阴陵泉，取以第四针，针嗌里。

热病而汗且出，及脉顺可汗者，取之鱼际、太渊、大都、太白，泻之则热去，补之则汗出，汗出太甚，取内踝上横脉，以止之。

热病已得汗而脉尚躁盛，此阴脉之极也，死；其得汗而脉静者，生。热病者脉尚盛躁而不得汗者，此阳脉之极也，死；脉盛躁得汗静者，生。

热病不可刺者，有九：一曰：汗不出，大颧发赤，哕者，死；二曰：泄而腹满甚者，死；三曰：目不明，热不已者，死；四曰：老人婴儿，热而腹满者，死；五曰：汗不出，呕下血者死；六曰：舌本烂，热不已者，死；七曰：咳而衄，汗不出，出不至足者，死；八曰：髓热者，死；九曰：热而痉者，死。腰折，瘛瘲，齿噤齘也。凡此九者，不可刺也。

所谓五十九刺者，两手外内侧各三，凡十二痏；五指间各一，凡八痏，足亦如是；头入发一寸傍三分各三，凡六痏；更入发三寸边五，凡十痏；耳前后口下者各一，项中一，凡六痏；巅上一，囟会一，发际一，廉泉一，风池二，天柱二。

气满胸中喘息，取足太阴大指之端，去爪甲如薤叶。寒则留之，热则疾之，气下乃止。

心疝暴痛，取足太阴、厥阴，尽刺去其血络。

喉痹，舌卷，口中干，烦心心痛，臂内廉痛，不可及头，取手小指次指爪甲下，去端如韭叶。

目中赤痛，从内眦始，取之阴跻。风痉身反折，先取足太阳及腘中及血络出血；中有寒，取三里。

癃，取之阴跻及三毛上及血络出血。

男子如蛊，女子如怚，身体腰脊如解，不欲饮食，先取涌泉见血，视跗上盛者，尽见血也。

厥病　第二十四

厥头痛，面若肿起而烦心，取之足阳明、太阴。

厥头痛，头脉痛，心悲善泣，视头动，脉反盛者，刺尽去血，后调足厥阴。

厥头痛，贞贞头重而痛，泻头上五行，行五，先取手少阴，后取足少阴。

厥头痛，意善忘，按之不得，取头面左右动脉，后取足太阴。

厥头痛，项先痛，腰脊为应，先取天柱，后取足太阳。

厥头痛，头痛甚，耳前后脉涌有热，泻出其血，后取足少阳。

真头痛，头痛甚，脑尽痛，手足寒至节，死不治。

头痛不可取于腧者，有所击堕，恶血在于内，若肉伤，痛未已，可则刺，不可远取也。

头痛不可刺者，大痹为恶，日作者，可令少愈，不可已。

头半寒痛，先取手少阳、阳明，后取足少阳、阳明。

厥心痛，与背相控，如从后触其心，伛偻者，肾心痛也，先取京骨、昆仑，发针不已，取然谷。

厥心痛，腹胀胸满，心尤痛甚，胃心痛也，取之大都、太白。

厥心痛，痛如以锥针刺其心，心痛甚者，脾心痛也，取之然谷，太溪。

厥心痛，色苍苍如死状，终日不得休息，肝心痛也，取之行间、太冲。

厥心痛，卧若从居，心痛间，动作痛益甚，色不变，肺心痛也，取之鱼际、太渊。

真心痛，手足清至节，心痛甚，旦发夕死，夕发旦死。

心痛不可刺者，中有盛聚，不可取于腧。

肠中有虫瘕及蛟蛕，皆不可取以小针。

腹中痛，发作肿聚，往来上下行，痛有休止，腹热，喜涎出者，是蛟蛕也。以手聚按而坚，持之，无令得移，以大针刺之，久持之，虫不动，乃出针也。

耳聋无闻，取耳中。

耳鸣，取耳前动脉。

耳痛不可刺者，耳中有脓，若有干耵聍，耳无闻也。

耳聋，取手足小指次指爪甲上与肉交者，先取手，后取足。耳鸣，取手中指爪甲上，左取右，右取左，先取手，后取足。

髀不可举，侧而取之，在枢合中，以员利针，大针不可刺。

病注下血，取曲泉。

风痹淫病不可已者，足如履冰，时如入汤中。股胫淫泺，烦心头痛，时呕时悗，眩已汗出，久则目眩，悲以喜恐，短气不乐，不出三年，死也。

病本　第二十五

先病而后逆者，治其本；先逆而后病者，治其本。先寒而后生病者，治其本；先病而后生寒者，治其本；先热而后生病者，治其本；先泄而后生他病者，治其本。必且调之，乃治其他病。先病而后中满者，治其标；先病而后泄者，治其本。先中满而后烦心者，治其本。有客气，有同气。大小便不利，治其标；大小便利，治其本。

病发而有余，本而标之，先治其本，后治其标。病发而不足，标而本之，先治其标，后治其本。谨详察间甚，以意调之，间者并行，甚者独行。先小大便不利而后生病者，治其本也。

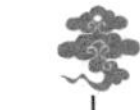

杂病　第二十六

厥，挟脊而痛者，至顶，头沉沉然，目䀮䀮然，腰脊强，取足太阳腘中血络。

厥，胸满面肿，唇累累然，暴言难，甚则不能言，取足阳明。

厥，气走喉而不能言，手足清，大便不利，取足少阴。

厥，而腹响响然，多寒气，腹中穀穀，便溲难，取足太阴。

嗌干，口中热如胶，取足少阴。

膝中痛，取犊鼻，以员利针，发而间之。针大如氂，刺膝无疑。

喉痹不能言，取足阳明；能言，取手阳明。

疟不渴，间日而作，取足阳明；渴而日作，取手阳明。

齿痛，不恶清饮，取足阳明；恶清饮，取手阳明。

聋而不痛者，取足少阳；聋而痛者，取手阳明。

衄而不止，衃血流，取足太阳；衃血，取手太阳；不已，刺腕骨下；不已，刺腘中出血。

腰痛，痛上寒，取足太阳、阳明；痛上热，取足厥阴；不可以俯仰，取足少阳；中热而喘，取足少阴、腘中血络。

喜怒而不欲食，言益少，刺足太阴；怒而多言，刺足少阳。

顑痛，刺手阳明与顑之盛脉，出血。

项病，不可俯仰，刺足太阳；不可以顾，刺手太阳也。

小腹满大，上走胃至心，淅淅身时寒热，小便不利，取足厥阴。

腹满，大便不利，腹大，亦上走胸嗌，喘息喝喝然，取足少阴。

腹满食不化，腹响响然，不能大便，取足太阴。

心痛引腰脊，欲呕，取足少阴。

心痛，腹胀。啬啬然，大便不利，取足太阴。

心痛引背不得息，刺足少阴；不已，取手少阳。

心痛引小腹满，上下无常处，便溲难，刺足厥阴。

心痛，但短气，不足以息，刺手太阴。

心痛，当九节刺之，按，已刺按之，立已；不已，上下求之，得之立已。

顑痛，刺足阳明曲周动脉见血，立已；不已，按人迎于经，立已。

气逆上，刺膺中陷者与下胸动脉。

腹痛，刺脐左右动脉，已刺按之，立已；不已，刺气街，已刺按之，立已。

痿厥为四末束悗，乃疾解之，日二，不仁者，十日而知，无休，病已，止。

哕，以草刺鼻，嚏，嚏而已；无息，而疾迎引之，立已；大惊之，亦可已。

周痹　第二十七

黄帝问于岐伯曰：周痹之在身也，上下移徙，随其脉上下，左右相应，间不容空，愿

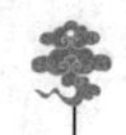

闻此痛，在血脉之中邪？将在分肉之间乎？何以致是？其痛之移也，间不及下针，其慉痛之时，不及定治，而痛已止矣，何道使然？愿闻其故。

岐伯答曰：此众痹也，非周痹也。

黄帝曰：愿闻众痹。

岐伯对曰：此各在其处，更发更止，更居更起，以右应左，以左应右，非能周也，更发更休也。

黄帝曰：善。刺之奈何？

岐伯对曰：刺此者，痛虽已止，必刺其处，勿令复起。

帝曰：善。愿闻周痹何如？

岐伯对曰：周痹者，在于血脉之中，随脉以上，随脉以下，不能左右，各当其所。

黄帝曰：刺之奈何？

岐伯对曰：痛从上下者，先刺其下以遏之，后刺其上以脱之；痛从下上者，先刺其上以遏之，后刺其下以脱之。

黄帝曰：善。此痛安生？何因而有名？

岐伯对曰：风寒湿气，客于外分肉之间，迫切而为沫，沫得寒则聚，聚则排分肉而分裂也，分裂则痛，痛则神归之，神归之则热，热则痛解，痛解则厥，厥则他痹发，发则如是。此内不在脏，而外未发于皮，独居分肉之间，真气不能周，故命曰周痹。故刺痹者，必先切循其上下之六经，视其虚实，及大络之血结而不通，及虚而脉陷空者而调之，熨而通之，其瘛坚，转引而行之。

黄帝曰：善。余已得其意矣，亦得其事也。

口问　第二十八

黄帝闲居，辟左右而问于岐伯，曰：余已闻九针之经，论阴阳逆顺，六经已毕，愿得口问。

岐伯避席再拜曰：善乎哉问也！此先师之所口传也。

黄帝曰：愿闻口传。

岐伯答曰：夫百病之始生也，皆生于风雨寒暑，阴阳喜怒，饮食居处，大惊卒恐。则血气分离，阴阳破败，经络厥绝，脉道不通，阴阳相逆，卫气稽留，经脉虚空，血气不次，乃失其常。论不在经者，请道其方。

黄帝曰：人之欠者，何气使然？

岐伯答曰 ：卫气昼日行于阳，夜半则行于阴 。阴者主夜，夜者卧。阳者主上，阴者主下。故阴气积于下，阳气未尽，阳引而上，阴引而下，阴阳相引，故数欠。阳气尽，阴气盛，则目瞑；阴气尽而阳气盛，则寤矣。泻足少阴，补足太阳。

黄帝曰：人之哕者，何气使然？

岐伯曰：谷入于胃，胃气上注于肺。今有故寒气与新谷气俱还入于胃，新故相乱，真邪

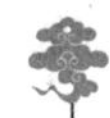

相攻，气并相逆，复出于胃，故为哕。补手太阴，泻足少阴。

黄帝曰：人之唏者，何气使然？

岐伯曰：此阴气盛而阳气虚，阴气疾而阳气徐，阴气盛而阳气绝，故为唏。补足太阳，泻足少阴。

黄帝曰：人之振寒者，何气使然？

岐伯曰：寒气客于皮肤，阴气盛，阳气虚，故为振寒寒栗。补诸阳。

黄帝曰：人之噫者，何气使然？

岐伯曰：寒气客于胃，厥逆从下上散，复出于胃，故为噫。补足太阴、阳明。

黄帝曰：人之嚏者，何气使然？

岐伯曰：阳气和利，满于心，出于鼻，故为嚏。补足太阳荣、眉本。

黄帝曰：人之亸者，何气使然？

岐伯曰：胃不实则诸脉虚，诸脉虚则筋脉懈惰，筋脉懈惰则行阴用力，气不能复，故为亸。因其所在，补分肉间。

黄帝曰：人之哀而泣涕出者，何气使然？

岐伯曰：心者，五脏六腑之主也；目者，宗脉之所聚也，上液之道也；口鼻者，气之门户也。故悲哀愁忧则心动，心动则五脏六腑皆摇，摇则宗脉感，宗脉感则液道开，液道开故泣涕出焉。液者，所以灌精濡空窍者也，故上液之道开则泣，泣不止则液竭，液竭则精不灌，精不灌则目无所见矣，故命曰夺精。补天柱经侠颈。

黄帝曰：人之太息者，何气使然？

岐伯曰：忧思则心系急，心系急则气道约，约则不利，故太息以伸出之。补手少阴、心主、足少阳，留之也。

黄帝曰：人之涎下者，何气使然？

岐伯曰：饮食者皆入于胃，胃中有热则虫动，虫动则胃缓，胃缓则廉泉开，故涎下。补足少阴。

黄帝曰：人之耳中鸣者，何气使然？

岐伯曰：耳者，宗脉之所聚也。故胃中空则宗脉虚，虚则下，溜脉有所竭者，故耳鸣。补客主人，手大指爪甲上与肉交者也。

黄帝曰：人之自啮舌者，何气使然？

岐伯曰：此厥逆走上，脉气辈至也。少阴气至则啮舌，少阳气至则啮颊，阳明气至则啮唇矣。视主病者，则补之。

凡此十二邪者，皆奇邪之走空窍者也。故邪之所在，皆为不足。故上气不足，脑为之不满，耳为之苦鸣，头为之苦倾，目为之眩；中气不足，溲便为之变，肠为之苦鸣；下气不足，则乃为痿厥心悗。补足外踝下，留之。

黄帝曰：治之奈何？

岐伯曰：肾主为欠，取足少阴。肺主为哕，取手太阴、足少阴。唏者，阴盛阳绝，故补足太阳，泻足少阴。振寒者，补诸阳。噫者，补足太阴、阳明。嚏者，补足太阳、眉本。

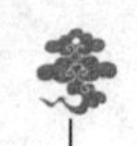

辨，因其所在，补分肉间。泣出，补天柱经侠颈，侠颈者，头中分也。太息，补手少阴、心主、足少阳，留之。涎下，补足少阴。耳鸣，补客主人，手大指爪甲上与肉交者。自啮舌，视主病者则补之。目眩头倾，补足外踝下留之。痿厥心悗，刺足大指间上二寸留之，一曰足外踝下，留之。

师传　第二十九

黄帝曰：余闻先师，有所心藏，弗著于方。余愿闻而藏之，则而行之。上以治民，下以治身，使百姓无病。上下和亲，德泽下流。子孙无忧，传于后世。无有终时，可得闻乎？

岐伯曰：远乎哉问也！夫治民与自治，治彼与治此，治小与治大，治国与治家，未有逆而能治之也，夫惟顺而已矣。顺者，非独阴阳脉论气之逆顺也，百姓人民皆欲顺其志也。

黄帝曰：顺之奈何？

岐伯曰：入国问俗，入家问讳，上堂问礼，临病人问所便。

黄帝曰：便病人奈何？

岐伯曰：夫中热消瘅则便寒，寒中之属则便热。胃中热则消谷，令人悬心善饥。脐以上皮热，肠中热，则出黄如糜。脐以下皮寒，肠中寒，则肠鸣飧泄。胃中寒，肠中热，则胀而且泄。胃中热，肠中寒，则疾饥，小腹痛胀。

黄帝曰：胃欲寒饮，肠欲热饮，两者相逆，便之奈何？且夫王公大人血食之君，骄恣从欲，轻人，而无能禁之，禁之则逆其志，顺之则加其病，便之奈何？治之何先？

岐伯曰：人之情，莫不恶死而乐生。告之以其败，语之以其善，导之以其所便，开之以其所苦。虽有无道之人，恶有不听者乎？

黄帝曰：治之奈何？

岐伯曰：春夏先治其标，后治其本；秋冬先治其本，后治其标。

黄帝曰：便其相逆者奈何？

岐伯曰：便此者，食饮衣服，亦欲适寒温。寒无凄怆，暑无出汗。食饮者，热无灼灼，寒无沧沧，寒温中适。故气将持。乃不致邪僻也。

黄帝曰：《本脏》以身形支节䐃肉，候五脏六腑之小大焉。今夫王公大人，临朝即位之君而问焉，谁可扪循之而后答乎？

岐伯曰：身形支节者，脏腑之盖也。非面部之阅也。

黄帝曰：五脏之气，阅于面者，余已知之矣，以肢节而阅之奈何？

岐伯曰：五脏六腑者，肺为之盖，巨肩陷咽，候见其外。

黄帝曰：善。

岐伯曰：五脏六腑，心为之主，缺盆为之道，𩩲骨有余，以候髑骬。

黄帝曰：善。

岐伯曰：肝主为将，使之候外，欲知坚固，视目小大。

黄帝曰：善。

岐伯曰：脾主为卫，使之迎粮，视唇舌好恶，以知吉凶。

黄帝曰：善。

岐伯曰：肾主为外，使之远听，视耳好恶，以知其性。

黄帝曰：善。愿闻六腑之候。

岐伯曰：六腑者，胃为之海，广骸、大颈、张胸，五谷乃容；鼻隧以长，以候大肠；唇厚、人中长，以候小肠；目下果大，其胆乃横；鼻孔在外，膀胱漏泄，鼻柱中央起，三焦乃约。此所以候六腑者也。上下三等，脏安且良矣。

决气　第三十

黄帝曰：余闻人有精、气、津、液、血、脉，余意以为一气耳，乃辨为六名，余不知其所以然。

岐伯曰：两神相搏，合而成形，常先身生，是谓精。

何谓气？

岐伯曰：上焦开发，宣五谷味，熏肤，充身、泽毛，若雾露之溉，是谓气。

何谓津？

岐伯曰：腠理发泄，汗出溱溱，是谓津。

何谓液？

岐伯曰：谷入气满，淖泽注于骨，骨属屈伸。泄泽，补益脑髓，皮肤润泽，是谓液。

何谓血？

岐伯曰：中焦受气取汁，变化而赤，是谓血。

何谓脉？

岐伯曰：壅遏营气，令无所避，是谓脉。

黄帝曰：六气者，有余不足，气之多少，脑髓之虚实，血脉之清浊，何以知之？

岐伯曰：精脱者，耳聋；气脱者，目不明；津脱者，腠理开，汗大泄；液脱者，骨属屈伸不利，色夭，脑髓消，胫酸，耳数鸣；血脱者，色白，夭然不泽；脉脱者，其脉空虚。此其候也。

黄帝曰：六气者，贵贱何如？

岐伯曰：六气者，各有部主也。其贵贱善恶，可为常主，然五谷与胃为大海也。

肠胃　第三十一

黄帝问于伯高曰：余愿闻六腑传谷者，肠胃之小大长短，受谷之多少，奈何？

伯高曰：请尽言之。谷所从出入浅深远近长短之度：唇至齿长九分，口广二寸半。齿以后至会厌，深三寸半，大容五合。舌重十两，长七寸，广二寸半。咽门重十两，广一寸半，至胃长一尺六寸。胃纡曲屈，伸之，长二尺六寸，大一尺五寸，径五寸，大容三斗五升。小

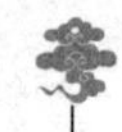

肠后附脊，左环回周迭积，其注于回肠者，外附于脐上，回运环十六曲，大二寸半，径八分分之少半，长三丈二尺。回肠当脐，左环，回周叶积而下，回运环反十六曲，大四寸，径一寸寸之少半，长二丈一尺。广肠傅脊，以受回肠，左环叶积，上下辟，大八寸，径二寸寸之大半，长二尺八寸。肠胃所入至所出，长六丈四寸四分，回曲环反，三十二曲也。

平人绝谷　第三十二

黄帝曰：愿闻人之不食，七日而死，何也？

伯高曰：臣请言其故。胃大一尺五寸，径五寸，长二尺六寸，横屈受水谷三斗五升。其中之谷常留二斗，水一斗五升而满。上焦泄气，出其精微，慓悍滑疾，下焦下溉诸肠。小肠大二寸半，径八分分之少半，长三丈二尺，受谷二斗四升，水六升三合合之大半。回肠大四寸，径一寸寸之少半，长二丈一尺。受谷一斗，水七升半。广肠大八寸，径二寸寸之大半，长二尺八寸，受谷九升三合八分合之一。肠胃之长，凡五丈八尺四寸，受水谷九斗二升一合合之大半，此肠胃所受水谷之数也。

平人则不然，胃满则肠虚，肠满则胃虚。更虚更满，故气得上下，五脏安定，血脉和利，精神乃居。故神者，水谷之精气也。故肠胃之中，当留谷二斗，水一斗五升。故平人日再后，后二升半，一日中五升，七日五七三斗五升，而留水谷尽矣。故平人不食饮七日而死者，水谷精气津液皆尽故也。

海论　第三十三

黄帝问于岐伯曰：余闻刺法于夫子，夫子之所言，不离于营卫血气。夫十二经脉，内属于腑脏，外络于肢节，夫子乃合之于四海乎？

岐伯答曰：人亦有四海、十二经水。经水者，皆注于海，海有东西南北，命曰四海。

黄帝曰：以人应之奈何？

岐伯曰：人有髓海，有血海，有气海，有水谷之海，凡此四者，以应四海也。

黄帝曰：远乎哉！夫子之合人天地四海也。愿闻应之奈何？

岐伯答曰：必先明知阴阳表里荥输所在，四海定矣。

黄帝曰：定之奈何？

岐伯曰：胃者，水谷之海，其输上在气街，下至三里；冲脉者，为十二经之海，其输上在于大抒，下出于巨虚之上下廉；膻中者，为气之海，其输上在于柱骨之上下，前在于人迎；脑为髓之海，其输上在于其盖，下在风府。

黄帝曰：凡此四海者，何利何害？何生何败？

岐伯曰：得顺者生，得逆者败；知调者利，不知调者害。

黄帝曰：四海之逆顺奈何？

岐伯曰：气海有余者，气满胸中，悗息面赤；气海不足，则气少不足以言。血海有余，

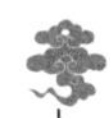

则常想其身大，怫然不知其所病；血海不足，亦常想其身小，狭然不知其所病。水谷之海有余，则腹满；水谷之海不足，则饥不受谷食。髓海有余，则轻劲多力，自过其度；髓海不足，则脑转耳鸣，胫痠眩冒，目无所见，懈怠安卧。

黄帝曰：余已闻逆顺，调之奈何？

岐伯曰：审守其输，而调其虚实，无犯其害。顺者得复，逆者必败。

黄帝曰：善。

五乱　第三十四

黄帝曰：经脉十二者，别为五行，分为四时，何失而乱？何得而治？

岐伯曰：五行有序，四时有分，相顺则治，相逆则乱。

黄帝曰：何谓相顺？

岐伯曰：经脉十二者，以应十二月。十二月者，分为四时。四时者，春秋冬夏，其气各异。营卫相随，阴阳已和，清浊不相干，如是则顺之而治。

黄帝曰：何谓逆而乱？

岐伯曰：清气在阴，浊气在阳，营气顺脉，卫气逆行。清浊相干，乱于胸中，是谓大悗。故气乱于心，则烦心密嘿，俯首静伏，乱于肺，则俯仰喘喝，接手以呼；乱于肠胃，则为霍乱；乱于臂胫，则为四厥；乱于头，则为厥逆，头重眩仆。

黄帝曰：五乱者，刺之有道乎？

岐伯曰：有道以来，有道以去，审知其道，是谓身宝。

黄帝曰：善。愿闻其道。

岐伯曰：气在于心者，取之手少阴心主之输。气在于肺者，取之手太阴荥、足少阴输。气在于肠胃者，取之足太阴，阳明；不下者，取之三里。气在于头者，取之天柱、大杼，不知，取足太阳荥输。气在于臂足，取之先去血脉，后取其阳明，少阳之荥输。

黄帝曰：补泻奈何？

岐伯曰：徐入徐出，谓之导气。补泻无形，谓之同精。是非有余不足也，乱气之相逆也。

黄帝曰：允乎哉道！明乎哉论！请著之玉版，命曰治乱也。

胀论　第三十五

黄帝曰：脉之应于寸口，如何而胀？

岐伯曰：其脉大坚以涩者，胀也。

黄帝曰：何以知脏腑之胀也？

岐伯曰：阴为脏，阳为腑。

黄帝曰：夫气之令人胀也，在于血脉之中耶，脏腑之内乎？

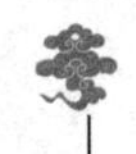

岐伯曰：三者皆存焉，然非胀之舍也。

黄帝曰：愿闻胀之舍。

岐伯曰：夫胀者，皆在于脏腑之外，排脏腑而郭胸胁，胀皮肤，故命曰胀。

黄帝曰：脏腑之在胸胁腹里之内也，若匣匮之藏禁器也，各有次舍，异名而同处，一域之中，其气各异，愿闻其故。

岐伯曰：夫胸腹，脏腑之郭也。膻中者，心主之宫城也。胃者，太仓也。咽喉小肠者，传送也。胃之五窍者，闾里门户也。廉泉、玉英者，津液之道也。故五脏六腑者，各有畔界，其病各有形状。营气循脉，卫气逆，为脉胀；卫气并脉循分，为肤胀。三里而泻，近者一下，远者三下，无问虚实，工在疾泻。

黄帝曰：愿闻胀形。

岐伯曰：夫心胀者，烦心短气，卧不安。肺胀者，虚满而喘咳。肝胀者，胁下满而痛引小腹。脾胀者，善哕，四肢烦悗，体重不能胜衣，卧不安。肾胀者，腹满引背央央然，腰髀痛。

六腑胀：胃胀者，腹满，胃脘痛，鼻闻焦臭，妨于食，大便难。大肠胀者，肠鸣而痛濯濯，冬日重感于寒，则飧泄不化。小肠胀者，少腹䐜胀，引腰而痛。膀胱胀者，少腹满而气癃。三焦胀者，气满于皮肤中，轻轻然而不坚。胆胀者，胁下痛胀，口中苦，善太息。凡此诸胀者，其道在一，明知逆顺，针数不失。泻虚补实，神去其室，致邪失正，真不可定，粗之所败，谓之夭命。补虚泻实，神归其室，久塞其空，谓之良工。

黄帝曰：胀者焉生？何因而有？

岐伯曰：卫气之在身也，常并脉循分肉，行有逆顺，阴阳相随，乃得天和，五脏更始，四时循序，五谷乃化。然后厥气在下，营卫留止，寒气逆上，真邪相攻，两气相搏，乃合为胀也。

黄帝曰：善。何以解惑？

岐伯曰：合之于真，三合而得。

帝曰：善。

黄帝问于岐伯曰：《胀论》言无问虚实，工在疾泻，近者一下，远者三下。今有其三而不下者，其过焉在？

岐伯对曰：此言陷于肉肓，而中气穴者也。不中气穴，则气内闭，针不陷肓，则气不行；上越中肉，则卫气相乱，阴阳相逐。其于胀也，当泻不泻，气故不下。三而不下，必更其道，气下乃止。不下复始，可以万全，乌有殆者乎？其于胀也，必审其诊，当泻则泻，当补则补，如鼓应桴，恶有不下者乎？

五癃津液别　第三十六

黄帝问于岐伯曰：水谷入于口，输于肠胃，其液别为五，天寒衣薄则为溺与气，天热衣厚则为汗，悲哀气并则为泣，中热胃缓则唾，邪气内逆，则气为之闭塞而不行，不行则为水胀。余知其然也，不知其何由生？愿闻其道。

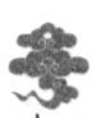

岐伯曰：水谷皆入于口，其味有五，各注其海，津液各走其道。故三焦出气，以温肌肉，充皮肤，为其津；其留而不行者，为液。

天暑衣厚则腠理开，故汗出；寒留于分肉之间，聚沫则为痛。天寒则腠理闭，气湿不行，水下于膀胱，则为溺与气。

五脏六腑，心为之主，耳为之听，目为之侯，肺为之相，肝为之将，脾为之卫，肾为之外。故五脏六腑之津液，尽上渗于目。心悲气并则心系急，心系急则肺举，肺举则液上溢。夫心系与肺，不能常举，乍上乍下，故咳而泣出矣。

中热则胃中消谷，消谷则虫上下作，肠胃充郭故胃缓，胃缓则气逆，故唾出。

五谷之津液和合而为膏者，内渗入于骨空，补益脑髓，而下流于阴股。阴阳不和，则使液溢而下流于阴，髓液皆减而下，下过度则虚，虚故腰背痛而胫痠。

阴阳气道不通，四海闭塞，三焦不泻，津液不化，水谷并行肠胃之中，别于回肠，留于下焦，不得渗膀胱，则下焦胀，水溢则为水胀。此津液五别之逆顺也。

五阅五使　第三十七

黄帝问于岐伯曰：余闻刺有五官五阅，以观五气。五气者，五脏之使也，五时之副也。愿闻其五使当安出？

岐伯曰：五官者，五脏之阅也。

黄帝曰：愿闻其所出，令可为常。

岐伯曰：脉出于气口，色见于明堂。五色更出，以应五时，各如其常。经气入脏，必当治理。

帝曰：善。五色独决于明堂乎？

岐伯曰：五官已辨，阙庭必张，乃立明堂。明堂广大，蕃蔽见外，方壁高基，引垂居外。五色乃治，平博广大，寿中百岁。见此者，刺之必已，如是之人者，血气有余，肌肉坚致，故可苦以针。

黄帝曰：愿闻五官。

岐伯曰：鼻者，肺之官也；目者，肝之官也；口唇者，脾之官也；舌者，心之官也；耳者，肾之官也。

黄帝曰：以官何候？

岐伯曰：以候五脏。故肺病者，喘息鼻张；肝病者，眦青；脾病者，唇黄；心病者，舌卷短，颧赤；肾病者，颧与颜黑。

黄帝曰：五脉安出，五色安见，其常色殆者如何？

岐伯曰：五官不辨，阙庭不张，小其明堂，蕃蔽不见，又埤其墙，墙下无基，垂角去外。如是者，虽平常殆，况加疾哉。

黄帝曰：五色之见于明堂，以观五脏之气，左右高下，各有形乎？

岐伯曰：腑脏之在中也，各以次舍，左右上下，各如其度也。

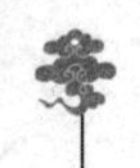

逆顺肥瘦　第三十八

黄帝问于岐伯曰：余闻针道于夫子，众多毕悉矣。夫子之道应若失，而据未有坚然者也。夫子之问学熟乎，将审察于物而心生之乎？

岐伯曰：圣人之为道者，上合于天，下合于地，中合于人事。必有明法，以起度数、法式检押，乃后可传焉。故匠人不能释尺寸而意短长，废绳墨而起平木也；工人不能置规而为圆，去矩而为方。知用此者，固自然之物，易用之教，逆顺之常也。

黄帝曰：愿闻自然奈何。

岐伯曰：临深决水，不用功力，而水可竭也；循掘决冲，而经可通也。此言气之滑涩，血之清浊，行之逆顺也。

黄帝曰：愿闻人之白黑肥瘦少长，各有数乎？

岐伯曰：年质壮大，血气充盈，肤革坚固，因加以邪。刺此者，深而留之，此肥人也。广肩腋项，肉薄厚皮而黑色，唇临临然，其血黑以浊，其气涩以迟。其为人也，贪于取与。刺此者，深而留之，多益其数也。

黄帝曰：刺瘦人奈何？

岐伯曰：瘦人者，皮薄色少，肉廉廉然，薄唇轻言。其血清气滑，易脱于气，易损于血。刺此者，浅而疾之。

黄帝曰：刺常人奈何？

岐伯曰：视其白黑，各为调之。其端正敦厚者，其血气和调，刺此者，无失常数也。

黄帝曰：刺壮士真骨者奈何？

岐伯曰：刺壮士真骨，坚肉缓节监监然。此人重则气涩血浊，刺此者，深而留之，多益其数。劲则气滑血清，刺此者，浅而疾之。

黄帝曰：刺婴儿奈何？

岐伯曰：婴儿者，其肉脆血少气弱，刺此者，以毫针，浅刺而疾发针，日再可也。

黄帝曰：临深决水，奈何？

岐伯曰：血清气浊，疾泻之，则气竭焉。

黄帝曰：循掘决冲，奈何？

岐伯曰：血浊气涩，疾泻之，则经可通也。

黄帝曰：脉行之逆顺，奈何？

岐伯曰：手之三阴，从脏走手；手之三阳，从手走头；足之三阳，从头走足；足之三阴，从足走腹。

黄帝曰：少阴之脉独下行，何也？

岐伯曰：不然。夫冲脉者，五脏六腑之海也，五脏六腑皆禀焉。其上者，出于颃颡，渗诸阳，灌诸精；其下者，注少阴之大络，出于气街，循阴股内廉，入腘中，伏行骭骨内，下至内踝之后属而别；其下者，并于少阴之经，渗三阴；其前者，伏行出跗属，下循跗入大指间，渗诸络而温肌肉。故别络结则跗上不动，不动则厥，厥则寒矣。

黄帝曰：何以明之？

岐伯曰：以言导之，切而验之，其非必动，然后乃可明逆顺之行也。

黄帝曰：窘乎哉！圣人之为道也，明于日月，微于毫厘，其非夫子，孰能道之也。

血络论　第三十九

黄帝曰：愿闻奇邪而不在经者。

岐伯曰：血络是也。

黄帝曰：刺血络而仆者，何也？血出而射者，何也？血出黑而浊者，何也？血出清而半为汁者，何也？发针而肿者，何也？血出若多若少而面色苍苍者，何也？发针而面色不变而烦悗者，何也？多出血而不动摇者，何也？愿闻其故。

岐伯曰：脉气盛而血虚者，刺之则脱气，脱气则仆。血气俱盛而阴气多者，其血滑，刺之则射。阳气畜积，久留而不泻者，其血黑以浊，故不能射。新饮而液渗于络，而未合和于血也，故血出而汁别焉。其不新饮者，身中有水，久则为肿。阴气积于阳，其气因于络，故刺之血未出而气先行，故肿。阴阳之气其新相得而未和合，因而泻之，则阴阳俱脱，表里相离，故脱色而苍苍然。刺之血出多，色不变而烦悗者，刺络而虚经；虚经之属于阴者，阴脱，故烦悗。阴阳相得而合为痹者，此为内溢于经，外注于络，如是者，阴阳俱有余，虽多出血而弗能虚也。

黄帝曰：相之奈何？

岐伯曰：血脉者，盛坚横以赤，上下无常处，小者如针，大者如筋，刺而泻之，万全也。故无失数矣，失数而反，各如其度。

黄帝曰：针入而肉著者，何也？

岐伯曰：热气因于针则针热，热则肉著于针，故坚焉。

阴阳清浊　第四十

黄帝曰：余闻十二经脉，以应十二经水者。其五色各异，清浊不同，人之血气若之，应之奈何？

岐伯曰：人之血气，苟能若一，则天下为一矣，恶有乱者乎。

黄帝曰：余问一人，非问天下之众。

岐伯曰：夫一人者，亦有乱气，天下之众，亦有乱人，其合为一耳。

黄帝曰：愿闻人气之清浊。

岐伯曰：受谷者浊，受气者清。清者注阴，浊者注阳。浊而清者，上出于咽；清而浊者，则下行。清浊相干，命曰乱气。

黄帝曰：夫阴清而阳浊，浊者有清，清者有浊，清浊别之奈何？

岐伯曰：气之大别，清者上注于肺，浊者下走于胃。胃之清气，上出于口，肺之浊气，

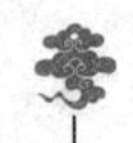

下注于经，内积于海。

黄帝曰：诸阳皆浊，何阳浊甚乎？

岐伯曰：手太阳独受阳之浊，手太阴独受阴之清。其清者上走空窍，其浊者下行诸经。诸阳皆清，足太阴独受其浊。

黄帝曰：治之奈何？

岐伯曰：清者其气滑，浊者其气涩，此气之常也。故刺阴者，深而留之；刺阳者，浅而疾之；清浊相干者，以数调之也。

阴阳系日月　第四十一

黄帝曰：余闻天为阳，地为阴，日为阳，月为阴，其合之于人，奈何？

岐伯曰：腰以上为天，腰以下为地，故天为阳，地为阴。故足之十二经脉，以应十二月，月生于水，故在下者为阴；手之十指，以应十日，日主火，故在上者为阳。

黄帝曰：合之于脉，奈何？

岐伯曰：寅者，正月之生阳也，主左足之少阳；未者，六月，主右足之少阳；卯者，二月，主左足之太阳；午者，五月，主右足之太阳。辰者，三月，主左足之阳明；巳者，四月，主右足之阳明。此两阳合明，故曰阳明。申者，七月之生阴也，主右足之少阴；丑者，十二月，主左足之少阴；酉者，八月，主右足之太阴；子者，十一月，主左足之太阴；戌者，九月，主右足之厥阴；亥者，十月，主左足之厥阴。此两阴交尽，故曰厥阴。

甲主左手之少阳，己主右手之少阳。乙主左手之太阳，戊主右手之太阳。丙主左手之阳明，丁主右手之阳明。此两火并合，故为阳明。庚主右手之少阴，癸主左手之少阴。辛主右手之太阴，壬主左手之太阴。

故足之阳者，阴中之少阳也；足之阴者，阴中之太阴也。手之阳者，阳中之太阳也；手之阴者，阳中之少阴也。腰以上者为阳，腰以下者为阴。

其于五藏也，心为阳中之太阳，肺为阳中之少阴，肝为阴中之少阳，脾为阴中之至阴，肾为阴中之太阴。

黄帝曰：以治之，奈何？

岐伯曰：正月、二月、三月，人气在左，无刺左足之阳；四月、五月、六月，人气在右，无刺右足之阳；七月、八月、九月，人气在右，无刺右足之阴；十月、十一月、十二月，人气在左，无刺左足之阴。

黄帝曰：五行以东方为甲乙木王春，春者，苍色，主肝。肝者，足厥阴也。今乃以甲为左手之少阳，不合于数，何也？

岐伯曰：此天地之阴阳也，非四时五行之以次行也。且夫阴阳者，有名而无形，故数之可十，离之可百，散之可千，推之可万，此之谓也。

病传　第四十二

黄帝曰：余受九针于夫子，而私览于诸方。或有导引行气，乔摩、灸、熨、刺、焫、饮药。之一者可独守耶，将尽行之乎？

岐伯曰：诸方者，众人之方也，非一人之所尽行也。

黄帝曰：此乃所谓守一勿失，万物毕者也。今余已闻阴阳之要，虚实之理，倾移之过，可治之属。愿闻病之变化，淫传绝败而不可治者，可得闻乎？

岐伯曰：要乎哉问！道，昭乎其如日醒；窘乎其如夜瞑。能被而服之，神与俱成。毕将服之，神自得之。生神之理，可著于竹帛，不可传于子孙。

黄帝曰：何谓日醒？

岐伯曰：明于阴阳，如惑之解，如醉之醒。

黄帝曰：何谓夜瞑？

岐伯曰：瘖乎其无声，漠乎其无形。折毛发理，正气横倾。淫邪泮衍，血脉传溜。大气入藏，腹痛下淫。可以致死，不可以致生。

黄帝曰：大气入藏，奈何？

岐伯曰：病先发于心，一日而之肺，三日而之肝，五日而之脾。三日不已，死。冬夜半，夏日中。

病先发于肺，三日而之肝，一日而之脾，五日而之胃。十日不已，死。冬日入，夏日出。

病先发于肝，三日而之脾，五日而之胃，三日而之肾。三日不已，死。冬日入，夏早食。

病先发于脾，一日而之胃，二日而之肾，三日而之膀胱。十日不已，死。冬人定，夏晏食。

病先发于胃，五日而之肾，三日而之膀胱，五日而上之心。二日不已，死。冬夜半，夏日昳。

病先发于肾，三日而之膀胱，三日而上之心，三日而之小肠。三日不已，死。冬大晨，夏晏晡。

病先发于膀胱，五日而之肾，一日而之小肠，一日而之心。二日不已，死。冬鸡鸣，夏下晡。

诸病以次相传，如是者，皆有死期，不可刺也！间一脏及至三四脏者，乃可刺也。

淫邪发梦　第四十三

黄帝曰：愿闻淫邪泮衍，奈何？

岐伯曰：正邪从外袭内，而未有定舍，反淫于藏，不得定处，与营卫俱行，而与魂魄飞扬，使人卧不安而喜梦。气淫于府，则有余于外，不足于内；气淫于藏则有余于内，不足于外。

黄帝曰：有余不足，有形乎？

岐伯曰：阴气盛，则梦涉大水而恐惧；阳气盛，则梦大火而燔焫；阴阳俱盛则梦相杀。上盛，则梦飞；下盛，则梦堕；甚饥，则梦取；甚饱，则梦予。肝气盛，则梦怒；肺气盛，

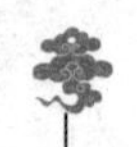

则梦恐惧、哭泣；心气盛，则梦善笑；脾气盛，则梦歌乐，身体重不举；肾气盛，则梦腰脊两解不属。凡此十二盛者，至而泻之，立已。

厥气客于心，则梦见丘山烟火；客于肺，则梦飞扬，见金铁之奇物；客于肝，则梦山林树木；客于脾，则梦见丘陵大泽，坏屋风雨；客于肾，则梦临渊，没居水中；客于膀胱，则梦游行；客于胃，则梦饮食；客于大肠，则梦田野；客于小肠，则梦聚邑冲衢；客于胆，则梦斗讼自刳；客于阴器，则梦接内；客于项，则梦斩首；客于胫，则梦行走而不能前，及居深地窌苑中；客于股肱，则梦礼节拜起；客于胞脜，则梦溲便。凡此十五不足者，至而补之，立已也。

顺气一日分为四时　第四十四

黄帝曰：夫百病之所始生者，必起于燥湿、寒暑、风雨、阴阳、喜怒、饮食、居处。气合而有形，得脏而有名，余知其然也。夫百病者，多以旦慧昼安，夕加夜甚，何也？

岐伯曰：四时之气使然。

黄帝曰：愿闻四时之气。

岐伯曰：春生夏长，秋收冬藏，是气之常也，人亦应之。以一日分为四时，朝则为春，日中为夏，日入为秋，夜半为冬。朝则人气始生，病气衰，故旦慧；日中人气长，长则胜邪，故安；夕则人气始衰，邪气始生，故加；夜半人气入藏，邪气独居于身，故甚也。

黄帝曰：其时有反者，何也？

岐伯曰：是不应四时之气，脏独主其病者，是必以脏气之所不胜时者甚，以其所胜时者起也。

黄帝曰：治之奈何？

岐伯曰：顺天之时，而病可与期。顺者为工，逆者为粗。

黄帝曰：善。余闻刺有五变，以主五输，愿闻其数。

岐伯曰：人有五脏，五脏有五变，五变有五输，故五五二十五输，以应五时。

黄帝曰：愿闻五变。

岐伯曰：肝为牡脏，其色青，其时春，其日甲乙；其音角，其味酸；心为牡脏，其色赤，其时夏，其日丙丁，其音徵，其味苦；脾为牝脏，其色黄，其时长夏，其日戊己，其音宫，其味甘；肺为牝脏，其色白，其时秋，其日庚辛，其音商，其味辛；肾为牝脏，其色黑，其时冬，其日壬癸，其音羽，其味咸。是为五变。

黄帝曰：以主五输，奈何？

岐伯曰：脏主冬，冬刺井；色主春，春刺荥；时主夏，夏刺输；音主长夏，长夏刺经；味主秋，秋刺合。是谓五变，以主五输。

黄帝曰：诸原安合，以致六输？

岐伯曰：原独不应五时，以经合之，以应其数，故六六三十六输。

黄帝曰：何谓脏主冬，时主夏，音主长夏，味主收，色主春？愿闻其故。

岐伯曰：病在脏者，取之井；病变于色者，取之荥；病时间时甚者，取之输；病变于音者，取之经；经满而血者，病在胃，及以饮食不节得病者，取之于合，故命曰味主合。是谓五变也。

外揣　第四十五

黄帝曰：余闻九针九篇，余亲受其词，颇得其意。夫九针者，始于一而终于九，然未得其要道也。夫九针者，小之则无内，大之则无外，深不可为下，高不可为盖。恍惚无穷，流溢无极。余知其合于天道、人事、四时之变也。然余愿杂之毫毛，浑束为一，可乎？

岐伯曰：明乎哉问也！非独针道焉，夫治国亦然。

黄帝曰：余愿闻针道，非国事也。

岐伯曰：夫治国者，夫惟道焉。非道，何可小大深浅，杂合而为一乎？

黄帝曰：愿卒闻之。

岐伯曰：日与月焉，水与镜焉，鼓与响焉。夫日月之明，不失其影；水镜之察，不失其形；鼓响之应，不后其声。动摇则应和，尽得其情。

黄帝曰：窘乎哉！昭昭之明不可蔽。其不可蔽，不失阴阳也。合而察之，切而验之，见而得之，若清水明镜之不失其形也。五音不彰，五色不明，五脏波荡，若是则内外相袭，若鼓之应桴，响之应声，影之似形。故远者司外揣内，近者司内揣外。是谓阴阳之极，天地之盖。请藏之灵兰之室，弗敢使泄也。

五变　第四十六

黄帝问于少俞曰：余闻百疾之始期也，必生于风雨寒暑，循毫毛而入腠理。或复还，或留止，或为风肿汗出，或为消瘅，或为寒热，或为留痹，或为积聚。奇邪淫溢，不可胜数，愿闻其故。夫同时得病，或病此，或病彼，意者天之为人生风乎，何其异也？

少俞曰：夫天之生风者，非以私百姓也。其行公平正直，犯者得之，避者得无殆，非求人而人自犯之。

黄帝曰：一时遇风，同时得病，其病各异，愿闻其故。

少俞曰：善乎哉问！请论以比匠人。匠人磨斧斤，砺刀削，斫材木。木之阴阳，尚有坚脆。坚者不入，脆者皮弛。至其交节，而缺斤斧焉。夫一木之中，坚脆不同。坚者则刚，脆者易伤。况其材木之不同，皮之厚薄，汁之多少，而各异耶。夫木之早花先生叶者，遇春霜烈风，则花落而叶萎。久曝大旱，则脆木薄皮者，枝条汁少而叶萎。久阴淫雨，则薄皮多汁者，皮溃而漉。卒风暴起，则刚脆之木，枝折杌伤。秋霜疾风，则刚脆之木，根摇而叶落。凡此五者，各有所伤，况于人乎。

黄帝曰：以人应木奈何？

少俞答曰：木之所伤也，皆伤其枝。枝之刚脆而坚，未成伤也。人之有常病也，亦因其

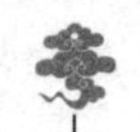

骨节皮肤腠理之不坚固者，邪之所舍也，故常为病也。

黄帝曰：人之善病风厥漉汗者，何以候之?

少俞答曰：肉不坚，腠理疏，则善病风。

黄帝曰：何以候肉之不坚也?

少俞答曰：䐃肉不坚，而尤分理。理者粗理，粗理而皮不致者，腠理疏。此言其浑然者。

黄帝曰：人之善病消瘅者，何以候之?

少俞答曰：五藏皆柔弱者，善病消瘅。

黄帝曰：何以知五藏之柔弱也?

少俞答曰：夫柔弱者，必有刚强，刚强多怒，柔者易伤也。

黄帝曰：何以候柔弱之与刚强?

少俞答曰：此人薄皮肤而目坚固以深者，长冲直扬，其心刚，刚则多怒，怒则气上逆，胸中蓄积，血气逆留，臗皮充肌，血脉不行，转而为热，热则消肌肤，故为消瘅。此言其人暴刚而肌肉弱者也。

黄帝曰：人之善病寒热者，何以候之?

少愈答曰：小骨弱肉者，善病寒热。

黄帝曰：何以候骨之小大．肉之坚脆，色之不一也?

少愈答曰：颧骨者，骨之本也。颧大则骨大，颧小则骨小。皮肤薄而其内无䐃，其臂懦懦然，其地色炲然，不与其天同色，污然独异，此其候也。然臂薄者，其髓不满，故善病寒热也。

黄帝曰：何以候人之善病痹者?

少俞答曰：粗理而肉不坚者，善病痹。

黄帝曰：痹之高下有处乎?

少俞答曰：欲知其高下者，各视其部。

黄帝曰：人之善病肠中积聚者，何以候之?

少俞答曰：皮肤薄而不泽，肉不坚而淖泽，如此则肠胃恶，恶则邪气留止，积聚乃伤。脾胃之间，寒温不次，邪气稍至，稸积留止，大聚乃起。

黄帝曰：余闻病形，已知之矣，愿闻其时。

少俞答曰：先立其年，以知其时。时高则起，时下则殆。虽不陷下，当年有冲通，其病必起，是谓因形而生病。五变之纪也。

本脏　第四十七

黄帝问于岐伯曰：人之血气精神者，所以奉生而周于性命者也。经脉者，所以行血气而营阴阳，濡筋骨，利关节者也；卫气者，所以温分肉，充皮肤，肥腠理，司开阖者也；志意者，所以御精神，收魂魄，适寒温，和喜怒者也。是故血和则经脉流行，营复阴阳，筋骨劲

强，关节清利矣。卫气和则分肉解利，皮肤调柔，腠理致密矣。志意和则精神专直，魂魄不散，悔怒不起，五脏不受邪矣。寒温和则六腑化谷，风痹不作，经脉通利，肢节得安矣。此人之常平也。五脏者，所以藏精神血气魂魄者也；六腑者，所以化水谷而行津液者也。此人之所以具受于天也，无愚智贤不肖，无以相倚也。然有其独尽天寿，而无邪僻之病，百年不衰，虽犯风雨卒寒大暑，犹有弗能害也；有其不离屏蔽室内，无怵惕之恐，然犹不免于病，何也？愿闻其故。

岐伯对曰：窘乎哉问也！五脏者，所以参天地，副阴阳，而连四时，化五节者也。五脏者，固有大小、高下、坚脆、端正、偏倾者；六腑亦有小大、长短、厚薄、结直、缓急。凡此二十五者，各不同，或善或恶，或吉或凶。请言其方。

心小则安，邪弗能伤，易伤以忧；心大则忧不能伤，易伤于邪。心高则满于肺中，悗而善忘，难开以言；心下则脏外，易伤于寒，易恐以言。心坚则脏安守固；心脆则善病消瘅热中。心端正则和利难伤；心偏倾则操持不一，无守司也。

肺小则少饮，不病喘喝；肺大则多饮，善病胸痹、喉痹、逆气。肺高上气肩息咳；肺下则居贲迫肺，善胁下痛。肺坚则不病咳上气；肺脆则苦病消瘅易伤。肺端正则和利难伤；肺偏倾则胸偏痛也。

肝小则脏安，无胁下之病；肝大则逼胃迫咽，迫咽则苦膈中，且胁下痛。肝高则上支贲切，且胁悗，为息贲；肝下则逼胃，胁下空，胁下空则易受邪。肝坚则脏安难伤；肝脆则善病消瘅易伤。肝端正则和利难伤；肝偏倾则胁下痛也。

脾小则脏安，难伤于邪也；脾大则苦凑䏚而痛，不能疾行。脾高则䏚引季胁而痛；脾下则下加于大肠，下加于大肠则脏苦受邪。脾坚则脏安难伤；脾脆则善病消瘅易伤。脾端正则和利难伤，脾偏倾则善满善胀也。

肾小则脏安难伤；肾大则善病腰痛，不可以俯仰，易伤以邪。肾高则苦背膂痛，不可以俯仰；肾下则腰尻痛，不可以俯仰，为狐疝。肾坚则不病腰背痛；肾脆则善病消瘅易伤。肾端正则和利难伤；肾偏倾则苦尻痛也。凡此二十五变者，人之所苦常病。

黄帝曰：何以知其然也？

岐伯曰：赤色小理者心小，粗理者心大。无𩩲骬者，心高；𩩲骬小、短、举者，心下。𩩲骬长者，心下坚；𩩲骬弱小以薄者，心脆。𩩲骬直下不举者，心端正；𩩲骬倚一方者，心偏倾也。

白色小理者，肺小；粗理者，肺大。巨肩反膺陷喉者，肺高；合腋张胁者，肺下。好肩背厚者，肺坚；肩背薄者，肺脆。背膺厚者，肺端正；胁偏疏者，肺偏倾也。

青色小理者，肝小；粗理者，肝大。广胸反骹者，肝高；合胁兔骹者，肝下。胸胁好者，肝坚；胁骨弱者，肝脆。膺腹好相得者，肝端正；胁骨偏举者，肝偏倾也。

黄色小理者，脾小；粗理者，脾大。揭唇者，脾高；唇下纵者，脾下。唇坚者，脾坚；唇大而不坚者，脾脆。唇上下好者，脾端正；唇偏举者，脾偏倾也。

黑色小理者，肾小；粗理者，肾大。高耳者，肾高；耳后陷者，肾下。耳坚者，肾坚；耳薄不坚者，肾脆。耳好前居牙车者，肾端正，耳偏高者，肾偏倾也。凡此诸变者，持则

安，减则病也。

帝曰：善。然非余之所问也。愿闻人之有不可病者，至尽天寿，虽有深忧大恐，怵惕之志，犹不能感也，甚寒大热，不能伤也；其有不离屏蔽室内，又无怵惕之恐，然不免于病者，何也？愿闻其故。

岐伯曰：五脏六腑，邪之舍也，请言其故。五脏皆小者，少病，苦燋心，大愁忧；五脏皆大者，缓于事，难使以忧。五脏皆高者，好高举措；五脏皆下者，好出人下。五脏皆坚者，无病；五脏皆脆者，不离于病。五脏皆端正者，和利得人心；五脏皆偏倾者，邪心而善盗，不可以为人，卒反复言语也。

黄帝曰：愿闻六腑之应。

岐伯答曰：肺合大肠，大肠者，皮其应；心合小肠，小肠者，脉其应。肝合胆，胆者，筋其应；脾合胃，胃者，肉其应；肾合三焦膀胱，三焦膀胱者，腠理毫毛其应。

黄帝曰：应之奈何？

岐伯曰：肺应皮。皮厚者大肠厚，皮薄者大肠薄。皮缓，腹裹大者大肠大而长，皮急者大肠急而短。皮滑者大肠直，皮肉不相离者大肠结。

心应脉。皮厚者脉厚，脉厚者小肠厚；皮薄者脉薄，脉薄者小肠薄；皮缓者脉缓，脉缓者小肠大而长；皮薄而脉冲小者，小肠小而短。诸阳经脉皆多纡屈者小肠结。

脾应肉。肉䐃坚大者胃厚，肉䐃幺者胃薄。肉䐃小而幺者胃不坚；肉䐃不称身者胃下，胃下者下管约不利。肉䐃不坚者胃缓，肉䐃无小裹累者胃急。肉䐃多少裹累者胃结，胃结者上管约不利也。

肝应爪。爪厚色黄者胆厚，爪薄色红者胆薄。爪坚色青者胆急，爪濡色赤者胆缓。爪直色白无约者胆直，爪恶色黑多纹者胆结也。

肾应骨，密理厚皮者，三焦膀胱厚，粗理薄皮者，三焦膀胱薄。疏腠理者，三焦膀胱缓，皮急而无毫毛者，三焦膀胱急。毫毛美而粗者，三焦膀胱直，稀毫毛者，三焦膀胱结也。

黄帝曰：厚薄美恶皆有形，愿闻其所病。

岐伯答曰：视其外应，以知其内脏，则知所病矣。

禁服　第四十八

雷公问于黄帝曰：细子得受业，通于《九针》六十篇，旦暮勤服之，近者编绝，久者简垢，然尚讽诵弗置，未尽解于意矣。《外揣》言浑束为一，未知所谓也。夫大则无外，小则无内，大小无极，高下无度，束之奈何？士之才力，或有厚薄，智虑褊浅，不能博大深奥，自强于学若细子，细子恐其散于后世，绝于子孙，敢问约之奈何？

黄帝曰：善乎哉问也！此先师之所禁，坐私传之也，割臂歃血之盟也，子若欲得之，何不斋乎？

雷公再拜而起曰：请闻命。于是也，乃斋宿三日，而请曰：敢问今日正阳，细子愿以受

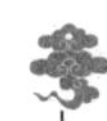

盟。黄帝乃与俱入斋室，割臂歃血。黄帝亲祝，曰：今日正阳，歃血传方，有敢背此言者，反受其殃。

雷公再拜曰：细子受之。黄帝乃左握其手，右授之书，曰：慎之慎之，吾为子言之。

凡刺之理，经脉为始，营其所行，知其度量；内刺五藏，外刺六府；审察卫气，为百病母；调其虚实，虚实乃止；泻其血络，血尽不殆矣。

雷公曰：此皆细子之所以通，未知其所约也。

黄帝曰：夫约方者，犹约囊也，囊满而弗约，则输泄；方成弗约，则神弗与俱。

雷公曰：愿为下材者，弗满而约之。

黄帝曰：未满而约之以为工，不可为天下师。

雷公曰：愿闻为工。

黄帝曰：寸口主中，人迎主外，两者相应，俱往俱来，若引绳大小齐等。春夏人迎微大，秋冬寸口微大，如是者名曰平人。

人迎大一倍于寸口，病在足少阳，一倍而躁，在手少阳；人迎二倍，病在足太阳，二倍而躁，病在手太阳；人迎三倍，病在足阳明，三倍而躁，病在手阳明。盛则为热，虚则为寒，紧则为痛痹，代则乍甚乍间。盛则泻之，虚则补之；紧痛则取之分肉，代则取血络，且饮药；陷下则灸之；不盛不虚，以经取之，名曰经刺。人迎四倍者，且大且数，名曰溢阳，溢阳为格，死不治。必审按其本末，察其寒热，以验其脏腑之病。

寸口大于人迎一倍，病在足厥阴；一倍而躁，在手心主；寸口二倍，病在足少阴；二倍而躁，在手少阴；寸口三倍，病在足太阴；三倍而躁，在手太阴。盛则胀满、寒中、食不化；虚则热中、出縻、少气、溺色变；紧则痛痹；代则乍痛乍止。盛则泻之，虚则补之。紧则先刺而后灸之，代则取血络而后调之。陷下则徒灸之。陷下者，脉血结于中，中有著血，血寒，故宜灸之。不盛不虚，以经取之。寸口四倍者，名曰内关，内关者，且大且数，死不治。必审察其本末之寒温，以验其藏府之病。

通其营输，乃可传于大数。大数曰：盛则徒泻之，虚则徒补之。紧则灸刺且饮药。陷下则徒灸之。不盛不虚，以经取之。所谓经治者，饮药，亦曰灸刺。脉急则引，脉大以弱，则欲安静，用力无劳也。

五色　第四十九

雷公问于黄帝曰：五色独决于明堂乎？小子未知其所谓也。

黄帝曰：明堂者，鼻也；阙者，眉间也；庭者，颜也；蕃者，颊侧也；蔽者，耳门也。其间欲方大，去之十步，皆见于外。如是者寿，必中百岁。

雷公曰：五官之辨奈何？

黄帝曰：明堂骨高以起，平以直。五藏次于中央，六府挟其两侧。首面上于阙庭，王宫在于下极。五藏安于胸中，真色以致，病色不见。明堂润泽以清。五官恶得无辨乎。

雷公曰：其不辨者，可得闻乎？

黄帝曰：五色之见也，各出其色部。部骨陷者，必不免于病矣。其色部乘袭者，虽病甚，不死矣。

雷公曰：官五色奈何？

黄帝曰：青黑为痛，黄赤为热，白为寒。是谓五官。

雷公曰：病之益甚，与其方衰，如何？

黄帝曰：外内皆在焉。切其脉口滑小紧以沉者，病益甚，在中；人迎气大紧以浮者，其病益甚，在外。其脉口浮滑者，病日进；人迎沉而滑者，病日损。其脉口滑以沉者，病日进，在内；其人迎脉滑盛以浮者，其病日进，在外。脉之浮沉及人迎与寸口气小大等者，病易已。病之在脏，沉而大者，易已，小为逆；病在腑，浮而大者，其病易已。人迎盛坚者，伤于寒；气口盛坚者，伤于食。

雷公曰：以色言病之间甚，奈何？

黄帝曰：其色粗以明，沉夭者为甚。其色上行者，病益甚，其色下行，如云彻散者，病方已。五色各有藏部，有外部，有内部也。色从外部走内部者，其病从外走内；其色从内走外者，其病从内走外。病生于内者，先治其阴，后治其阳。反者益甚。其病生于阳者，先治其外，后治其内。反者益甚。其脉滑大以代而长者，病从外来。目有所见，志有所恶，此阳气之并也，可变而已。

雷公曰：小子闻风者，百病之始也；厥逆者，寒湿之起也。别之奈何？

黄帝曰：常候阙中，薄泽为风，冲浊为痹，在地为厥。此其常也。各以其色言其病。

雷公曰：人不病卒死，何以知之？

黄帝曰：大气入于脏腑者，不病而卒死矣。

雷公曰：病小愈而卒死者，何以知之？

黄帝曰：赤色出两颧，大如母指者，病虽小愈，必卒死。黑色出于庭，大如母指，必不病而卒死。

雷公再拜曰：善哉！其死有期乎？

黄帝曰：察色以言其时。

雷公曰：善乎！愿卒闻之。

黄帝曰：庭者，首面也；阙上者，咽喉也；阙中者，肺也；下极者，心也；直下者，肝也；肝左者，胆也；下者，脾也；方上者，胃也；中央者，大肠也；挟大肠者，肾也；当肾者，脐也；面王以上者，小肠也；面王以下者，膀胱、子处也；颧者，肩也；颧后者，臂也；臂下者，手也；目内眦上者，膺乳也；挟绳而上者，背也；循牙车以下者，股也；中央者，膝也；膝以下者，胫也；当胫以下者，足也；巨分者，股里也；巨屈者，膝膑也。此五藏六府肢节之部也，各有部分。有部分，用阴和阳，用阳和阴。当明部分，万举万当。能别左右，是谓大道。男女异位，故曰阴阳。审察泽夭，谓之良工。

沉浊为内，浮泽为外。黄赤为风，青黑为痛，白为寒。黄而膏润为脓，赤甚者为血。痛甚为挛，寒甚为皮不仁。五色各见其部，察其浮沉，以知浅深。察其泽夭，以观成败。察其散抟，以知远近。视色上下，以知病处。积神于心，以知往今。故相气不微，不知是非。属

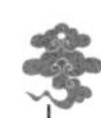

意勿去，乃知新故。色明不粗，沉夭为甚，不明不泽，其病不甚。其色散，驹驹然，未有聚；其病散而气痛，聚未成也。

肾乘心，心先病，肾为应。色皆如是。

男子色在于面王，为小腹痛，下为卵痛。其圜直为茎痛。高为本，下为首。狐疝㿗阴之属也。

女子在于面王，为膀胱、子处之病。散为痛，抟为聚。方员左右，各如其色形。其随而下至胝为淫。有润如膏状，为暴食不洁。

左为左，右为右。其色有邪，聚散而不端。面色所指者也。色者，青、黑、赤、白、黄，皆端满有别乡。别乡赤者，其色赤，大如榆荚，在面王为不日。其色上锐，首空上向，下锐下向，在左右如法。以五色命藏，青为肝，赤为心，白为肺，黄为脾，黑为肾。肝合筋，心合脉，肺合皮，脾合肉，肾合骨也。

论勇　第五十

黄帝问于少俞曰：有人于此，并行并立，其年之长少等也，衣之厚薄均也，卒然遇烈风暴雨，或病或不病，或皆病，或皆不病，其故何也？

少俞曰：帝问何急？

黄帝曰：愿尽闻之。

少俞曰：春温风，夏阳风，秋凉风，冬寒风。凡此四时之风者，其所病各不同形。

黄帝曰：四时之风，病人如何？

少俞曰：黄色薄皮弱肉者，不胜春之虚风；白色薄皮弱肉者，不胜夏之虚风；青色薄皮弱肉，不胜秋之虚风；赤色薄皮弱肉，不胜冬之虚风也。

黄帝曰：黑色不病乎？

少俞曰：黑色而皮厚肉坚，固不伤于四时之风。其皮薄而肉不坚，色不一者，长夏至而有虚风者，病矣。其皮厚而肌肉坚者，长夏至而有虚风，不病矣。其皮厚而肌肉坚者，必重感于寒，外内皆然，乃病。

黄帝曰：善。

黄帝曰：夫人之忍痛与不忍痛者，非勇怯之分也。夫勇士之不忍痛者，见难则前，见病则止；夫怯士之忍痛者，闻难则恐，遇痛不动。夫勇士之忍痛者见难不恐，遇痛不动；夫怯士之不忍痛者，见难与痛，目转而眄，恐不能言，失气惊，颜色变化，乍死乍生。余见其然也，不知其何由，愿闻其故。

少俞曰：夫忍痛与不忍痛者，皮肤之薄厚，肌肉之坚脆缓急之分也，非勇怯之谓也。

黄帝曰：愿闻勇怯之所由然。

少俞曰：勇士者，目深以固，长衡直扬，三焦理横，其心端直，其肝大以坚，其胆满以傍，怒则气盛而胸张，肝举而胆横，眦裂而目扬，毛起而面苍，此勇士之由然者也。

黄帝曰：愿闻怯士之所由然。

少俞曰：怯士者，目大而不减，阴阳相失，三焦理纵，䯏骬短而小，肝系缓，其胆不满而纵，肠胃挺，胁下空。虽方大怒，气不能满其胸，肝肺虽举，气衰复下，故不能久怒，此怯士之所由然者也。

黄帝曰：怯士之得酒，怒不避勇士者，何藏使然？

少俞曰：酒者，水谷之精，熟谷之液也，其气慓悍，其入于胃中，则胃胀，气上逆，满于胸中，肝浮胆横。当是之时，固比于勇士，气衰则悔。与勇士同类，不知避之，名曰酒悖也。

背腧　第五十一

黄帝问于岐伯曰：愿闻五脏之腧，出于背者。

岐伯曰：胸中大腧在杼骨之端，肺腧在三焦之间，心腧在五焦之间，膈腧在七焦之间，肝腧在九焦之间，脾腧在十一焦之间，肾腧在十四焦之间，皆挟脊相去三寸所，则欲得而验之，按其处，应在中而痛解，乃其腧也。灸之则可，刺之则不可。气盛则泻之，虚则补之。以火补者，毋吹其火，须自灭也；以火泻者，疾吹其火，传其艾，须其火灭也。

卫气　第五十二

黄帝曰：五脏者，所以藏精神魂魄者也；六腑者，所以受水谷而行化物者也。其气内于五脏，而外络肢节。其浮气之不循经者，为卫气。其精气之行于经者，为营气。阴阳相随，外内相贯，如环之无端，亭亭淳淳乎，孰能穷之。然其分别阴阳，皆有标本虚实所离之处。能别阴阳十二经者，知病之所生；候虚实之所在者，能得病之高下；知六腑之气街者；能知解结绍于门户。能知虚石之坚软者，知补泻之所在；能知六经标本者，可以无惑于天下。

岐伯曰：博哉圣帝之论！臣请尽意悉言之。足太阳之本。在跟以上五寸中，标在两络命门。命门者，目也。足少阳之本，在窍阴之间，标在窗笼之前。窗笼者，耳也。足少阴之本，在内踝下上三寸，标在背腧与舌下两脉也。足厥阴之本，在行间上五寸所，标在背腧也。足阳明之本，在厉兑，标在人迎颊挟颃颡也。足太阴之本，在中封前上四寸之中，标在背腧与舌本也。

手太阳之本，在外踝之后，标在命门之上一寸也。手少阳之本，在小指次指之间上二寸，标在耳后上角下外眦也。手阳明之本，在肘骨中，上至别阳，标在颜下合钳上也。手太阴之本，在寸口之中，标在腋内动也。手少阴之本，在锐骨之端，标在背腧也。手心主之本，在掌后两筋之间二寸中，标在腋下三寸也。凡候此者，下虚则厥，下盛则热，上虚则眩，上盛则热痛。故实者绝而止之，虚者引而起之。

请言气街：胸气有街，腹气有街，头气有街，胫气有街。故气在头者，止之于脑；气在胸者，止之膺与背腧；气在腹者，止之背腧，与冲脉于脐左右之动脉者。气在胫者，止之于气街，与承山踝上以下。取此者用毫针，必先按而在久应于手，乃刺而予之。所治者，头痛眩仆，腹痛中满暴胀，及有新积。痛可移者，易已也，积不痛，难已也。

论痛　第五十三

黄帝问于少俞曰：筋骨之强弱，肌肉之坚脆，皮肤之厚薄，腠理之疏密，各不同，其于针石火焫之痛何如？肠胃之厚薄坚脆亦不等，其于毒药何如？愿尽闻之。

少俞曰：人之骨强、筋弱、肉缓、皮肤厚者耐痛，其于针石之痛，火焫亦然。

黄帝曰：其耐火焫者，何以知之？

少俞答曰：加以黑色而美骨者，耐火焫。

黄帝曰：其不耐针石之痛者，何以知之？

少俞曰：坚肉薄皮者，不耐针石之痛，于火亦焫然。

黄帝曰：人之病，或同时而伤，或易已，或难已，其故何如？

少俞曰：同时而伤，其身多热者易已，多寒者难已。

黄帝曰：人之胜毒，何以知之？

少俞曰：胃厚、色黑、大骨及肥者，皆胜毒；故其瘦而薄胃者，皆不胜毒也。

天年　第五十四

黄帝问于岐伯曰：愿闻人之始生，何气筑为基？何立而为楯？何失而死？何得而生？

岐伯曰：以母为基，以父为楯。失神者死，得神者生也。

黄帝曰：何者为神？

岐伯曰：血气已和，荣卫已通，五脏已成，神气舍心，魂魄毕具，乃成为人。

黄帝曰：人之寿夭各不同，或夭或寿，或卒死，或病久，愿闻其道。

岐伯曰：五脏坚固，血脉和调。肌肉解利，皮肤致密。营卫之行，不失其常。呼吸微徐，气以度行。六腑化谷，津液布扬。各如其常，故能长久。

黄帝曰：人之寿百岁而死，何以致之？

岐伯曰：使道隧以长，基墙高以方。通调营卫，三部三里起。骨高肉满，百岁乃得终。

黄帝曰：其气之盛衰，以至其死，可得闻乎？

岐伯曰：人生十岁，五脏始定，血气已通，其气在下，故好走。二十岁，血气始盛，肌肉方长，故好趋。三十岁，五脏大定，肌肉坚固，血脉盛满，故好步。四十岁，五脏六腑十二经脉，皆大盛以平定。腠理始疏，荣华颓落，发颇斑白，平盛不摇，故好坐。五十岁，肝气始衰，肝叶始薄，胆汁始减，目始不明。六十岁，心气始衰，苦忧悲，血气懈惰，故好卧。七十岁，脾气虚，皮肤枯。八十岁，肺气衰，魄离，故言善误。九十岁，肾气焦，四脏经脉空虚。百岁，五脏皆虚，神气皆去，形骸独居而终矣。

黄帝曰：其不能终寿而死者，何如？

岐伯曰：其五脏皆不坚，使道不长。空外以张，喘息暴疾。又卑基墙，薄脉少血，其肉不石。数中风寒，血气虚，脉不通。真邪相攻，乱而相引。故中寿而尽也。

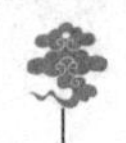

逆顺　第五十五

黄帝问于伯高曰：余闻气有逆顺，脉有盛衰，刺有大约，可得闻乎？

伯高曰：气之逆顺者，所以应天地阳阳、四时、五行也，脉之盛衰者，所以候血气之虚实有余不足也。刺之大约者，必明知病之可刺，与其未可刺，与其已不可刺也。

黄帝曰：候之奈何？

伯高曰：《兵法》曰：无迎逢逢之气，无击堂堂之阵。《刺法》曰：无刺熇熇之热；无刺漉漉之汗；无刺浑浑之脉；无刺病与脉相逆者。

黄帝曰：候其可刺，奈何？

伯高曰：上工，刺其未生者也；其次，刺其未盛者也；其次，刺其已衰者也。下工，刺其方袭者也，与其形之盛者也，与其病之与脉相逆者也。故曰："方其盛也，勿敢毁伤，刺其已衰，事必大昌。"故曰："上工治未病，不治已病。"此之谓也。

五味　第五十六

黄帝曰：愿闻谷气有五味，其入五脏，分别奈何？

伯高曰：胃者，五脏六腑之海也。水谷皆入于胃，五脏六腑皆禀气于胃。五味各走其所喜。谷味酸，先走肝；谷味苦，先走心；谷味甘，先走脾；谷味辛，先走肺；谷味咸，先走肾。谷气津液已行，营卫大通，乃化糟粕，以次传下。

黄帝曰：营卫之行奈何？

伯高曰：谷始入于胃，其精微者，先出于胃之两焦，以溉五脏。别出两行，营卫之道。其大气之抟而不行者，积于胸中，命曰气海。出于肺，循喉咽，故呼则出，吸则入。天地之精气，其大数常出三入一。故谷不入，半日则气衰，一日则气少矣。

黄帝曰：谷之五味，可得闻乎？

伯高曰：请尽言之。五谷：秔米甘，麻酸，大豆咸，麦苦，黄黍辛。五果：枣甘，李酸，栗咸，杏苦，桃辛。五畜：牛甘，犬酸，猪咸，羊苦，鸡辛。五菜：葵甘，韭酸，藿咸，薤苦，葱辛。

五色：黄色宜甘，青色宜酸，黑正宜咸，赤色宜苦，白色宜辛。凡此五者，各有所宜。

五宜：所言五宜者，脾病者，宜食秔米饭，牛肉枣葵；心病者，宜食麦，羊肉杏薤；肾病者，宜食大豆黄卷，猪肉栗藿；肝病者，宜食麻，犬肉李韭；肺病者，宜食黄黍，鸡肉桃葱。

五禁：肝病禁辛，心病禁咸，脾病禁酸，肾病禁甘，肺病禁苦。

肝色青，宜食甘，秔米饭、牛肉、枣、葵，皆甘。

心色赤，宜食酸，犬肉、麻、李、韭，皆酸。

脾色黄，宜食咸，大豆、豕肉、栗、藿，皆咸。

肺色白，宜食苦，麦、羊肉、杏、薤，皆苦。

肾色黑，宜食辛，黄黍、鸡肉、桃、葱，皆辛。

水胀　第五十七

黄帝问于岐伯曰：水与肤胀、鼓胀、肠覃、石瘕、石水，何以别之？

岐伯答曰：水始起也，目窠上微肿，如新卧起之状，其颈脉动，时咳，阴股间寒，足胫瘇，腹乃大，其水已成矣，以手按其腹，随手而起，如裹水之状，此其候也。

黄帝曰：肤胀，何以候之？

岐伯曰：肤胀者，寒气客于皮肤之间，鼟鼟然不坚，腹大，身尽肿，皮厚，按其腹窅而不起，腹色不变。此其候也。

黄帝曰：鼓胀何如？

岐伯曰：腹胀，身皆大，大与肤胀等，色苍黄，腹筋起。此其候也。

肠覃何如？

岐伯曰：寒气客于肠外，与卫气相搏，气不得荣，因有所系，瘕而内著，恶气乃起，瘜肉乃生。其始生也，大如鸡卵，稍以益大，至其成，如怀子之状，久者离岁，按之则坚，推之则移，月事以时下，此其候也。

石瘕何如？

岐伯曰：石瘕生于胞中，寒气客于子门，子门闭塞，气不得通，恶血当泻不泻，衃以留止，日以益大，状如怀子，月事不以时下。皆生于女子。可导而下。

黄帝曰：肤胀、鼓胀，可刺邪？

岐伯曰：先泻其胀之血络，后调其经，刺去血络也。

贼风　第五十八

黄帝曰：夫子言贼风邪气之伤人也，令人病焉。今有其不离屏蔽，不出空穴之中，卒然病者，非不离贼风邪气，其故何也？

岐伯曰：此皆尝有所伤于湿气，藏于血脉之中，分肉之间，久留而不去；若有所堕坠，恶血在内而不去。卒然喜怒不节，饮食不适，寒温不时，腠理闭而不通。其开而遇风寒，则血气凝结，与故邪相袭，则为寒痹。其有热则汗出，汗出则受风。虽不遇贼风邪气，必有因加而发焉。

黄帝曰：今夫子之所言者，皆病人之所自知也。其毋所遇邪气，又毋怵惕之所志，卒然而病者，其故何也？唯有因鬼神之事乎？

岐伯曰：此亦有故邪留而未发，因而志有所恶，及有所慕，血气内乱，两气相搏。其所从来者微，视之不见，听而不闻，故似鬼神。

黄帝曰：其祝而已者，其故何也？

岐伯曰：先巫者，因知百病之胜，先知其病之所从生者，可祝而已也。

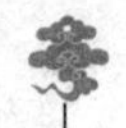

卫气失常　第五十九

黄帝曰：卫气之留于腹中，稸积不行，菀蕴不得常所，使人支胁胃中满，喘呼逆息者，何以去之？

伯高曰：其气积于胸中者，上取之；积于腹中者，下取之；上下皆满者，傍取之。

黄帝曰：取之奈何？

伯高曰：积于上，泻人迎，天突、喉中；积于下者，泻三里与气街；上下皆满者，上下取之，与季胁之下一寸；重者，鸡足取之。诊视其脉，大而弦急，及绝不至者，及腹皮急甚者，不可刺也。

黄帝曰：善。

黄帝问于伯高曰：何以知皮肉、气血、筋骨之病也。

伯高曰：色起两眉薄泽者，病在皮。唇色青黄赤白黑者，病在肌肉。营气濡然者，病在血气。目色青黄赤白黑者，病在筋。耳焦枯受尘垢者，病在骨。

黄帝曰：病形何如，取之奈何？

伯高曰：夫百病变化，不可胜数，然皮有部，肉有柱，血气有输，骨有属。

黄帝曰：愿闻其故。

伯高曰：皮之部，输于四末；肉之柱，在臂胫诸阳，分肉之间，与足少阴分间；血气之输，输于诸络，气血留居，则盛而起；筋部无阴无阳，无左无右，候病所在；骨之属者，骨空之所以受液，而益脑髓者也。

黄帝曰：取之奈何？

伯高曰：夫病变化，浮沉深浅，不可胜穷，各在其处。病间者浅之，甚者深之，间者小之，甚者众之。随变而调气，故曰上工。

黄帝问于伯高曰：人之肥瘦大小寒温，有老壮少小，别之奈何？

伯高对曰：人年五十已上为老，三十已上为壮，十八已上为少，六岁已上为小。

黄帝曰：何以度知其肥瘦？

伯高曰：人有肥有膏有肉。

黄帝曰：别此奈何？

伯高曰：䐃肉坚，皮满者，肥；䐃肉不坚，皮缓者，膏，皮肉不相离者，肉。

黄帝曰：身之寒温，何如？

伯高曰：膏者其肉淖；而粗理者身寒，细理者身热。脂者其肉坚；细理者热，粗理者寒。

黄帝曰：其肥瘦大小，奈何？

伯高曰：膏者，多气而皮纵缓，故能纵腹垂腴。肉者，身体容大。脂者，其身收小。

黄帝曰：三者之气血多少，何如？

伯高曰：膏者多气，多气者热，热者耐寒。肉者多血则充形，充形则平。脂者，其血清，气滑少，故不能大。此别于众人者也。

黄帝曰：众人奈何？

伯高曰：众人皮肉脂膏不能相加也，血与气不能相多，故其形不小不大，各自称其身，命曰众人。

黄帝曰：善。治之奈何？

伯高曰：必先别其三形，血之多少，气之清浊，而后调之，治无失常经。是故膏人，纵腹垂腴；肉人者，上下容大；脂人者，虽脂不能大者。

玉版　第六十

黄帝曰：余以小针为细物也，夫子乃言上合之于天，下合之于地，中合之于人，余以为过针之意矣，愿闻其故。

岐伯曰：何物大于针乎？夫大于针者，惟五兵者焉。五兵者，死之备也，非生之具也。且夫人者，天地之镇也，其可不参乎？夫治民者，亦惟针焉。夫针之与五兵，其孰小乎？

黄帝曰：病之生时，有喜怒不测，饮食不节，阴气不足，阳气有余，营气不行，乃发为痈疽。阴阳不通，两热相搏，乃化为脓，小针能取之乎？

岐伯曰：圣人不能使化者，为之，邪不可留也。故两军相当，旗帜相望，白刃陈于中野者，此非一日之谋也。能使其民，令行禁止，卒无白刃之难者，非一日之教也，须臾之得也。夫至使身被痈疽之病，脓血之聚者，不亦离道远乎？夫痈疽之生，脓血之成也，不从天下，不从地出，积微之所生也。故圣人自治于未有形也，愚者遭其已成也。

黄帝曰：其已形，不予遭，脓已成，不予见，为之奈何？

岐伯曰：脓已成，十死一生，故圣人弗使已成，而明为良方，著之竹帛，使能者踵而传之后世，无有终时者，为其不予遭也。

黄帝曰：其已有脓血，不以小针治乎？

岐伯曰：以小治小者，其功小；以大治大者，其功大；以小治大者，多害。故其已成脓血者，其唯砭石铍锋之所取也。

黄帝曰：多害者，其不可全乎？

岐伯曰：其在逆顺焉。

黄帝曰：愿闻逆顺。

岐伯曰：以为伤者，其白眼青黑眼小，是一逆也；内药而呕者，是二逆也；腹痛渴甚，是三逆也；肩项中不便，是四逆也；音嘶色脱，是五逆也。除此五者，为顺矣。

黄帝曰：诸病皆有逆顺，可得闻乎？

岐伯曰：腹胀，身热，脉大，是一逆也；腹鸣而满，四肢清，泄，其脉大，是二逆也；衄而不止，脉大，是三逆也；咳且溲血，脱形，其脉小劲，是四逆也；咳，脱形、身热，脉小以疾，是谓五逆也。如是者，不过十五日而死矣。

其腹大胀，四末清，脱形，泄甚，是一逆也；腹胀便血，其脉大，时绝，是二逆也；咳，溲血，形肉脱，脉搏，是三逆也；呕血，胸满引背，脉小而疾，是四逆也；咳呕腹胀，

且飧泄，其脉绝，是五逆也。如是者，不及一时而死矣。工不察此者而刺之，是谓逆治。

黄帝曰：夫子之言针甚骏，以配天地，上数天文，下度地纪，内别五脏，外次六腑，经脉二十八会，尽有周纪。能杀生人，不能起死者。子能反之乎？

岐伯曰：能杀生人，不能起死者也。

黄帝曰：余闻之则为不仁，然愿闻其道，弗行于人。

岐伯曰：是明道也，其必然也，其如刀剑之可以杀人，如饮酒使人醉也，虽勿诊，犹可知矣。

黄帝曰：愿卒闻之。

岐伯曰：人之所受气者，谷也。谷之所注者，胃也。胃者，水谷气血之海也。海之所行云气者，天下也。胃之所出气血者，经隧也。经隧者，五脏六腑之大络也，迎而夺之而已矣。

黄帝曰：上下有数乎？

岐伯曰：迎之五里，中道而止，五至而已，五往而脏之气尽矣，故五五二十五而竭其输矣，此所谓夺其天气者也，非能绝其命而倾其寿者也。

黄帝曰：愿卒闻之。

岐伯曰：阙门而刺之者，死于家中；入门而刺之者，死于堂上。

黄帝曰：善乎方，明哉道。请著之玉版，以为重宝，传之后世，以为刺禁，令民勿敢犯也。

五禁　第六十一

黄帝问于岐伯曰：余闻刺有五禁。

岐伯曰：禁其不可刺也。

黄帝曰：余闻刺有五夺。

岐伯曰：无泻其不可夺者也。

黄帝曰：余闻刺有五过。

岐伯曰：补泻无过其度。

黄帝曰：余闻刺有五逆。

岐伯曰：病与脉相逆，命曰五逆。

黄帝曰：余闻刺有九宜。

岐伯曰：明知九针之论，是谓九宜。

黄帝曰：何谓五禁？愿闻其不可刺之时。

岐伯曰：甲乙日自乘，无刺头，无发蒙于耳内。丙丁日自乘，无振埃于肩喉廉泉。戊己日自乘四季，无刺腹去爪泻水。庚辛日自乘，无刺关节于股膝。壬癸日自乘，无刺足胫。是谓五禁。

黄帝曰：何谓五夺？

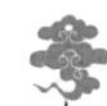

岐伯曰：形肉已夺，是一夺也；大夺血之后，是二夺也；大汗出之后，是三夺也；大泄之后，是四夺也；新产及大血之后，是五夺也。此皆不可泻。

黄帝曰：何谓五逆？

岐伯曰：热病脉静，汗已出，脉盛躁，是一逆也；病泄，脉洪大，是二逆也；著痹不移，䐃肉破，身热，脉偏绝，是三逆也；淫而夺形，身热，色夭然白，及后下血衃，血衃笃重，是谓四逆也；寒热夺形，脉坚搏，是谓五逆也。

动输　第六十二

黄帝曰：经脉十二，而手太阴、足少阴、阳明独动不休，何也？

岐伯曰：是明胃脉也。胃为五脏六腑之海，其清气上注于肺，肺气从太阴而行之。其行也，以息往来，故人一呼脉再动，一吸脉亦再动，呼吸不已，故动而不止。

黄帝曰：气之过于寸口也，上十焉息，下八焉伏？何道从还？不知其极。

岐伯曰：气之离藏也，卒然如弓弩之发，如水之下岸，上于鱼以反衰，其余气衰散以逆上，故其行微。

黄帝曰：足之阳明，何因而动？

岐伯曰：胃气上注于肺，其悍气上冲头者，循咽，上走空窍，循眼系，入络脑，出顑，下客主人，循牙车，合阳明，并下人迎，此胃气别走于阳明者也。故阴阳上下，其动也若一。故阳病而阳脉小者为逆，阴病而阴脉大者为逆。故阴阳俱静，俱动，若引绳相倾者病。

黄帝曰：足少阴，何因而动？

岐伯曰：冲脉者，十二经之海也，与少阴之大络，起于肾下，出于气街，循阴股内廉，邪入腘中，循胫骨内廉，并少阴之经，下入内踝之后，入足下，其别者，邪入踝，出属跗上，入大指之间，注诸络，以温足胫。此脉之常动者也。

黄帝曰：营卫之行也，上下相贯，如环之无端，今有其卒然遇邪气，及逢大寒，手足懈惰，其脉阴阳之道，相输之会，行相失也，气何由还？

岐伯曰：夫四末阴阳之会者，此气之大络也。四街者，气之径路也。故络绝则径通，四末解则气从合，相输如环。

黄帝曰：善。此所谓如环无端，莫知其纪，终而复始，此之谓也。

五味论　第六十三

黄帝问于少俞曰：五味入于口也，各有所走，各有所病。酸走筋，多食之，令人癃；咸走血，多食之，令人渴；辛走气，多食之，令人洞心；苦走骨，多食之，令人变呕；甘走肉，多食之，令人悗心。余知其然也，不知其何由，愿闻其故。

少俞答曰：酸入于胃，其气涩以收，上之两焦，弗能出入也。不出即留于胃中，胃中和温，则下注膀胱。膀胱之胞薄以懦，得酸则缩绻，约而不通，水道不行，故癃。阴者，积筋

之所终也，故酸入而走筋矣。

黄帝曰：咸走血，多食之，令人渴，何也？

少俞曰：咸入于胃，其气上走中焦，注于脉，则血气走之。血与咸相得则凝，凝则胃中汁注之。注之则胃中竭，竭则咽路焦，故舌本干而善渴。血脉者，中焦之道也，故咸入而走血矣。

黄帝曰：辛走气，多食之，令人洞心，何也？

少俞曰：辛入于胃，其气走于上焦，上焦者，受气而营诸阳者也。姜韭之气熏之，营卫之气不时受之，久留心下，故洞心。辛与气俱行，故辛入而与汗俱出。

黄帝曰：苦走骨，多食之，令人变呕，何也？

少俞曰：苦入于胃，五谷之气，皆不能胜苦。苦入下脘，三焦之道皆闭而不通，故变呕。齿者，骨之所终也，故苦入而走骨，故入而复出，知其走骨也。

黄帝曰：甘走肉，多食之，令人悗心，何也？

少俞曰：甘入于胃，其气弱小，不能上至于上焦，而与谷留于胃中者，令人柔润者也。胃柔则缓，缓则虫动，虫动则令人悗心。其气外通于肉，故甘走肉。

阴阳二十五人　第六十四

黄帝曰：余闻阴阳之人，何如？

伯高曰：天地之间，六合之内，不离于五，人亦应之。故五五二十五人之形而阴阳之人不与焉。其态又不合于众者五，余已知之矣。愿闻二十五人之形，血气之所生，别而以候，从外知内，何如？

岐伯曰：悉乎哉问也！此先师之秘也，虽伯高犹不能明之也。

黄帝避席，遵循而却，曰：余闻之，得其人弗教，是谓重失，得而泄之，天将厌之。余愿得而明之，金柜藏之，不敢扬之。

岐伯曰：先立五形金木水火土，别其五色，异其五形之人，而二十五人具矣。

黄帝曰：愿卒闻之。

岐伯曰：慎之慎之，臣请言之。

木形之人，比于上角，似于苍帝。其为人，苍色，小头，长面，大肩背，直身，小手足，好有才，劳心，少力，多忧，劳于事。能春夏不能秋冬，感而病生，足厥阴佗佗然。大角之人，比于左足少阳，少阳之上遗遗然。左角之人，比于右足少阳，少阳之下随随然。钛角之人，比于右足少阳，少阳之上推推然。判角之人，比于左足少阳，少阳之下栝栝然。

火形之人，比于上徵，似于赤帝。其为人赤色，广剧，锐面小头，好肩背髀腹，小手足，行安地，疾行摇，肩背肉满，有气轻财，少信，多虑，见事明，好颜，急心，不寿暴死。能春夏不能秋冬，秋冬感而病生，手少阴核核然。质徵之人比于左手太阳，太阳之上肌肌然。少徵之人，比于右手太阳，太阳之下慆慆然。右徵之人，比于右手太阳，太阳之上鲛鲛然。质判之人，比于左手太阳，太阳之下支支颐颐然。

土形之人，比于上宫，似于上古黄帝。其为人黄色，圆面，大头，美肩背，大腹，美股胫，大手足，多肉，上下相称，行安地，举足浮，安心，好利人，不喜权势，善附人也。能秋冬不能春夏，春夏感而病生，足太阴敦敦然。太宫之人，比于左足阳明，阳明之上婉婉然。加宫之人，比于左足阳明，阳明之下坎坎然。少宫之人，比于右足阳明，阳明之上枢枢然。左宫之人，比于右足阳明，阳明之下兀兀然。

金形之人，比于上商，似于白帝。其为人方面，白色，小头，小肩背，小腹，小手足，如骨发踵外，骨轻，身清廉，急心，静悍，善为吏。能秋冬不能春夏，春夏感而病生，手太阴敦敦然。钛商之人，比于左手阳明，阳明之上廉廉然。左商之人，比于左手阳明，阳明之下脱脱然。左商之人，比于右手阳明，阳明之上监监然。少商之人，比于右手阳明，阳明之下严严然。

水形之人，比于上羽，似于黑帝。其为人黑色，面不平，大头，廉颐，小肩，大腹，大手足，发行摇身，下尻长，背延延然，不敬畏，善欺绐人，戮死。能秋冬不能春夏，春夏感而病生，足少阴汙汙然。大羽之人，比于右足太阳，太阳之上颊颊然。少羽之人，比于左足太阳，太阳之下纡纡然。众之为人，比于右足太阳，太阳之下洁洁然。桎之为人，比于左足太阳，太阳之上安安然。是故五形之人，二十五变者，众之所以相异者是也。

黄帝曰：得其形，不得其色，何如？

岐伯曰：形胜色，色胜形者，至其胜时年加，感则病行，失则忧矣。形色相得者，富贵大乐。

黄帝曰：其形色相胜之时，年加可知乎？

岐伯曰：凡人之大忌常加九岁。七岁，十六岁，二十五岁，三十四岁，四十三岁，五十二岁，六十一岁，皆人之大忌，不可不自安也，感则病行，失则忧矣。当此之时，无为奸事，是谓年忌。

黄帝曰：夫子之言，脉之上下，血气之候，以知形气，奈何？

岐伯曰：足阳明之上，血气盛，则髯美长；血少气多，则髯短；故气少血多，则髯少；血气皆少，则无髯，两吻多画。足阳明之下，血气盛，则下毛美长至胸；血多气少，则下毛美短至脐，行则善高举足，足指少肉，足善寒；血少气多，则肉而善瘃；血气皆少，则无毛，有则稀枯悴，善痿厥足痹。

足少阳之上，气血盛，则通髯美长；血多气少，则通髯美短；血少气多，则少髯；血气皆少，则无须。感于寒湿，则善痹，骨痛、爪枯也。足少阳之下，血气盛，则胫毛美长，外踝肥；血多气少，则胫毛美短，外踝皮坚而厚；血少气多，则胻毛少，外踝皮薄而软；血气皆少，则无毛，外踝瘦，无肉。

足太阳之上，血气盛，则美眉，眉有毫毛；血多气少，则恶眉，面多小理；血少气多，则面多肉；血气和，则美色。足太阳之下，血气盛，则跟肉满，踵坚；气少血多，则瘦，跟空；血气皆少，则喜转筋，踵下痛。

手阳明之上，血气盛，则髭美；血少气多，则髭恶；血气皆少，则无髭。手阳明之下，血气盛，则腋下毛美，手鱼肉以温；气血皆少，则手瘦以寒。

手少阳之上，血气盛，则眉美以长，耳色美；血气皆少，则耳焦恶色。手少阳之下，血气盛，则手拳多肉以温；血气皆少，则寒以瘦；气少血多，则瘦以多脉。

手太阳之上，血气盛，则有多须，面多肉以平，血气皆少则面瘦恶色。手太阳之下，血气盛则掌肉充满，血气皆少则掌瘦以寒。

黄帝曰：二十五人者，刺之有约乎？

岐伯曰：美眉者，足太阳之脉，气血多；恶眉者，血气少；其肥而泽者，血气有余；肥而不泽者，气有余，血不足；瘦而无泽者，气血俱不足。审察其形气有余不足而调之，可以知逆顺矣。

黄帝曰：刺其阴阳，奈何？

岐伯曰：按其寸口人迎，以调阴阳，切循其经络之凝涩，结而不通者，在于身皆为痛痹，甚则不行，故凝涩。凝涩者，致气以温之，血和乃止。其结者，脉结，血不行，决之乃行。故曰：气有余于上者，导而下之；气不足于上者，推而休之，其稽留不至者，因而迎之。必明于经隧，乃能持之。寒与热争者，导而行之，其宛陈血结者，则而予之。必先明知二十五人，则血气之所在，左右上下，刺约毕矣。

五音五味　第六十五

右徵与少徵，调右手太阳上。

左商与左徵，调左手阳明上。

少徵与大宫，调左手阳明上。

右角与大角，调右足少阳下。

大徵与少徵，调左手太阳上。

众羽与少羽，调右足太阳下。

少商与右商，调右手太阳下。

桎羽与众羽，调右足太阳下。

少宫与大宫，调右足阳明下。

判角与少角，调右足少阳下。

钛商与上商，调右足阳明下。

钛商与上角，调左足太阳下。

上徵与右徵同，谷麦，畜羊，果杏，手少阴，脏心，色赤，味苦，时夏。

上羽与大羽同，谷大豆，畜彘，果栗，足少阴，脏肾，色黑，味咸，时冬。

上宫与大宫同。谷稷，畜牛，果枣，足太阴，脏脾，色黄，味甘，时季夏。

上商与右商同，谷黍，畜鸡，果桃，手太阴，脏肺，色白，味辛，时秋。

上角与大角同，谷麻，畜犬，果李，足厥阴，脏肝，色青，味酸，时春。

大宫与上角，同右足阳明上。

左角与大角，同左足阳明上。

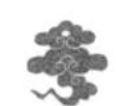

少羽与大羽，同右足太阳下。

左商与右商，同左手阳明上。

加宫与大宫，同左足少阳上。

质判与大宫，同左手太阳下。

判角与大角，同左足少阳下。

大羽与大角，同右足太阳上。

大角与大宫，同右足少阳上。

右徵、少徵、质徵、上徵、判徵。

右角、钛角、上角、大角、判角。

右商、少商、钛商、上商、左商。

少宫、上宫、大宫、加宫、左宫。

众羽、桎羽、上羽、大羽、少羽。

黄帝曰：妇人无须者，无血气乎？

岐伯曰：冲脉、任脉，皆起于胞中，上循脊里，为经络之海。其浮而外者，循腹上行，会于咽喉，别而络唇口。气盛则充肤热肉，血独盛则澹渗皮肤，生毫毛。今妇人之生，有余于气，不足于血，以其数脱血也，冲任之脉，不荣口唇，故须不生焉。

黄帝曰：士人有伤于阴，阴气绝而不起，阴不用，然其须不去，其故何也？宦者独去，何也？愿闻其故。

岐伯曰：宦者，去其宗筋，伤其冲脉，血泻不复，皮肤内结，唇口不荣，故须不生。

黄帝曰：其有天宦者，未尝被伤，不脱于血，然其须不生，其故何也？

岐伯曰：此天之所不足也，其任冲不盛，宗筋不成，有气无血，唇口不荣，故须不生。

黄帝曰：善乎哉！圣人之通万物也，若日月之光影，音声鼓响，闻其声而知其形，其非夫子，孰能明万物之精。是故圣人视其颜色，黄赤者多热气，青白者少热气，黑色者多血少气。美眉者太阳多血，通髯极须者少阳多血，美须者阳明多血。此其时然也。夫人之常数，太阳常多血少气，少阳常多气少血，阳明常多血多气，厥阴常多气少血，少阴常多血少气，太阴常多血少气。此天之常数也。

百病始生　第六十六

黄帝问于岐伯曰：夫百病之始生也，皆生于风雨寒暑，清湿喜怒。喜怒不节则伤脏，风雨则伤上，清湿则伤下。三部之气，所伤异类，愿闻其会。

岐伯曰：三部之气各不同，或起于阴，或起于阳，请言其方。喜怒不节则伤脏，脏伤则病起于阴也；清湿袭虚，则病起于下；风雨袭虚，则病起于上，是谓三部。至其淫泆，不可胜数。

黄帝曰：余固不能数，故问先师，愿卒闻其道。

岐伯曰：风雨寒热，不得虚，邪不能独伤人。卒然逢疾风暴雨而不病者，盖无虚，故邪不能独伤人。此必因虚邪之风，与其身形，两虚相得，乃客其形。两实相逢，众人肉坚。其

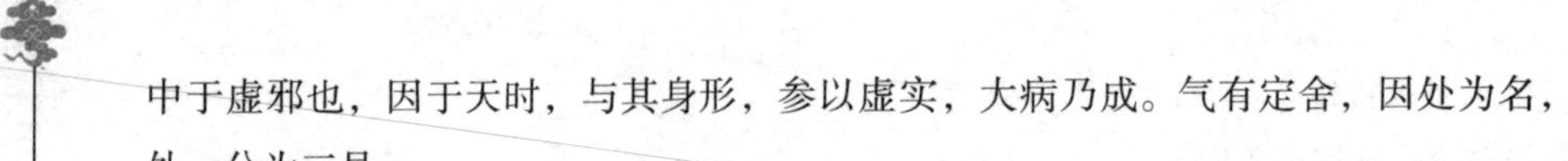

中于虚邪也，因于天时，与其身形，参以虚实，大病乃成。气有定舍，因处为名，上下中外，分为三员。

是故虚邪之中人也，始于皮肤，皮肤缓则腠理开，开则邪从毛发入，入则抵深，深则毛发立。毛发立则淅然，故皮肤痛。留而不去，则传舍于络脉。在络之时，痛于肌肉，其痛之时息，大经乃代。留而不去，传舍于经。在经之时，洒淅喜惊。留而不去，传舍于输。在输之时，六经不通，四肢则肢节痛，腰脊乃强。留而不去，传舍于伏冲之脉。在伏冲之时，体重身痛。留而不去，传舍于肠胃。在肠胃之时，贲响腹胀。多寒则肠鸣飧泄，食不化；多热则溏出麋。留而不去，传舍于肠胃之外，募原之间，留著于脉。稽留而不去，息而成积。或著孙脉，或著络脉，或著经脉，或著输脉，或著于伏冲之脉，或著于膂筋，或著于肠胃之募原，上连于缓筋，邪气淫泆，不可胜论。

黄帝曰：愿尽闻其所由然。

岐伯曰：其著孙络之脉而成积者，其积往来上下。臂手孙络之居也，络浮而缓，不能拘积而止之，故往来移行，肠胃之间。水凑渗注灌，濯濯有音。有寒则腹䐜满雷引，故时切痛。其著于阳明之经，则挟脐而居，饱食则益大，饥则益小。其著于缓筋也，似阳明之积，饱食则痛，饥则安。其著于肠胃之募原也，痛而外连于缓筋，饱食则安，饥则痛。其著于伏冲之脉者，揣之应手而动，发手则热气下于两股，如汤沃之状。其著于膂筋，在肠后者，饥则积见，饱则积不见，按之不得。其著于输之脉者，闭塞不通，津液不下，孔窍干壅。此邪气之从外入内，从上下也。

黄帝曰：积之始生，至其已成，奈何？

岐伯曰：积之始生，得寒乃生，厥乃成积也。

黄帝曰：其成积奈何？

岐伯曰：厥气生足悗，悗生胫寒，胫寒则血脉凝涩，血脉凝涩则寒气上入于肠胃。入于肠胃则胀满，胀满则肠外之汁沫迫聚不得散，日以成积。卒然多食饮，则肠满，起居不节，用力过度，则络脉伤。阳络伤则血外溢，血外溢则衄血；阴络伤则血内溢，血内溢则后血。肠胃之络伤，则血溢于肠外，肠外有寒，汁沫与血相抟，则并合凝聚不得散，而积成矣。卒然外中于寒，若内伤于忧怒，则气上逆，气上逆则六输不通，温气不行，凝血蕴里而不散，津液涩渗，著而不去，而积皆成矣。

黄帝曰：其生于阴者，奈何？

岐伯曰：忧思伤心；重寒伤肺；忿怒伤肝；醉以入房，汗出当风伤脾；用力过度，若入房汗出浴，则伤肾。此内外三部之所生病者也。

黄帝曰：善。治之奈何？

岐伯答曰：察其所痛，以知其应。有余不足，当补则补，当泻则泻。毋逆天时，是谓至治。

行针　第六十七

黄帝问于岐伯曰：余闻九针于夫子，而行之于百姓，百姓之血气各不同形，或神动而气

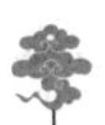

先针行，或气与针相逢，或针已出，气独行，或数刺乃知，或发针而气逆，或数刺病益剧。凡此六者，各不同形，愿闻其方。

岐伯曰：重阳之人，其神易动，其气易往也。

黄帝曰：何谓重阳之人？

岐伯曰：重阳之人，熇熇高高，言语善疾，举足善高，心肺之脏气有余，阳气滑盛而扬，故神动而气先行。

黄帝曰：重阳之人而神不先行者，何也？

岐伯曰：此人颇有阴者也。

黄帝曰：何以知其颇有阴也？

岐伯曰：多阳者多喜，多阴者多怒，数怒者易解，故曰颇有阴，其阴阳之离合难，故其神不能先行也。

黄帝曰：其气与针相逢，奈何？

岐伯曰：阴阳和调而血气淖泽滑利，故针入而气出，疾而相逢也。

黄帝曰：针已出而气独行者，何气使然？

岐伯曰：其阴气多而阳气少，阴气沉而阳气浮，其气沉者内藏，故针已出，气乃随其后，故独行也。

黄帝曰：数刺乃知，何气使然？

岐伯曰：此人之多阴而少阳，其气沉而气往难，故数刺乃知也。

黄帝曰：针入而气逆者，何气使然？

岐伯曰：其气逆与其数刺病益甚者，非阴阳之气，浮沉之势也，此皆粗之所败，工之所失，其形气无过焉。

上膈　第六十八

黄帝曰：气为上膈，上膈者，食入而还出，余已知之矣。虫为下膈，下膈者，食晬时乃出，余未得其意，愿卒闻之。

岐伯曰：喜怒不适，食饮不节，寒温不时，则寒汁流于肠中，流于肠中则虫寒，虫寒则积聚，守于下管，则肠胃充郭，卫气不营，邪气居之。人食则虫上食，虫上食则下管虚，下管虚则邪气胜之，积聚以留，留则痈成，痈成则下管约。其痈在管内者，则沉而痛深；其痈在外者，则外而痛浮，痈上皮热。

黄帝曰：刺之奈何？

岐伯曰：微按其痈，视气所行，先浅刺其傍，稍内益深，还而刺之，毋过三行。察其沉浮，以为深浅。已刺必熨，令热入中，日使热内，邪气益衰，大痈乃溃。参伍以禁，以除其内，恬惔无为，乃能行气，后以咸苦，化谷乃下矣。

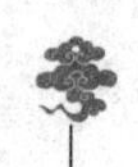

忧恚无言　第六十九

黄帝问于少师曰：人之卒然忧恚而言无音者，何道之塞，何气不行，使音不彰？愿闻其方。

少师答曰：咽者，水谷之道也。喉咙者，气之所以上下者也。会厌者，音声之户也，口唇者，音声之扇也。舌者，音声之机也。悬雍垂者，音声之关也。颃颡者，分气之所泄也。横骨者，神气之所使，主发舌者也。故人之鼻洞涕出不收者，颃颡不开，分气失也。是故厌小而薄，则发气疾，其开阖利，其出气易；其厌大而厚，则开阖难，其气出迟，故重言也。人卒然无音者，寒气客于厌，则厌不能发，发不能下至，其开阖不致，故无音。

黄帝曰：刺之奈何？

岐伯曰：足之少阴，上系于舌，络于横骨，终于会厌。两泻其血脉，浊气乃辟。会厌之脉，上络任脉，取之天突，其厌乃发也。

寒热　第七十

黄帝问于岐伯曰：寒热瘰疬在于颈腋者，皆何气使生？

岐伯曰：此皆鼠瘘寒热之毒气也，留于脉而不去者也。

黄帝曰：去之奈何？

岐伯曰：鼠瘘之本，皆在于脏，其末上出于颈腋之间。其浮于脉中，而未内著于肌肉，而外为脓血者，易去也。

黄帝曰：去之奈何？

岐伯曰：请从其本，引其末，可使衰去，而绝其寒热。审按其道，以予之；徐往徐来，以去之。其小如麦者，一刺知，三刺而已。

黄帝曰：决其生死，奈何？

岐伯曰：反其目视之，其中有赤脉，上下贯瞳子。见一脉，一岁死；见一脉半，一岁半死；见二脉，二岁死；见二脉半，二岁半死；见三脉，三岁而死。见赤脉不下贯瞳子，可治也。

邪客　第七十一

黄帝问于伯高曰：夫邪气之客人也，或令人目不瞑、不卧出者，何气使然？

伯高曰：五谷入于胃也，其糟粕、津液、宗气分为三隧。故宗气积于胸中，出于喉咙，以贯心脉，而行呼吸焉。营气者，泌其津液，注之于脉，化以为血，以荣四末，内注五脏六腑，以应刻数焉。卫气者，出其悍气之慓疾，而先行于四末分肉皮肤之间，而不休者也。昼行于阳，夜行于阴，常从足少阴之分间，行于五脏六腑。今厥气客于五脏六腑，则卫气独卫其外，行于阳，不得入于阴。行于阳则阳气盛，阳气盛则阳跻满，不得入于阴，阴虚故目不瞑。

黄帝曰：善。治之奈何？

伯高曰：补其不足，泻其有余，调其虚实，以通其道，而去其邪。饮以半夏汤一剂，阴阳已通，其卧立至。

黄帝曰：善。此所谓决渎壅塞，经络大通，阴阳和得者也。愿闻其方。

伯高曰：其汤方以流水千里以外者八升，扬之万遍，取其清五升煮之，炊以苇薪火，沸，置秫米一升，治半夏五合，徐炊，令竭为一升半，去其滓，饮汁一小杯，日三，稍益，以知为度。故其病新发者，覆杯则卧，汗出则已矣；久者，三饮而已也。

黄帝问于伯高曰：愿闻人之肢节，以应天地奈何？

伯高答曰：天圆地方，人头圆足方以应之。天有日月，人有两目。地有九州，人有九窍。天有风雨，人有喜怒。天有雷电，人有音声。天有四时，人有四肢。天有五音，人有五脏。天有六律，人有六腑。天有冬夏，人有寒热。天有十日，人有手十指。辰有十二，人有足十指、茎、垂以应之，女子不足二节，以抱人形。天有阴阳，人有夫妻。岁有三百六十五日，人有三百六十五节。地有高山，人有肩膝。地有深谷，人有腋腘。地有十二经水，人有十二经脉。地有泉脉，人有卫气。地有草蓂，人有毫毛。天有昼夜，人有卧起。天有列星，人有牙齿。天有小山，人有小节。地有山石，人有高骨。地有林木，人有募筋。地有聚邑，人有䐃肉。岁有十二月，人有十二节。地有四时不生草，人有无子。此人与天地相应者也。

黄帝问于岐伯曰：余愿闻持针之数，内针之理，纵舍之意，扞皮开腠理，奈何？脉之屈折，出入之处，焉至而出，焉至而止，焉至而徐，焉至而疾，焉至而入？六腑之腧于身者？余愿尽闻其序。别离之处，离而入阴，别而入阳，此何道而从行？愿尽闻其方。

岐伯曰：帝之所问，针道毕矣。

黄帝曰：愿卒闻之。

岐伯曰：手太阴之脉，出于大指之端，内屈，循白肉际，至本节之后太渊，留以澹，外屈，上于本节下，内屈，与阴诸络会于鱼际，数脉并注，其气滑利，伏行壅骨之下，外屈，出于寸口而行，上至于肘内廉，入于大筋之下，内屈，上行臑阴，入腋下，内屈走肺。此顺行逆数之屈折也。

心主之脉，出于中指之端，内屈，循中指内廉以上，留于掌中，伏行两骨之间，外屈，出两筋之间，骨肉之际，其气滑利，上二寸，外屈，出行两筋之间，上至肘内廉，入于小筋之下，留两骨之会，上入于胸中，内络于心脉。

黄帝曰：手少阴之脉独无腧，何也？

岐伯曰：少阴，心脉也。心者，五脏六腑之大主也，精神之所舍也，其脏坚固，邪弗能容也。容之则心伤，心伤则神去，神去则死矣。故诸邪之在心者，皆在于心之包络。包络者，心主之脉也，故独无腧焉。

黄帝曰：少阴独无腧者，不病乎？

岐伯曰：其外经病而脏不病，故独取其经于掌后锐骨之端。其余脉出入屈折，其行之徐疾，皆如手太阴、心主之脉行也。故本腧者，皆因其气之虚实疾徐以取之，是谓因冲而泻，因衰而补。如是者，邪气得去，真气坚固，是谓因天之序。

黄帝曰：持针纵舍，奈何？

岐伯曰：必先明知十二经脉之本末，皮肤之寒热，脉之盛衰滑涩。其脉滑而盛者，病日进；虚而细者，久以持；大以涩者，为痛痹；阴阳如一者，病难治。其本末尚热者，病尚在，其热已衰者，其病亦去矣。持其尺，察其肉之坚脆、大小、滑涩、寒温、燥湿。因视目之五色，以知五脏而决死生。视其血脉，察其色，以知其寒热痛痹。

黄帝曰：持针纵舍，余未得其意也。

岐伯曰：持针之道，欲端以正，安以静，先知虚实，而行疾徐，左手执骨，右手循之，无与肉果。泻欲端以正，补必闭肤，辅针导气，邪得淫泆，真气得居。

黄帝曰：扞皮开腠理，奈何？

岐伯曰：因其分肉，左别其肤，微内而徐端之，适神不散，邪气得去。

黄帝问于岐伯曰：人有八虚，各何以候？

岐伯答曰：以候五脏。

黄帝曰：候之奈何？

岐伯曰：肺心有邪，其气留于两肘；肝有邪，其气留于两腋；脾有邪，其气留于两髀；肾有邪，其气留于两腘；凡此八虚者，皆机关之室；真气之所过，血络之所游，邪气恶血，固不得住留，住留则伤筋络，骨节机关不得屈伸，故病挛也。

通天　第七十二

黄帝问于少师曰：余尝闻人有阴阳，何谓阴人，何谓阳人？

少师曰：天地之间，六合之内，不离于五，人亦应之，非徒一阴一阳而已也。而略言耳，口弗能遍明也。

黄帝曰：愿略闻其意，有贤人圣人，心能备而行之乎？

少师曰：盖有太阴之人，少阴之人，太阳之人，少阳之人，阴阳和平之人。凡五人者，其态不同，其筋骨气血各不等。

黄帝曰：其不等者，可得闻乎？

少师曰：太阴之人，贪而不仁，下齐湛湛，好内而恶出，心和而不发，不务于时，动而后之，此太阴之人也。

少阴之人，小贪而贼心，见人有亡，常若有得，好伤好害，见人有荣，乃反愠怒，心疾而无恩。此少阴之人也。

太阳之人，居处于于，好言大事，无能而虚说，志发于四野，举措不顾是非，为事如常自用，事虽败而常无悔。此太阳之人也。

少阳之人，諟谛好自贵，有小小官，则高自宜，好为外交而不内附。此少阳之人也。

阴阳和平之人，居处安静，无为惧惧，无为欣欣，婉然从物，或与不争，与时变化，尊则谦谦，谭而不治，是谓至治。古人善用针艾者，视人五态乃治之。盛者泻之，虚者补之。

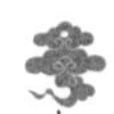

黄帝曰：治人之五态奈何？

少师曰：太阴之人，多阴而无阳。其阴血浊，其卫气涩。阴阳不和，缓筋而厚皮。不之疾泻，不能移之。少阴之人，多阴少阳，小胃而大肠，六腑不调。其阳明脉小而太阳脉大，必审调之。其血易脱，其气易败也。

太阳之人，多阳而少阴。必谨调之，无脱其阴，而泻其阳。阳重脱者易狂，阴阳皆脱者，暴死，不知人也。

少阳之人，多阳少阴，经小而络大。血在中而气在外，实阴而虚阳，独泻其络脉，则强气脱而疾，中气不足，病不起也。

阴阳和平之人，其阴阳之气和，血脉调。谨诊其阴阳，视其邪正，安容仪。审有余不足。盛则泻之，虚则补之，不盛不虚，以经取之。此所以调阳阳，别五态之人者也。

黄帝曰：夫五态之人者，相与毋故，卒然新会，未知其行也，何以别之？

少师答曰：众人之属，不如五态之人者，故五五二十五人，而五态之人不与焉。五态之人，尤不合于众者也。

黄帝曰：别五态之人奈何？

少师曰：太阴之人，其状黮黮然黑色，念然下意，临临然长大，腘然未偻。此太阴之人也。

少阴之人，其状清然窃然，固以阴贼，立而躁崄，行而似伏。此少阴之人也。

太阳之人，其状轩轩储储，反身折腘。此太阳之人也。

少阳之人，其状立则好仰，行则好摇，其两臂两肘则常出于背。此少阳之人也。

阴阳和平之人，其状委委然，随随然，颙颙然，愉愉然，暶暶然，豆豆然，众人皆曰君子。此阴阳和平之人也。

官能　第七十三

黄帝问于岐伯曰：余闻九针于夫子，众多矣，不可胜数。余推而论之，以为一纪。余司诵之，子听其理。非则语余，请其正道，令可久传，后世无患。得其人乃传，非其人勿言。

岐伯稽首再拜曰：请听圣王之道。

黄帝曰：用针之理，必知形气之所在，左右上下，阴阳表里。血气多少，行之逆顺，出入之合，谋伐有过。知解结，知补虚泻实，上下气门，明通于四海，审其所在。寒热淋露，以输异处。审于调气，明于经隧，左右肢络，尽知其会。寒与热争，能合而调之；虚与实邻，知决而通之。左右不调，把而行之。明于逆顺，乃知可治；阴阳不奇，故知起时。审于本末，察其寒热，得邪所在，万刺不殆。知官九针，刺道毕矣。

明于五输，徐疾所在。屈伸出入，皆有条理。言阴与阳，合于五行。五藏六府，亦有所藏。四时八风，尽有阴阳。各得其位，合于明堂。各处色部，五藏六府。察其所痛，左右上下；知其寒温，何经所在。审皮肤之寒温滑涩，知其所苦；膈有上下，知其气所在。先得其道，稀而疏之。稍深以留，故能徐入之。大热在上，推而下之。从下上者，引而去之。视前

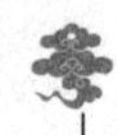

痛者，常先取之。大寒在外，留而补之。入于中者，从合泻之。针所不为，灸之所宜。上气不足，推而扬之。下气不足，积而从之。阴阳皆虚，火自当之。厥而寒甚，骨廉陷下。寒过于膝，下陵三里。阴络所过，得之留止。寒入于中，推而行之。经陷下者，火则当之。结络坚紧，火所治之。不知所苦，两跻之下。男阳女阴，良工所禁。针论毕矣。

用针之服，必有法则。上视天光，下司八正，以辟奇邪，而观百姓。审于虚实，无犯其邪。是得天之露，遇岁之虚。救而不胜，反受其殃。故曰：必知天忌，乃言针意。法于往古，验于来今。观于窈冥，通于无穷。粗之所不见，良工之所贵。莫知其形，若神仿佛。

邪气之中人也，洒淅动形。正邪之中人也，微先见于色，不知于其身。若有若无，若亡若存。有形无形，莫知其情。是故上工之取气，乃救其萌芽，下工守其已成，因败其形。

是故工之用针也，知气之所在，而守其门户。明于调气，补泻所在，徐疾之意，所取之处。泻必用员，切而转之，其气乃行。疾而徐出，邪气乃出。伸而迎之，摇大其穴，气出乃疾。补必用方，外引其皮，令当其门。左引其枢，右推其肤，微旋而徐推之。必端以正，安以静，坚心无解。欲微以留，气下而疾出之。推其皮，盖其外门，真气乃存。用针之要，无忘其神。

雷公问于黄帝曰：《针论》曰“得其人乃传，非其人勿言”，何以知其可传？

黄帝曰：各得其人，任之其能，故能明其事。

雷公曰：愿闻官能奈何？

黄帝曰：明目者，可使视色。聪耳者，可使听音。捷疾辞语者，可使传论。语徐而安静，手巧而心审谛者，可使行针艾，理血气而调诸逆顺，察阴阳而兼诸方。缓节柔筋而心和调者，可使导引行气。疾毒言语轻人者，可使唾痈咒病。爪苦手毒，为事善伤者，可使按积抑痹。各得其能，方乃可行，其名乃彰。不得其人，其功不成，其师无名。故曰“得其人乃传，非其人勿言”，此之谓也。手毒者，可使试按龟，置龟于器下而按其上，五十日而死矣；手甘者，复生如故也。

论疾诊尺　第七十四

黄帝问于岐伯曰：余欲无视色持脉，独调其尺，以言其病，从外知内，为之奈何？

岐伯曰：审其尺之缓急、小大、滑涩，肉之坚脆，而病形定矣。

视人之目窠上，微痈，如新卧起状，其颈脉动，时咳，按其手足上，窅而不起者，风水肤胀也。

尺肤滑以淖泽者，风也。尺肉弱者，解㑊，安卧脱肉者，寒热，不治。尺肤滑而泽脂者，风也。尺肤涩者，风痹也。尺肤粗如枯鱼之鳞者，水泆饮也。尺肤热甚，脉盛躁者，病温也，其脉盛而滑者，病且出也。尺肤寒，其脉小者，泄、少气。尺肤炬然，先热后寒者，寒热也。尺肤先寒，久持之而热者，亦寒热也。

肘所独热者，腰以上热；手所独热者，腰以下热。肘前独热者，膺前热；肘后独热者，肩背热。臂中独热者，腰腹热。肘后廉以下三四寸热者，肠中有虫。掌中热者，腹中热；掌

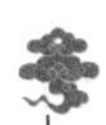

中寒者，腹中寒。鱼上白肉有青血脉者，胃中有寒。尺炬然热，人迎大者，当夺血。尺紧，人迎脉小甚，少气。悗有加，立死。

目赤色者病在心，白在肺，青在肝，黄在脾，黑在肾。黄色不可名者，病在胸中。

诊目痛，赤脉从上下者，太阳病；从下上者，阳明病；从外走内者，少阳病。

诊寒热瘰疬，赤脉上下至瞳子，见一脉，一岁死；见一脉半，一岁半死；见二脉，二岁死；见二脉半，二岁半死；见三脉，三岁死。

诊龋齿痛，按其阳明之来，有过者独热，在左左热，在右右热，在上上热，在下下热。

诊血脉者，多赤多热，多青多痛，多黑为久痹，多赤、多黑、多青皆见者，寒热。

身痛而色微黄，齿垢黄，爪甲上黄，黄疸也。安卧，小便黄赤，脉小而涩者，不嗜食。

人病，其寸口之脉与人迎之脉小大等，浮沉等者，病难已也。

女子手少阴脉动甚者，妊子。

婴儿病，其头毛皆逆上者，必死。耳间青脉起者，掣痛。

大便青瓣，飧泄，脉小者，手足寒，难已；飧泄，脉小，手足温，泄易已。

四时之变，寒暑之胜，重阴必阳，重阳必阴，故阴主寒，阳主热，故寒甚则热，热甚则寒。故曰：寒生热，热生寒，此阴阳之变也。故曰：冬伤于寒，春生瘅热；春伤于风，夏生飧泄肠澼；夏伤于暑，秋生痎疟；秋伤于湿，冬生咳嗽。是谓四时之序也。

刺节真邪　第七十五

黄帝问于岐伯曰：余闻刺有五节，奈何？

岐伯曰：固有五节：一曰振埃，二曰发蒙，三曰去爪，四曰彻衣，五曰解惑。

黄帝曰：夫子言五节，余未知其意。

岐伯曰：振埃者，刺外经，去阳病也。发蒙者，刺腑输，去腑病也。去爪者，刺关节之支络也。彻衣者，尽刺诸阳之奇输也。解惑者，尽知调阴阳，补泻有余不足，相倾移也。

黄帝曰：刺节言振埃，夫子乃言刺外经，去阳病，余不知其所谓也，愿卒闻之。

岐伯曰：振埃者，阳气大逆，上满于胸中，愤䐜肩息，大气逆上，喘喝坐伏，病恶埃烟，噎不得息，请言振埃，尚疾于振埃。

黄帝曰：善。取之何如？

岐伯曰：取之天容。

黄帝曰：其咳上气，穷诎胸痛者，取之奈何？

岐伯曰：取之廉泉。

黄帝曰：取之有数乎？

岐伯曰：取天容者，无过一里，取廉泉者，血变而止。

帝曰：善哉。

黄帝曰：刺节言发蒙，余不得其意。夫发蒙者，耳无所闻，目无所见。夫子乃言刺腑输，去腑病，何输使然？愿闻其故。

岐伯曰：妙呼哉问也！此刺之大约，针之极也，神明之类也，口说书卷，犹不能及也，请言发蒙耳，尚疾于发蒙也。

黄帝曰：善。愿卒闻之。

岐伯曰：刺此者，必于日中，刺其听宫，中其眸子，声闻于耳，此其输也。

黄帝曰：善。何谓声闻于耳？

岐伯曰：刺邪以手坚按其两鼻窍而疾偃，其声必应于针也。

黄帝曰：善。此所谓弗见为之，而无目视，见而取之，神明相得者也。

黄帝曰：刺节言去爪，夫子乃言刺关节之支络，愿卒闻之。

岐伯曰：腰脊者，身之大关节也。肢胫者，人之所以趋翔也。茎垂者，身中之机，阴精之候，津液之道也。故饮食不节，喜怒不时，津液内溢，乃下留于睾，水道不通，日大不休，俯仰不便，趋翔不能，此病荥然有水，不上不下，铍石所取，形不可匿，裳不得蔽，故命曰去爪。

帝曰：善。

黄帝曰：刺节言彻衣，夫子乃言尽刺诸阳之奇输，未有常处也，愿卒闻之。

岐伯曰：是阳气有余而阴气不足。阴气不足则内热，阳气有余则外热，两热相搏，热于怀炭，外畏绵帛，衣不可近身，又不可近席。腠理闭塞，则汗不出，舌焦唇槁，腊干嗌燥，饮食不让美恶。

黄帝曰：善。取之奈何？

岐伯曰：取之于其天府、大杼三痏，又刺中膂，以去其热，补足手太阴以去其汗，热去汗稀，疾于彻衣。

黄帝曰：善。

黄帝曰：刺节言解惑，夫子乃言尽知调阴阳，补泻有余不足，相倾移也，惑何以解之？

岐伯曰：大风在身，血脉偏虚，虚者不足，实者有余，轻重不得，倾侧宛伏，不知东西，不知南北，乍上乍下，乍反乍复，颠倒无常，甚于迷惑。

黄帝曰：善。取之奈何？

岐伯曰：泻其有余，补其不足，阴阳平复，用针若此，疾于解惑。

黄帝曰：善。请藏之灵兰之室，不敢妄出也。

黄帝曰：余闻刺有五邪，何谓五邪？

岐伯曰：病有持痈者，有容大者，有狭小者，有热者，有寒者，是谓五邪。

黄帝曰：刺五邪，奈何？

岐伯曰：凡刺五邪之方，不过五章。瘅热消灭；肿聚散亡；寒痹益温；小者益阳，大者必去。请道其方。

凡刺痈邪无迎陇，易俗移性不得脓。诡道更行去其乡，不安处所乃散亡。诸阴阳过痈者，取之其输泻之。

凡刺大邪日以小，泄其有余乃益虚。剽其通，针去其邪肌肉亲，视之毋有反其真。刺诸阳分肉间。

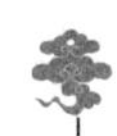

凡刺小邪日以大，补其不足乃无害。视其所在迎之界，远近尽至，其不得外，侵而行之乃自费。刺分肉间。

凡刺热邪越而沧，出游不归乃无病。为开道乎辟门户，使邪得出病乃已。

凡刺寒邪日以温，徐往疾去致其神。门户已闭气不分，虚实得调真气存。

黄帝曰：官针奈何？

岐伯曰：刺痈者用铍针，刺大者用锋针，刺小者用员利针，刺热者用镵针，刺寒者用毫针也。

请言解论。与天地相应，与四时相副，人参天地，故可为解。下有渐洳，上生苇蒲，此所以知形气之多少也。阴阳者，寒暑也。热则滋而在上，根荄少汁。人气在外，皮肤缓，腠理开，血气减，汗大泄，肉淖泽。寒则地冻水冰，人气在中，皮肤致，腠理闭，汗不出，血气强，肉坚涩。当是之时，善行水者，不能往冰；善穿地者，不能凿冻；善用针者，亦不能取四厥，血脉凝结，坚搏不往来者，亦未可即柔。故行水者，必待天温冰释冻解而水可行，地可穿也。人脉犹是也。治厥者，必先熨调和其经，掌与腋、肘与脚、项与脊以调之，火气已通，血脉乃行，然后视其病，脉淖泽者，刺而平之；坚紧者，破而散之，气下乃止，此所以解结者也。

用针之类，在于调气。气积于胃，以通营卫，各行其道。宗气留于海，其下者注于气街，其上者走于息道。故厥在于足，宗气不下，脉中之血，凝而留止，弗之火调，弗能取之。

用针者，必先察其经络之实虚，切而循之，按而弹之，视其应动者，乃后取之而下之。六经调者，谓之不病，虽病，谓之自已也。一经上实下虚而不通者，此必有横络盛加于大经，令之不通，视而泻之。此所谓解结也。

上寒下热，先刺其项太阳，久留之，已刺则熨项与肩胛，令热下合乃止。此所谓推而上之者也。

上热下寒，视其虚脉而陷之于经络者取之，气下乃止。此所谓引而下之者也。

大热遍身，狂而妄见、妄闻、妄言，视足阳明及大络取之，虚者补之，血而实者泻之。因其偃卧，居其头前，以两手四指挟按颈动脉，久持之，卷而切推，下至缺盆中，而复止如前，热去乃止。此所谓推而散之者也。

黄帝曰：有一脉生数十病者，或痛、或痈、或热、或寒，或痒、或痹、或不仁，变化无穷，其故何也？

岐伯曰：此皆邪气之所生也。

黄帝曰：余闻气者，有真气，有正气，有邪气，何谓真气？

岐伯曰：真气者，所受于天，与谷气并而充身也。正气者，正风也。从一方来，非实风，又非虚风也。邪气者，虚风之贼伤人也，其中人也深，不能自去。正风者，其中人也浅，合而自去，其气来柔弱，不能胜真气，故自去。

虚邪之中人也，洒淅动形，起毫毛而发腠理。其入深，内搏于骨，则为骨痹。搏于筋，则为筋挛。搏于脉中，则为血闭不通，则为痈。搏于肉，与卫气相搏。阳胜者则为热；阴胜

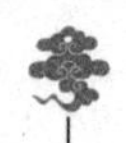

者，则为寒。寒则真气去，去则虚，虚则寒。搏于皮肤之间，其气外发，腠理开，毫毛摇，气往来行，则为痒。留而不去，则痹。卫气不行，则为不仁。

虚邪偏客于身半，其入深，内居荣卫，荣卫稍衰，则真气去，邪气独留，发为偏枯。其邪气浅者，脉偏痛。

虚邪之入于身也深，寒与热相搏，久留而内著，寒胜其热，则骨疼肉枯；热胜其寒，则烂肉腐肌为脓，内伤骨，内伤骨为骨蚀。有所结，筋屈不得伸，邪气居其间而不反，发为筋溜。有所结，气归之，卫气留之，不得反，津液久留，合而为肠溜，久者数岁乃成，以手按之，柔。已有所结，气归之，津液留之，邪气中之，凝结日以益甚，连以聚居，为昔瘤，以手按之，坚。有所结，深中骨，气因于骨，骨与气并，日以益大，则为骨疽。有所结，中于肉，宗气归之，邪留而不去，有热则化而为脓，无热则为肉疽。凡此数气者，其发无常处，而有常名也。

卫气行　第七十六

黄帝问于岐伯曰：愿闻卫气之行，出入之合，何如？

岐伯曰：岁有十二月，日有十二辰，子午为经，卯酉为纬。天周二十八宿，而一面七星，四七二十八星。房昴为纬，虚张为经。是故房至毕为阳，昴至心为阴。阳主昼，阴主夜，故卫气之行，一日一夜五十周于身，昼日行于阳二十五周，夜行于阴二十五周，周于五脏。

是故平旦阴气尽，阳气出于目，目张，则气上行于头，循项下足太阳，循背下至小指之端。其散者，别于目锐眦，下手太阳，下至手小指外侧。其散者，别于目锐眦，下足少阳，注小指次指之间。以上循手少阳之分，下至小指之间。别者以上至耳前，合于颔脉，注足阳明，以下行至跗上，入五指之间。其散者，从耳下下手阳明，入大指之间，入掌中。其至于足也，入足心，出内踝下，行阴分，复合于目，故为一周。

是故日行一舍，人气行于身一周与十分身之八；日行二舍，人气行于身三周与十分身之六；日行三舍，人气行于身五周与十分身之四；日行四舍，人气行于身七周与十分身之二；日行五舍，人气行于身九周；日行六舍，人气行于身十周与十分身之八；日行七舍，人气行于身十二周与十分身之六；日行十四舍，人气行二十五周于身有奇分与十分身之二，阳尽而阴受气矣。其始入于阴，常从足少阴注于肾，肾注于心，心注于肺，肺注于肝，肝注于脾，脾复注于肾为一周。是故夜行一舍，人气行于阴脏一周与十分脏之八，亦如阳行之二十五周，而复合于目。阴阳一日一夜，合有奇分十分身之二，与十分藏之二，是故人之所以卧起之时有早晏者，奇分不尽故也。

黄帝曰：卫气之在于身也，上下往来不以期，候气而刺之，奈何？

伯高曰：分有多少，至有长短，春秋冬夏，各有分理，然后常以平旦为纪，以夜尽为始。是故一日一夜，水下百刻，二十五刻者，半日之度也，常如是毋已，日入而止，随日之长短，各以为纪而刺之。谨候其时，病可与期；失时反候者，百病不治。故曰：刺实者，刺其来也；刺虚者，刺其去也。此言气存亡之时，以候虚实而刺之。是故谨候其气之所在而刺之，

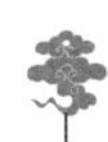

是谓逢时。病在于三阳，必候其气在于阳而刺之；病在于三阴，必候其气在于阴分而刺之。

水下一刻，人气在太阳；水下二刻，人气在少阳；水下三刻，人气在阳明；水下四刻，人气在阴分。水下五刻，人气在太阳；水下六刻，人气在少阳；水下七刻，人气在阳明；水下八刻，人气在阴分。水下九刻，人气在太阳；水下十刻，人气在少阳；水下十一刻，人气在阳明；水下十二刻，人气在阴分。水下十三刻，人气在太阳；水下十四刻，人气在少阳，水下十五刻，人气在阳明；水下十六刻，人气在阴分。水下十七刻，人气在太阳；水下十八刻，人气在少阳；水下十九刻，人气在阳明；水下二十刻，人气在阴分。水下二十一刻，人气在太阳；水下二十二刻，人气在少阳；水下二十三刻，人气在阳明；水下二十四刻，人气在阴分。水下二十五刻，人气在太阳，此半日之度也。从房至毕一十四舍，水下五十刻，日行半度，回行一舍，水下三刻与七分刻之四。《大要》曰：常以日之加于宿上也，人气在太阳。是故日行一舍，人气行三阳行与阴分，常如是无已，与天地同纪，纷纷盼盼，终而复始，一日一夜，水下百刻而尽矣。

九宫八风　第七十七

太一常以冬至之日，居叶蛰之宫四十六日，明日居天留四十六日，明日居仓门四十六日，明日居阴洛四十五日，明日居天宫四十六日，明日居玄委四十六日，明日居仓果四十六日，明日居新洛四十五日，明日复居叶蛰之宫，曰冬至矣。

太一日游，以冬至之日，居叶蛰之宫，数所在，日从一处，至九日，复反于一，常如是无已，终而复始。

太一移日，天必应之以风雨。以其日风雨则吉，岁美民安少病矣。先之则多雨，后之则多旱。

太一在冬至之日有变，占在君；太一在春分之日有变，占在相；太一在中宫之日有变，占在吏；太一在秋分之日有变，占在将；太一在夏至之日有变，占在百姓。所谓有变者，太一居五宫之日，病风折树木，扬沙石。各以其所主占贵贱。

因视风所从来而占之。风从其所居之乡来为实风，主生长，养万物；从其冲后来为虚风，伤人者也，主杀主害者。谨候虚风而避之，故圣人曰：避虚邪之道，如避矢石然，邪弗能害，此之谓也。

是故太一徙，立于中宫，乃朝八风，以占吉凶也。

风从南方来，名曰大弱风。其伤人也，内舍于心，外在于脉，其气主为热。

风从西南方来，名曰谋风。其伤人也，内舍于脾，外在于肌，其气主为弱。

风从西方来，名曰刚风。其伤人也，内舍于肺，外在于皮肤，其气主为燥。

风从西北方来，名曰折风。其伤人也，内舍于小肠，外在于手太阳脉，脉绝则溢，脉闭则结不通，善暴死。

风从北方来，名曰大刚风。其伤人也，内舍于肾，外在于骨与肩背之膂筋，其气主为寒也。

风从东北方来，名曰凶风。其伤人也，内舍于大肠，外在于两胁腋下及肢节。

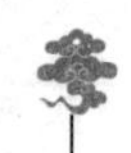

风从东方来，名曰婴儿风。其伤人也，内舍于肝，外在于筋纽，其气主为湿。

风从东南方来，名曰弱风。其伤人也，内舍于胃，外在肌肉，其气主体重。

此八风皆从其虚之乡来，乃能病人。三虚相搏，则为暴病卒死。两实一虚，病则为淋露寒热。犯其雨湿之地，则为痿。故圣人避风，如避矢石焉。其有三虚而偏中于邪风，则为击仆偏枯矣。

九针论　第七十八

黄帝曰：余闻九针于夫子，众多博大矣，余犹不能寤，敢问九针焉生？何因而有名？

岐伯曰：九针者，天地之大数也，始于一而终于九。故曰：一以法天，二以法地，三以法人，四以法时，五以法音，六以法律，七以法星，八以法风，九以法野。

黄帝曰：以针应九之数，奈何？

岐伯曰：夫圣人之起天地之数也，一而九之，故以立九野，九而九之，九九八十一，以起黄钟数焉，以针应数也。

一者，天也。天者，阳也。五脏之应天者肺，肺者，五脏六腑之盖也。皮者，肺之合也，人之阳也。故为之治针，必以大其头而锐其末，令无得深入而阳气出。

二者，地也。人之所以应土者，肉也。故为之治针，必箭其身而员其末，令无得伤肉分，伤则气竭。

三者，人也。人之所以生成者，血脉也。故为之治针，必大其身而员其末，令可以按脉勿陷，以致其气，令邪气独出。

四者，时也。时者，四时八风之客于经络之中，为痼病者也。故为之治针，必箭其身而锋其末，令可以泻热出血，而痼病竭。

五者，音也。音者，冬夏之分，分于子午，阴与阳别，寒与热争，两气相搏，合为痈脓者也。故为之治针，必令其末如剑锋，可以取大脓。

六者，律也。律者，调阴阳四时而合十二经脉，虚邪客于经络而为暴痹者也。故为之治针，必令尖如氂，且员且锐，中身微大，以取暴气。

七者，星也。星者，人之七窍，邪之所客于经，而为痛痹，舍于经络者也。故为之治针，令尖如蚊虻喙，静以徐往，微以久留，正气因之，真邪俱往，出针而养者也。

八者，风也。风者，人之股肱八节也，八正之虚风，八风伤人，内舍于骨解腰脊节腠理之间，为深痹也。故为之治针，必长其身，锋其末，可以取深邪远痹。

九者，野也。野者，人之节解皮肤之间也。淫邪流溢于身，如风水之状，而溜不能过于机关大节者也。故为之治针，令尖如梃，其锋微员，以取大气之不能过于关节者也。

黄帝曰：针之长短，有数乎？

岐伯曰：一曰镵针者，取法于巾针，去末半寸，卒锐之，长一寸六分，主热在头身也。二曰圆针，取法于絮针，箭其身而卵其锋，长一寸六分，主治分间气。三曰鍉针，取法于黍粟之锐，长三寸半，主按脉取气，令邪出。四曰锋针，取法于絮针，箭其身，锋其末，长一

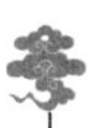

寸六分，主痈热出血。五曰铍针，取法于剑锋，广二分半，长四寸，主大痈脓，两热争者也。 六曰员利针，取法于氂针，微大其末，反小其身，令可深内也，长一寸六分，主取痈痹者也。七曰毫针，取法于毫毛，长一寸六分，主寒热痛痹在络者也。八曰长针，取法于綦针，长七寸，主取深邪远痹者也。九曰大针，取法于锋针，其锋微员，长四寸，主取大气不出关节者也。

针形毕矣，此九针大小长短法也。

黄帝曰：愿闻身形应九野，奈何？

岐伯曰：请言身形之应九野也。左足应立春，其日戊寅己丑；左胁应春分，其日乙卯；左手应立夏，其日戊辰己巳；膺喉首头应夏至，其日丙午；右手应立秋，其日戊申己未；右胁应秋分，其日辛酉；右足应立冬，其日戊戌己亥；腰尻下窍应冬至，其日壬子；六腑膈下三脏应中州，其大禁，大禁太一所在之日及诸戊己。凡此九者，善候八正所在之处，所主左右上下。身体有痈肿者，欲治之，无以其所直之日，溃治之。是谓天忌日也。

形乐志苦，病生于脉，治之以灸刺。形苦志乐，病生于筋，治之以熨引。形乐志乐，病生于肉，治之以针石。形苦志苦，病生于咽喝，治之以甘药。形数惊恐，筋脉不通，病生于不仁，治之以按摩醪药。是谓形。

五藏气：心主噫，肺主咳，肝主语，脾主吞，肾主欠。

六腑气：胆为怒，胃为气逆、哕，大肠小肠为泄，膀胱不约为遗溺，下焦溢为水。

五味：酸入肝，辛入肺，苦入心，甘入脾，咸入肾，淡入胃。是谓五味。

五并：精气并于肝则忧，并于心则喜，并于肺则悲，并于肾则恐，并于脾则畏。是谓五精之气，并于脏也。

五恶：肝恶风，心恶热，肺恶寒，肾恶燥，脾恶湿。此五脏气所恶也。

五液：心主汗，肝主泣，肺主涕，肾主唾，脾主涎。此五液所出也。

五劳：久视伤血，久卧伤气，久坐伤肉，久立伤骨，久行伤筋。此五久劳所病也。

五走：酸走筋，辛走气，苦走血，咸走骨，甘走肉，是谓五走也。

五裁：病在筋，无食酸；病在气，无食辛；病在骨，无食咸；病在血，无食苦；病在肉，无食甘。口嗜而欲食之，不可多也，必自裁也。命曰五裁。

五发：阴病发于骨；阳病发于血；以味发于气；阳病发于冬，阴病发于夏。命曰五发。

五邪：邪入于阳，则为狂；邪入于阴，则为血痹；邪入于阳，搏则为癫疾；邪入于阴，搏则为瘖；阳入于阴，病静，阴出于阳，病喜怒。

五藏：心藏神，肺藏魄，肝藏魂，脾藏意，肾藏精志也。

五主：心主脉，肺主皮，肝主筋，脾主肌，肾主骨。

阳明多血多气，太阳多血少气，少阳多气少血，太阴多血少气，厥阴多血少气，少阴多气少血。故曰刺阳明出血气，刺太阳出血恶气，刺少阳出气恶血，刺太阴出血恶气，刺厥阴出血恶气，刺少阴出气恶血也。

足阳明太阴为表里，少阳厥阴为表里，太阳少阴为表里。是谓足之阴阳也。手阳明太阴为表里，少阳心主为表里，太阳少阴为表里。是谓手之阴阳也。

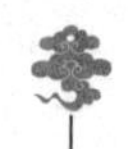

岁露论　第七十九

黄帝问于岐伯曰：经言夏日伤暑，秋病疟。疟之发以时，其故何也？

岐伯对曰：邪客于风府，循膂而下。卫气一日一夜，大会于风府，其明日下一节，故其日作尚晏。此其先客于脊背也。故每至于风府则腠理开，腠理开则邪气入，邪气入则病作，此所以日作尚晏也。卫气之行风府，日下一节，二十一日，下至尾底，二十二日，入脊内，注于伏冲之脉，其行九日，出于缺盆之中，其气上行，故其病稍益早。其内搏于五脏，横连募原，其道远，其气深，其行迟，不能日作，故次日乃稸积而作焉。

黄帝曰：卫气每至于风府，腠理乃发，发则邪入焉。其卫气日下一节，则不当风府，奈何？

岐伯曰：风无常府，卫气之所应，必开其腠理，气之所舍，则其府也。

黄帝曰：善。夫风之与疟也，相与同类，而风常在，而疟特以时休，何也？

岐伯曰：风气留其处，疟气随经络，沉以内搏，故卫气应乃作也。

帝曰：善。

黄帝问于少师曰：余闻四时八风之中人也，故有寒暑，寒则皮肤急而腠理闭，暑则皮肤缓而腠理开。贼风邪气，因得以入乎？将必须八正虚邪，乃能伤人乎？

少师答曰：不然。贼风邪气之中人也，不得以时，然必因其开也，其入深。其内极也疾，其病人也卒暴。因其闭也，其入浅以留，其病人也徐以迟。

黄帝曰：有寒温和适，腠理不开，然有卒病者，其故何也？

少师答曰：帝弗知邪入乎？虽平居，其腠理开闭缓急，其故常有时也。

黄帝曰：可得闻乎？

少师曰：人与天地相参也，与日月相应也。故月满则海水西盛，人血气积，肌肉充，皮肤致，毛发坚，腠理郄，烟垢著。当是之时，虽遇贼风，其入浅不深。至其月郭空，则海水东盛，人血气虚，其卫气去，形独居，肌肉减，皮肤纵，腠理开，毛发残，腠理薄，烟垢落。当是之时，遇贼风则其入深，其病人也卒暴。

黄帝曰：其有卒然暴死暴病者，何也？

少师答曰：得三虚者，其死暴疾也；得三实者，邪不能伤人也。

黄帝曰：愿闻三虚。

少师曰：乘年之衰，逢月之空，失时之和，因为贼风所伤，是谓三虚。故论不知三虚，工反为粗。

帝曰：愿闻三实。

少师曰：逢年之盛，遇月之满，得时之和，虽有贼风邪气，不能危之也，命曰三实。

黄帝曰：善乎哉论！明乎哉道！请藏之金匮，然此一夫之论也。

黄帝曰：愿闻岁之所以皆同病者，何因而然？

少师曰：此八正之候也。

黄帝曰：候之奈何？

少师曰：候此者，常以冬至之日，太一立于叶蛰之宫，其至也，天必应之以风者矣。风从南方来者，为虚风，贼伤人者也。其以夜半至也，万民皆卧而弗犯也，故其岁民少病。其以昼至者，万民懈惰，而皆中于虚风，故万民多病。虚邪入客于骨，而不发于外，至其立春，阳气大盛，腠理开，因立春之日，风从西方来，万民又皆中于虚风，此两邪相搏，经气结代者矣。故诸逢其风而遇其雨者，命曰遇岁露焉。因岁之和，而少贼风者，民少病而少死；岁多贼风邪气，寒温不和，则民多病而死矣。

黄帝曰：虚邪之风，其所伤贵贱何如？候之奈何？

少师答曰：正月朔日，太一居天留之宫，其日西北风不雨，人多死矣。正月朔日，平旦北风，春，民多死。正月朔日，平旦北风行，民病多者，十有三也。正月朔日，日中北风，夏，民多死。正月朔日，夕时北风，秋，民多死。终日北风，大病死者十有六。正月朔日，风从南方来，命曰旱乡；从西方来，命曰白骨将将，国有殃，人多死亡。正月朔日，风从东方来，发屋，扬沙石，国有大灾也。正月朔日，风从东南方行，春有死亡。正月朔日，天和温不风，籴贱，民不病；天寒而风，籴贵，民多病。此所谓候岁之风，贼伤人者也。二月丑不风，民多心腹病；三月戌不温，民多寒热；四月巳不暑，民多瘅病；十月申不寒，民多暴死。诸所谓风者，皆发屋，折树木，扬沙石，起毫毛，发腠理者也。

大惑论　第八十

黄帝问于岐伯曰：余尝上于清泠之台，中阶而顾，匍匐而前，则惑。余私异之，窃内怪之，独瞑独视，安心定气，久而不解，独博独眩，披发长跪，俯而视之，后久之不已也。卒然自止，何气使然？

岐伯对曰：五脏六腑之精气，皆上注于目而为之精。精之窠为眼；骨之精为瞳子；筋之精为黑眼；血之精为其络窠；气之精为白眼；肌肉之精为约束。裹撷筋骨血气之精而与脉并为系，上属于脑，后出于项中。故邪中于项，因逢其身之虚，其入深，则随眼系以入于脑，入于脑则脑转，脑转则引目系急，目系急则目眩以转矣。邪中其精，其精所中不相比也，则精散，精散则视歧，视歧见两物。

目者五脏六腑之精也，营卫魂魄之所常营也，神气之所生也。故神劳则魂魄散，志意乱。是故瞳子黑眼法于阴，白眼赤脉法于阳也，故阴阳合传，而精明也。目者，心使也。心者，神之舍也。故神精乱而不抟，卒然见非常处，精神魂魄，散不相得，故曰惑也。

黄帝曰：余疑其然。余每之东苑，未曾不惑，去之则复，余唯独为东苑劳神乎？何其异也？

岐伯曰：不然也。心有所喜，神有所恶，卒然相感，则精气乱，视误，故惑，神移，乃复。是故间者为迷，甚者为惑。

黄帝曰：人之善忘者，何气使然？

岐伯曰：上气不足，下气有余，肠胃实而心肺虚。虚则营卫留于下，久之不以时上，故善忘也。

黄帝曰：人之善饥而不嗜食者，何气使然？

岐伯曰：精气并于脾，热气留于胃，胃热则消谷，谷消故善饥。胃气逆上，则胃脘塞，故不嗜食也。

黄帝曰：病而不得卧者，何气使然？

岐伯曰：卫气不得入于阴，常留于阳。留于阳，则阳气满，阳气满，则阳跻盛；不得入于阴，则阴气虚，故目不瞑矣。

黄帝曰：病目而不得视者，何气使然？

岐伯曰：卫气留于阴，不得行于阳。留于阴，则阴气盛，阴气盛，则阴跻满；不得入于阳，则阳气虚，故目闭也。

黄帝曰：人之多卧者，何气使然？

岐伯曰：此人肠胃大而皮肤涩，而分肉不解焉。肠胃大则卫气留久，皮肤涩则分肉不解，其行迟。夫卫气者，昼日常行于阳，夜行于阴。故阳气尽则卧，阴气尽则寤。故肠胃大，则卫气行留久；皮肤涩，分肉不解，则行迟。留于阴也久，其气不清，则欲瞑，故多卧矣。其肠胃小，皮肤滑以缓，分肉解利，卫气之留于阳也久，故少瞑焉。

黄帝曰：其非常经也，卒然多卧者，何气使然？

岐伯曰：邪气留于上焦，上焦闭而不通，已食若饮汤，卫气留久于阴而不行，故卒然多卧焉。

黄帝曰：善。治此诸邪，奈何？

岐伯曰：先其藏府，诛其小过，后调其气，盛者泻之，虚者补之。必先明知其形志之苦乐，定乃取之。

痈疽　第八十一

黄帝曰：余闻肠胃受谷，上焦出气，以温分肉，而养骨节，通腠理。中焦出气如露，上注谿谷，而渗孙脉，津液和调，变化而赤为血。血和则孙脉先满溢，乃注于络脉，皆盈注于经脉。阴阳已张，因息乃行，行有经纪，周有道理，与天合同，不得休止。切而调之，从虚去实，泻则不足。疾则气减，留则先后。从实去虚，补则有余。血气已调，形气乃持。余已知血气之平与不平，未知痈疽之所从生，成败之时，死生之期，有远近，何以度之，可得闻乎？

岐伯曰：经脉流行不止，与天同度，与地合纪。故天宿失度，日月薄蚀，地经失纪，水道流溢，草萓不成，五谷不殖，径路不通，民不往来，巷聚邑居，则别离异处，血气犹然，请言其故。夫血脉营卫，周流不休，上应星宿，下应经数。寒邪客于经络之中则血泣，血泣则不通，不通则卫气归之，不得复反，故痈肿。寒气化为热，热胜则腐肉，肉腐则为脓，脓不泻则烂筋，筋烂则伤骨，骨伤则髓消，不当骨空，不得泄泻，血枯空虚，则筋骨肌肉不相荣，经脉败漏，熏于五藏，藏伤故死矣。

黄帝曰：愿尽闻痈疽之形，与忌、日、名。

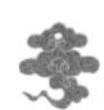

岐伯曰：痈发于嗌中，名曰猛疽。猛疽不治，化为脓，脓不泻，塞咽，半日死，其化为脓者，泻则合豕膏，冷食，三日而已。

发于颈，名曰夭疽。其痈大以赤黑，不急治，则热气下入渊腋，前伤任脉，内熏肝肺，熏肝肺，十余日而死矣。

阳气大发，消脑留项，名曰脑烁。其色不乐，项痛而如刺以针。烦心者，死，不可治。

发于肩及臑，名曰疵痈。其状赤黑，急治之，此令人汗出至足，不害五藏，痈发四五日，逞焫之。

发于腋下赤坚者，名曰米疽。治之以砭石，欲细而长，疏砭之，涂以豕膏，六日已，勿裹之。其痈坚而不溃者，为马刀挟瘿，急治之。

发于胸，名曰井疽。色青，其状如大豆，三四日起，不早治，下入腹，不治，七日，死矣。

发于膺，名曰甘疽。色青，其状如谷实瓜蒌，常苦寒热，急治之，去其寒热，十日，死，死后出脓。

发于胁，名曰败疵。败疵者，女子之病也。久之，其病大痈脓。治之，其中乃有生肉，大如赤小豆，剉陵翘草根各一升，以水一斗六升，煮之，竭为取三升，则强饮厚衣，坐于釜上，令汗出至足，已。

发于股胫，名曰股胫疽。其状不甚变，而痈脓搏骨，不急治，三十日，死矣。

发于尻，名曰锐疽。其状赤坚大，急治之，不治，三十日，死矣。

发于股阴，名曰赤施 。不急治，六十日，死 。在两股之内，不治，十日而当死。

发于膝，名曰疵痈。其状大痈，色不变，寒热，如坚石。勿石，石之者，死；须其柔，乃石之者，生。

诸痈疽之发于节而相应者，不可治也。发于阳者，百日死；发于阴者，三十日死。

发于胫，名曰兔啮。其状赤至骨，急治之，不治害人也。

发于内踝，名曰走缓。其状痈也，色不变，数石其输，而止其寒热，不死。

发于足上下，名曰四淫。其状大痈，急治之，百日死 。

发于足傍，名曰厉痈。其状不大，初如小指发，急治之，去其黑者，不消辄益，不治，百日死。

发于足指，名脱痈。其状赤黑，死不治；不赤黑，不死。不衰，急斩之；不，则死矣。

黄帝曰：夫子言痈疽，何以别之？

岐伯曰：营气稽留于经脉之中，则血泣而不行，不行则卫气从之而不通，壅遏而不得行，故热。大热不止，热胜则肉腐，肉腐则为脓。然不能陷，骨髓不为燋枯，五藏不为伤，故命曰痈。

黄帝曰：何谓疽？

岐伯曰：热气淳盛，下陷肌肤，筋髓枯，内连五脏，血气竭，当其痈下，筋骨良肉皆无余，故命曰疽。疽者，上之皮夭以坚，上如牛领之皮；痈者，其皮上薄以泽。此其候也。

图书在版编目（CIP）数据

图解黄帝内经 · 灵枢 / 王羽嘉编著 . -- 长春 : 吉林科学技术出版社 , 2021.3

ISBN 978-7-5578-7159-8

Ⅰ . ①图… Ⅱ . ①王… Ⅲ . ①《灵枢经》－图解 Ⅳ . ① R221.2-64

中国版本图书馆 CIP 数据核字（2020）第 074907 号

图解黄帝内经 · 灵枢

TUJIE HUANGDINEIJING LINGSHU

编　　著　王羽嘉
出 版 人　宛　霞
责任编辑　隋云平
策　　划　紫图图书ZITO®
监　　制　黄　利　万　夏
特约编辑　曹莉丽　孙　建　贾　方
营销支持　曹莉丽
幅面尺寸　170 毫米 ×240 毫米
开　　本　16
字　　数　675 千字
印　　张　28.5
印　　数　1—8000 册
版　　次　2021 年 3 月第 1 版
印　　次　2021 年 3 月第 1 次印刷

出　　版　吉林科学技术出版社
地　　址　长春净月高新区福祉大路 5788 号出版大厦 A 座
邮　　编　130018
网　　址　www.jlstp.net
印　　刷　艺堂印刷（天津）有限公司

书　　号　ISBN 978-7-5578-7159-8
定　　价　99.90 元